协和听课笔记
妇产科学

黄 帅 张雪芳 许 佳 主 编

中国协和医科大学出版社
北 京

图书在版编目（CIP）数据

妇产科学／黄帅，张雪芳，许佳主编．—北京：中国协和医科大学出版社，2020.12

（协和听课笔记）

ISBN 978-7-5679-1683-8

Ⅰ．①妇…　Ⅱ．①黄…②张…③许…　Ⅲ．①妇产科学-医学院校-教学参考资料　Ⅳ．①R71

中国版本图书馆 CIP 数据核字（2020）第 262741 号

协和听课笔记

妇产科学

主　　编：黄　帅　张雪芳　许　佳
责任编辑：张　宇

出版发行　中国协和医科大学出版社
　　　　　（北京市东城区东单三条 9 号　邮编 100730　电话 010-65260431）
网　　址：www.pumcp.com
经　　销：新华书店总店北京发行所
印　　刷：中煤（北京）印务有限公司

开　　本：889×1194　　1/32
印　　张：18.375
字　　数：423 千字
版　　次：2020 年 12 月第 1 版
印　　次：2020 年 12 月第 1 次印刷
定　　价：82.00 元

ISBN 978-7-5679-1683-8

编 者 名 单

主 编　黄　帅　张雪芳　许　佳

编　委（按姓氏笔画排序）

王　为（北京协和医院）

王　凯（首都医科大学宣武医院）

王　炜（清华大学附属北京清华长庚医院）

东　洁（北京协和医院）

许　佳（浙江大学医学院附属妇产科医院）

吴春虎（阿虎医学研究中心）

张　昀（北京协和医院）

张雪芳（首都医科大学附属北京朝阳医院）

祝喻甲（中山大学肿瘤防治中心）

唐晓艳（北京协和医院）

黄　帅（北京医院）

章　杨（浙江大学医学院附属第二医院）

童璐莎（浙江大学医学院附属第二医院）

前　言

　　北京协和医学院是中国最早的一所八年制医科大学，在100多年的办学过程中积累了丰富的教学经验，在很多科目上有其独特的教学方法，尤其是各个学科的任课老师，都是其所在领域的专家、教授。刚进入协和的时候，就听说协和有三宝：图书馆、病案和教授。更有人索性就把协和的教授誉为"会走路的图书馆"。作为协和的学生，能够在这样的环境中学习，能够聆听大师们的教诲，我们感到非常幸运。同时，我们也想与大家分享自己的所学所获，由此，推出本套丛书。

　　本套丛书是以对老师上课笔记的整理为基础，再根据第9版教材进行精心编写，实用性极强。

　　本套丛书的特点如下：

　　1. 结合课堂教学，重难点突出

　　总结核心问题，突出重难点，使读者能够快速抓住内容；精析主治语录，提示考点，减轻读者学习负担；精选执业医师历年真题，未列入执业医师考试科目的学科，选用练习题，以加深学习记忆，力求简单明了，使读者易于理解。

　　2. 紧贴临床，实用为主

　　医学的学习，尤其是桥梁学科的学习，主要目的在于为临床工作打下牢固的基础，无论是在病情的诊断、解释上，还是在治疗方法和药物的选择上，都离不开对人体最基本的认识。

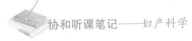

学好桥梁学科，临床上才能融会贯通，举一反三，学有所用，学以致用。

3. 图表形式，加强记忆

通过图表对比归类，不但可以加强、加快对相关知识点的记忆，通过联想来降低记忆的"损失率"，也可以区分相近知识点，避免混淆，帮助大家理清思路，最大限度帮助读者理解和记忆。

妇产科学是临床医学的重要组成部分，是研究女性特有的解剖、生理和疾病的诊断、预防及处理的一门学科，由产科学和妇科学组成，是临床四大必修课程之一。全书共分34章，基本涵盖了教材的重点内容。每个章节都由本章核心问题、内容精要等部分组成，重点章节配历年真题，重点内容以下画线标注，有助于读者更好地把握学习重点。

本套丛书可供各大医学院校本科生、专科生及七年制、八年制学生使用，也可作为执业医师和研究生考试的复习参考用书，对住院医师也具有很高的学习参考价值。

由于编者水平有限，如有错漏，敬请各位读者不吝赐教，以便修订时补充和完善。如有疑问，可扫描下方二维码，会有专属微信客服解答。

编　者

2020 年 10 月

目　录

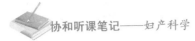

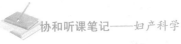

第一章　女性生殖系统解剖

核心问题

1. 女性外、内生殖器官的解剖，与邻近器官的关系。
2. 女性骨盆盆底的解剖。

内容精要

女性生殖系统包括内、外生殖器及其相关组织。骨盆与分娩关系密切。

一、外生殖器

女性外生殖器又称外阴，指生殖器官的外露部分，包括两股内侧从耻骨联合到会阴之间的组织，组成、位置及特点见表 1-1。

表 1-1　女性外生殖器组成、位置及特点

组　成	位　置	特　点
阴阜	为耻骨联合前面隆起的脂肪垫	青春期发育时该部皮肤开始生长阴毛，分布呈尖端向下的三角形，阴毛的疏密与色泽存在种族和个体差异

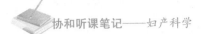

续 表

组 成	位 置	特 点
大阴唇	为两股内侧一对纵行隆起的皮肤皱襞，自阴阜向下、向后延伸至会阴	1. 两侧大阴唇前端为子宫圆韧带终点，后端在会阴体前相融合，分别形成阴唇的前、后联合 2. 大阴唇侧面为皮肤，青春期后有色素沉着和阴毛 3. 未产妇女两侧大阴唇自然合拢，产后向两侧分开，绝经后大阴唇逐渐萎缩
小阴唇	为大阴唇内侧的一对薄皮肤皱襞	表面湿润、色褐、无毛，富含神经末梢，非常敏感
阴蒂	为位于两侧小阴唇顶端的联合处	1. 由海绵体组织组成，具有勃起性 2. 由前到后分为3部分：阴蒂头（暴露于外阴）、阴蒂体、两阴蒂脚
阴道前庭	为两侧小阴唇之间的菱形区	1. 其前为阴蒂，后为阴唇系带 2. 由前往后依次为尿道外口、阴道口、舟状窝 3. 其内各部如下： （1）前庭球（球海绵体）：位于前庭两侧，由具有勃起性的静脉丛组成 （2）前庭大腺（巴氏腺）：位于大阴唇后部，被球海绵体肌覆盖，如黄豆大，左右各一。腺管细长，向内侧开口于前庭后方小阴唇与处女膜之间的沟内。性兴奋时，分泌黏液起润滑作用 （3）尿道口：两侧后方有尿道旁腺，开口极小，常有细菌潜伏 （4）阴道口及处女膜：阴道口位于尿道口后方的前庭后部。①周缘覆有一层较薄的黏膜皱襞为处女膜，内含结缔组织、血管及神经末梢。②处女膜多在中央有一孔，圆形或新月形，少数呈筛状或伞状。孔的大小变异很大。③处女膜可因性交撕裂或由于其他损伤破裂，并受分娩影响，产后仅留处女膜痕

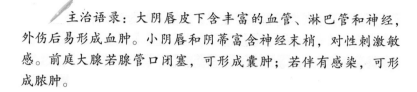

主治语录：大阴唇皮下含丰富的血管、淋巴管和神经，外伤后易形成血肿。小阴唇和阴蒂富含神经末梢，对性刺激敏感。前庭大腺若腺管口闭塞，可形成囊肿；若伴有感染，可形成脓肿。

二、内生殖器

女性内生殖器包括阴道、子宫、输卵管及卵巢，后两者合称子宫附件。

（一）阴道

阴道是性交器官，月经血排出及胎儿娩出的通道。

1. 形态上宽下窄，前壁与膀胱和尿道相邻；后壁与直肠贴近，上端包绕宫颈，下端开口于阴道前庭后部。

2. 环绕子宫颈周围的部分称阴道穹隆，可分为前、后、左、右4部分。

3. 阴道黏膜由复层扁平上皮细胞覆盖，无腺体，淡红色，有较大伸展性，阴道上端1/3处受性激素影响有周期性变化。肌层由内环和外纵两层平滑肌构成。

主治语录：阴道壁富有静脉丛，损伤后易出血或形成血肿。阴道后穹隆与盆腔直肠子宫陷凹紧密相邻，可经此穿刺，行引流手术。

（二）子宫

子宫是孕育胚胎、胎儿和产生月经的器官。

1. 形态

（1）子宫是有腔的肌性器官，呈前后略扁的倒置梨形，重50~70g，长7~8cm，宽4~5cm，厚2~3cm，容量约5ml。

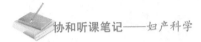

（2）子宫分为子宫体和子宫颈两部分。

（3）子宫体：较宽，位于子宫上部，顶部称为子宫底，宫底两侧称为子宫角。子宫颈较窄呈圆柱状，位于子宫峡部。

（4）子宫体与子宫颈的比例因年龄而异，青春期前为1∶2，生育期妇女为2∶1，绝经后为1∶1。

（5）子宫腔：为上宽下窄的三角形，两侧通输卵管，尖端朝下通子宫颈管。

（6）子宫峡部：在子宫体与子宫颈之间形成最狭窄的部分。在非孕期长约1cm，其上端因解剖上较狭窄，称解剖学内口；其下端因黏膜组织在此处由子宫腔内膜转变为子宫颈黏膜，称组织学内口。

（7）妊娠期子宫峡部逐渐伸展变长，妊娠末期可达7~10cm，形成子宫下段。

（8）子宫颈管：子宫颈内腔呈梭形部分。成年妇女长2.5~3.0cm，其下端称子宫颈外口。

（9）子宫颈以阴道为界，上部占子宫颈的2/3，两侧与子宫主韧带相连；下部占子宫颈的1/3。未产妇的子宫颈外口呈圆形，经产妇形成横裂。

　　主治语录：子宫峡部在妊娠期形成子宫下段，是剖宫产术常用的切口部位。

2. 组织结构　见表1-2。

表1-2　子宫的组织结构

分　部		概　述
宫体	内膜层	1. 功能层：表面2/3，受卵巢激素影响，能发生周期性变化
		2. 基底层：靠近子宫肌层的1/3内膜，无周期性变化

续　表

分　　部		概　　述
宫体	肌层	1. 外层：肌纤维交叉排列，极薄，是子宫收缩的起始点
		2. 中层：肌纤维交叉排列，在血管周围形成"8"字形围绕血管，肌层中含有血管，子宫收缩时压迫血管，可有效地制止子宫出血
		3. 内层：肌纤维环行排列，痉挛性收缩可形成子宫收缩环
	浆膜层（脏腹膜）	1. 前面：膀胱子宫陷凹
		2. 后面：直肠子宫陷凹，又称道格拉斯陷凹，为盆腔最低部位
子宫颈		1. 主要由结缔组织构成，含少量平滑肌纤维、血管及弹力纤维
		2. 子宫颈管黏膜为单层高柱状上皮，黏膜内腺体能分泌碱性黏液，形成黏液栓，堵塞子宫颈管
		3. 子宫颈阴道部由复层鳞状上皮覆盖，表面光滑

　主治语录：子宫体壁由 3 层组织构成，由内向外分为子宫内膜层、肌层和浆膜层（脏腹膜）。其中子宫肌层由平滑肌束及弹力纤维组成。子宫浆膜层为覆盖在子宫表面的脏腹膜，与膀胱及直肠间形成两个腹膜反折。子宫颈外口柱状上皮与鳞状上皮交接处是子宫颈癌的好发部位。子宫颈管黏膜也受性激素影响发生周期性变化。

　　3. 位置　子宫位于盆腔中央，前为膀胱，后为直肠，下端接阴道，两侧有输卵管和卵巢。当膀胱空虚时，成人子宫的正常位置呈轻度前倾前屈，主要靠子宫韧带及骨盆底肌和筋膜的支托作用。这些韧带或筋膜等薄弱或受损，可导致子宫脱垂。

　　4. 子宫韧带　共有 4 对。见表 1-3。

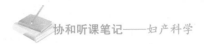 **主治语录**：子宫的 4 对韧带是维持其正常位置的重要解剖结构。可以想象成"八抬大轿"。

表 1-3　子宫韧带位置及作用

子宫韧带	位　　置	作　　用
圆韧带	起自子宫角的前面、输卵管近端的稍下方，在阔韧带前叶的覆盖下向前外侧走行，到达两侧骨盆侧壁后，经腹股沟管止于大阴唇前端	维持子宫前倾位置
阔韧带	位于子宫两侧呈翼状的双层腹膜皱襞，由覆盖子宫前后壁的腹膜自子宫侧缘向两侧延伸达盆壁而成	限制子宫向两侧倾倒。内有丰富的血管、神经、淋巴管及大量疏松结缔组织（称宫旁组织）。子宫动静脉和输尿管均从阔韧带基底部穿过
主韧带（子宫颈横韧带）	在阔韧带的下部，横行于子宫颈两侧和骨盆侧壁之间	一对坚韧的平滑肌和结缔组织。固定子宫颈位置，保持子宫不致下垂
子宫骶韧带	起自子宫体和子宫颈交界处后面的上侧方，向两侧绕过直肠到达第 2、第 3 骶椎前面的筋膜	短厚有力，向后、向上牵引子宫颈，维持子宫处于前倾位置

（三）输卵管

1. 输卵管全长 8～14cm。根据形态由内向外分为 4 部分。见表 1-4。

表 1-4 输卵管各部分特点、作用及长度

输卵管分部	特点与作用	长度（cm）
间质部	狭窄而短，子宫腔最窄	约 1
峡部	在间质部外侧，细而较直，管腔较窄	2~3
壶腹部	在峡部外侧，管腔较宽大且弯曲，常见受精部位	5~8
伞部	在输卵管最外侧端，开口于腹腔，游离端呈漏斗状，管口处有许多指状突起，有"拾卵"作用	1.0~1.5

主治语录：输卵管为受精场所及运送受精卵的通道。

2. 输卵管构成 见表 1-5。

表 1-5 输卵管构成

层 次	成 分	特点与作用
外层	浆膜层（脏腹膜）	为腹膜的一部分
中层	平滑肌层	有节律地收缩，引起输卵管由远端向近端蠕动，有协助拾卵、运送受精卵及一定程度阻止经血逆流和宫腔感染向腹腔内扩散的作用
内层	黏膜层	为单层高柱状上皮。分纤毛细胞、无纤毛细胞、楔状细胞及未分化细胞 4 种。输卵管肌肉的收缩和黏膜上皮细胞的形态、分泌及纤毛摆动，均受性激素的影响而有周期性变化

（四）卵巢

1. 卵巢为一对扁椭圆形的性腺，是产生与排出卵子，并分

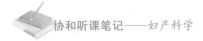

泌甾体激素的性器官。

2. 成年妇女的卵巢约 <u>4cm×3cm×1cm</u>，<u>重</u>5~6g，呈灰白色；绝经后卵巢萎缩变小、变硬。

3. 卵巢外侧以骨盆漏斗韧带连于骨盆壁，内侧以卵巢固有韧带与子宫相连。

4. 卵巢白膜 <u>卵巢表面无腹膜</u>，由单层立方上皮覆盖称生发上皮，上皮的深面有一层致密纤维组织，即卵巢白膜。

5. 卵巢实质 卵巢白膜再往内为卵巢实质，又分皮质和髓质。①皮质：在外层，是卵巢的主体，有大小不等的各级发育卵泡、黄体和它们退化形成的残余结构及间质组织组成。②髓质：在中央，无卵泡，由疏松结缔组织及丰富的血管、神经、淋巴管以及少量与卵巢韧带相延续的平滑肌纤维构成。

主治语录：卵巢是性腺器官，皮质是其主体，由各级发育卵泡及黄体等组成。

三、血管、淋巴和神经

（一）动脉

女性生殖系统动脉来源及供血见表1-6。

表1-6 女性生殖系统动脉来源及供血

供血动脉	血管来源	分支与供血
卵巢动脉	自腹主动脉发出	在输卵管系膜内进入卵巢门前分出若干分支供应输卵管，其末梢在子宫角附近与子宫动脉上行的卵巢支相吻合

续　表

供血动脉	血管来源	分支与供血
子宫动脉	髂内动脉前干分支	在子宫颈外侧约2cm处，横跨输尿管至子宫侧缘后，分为上下两支：上支较粗，沿子宫体侧缘迂曲上行，称为子宫体支，至子宫角处分为子宫底支、卵巢支及输卵管支；下支较细，分布于子宫颈及阴道上段，称子宫颈-阴道支，供应阴道上段
阴道动脉	髂内动脉前干分支	供应阴道中段
阴部内动脉	髂内动脉前干终支	分出4支：痔下动脉（分布于直肠下段）、会阴动脉（分布于会阴浅部）、阴唇动脉（分布于大、小阴唇）、阴蒂动脉（分布于阴蒂及前庭球）；阴部内动脉和痔中动脉共同供应阴道下段

（二）静脉

1. 盆腔静脉　数目多于动脉，均与同名动脉伴行，并在相应器官及其周围形成静脉丛，互相吻合，故盆腔静脉感染容易蔓延。

2. 卵巢静脉　出卵巢门后形成静脉丛，与同名动脉伴行，右侧汇入下腔静脉，左侧汇入左肾静脉，因肾静脉较细，容易发生回流受阻，故左侧盆腔静脉曲张较多见。

（三）淋巴

女性生殖系统淋巴分组及分布见表1-7。

表 1-7　女性生殖系统淋巴分组及分布

分　组		分　　布	各器官淋巴管的流经方向
外生殖器淋巴	腹股沟浅淋巴结	上组沿腹股沟韧带排列；下组位于大隐静脉末端周围	1. 阴道下段主要汇入腹股沟浅淋巴结
	腹股沟深淋巴结	股静脉内侧	2. 阴道上段淋巴回流基本与子宫颈淋巴回流相同，大部分汇入闭孔淋巴结与髂内淋巴结；小部分汇入髂外淋巴结，经髂总淋巴结汇入腰淋巴和/或骶前淋巴结
盆腔淋巴	闭 孔 淋巴组	髂内淋巴结、髂外淋巴结、髂总淋巴结	
	骶 前 淋巴组	骶骨前面	3. 子宫底、输卵管、卵巢淋巴部分汇入腰淋巴结，部分汇入髂内外淋巴结
	腰淋巴组	腹主动脉旁	4. 子宫体两侧淋巴沿圆韧带汇入腹股沟浅淋巴结

主治语录：女性生殖器各部的淋巴沿各自的途径回流。

（四）神经

女性生殖器由躯体神经和自主神经共同支配。

1. 外生殖器的神经支配　主要由阴部神经第Ⅱ、Ⅲ、Ⅳ骶神经支配，走行与阴部内动脉途径相同。在坐骨结节侧下方分成会阴神经、阴蒂神经及肛门神经（又称痔下神经）3 支，分布于会阴、阴唇及肛门周围。

2. 内生殖器的神经支配　主要由交感神经和副交感神经支配。交感神经进入盆腔后分为两部分：①卵巢神经丛，分布于卵巢和输卵管。②骶前神经丛，大部分在子宫颈旁形成骨盆神经丛，分布于子宫体、子宫颈、膀胱上部等。

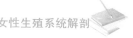

> 主治语录：子宫平滑肌有自主节律活动，完全切除其神经后仍有节律收缩，还能完成分娩活动。临床上可见低位截瘫产妇仍能自然分娩。

四、骨盆

（一）骨盆的组成

骨盆由 3 部分组成。

1. **骨盆骨骼**　骨盆由骶骨、尾骨及左右两块髋骨组成。每块髋骨又由髂骨、坐骨和耻骨融合而成；骶骨由 5~6 块骶椎融合而成，呈楔（三角）形，其上缘明显向前突出，称为骶岬，是妇科腹腔镜手术的重要标志之一及产科骨盆内测量对角径的重要据点。

2. **骨盆关节**　包括耻骨联合、骶髂关节和骶尾关节。耻骨联合在分娩过程中可出现轻度分离，有利于胎儿娩出。骶尾关节有一定活动度，分娩时尾骨后移可加大出口前后径。

3. **骨盆韧带**　连接骨盆各部之间的韧带中，有两对重要的韧带。

（1）一对是骶骨、尾骨与坐骨结节之间的骶结节韧带。

（2）一对是骶骨、尾骨与坐骨棘之间的骶棘韧带。骶棘韧带宽度即坐骨切迹宽度，是判断中骨盆是否狭窄的重要指标。妊娠期受性激素影响，韧带松弛，有利于分娩。

（二）骨盆的分界

以耻骨联合上缘、髂耻缘及骶岬上缘的连线为界，将骨盆分为假骨盆和真骨盆两部分。

1. **假骨盆（大骨盆）**　位于骨盆分界线之上，为腹腔的一部分，前为腹壁下部、两侧为髂骨翼，后为第 5 腰椎。假骨盆

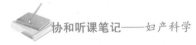

与产道无直接关系。

2. 真骨盆（小骨盆） 上口为骨盆入口，下口为骨盆出口，两口之间为骨盆腔。骨盆腔后壁是骶骨和尾骨，两侧为坐骨、坐骨棘和骶棘韧带，前为耻骨联合和耻骨支。坐骨棘位于真骨盆中部，肛诊或阴道诊可触及。两坐骨棘连线的长度是衡量中骨盆横径的重要径线，同时坐骨棘又是分娩过程中衡量胎先露部下降程度的重要标志。耻骨两降支的前部相连构成耻骨弓。骨盆腔呈前浅后深的形态，其中轴为骨盆轴，分娩时胎儿沿此轴娩出。

主治语录：真骨盆是胎儿娩出的骨产道。坐骨棘和骶棘韧带宽度是判断中骨盆是否狭窄的重要指标。

（三）骨盆的类型（表1-8）。

表1-8　骨盆的类型及特点

骨盆类型	特　　　点
女型	骨盆入口呈横椭圆形，入口横径较前后径稍长，耻骨弓较宽。两侧坐骨棘间径≥10cm。为女性正常骨盆。最常见
扁平型	扁椭圆形，入口横径大于前后径，骶岬短、骨盆浅。较常见
类人猿型	长椭圆形，入口横径大于前后径。骨盆前部较窄而后部较宽，骨盆骶骨往往分为6节，较其他类型骨盆深。较少见
男型	骨盆上口略呈三角形，两侧壁内聚，坐骨棘突出，耻骨弓较窄，坐骨切迹窄，呈高弓形，骶骨较直而前倾，致出口后矢状径较短。因男型骨盆呈漏斗形，常造成难产。少见

以上4种类型只是理论上的归类，临床所见多是混合型骨盆。骨盆的形态、大小除有种族差异外，其生长发育还受遗传、营养与性激素的影响。

主治语录：女性骨盆的大小、形状异常均可影响分娩过程。

五、骨盆底及会阴

（一）骨盆底

骨盆底由多层肌肉和筋膜构成，封闭骨盆口，承托并保持盆腔脏器（如内生殖器、膀胱及直肠等）于正常位置。

1. **骨盆底位置** 骨盆底前方为耻骨联合和耻骨弓，后方为尾骨尖，两侧为耻骨降支、坐骨升支和坐骨结节。两侧坐骨结节前缘的连线将骨盆底分为前三角区（即尿生殖三角，有尿道和阴道通过）与后三角区（即肛门三角，有肛管通过）。

2. **骨盆底的解剖层次及组成** 骨盆底由外向内分为3层，其解剖层次及组成见表1-9。

表 1-9 骨盆点解剖层次及组成

层次	名称及位置	组成
外层	浅层筋膜与肌肉，位于外生殖器及会阴皮肤及皮下组织的下面。此层肌肉的肌腱汇合于阴道外口与肛门之间，形成中心腱	由会阴浅筋膜及其深面的3对肌肉，球海绵体肌（阴道括约肌）、坐骨海绵体肌、会阴浅横肌及肛门外括约肌组成
中层	泌尿生殖膈，覆盖于由耻骨弓、两侧坐骨结节形成的骨盆出口前部三角形平面的尿生殖膈上，又称三角韧带，其中有尿道和阴道穿过	由上、下两层坚韧筋膜及会阴深横肌、尿道括约肌组成
内层	盆膈，是骨盆底最坚韧的一层。自前向后依次有尿道、阴道和直肠穿过	由肛提肌及其内、外面各覆一层筋膜组成

主治语录：骨盆底的功能是维持盆腔脏器的正常位置。在骨盆底肌肉中，肛提肌起重要的支持作用。分娩可以损伤骨盆底组织。

3. 肛提肌 肛提肌是位于骨盆底的成对扁阔肌，向下、向内合成漏斗形，肛提肌构成骨盆底的大部分。每侧肛提肌自前内向后外由 3 部分组成。

（1）耻尾肌：为肛提肌的主要部分，肌纤维起自耻骨降支内侧，绕过阴道、直肠，向后止于尾骨，其中有小部分肌纤维止于阴道及直肠周围，分娩过程中耻骨肌容易受损伤而可致产后出现膀胱、直肠膨出。

（2）髂尾肌：起自腱弓（即闭孔内肌表浅筋膜的增厚部分）后部，向中间及向后走行，与耻骨肌汇合，绕肛门两侧，止于尾骨。

（3）坐尾肌：起自两侧坐骨棘，止于尾骨与骶骨。在骨盆底肌肉中，肛提肌起最重要的支持作用。又因肌纤维在阴道和直肠周围交织，有加强肛门和阴道括约肌的作用。

4. 骨盆腔 骨盆腔从垂直方向可分为前、中、后 3 部分。当骨盆底组织支持作用减弱时，容易发生相应部位器官松弛、脱垂或功能缺陷。

（1）在前骨盆腔，可发生膀胱和阴道前壁膨出。

（2）在中骨盆腔，可发生子宫和阴道穹隆脱垂。

（3）在后骨盆腔，可发生直肠和阴道后壁膨出。

（二）会阴

有广义和狭义之分。广义的会阴是指封闭骨盆出口的所有软组织，前起自耻骨联合下缘，后至尾骨尖，两侧为耻骨降支、坐骨升支、坐骨结节和骶结节韧带。狭义的会阴是指位于阴道口和肛门之间的软组织，厚 3~4cm，由外向内逐渐变窄呈楔形，

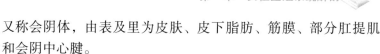

又称会阴体，由表及里为皮肤、皮下脂肪、筋膜、部分肛提肌和会阴中心腱。

　　会阴中心腱由部分肛提肌及其筋膜和会阴浅横肌、会阴深横肌、球海绵体肌及肛门外括约肌的肌腱共同交织而成。会阴伸展性大，妊娠后期会阴组织变软，有利于分娩。分娩时需保护会阴，避免发生裂伤。

六、邻近器官

女性生殖器邻近器官及特点见表 1-10。

表 1-10　女性生殖器邻近器官及特点

邻近器官	特　　点
尿道	1. 为一肌性管道，始于膀胱三角尖端，穿过泌尿生殖膈，终于阴道前庭部的尿道外口
	2. 长 4~5cm，直径 0.6cm
	3. 女性尿道短而直，接近阴道，易引起泌尿系统感染
膀胱	1. 为一囊状肌性器官
	2. 成人膀胱容量为 350~500ml。膀胱分为顶、底、体和颈 4 部分
	3. 膀胱底部内面有一三角区为膀胱三角
	4. 做妇科检查及手术前一定要排空膀胱，以免检查不确切及手术损伤膀胱
输尿管	1. 为一对圆索状肌性管道，长约 30cm，分腰段、盆段
	2. 起自肾盂，在腹膜后沿腰大肌前面偏中线侧下行（腰段）；在骶髂关节处跨髂外动脉起点的前方进入骨盆腔（盆段），并继续在腹膜后沿髂内动脉下行，到达阔韧带基底部向前内方行，在子宫颈部外侧约 2.0cm，于子宫动脉下方穿过，位于子宫颈阴道上部的外侧 1.5~2.0cm 处，斜向前内穿越输尿管隧道进入膀胱
	3. 施行高位结扎卵巢血管、结扎子宫动脉及打开输尿管隧道时，应避免损伤输尿管

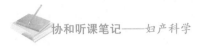

续　表

邻近器官	特　点
直肠	1. 位于盆腔后部，上接乙状结肠，下接肛管，前为子宫及阴道，后为骶骨，全长 10~14cm 2. 阴道分娩处理时应保护会阴，避免损伤肛管
阑尾	1. 为连于盲肠内侧壁的盲端细管，形似蚯蚓，其位置、长短、粗细变异很大，常位于右髂窝内，下端可达右侧输卵管及卵巢部位。因此，妇女患阑尾炎时可能累及子宫附件，应注意鉴别诊断；如发生在妊娠期，增大的子宫将阑尾推向外上侧，容易延误诊断 2. 阑尾也是黏液性肿瘤最常见的部位，故卵巢黏液性癌手术时应常规切除阑尾

主治语录：各邻近器官与女性生殖器的解剖和病理变化可相互影响。女性生殖器手术时应避免损伤邻近器官。

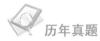 **历年真题**

1. 关于女性生殖器解剖，下列哪项是错误的
   A. 阴道黏膜由复层扁平上皮细胞覆盖，无腺体
   B. 子宫颈阴道部也为复层鳞状上皮覆盖
   C. 子宫颈管黏膜为高柱状上皮所覆盖，有腺体
   D. 子宫颈外口鳞状上皮与柱状上皮交界处为子宫颈癌好发部位
   E. 子宫峡部黏膜与子宫颈管黏膜相同

2. 关于卵巢的描述，下列哪项是错误的
   A. 是一对扁椭圆形的性腺
   B. 卵巢系膜连接于阔韧带后叶的部位称为卵巢门
   C. 卵巢外侧以骨盆漏斗韧带连于骨盆壁
   D. 卵巢由复层立方上皮覆盖称为生发上皮
   E. 内有一层致密纤维组织称为卵巢白膜

3. 有关女性生殖器的邻近器官，
   正确的说法是
   A. 子宫前邻尿道和输尿管
   B. 输尿管与卵巢动脉交叉后在
      下方穿行
   C. 子宫及阴道均与直肠相邻
   D. 阑尾位置随妊娠子宫的增大
      而向上移位
   E. 膀胱充盈不影响子宫的内诊
      检查

4. 子宫切除时的注意事项中错误
   的是
   A. 切断卵巢动静脉时，避免损

伤髂外动脉
   B. 切断子宫动脉时，避免损伤
      输尿管
   C. 推开子宫前面的腹膜时，避
      免损伤膀胱
   D. 推开子宫后面的腹膜时，避
      免损伤直肠
   E. 切开子宫骶韧带时，避免损
      伤输尿管

参考答案：1. E 2. D 3. C
           4. D

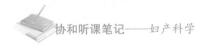

第二章　女性生殖系统生理

核心问题

1. 卵巢的周期性变化和性激素的分泌。

2. 子宫内膜的周期性变化并熟悉生殖器官其他部位的周期。

内容精要

妇女一生各阶段具有不同的生理特征，其中以生殖系统的变化最为显著。女性生殖系统的生理变化与其他系统的功能息息相关，且相互影响。

一、女性一生 7 个时期的生理特点

（一）胎儿期

受精卵是由父系和母系来源的 23 对（46 条）染色体组成的新个体，性染色体决定胎儿的性别，即 XX 合子发育为女性，XY 合子发育为男性。胚胎 6 周后原始性腺开始分化。

（二）新生儿期

出生 4 周内的婴儿为新生儿。女性胎儿在母体内受到胎盘及母体卵巢所产生的女性激素影响，出生的新生儿外阴较丰满，

乳房略隆起或少许泌乳。

主治语录：出生后，新生儿体内女性激素浓度骤减，可引起少量阴道出血，这是正常现象。

（三）儿童期

从出生 4 周~12 岁左右称儿童期。儿童早期（8 岁之前）下丘脑-垂体-卵巢轴的功能处于抑制状态。此期内生殖器官处于幼稚状态。卵泡只发育到窦前期即萎缩、退化。儿童后期（8 岁之后），下丘脑促性腺激素释放激素抑制状态解除，卵巢内的卵泡有一定发育并分泌性激素，但仍达不到成熟程度。卵巢变为扁圆形。开始出现女性特征。

（四）青春期

第一性征的变化是在促性腺激素作用下，卵巢增大，卵泡开始发育和分泌雌激素，生殖器从幼稚型变为成人型。此时虽已初步具有生育能力，但整个生殖系统的功能尚未完善。第二性征的变化，如音调变高，乳房发育，胸、肩部脂肪增多等，显现出女性特征。

青春期按照顺序先后经历以下阶段，即乳房萌发、肾上腺功能初现、生长加速和月经来潮。各阶段有重叠。女性第一次月经来潮称月经初潮，为青春期的重要标志。由于此时中枢对雌激素的正反馈机制尚未成熟，即使卵泡发育成熟也不能排卵，故月经周期常不规律。

（五）性成熟期

性成熟期又称生育期，是卵巢生殖功能与内分泌功能最旺盛的时期。一般自 18 岁左右开始，历时约 30 年。在此期间，身体

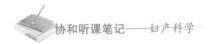

各部分发育成熟，出现周期性的排卵及行经，并具有生育能力。受孕以后，身体各器官发生很大变化，生殖器官的改变尤为突出。

（六）绝经过渡期

是指从开始出现绝经趋势直至最后一次月经的时期。大多始于40岁，历时短至1~2年，长至10~20年。我国妇女绝经年龄一般是在45~55岁，平均49.5岁。尽管人均寿命已明显延长，但绝经年龄却变化不大，暗示人类绝经年龄主要取决于遗传。

主治语录：1994年世界卫生组织提出废除"更年期"一词，推荐采用"围绝经期"一词，并将其定义为从卵巢功能开始衰退直至绝经后1年内的时期。

在围绝经期卵巢功能逐渐衰退，卵泡数明显减少且易发生卵泡发育不全，因而月经不规律，常为无排卵性月经。最终导致卵巢功能衰竭，月经永久性停止，称绝经。雌激素水平降低，可出现阵发性面部潮红等血管舒缩障碍和情绪易激动、心悸、失眠等神经精神症状，称为围绝经期综合征。

（七）绝经后期

指绝经后的生命时期。机体所有内分泌功能普遍低落，卵巢功能进一步衰退。包括老年期（年龄在60岁以后），除整个机体发生衰老改变外，生殖器官亦逐渐萎缩。①卵巢缩小变硬，表面光滑。②子宫及子宫颈萎缩。③阴道逐渐缩小，穹隆变窄，黏膜变薄、无弹性。④阴唇皮下脂肪减少，阴道上皮萎缩，糖原消失，分泌物减少，呈碱性，易感染，发生萎缩性阴道炎。骨代谢失常引起骨质疏松，易发生骨折。

二、月经及月经期的临床表现

月经是生育期妇女重要的生理现象。

（一）月经

月经是指伴随卵巢周期性变化而出现的子宫内膜周期性脱落及出血。

（二）月经血的特征

月经血呈暗红色，血中含有前列腺素及大量纤维蛋白溶酶，故月经血不凝。除血液外，还有子宫内膜碎片、子宫颈黏液及脱落的阴道上皮细胞。

（三）月经期临床表现

正常月经具有周期性及自限性。出血的第 1 天为月经周期的开始，月经周期一般为 21~35 天，平均 28 天。经期一般为 2~8 天，平均 4~6 天。正常月经量为 20~60ml，超过 80ml 为月经过多。

一般月经期无特殊症状，但经期由于盆腔充血以及前列腺素的作用，有些女性出现下腹及腰骶部下坠不适或子宫收缩痛，并可出现腹泻等肠胃功能紊乱症状，少数患者可有头痛及轻度神经系统不稳定症状。

主治语录：规律性月经的出现是生殖功能成熟的标志。正常的月经周期一般为 28±7 天。月经量超过 80ml 为月经过多。

三、卵巢的功能及其周期性变化

（一）卵巢的生理功能

卵巢具有生殖功能（产生卵子并排卵）和内分泌功能（分

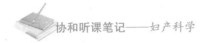

泌女性激素，包括雌激素、孕激素及少量雄激素，同时卵巢还能分泌多肽激素）。

（二）卵巢的周期性变化

从青春期开始到绝经前，卵巢在形态和功能上发生周期性变化称为卵巢周期。

1. 卵泡的发育及成熟　卵泡的发育始于胚胎时期，新生儿出生时卵巢约有 200 万个卵泡。儿童期多数卵泡退化，近青春期只剩下约 30 万个卵泡。女性一生中一般只有 400~500 个卵泡发育成熟并排卵。根据卵泡的形态、大小、生长速度和组织学特征，可将其生长过程分为始基卵泡、窦前卵泡、窦状卵泡、排卵前卵泡 4 个阶段。

主治语录：始基卵泡是女性的基本生殖单位。

2. 排卵　卵细胞和它周围的卵冠丘结构一起被排出的过程称排卵。卵子可由两侧卵巢轮流排出，也可由一侧卵巢连续排出。卵子排出后，经输卵管伞部捡拾、输卵管壁蠕动以及输卵管黏膜纤毛活动等协同作用，在输卵管内向子宫方向移动。

主治语录：排卵多发生在下次月经来潮前 14 天左右。

3. 黄体形成及退化　排卵后卵泡液流出，卵泡腔内压下降，卵泡壁塌陷，形成许多皱襞，卵泡壁的卵泡颗粒细胞和卵泡内膜细胞向内侵入。周围有结缔组织的卵泡外膜包围，共同形成黄体。

若卵子未受精，黄体在排卵后 9~10 天开始退化，黄体功能限于 14 天。黄体衰退后月经来潮，卵巢中又有新的卵泡发育，开始新的周期。

若卵子受精，黄体则在胚胎滋养细胞分泌的人绒毛膜促性腺激素（hCG）作用下增大，转变为妊娠黄体，至妊娠 3 个月末才退化。此后胎盘形成并分泌甾体激素维持妊娠。

（三）卵巢性激素的合成及分泌

主要是雌激素和孕激素及少量雄激素，均为甾体激素。卵泡膜细胞和颗粒细胞为卵泡前雌激素的主要来源，黄体细胞在排卵后分泌大量的孕激素及雌激素。雄激素（睾酮）主要由卵巢间质细胞和门细胞产生。

主治语录：雌激素和孕激素的生理作用既有协同又有拮抗。

四、子宫内膜及其他部位的周期性变化

（一）子宫内膜的周期性变化

从组织学方面来看，子宫内膜分为基底层和功能层。基底层在月经期不脱落；功能层呈现周期性变化，月经期坏死脱落。子宫内膜的组织学观察可分为 3 期。见表 2-1。

表 2-1　子宫内膜的周期性变化

分　　期	对应月经周期		周期性变化
增殖期	第 5～14 天	在雌激素作用下，子宫内膜上皮与间质细胞呈增殖状态	1. 增殖早期　5～7 天。此期内膜薄，腺上皮细胞呈立方形或低柱状 2. 增殖中期　8～10 天。内膜腺体数增多；腺上皮细胞呈柱状，开始有分裂象；间质水肿在此期最为明显 3. 增殖晚期　11～14 天。腺上皮变为高柱状，增殖为假复层上皮

续 表

分　期	对应月经周期	周期性变化
分泌期	第 15~28 天	排卵后，卵巢内形成黄体，分泌雌激素与孕激素，使子宫内膜呈分泌反应	1. 分泌早期　15~19 天。腺上皮细胞开始出现含糖原的核下空泡，为该期的组织学特征 2. 分泌中期　20~23 天。子宫内膜较前更厚并呈锯齿状 3. 分泌晚期　24~28 天。是月经来潮前期，相当于黄体退化阶段
月经期	第 1~4 天	子宫内膜海绵状功能层坏死脱落，这是孕酮和雌激素撤退的最后结果	

（二）其他部位的周期性变化

阴道黏膜、子宫颈黏膜、输卵管黏膜和乳腺在卵巢周期作用下亦发生周期性变化。

1. 阴道黏膜的周期性变化　排卵前，阴道上皮在雌激素的作用下，底层细胞增生，逐渐演变为中层与表层细胞，临床上可借助阴道脱落细胞的变化了解体内雌激素水平和有无排卵。

2. 子宫颈黏液的周期性变化　月经净后，体内雌激素水平降低，子宫颈管分泌的黏液量很少。雌激素可刺激分泌细胞的分泌功能。随着雌激素水平不断提高，至排卵期黏液分泌量增加，黏液稀薄、透明，拉丝度可达 10cm 以上。

若将黏液做涂片检查，干燥后可见羊齿植物叶状结晶，这种结晶在月经周期第 6~7 天开始出现，到排卵期最为清晰而典型。排卵后受孕激素影响，黏液分泌量逐渐减少，质地变黏稠而混浊，拉丝度差，易断裂。

涂片检查时结晶逐步模糊，至月经周期第 22 天左右完全消失，而代之以排列成行的椭圆体。临床上根据子宫颈黏液检查，可了解卵巢功能。

3. 输卵管的周期性变化　输卵管的周期性变化包括形态和功能两方面。在雌激素的作用下，输卵管黏膜上皮纤毛细胞生长，体积增大；非纤毛细胞分泌增加，为卵子提供运输和种植前的营养物质。

雌激素促进输卵管发育及输卵管肌层的节律性收缩振幅。孕激素抑制输卵管的节律性收缩振幅，抑制输卵管黏膜上皮纤毛细胞的生长，减低分泌细胞分泌黏液的功能。雌激素与孕激素的协同作用，保证受精卵在输卵管内的正常运行。

4. 乳房的周期性变化　雌激素促进乳腺管增生，而孕激素则促进乳腺小叶及腺泡生长。某些女性在经前期有乳房肿胀和疼痛感，可能是由于乳腺管的扩张、充血以及乳房间质水肿所致。由于雌激素、孕激素撤退，月经来潮后上述症状大多消退。

五、月经周期的调节

下丘脑、垂体与卵巢之间相互调节、相互影响，形成一个完整而协调的神经内分泌系统——下丘脑 - 垂体 - 卵巢轴（HPO）。除下丘脑、垂体和卵巢之间的相互调节外，HPO 的神经内分泌活动还受到大脑高级中枢的调控。其他内分泌腺和月经周期的调节亦有关系。

（一）下丘脑促性腺激素释放激素

1. 下丘脑弓状核神经细胞分泌的促性腺激素释放激素（GnRH）是一种十肽激素，直接通过垂体门脉系统输送到腺垂体，调节垂体促性腺激素的合成和分泌。

2. 下丘脑是 HPO 的启动中心，GnRH 的分泌受垂体促性腺激素和卵巢性激素的反馈调节，包括起促进作用的正反馈和起抑制作用的负反馈调节。反馈调节包括长反馈、短反馈和超短反馈 3 种。①长反馈：指卵巢分泌到循环中的性激素对下丘脑的反馈作用。②短反馈：指垂体激素对下丘脑 GnRH 分泌的负反馈调节。③超短反馈：指 GnRH 对其本身合成的负反馈调节。

3. 这些激素反馈信号和来自神经系统高级中枢的神经信号一样，通过多种神经递质，包括去甲肾上腺素、多巴胺、β-内啡肽、5-羟色胺和褪黑素等调节 GnRH 的分泌。去甲肾上腺素促进 GnRH 的释放；β-内啡肽和 5-羟色胺抑制 GnRH 的释放；多巴胺对 GnRH 的释放则具有促进和抑制双重作用。

（二）腺垂体生殖激素

腺垂体（垂体前叶）分泌的直接与生殖调节有关的激素有促性腺激素和催乳素。腺垂体的促性腺激素细胞分泌促卵泡激素（FSH）和黄体生成素（LH）。这两种激素在整个月经周期都产生，在排卵前 1~2 天水平最高，形成高峰，刺激成熟的卵泡排卵，促使黄体形成，孕激素和雌激素产生。青春期后，由于 FSH 的作用，卵巢内每个月均有卵泡发育。

1. FSH 是卵泡发育必需的激素，其主要生理作用如下。

（1）直接促进窦前卵泡及窦卵泡颗粒细胞增殖与分化，分泌卵泡液，使卵泡生长发育。

（2）激活颗粒细胞芳香化酶，合成与分泌雌二醇。

（3）在前一周期的黄体晚期及卵泡早期，促使卵巢内窦卵泡群的募集。

（4）促使颗粒细胞合成分泌 IGF 及其受体、抑制素、激活素等物质，并与这些物质协同作用，调节优势卵泡的选择与非优势卵泡的闭锁退化。

（5）在卵泡期晚期与雌激素协同，诱导颗粒细胞生成 LH 受体，为排卵及黄素化做准备。

2. LH 的生理作用如下。

（1）在卵泡期刺激卵泡膜细胞合成雄激素，主要是雄烯二酮，为雌二醇的合成提供底物。

（2）排卵前促使卵母细胞最终成熟及排卵。

（3）在黄体期维持黄体功能，促进孕激素、雌二醇和抑制素 A 的合成与分泌。

主治语录：两种促性腺激素控制卵巢的周期性变化。

（三）卵巢性激素的反馈作用

卵巢分泌的雌激素、孕激素对下丘脑和垂体具有反馈调节作用。

1. 雌激素　雌激素对下丘脑产生负反馈和正反馈两种作用。在卵泡期早期，一定水平的雌激素负反馈作用于下丘脑抑制 GnRH 释放，并降低垂体对 GnRH 的反应性，从而实现对垂体促性腺激素脉冲式分泌的抑制。

在卵泡期晚期，随着卵泡的发育成熟，当雌激素的分泌达到阈值（≥200pg/ml）并维持 48 小时以上，雌激素即可发挥正反馈作用，刺激 LH 分泌高峰。在黄体期，协同孕激素对下丘脑有负反馈作用。

2. 孕激素　在排卵前，低水平的孕激素可增强雌激素对促性腺激素的正反馈作用。在黄体期，高水平的孕激素对促性腺激素的脉冲分泌产生负反馈抑制作用。

（四）月经周期的调节机制

1. 卵泡期　在一次月经周期的黄体萎缩后，雌激素、孕激素和抑制素 A 水平降至最低，对下丘脑和垂体的抑制解除，下丘脑又开始分泌 GnRH，使垂体 FSH 分泌增加，促进卵泡发育，分泌雌激素，子宫内膜发生增殖期变化。

随着雌激素逐渐增加，其对下丘脑的负反馈增强，抑制下丘脑 GnRH 的分泌，使垂体 FSH 分泌减少。随着卵泡逐渐发育，接近成熟时卵泡分泌的雌激素对下丘脑和垂体产生正反馈作用，形成 LH 和 FSH 峰，两者协同作用，促使成熟卵泡排卵。

2. 黄体期　排卵后循环中 LH 和 FSH 均急剧下降。在少量 LH 和 FSH 作用下，黄体形成并逐渐发育成熟。黄体主要分泌孕激素，也分泌雌二醇，使子宫内膜发生分泌期变化。

排卵后第 7~8 天循环中孕激素达到高峰，雌激素亦达到又一高峰。由于大量孕激素和雌激素以及抑制素 A 的共同负反馈作用，又使垂体 LH 和 FSH 分泌相应减少，黄体开始萎缩，雌激素、孕激素分泌减少，子宫内膜失去性激素支持，发生剥脱而月经来潮。

雌激素、孕激素的减少解除了对下丘脑和垂体的负反馈抑制，FSH 分泌增加，卵泡开始发育，下一个月经周期重新开始，如此周而复始。

六、其他内分泌功能对月经周期的影响

下丘脑-垂体-卵巢轴之外的内分泌腺功能也对月经有影响。甲状腺、肾上腺及胰腺等功能异常可导致月经失调。

（一）甲状腺

甲状腺分泌甲状腺素（T_4）和三碘甲状腺原氨酸（T_3），不仅参与机体各种物质的新陈代谢，还对性腺的发育成熟、维持正常月经和生殖功能具有重要影响。

1. 青春期以前发生甲状腺功能减退者可有性发育障碍，使青春期延迟。生育期发生甲状腺功能减退则出现月经失调，临床表现为月经过少、月经稀发，甚至闭经。患者多合并不孕，自然流产、早产、胎儿畸形或神经认知缺陷发生率增加。

2. 甲状腺功能轻度亢进时甲状腺素分泌与释放增加，子宫内膜过度增生，临床表现为月经过多、过频，甚至发生异常子宫出血；当甲状腺功能亢进进一步加重时，甲状腺素的分泌释放及代谢等过程受到抑制，临床表现为月经稀发、月经减少，甚至闭经。

（二）肾上腺

肾上腺不仅具有合成和分泌糖皮质激素、盐皮质激素的功能，还能合成和分泌少量雄激素和极微量雌激素、孕激素。肾上腺皮质是女性雄激素的主要来源。

1. 少量雄激素为正常妇女的阴毛、腋毛、肌肉和全身发育所必需。若雄激素分泌过多，可抑制下丘脑分泌 GnRH，并对抗雌激素，使卵巢功能受到抑制而出现闭经，甚至男性化表现。

2. 先天性肾上腺皮质增生症（CAH）患者由于存在 21-羟化酶缺陷，导致皮质激素合成不足，引起促肾上腺皮质激素（ACTH）代偿性增加，促使肾上腺皮质网状带雄激素分泌过多，临床上导致女性假两性畸形（女性男性化）的表现。

（三）胰腺

胰岛分泌的胰岛素不仅参与糖代谢，而且对维持正常的卵巢功能有重要影响。胰岛素依赖型糖尿病患者常伴有卵巢功能低下。在胰岛素拮抗的高胰岛素血症患者中，过多的胰岛素将促进卵巢产生过多雄激素，从而发生高雄激素血症，导致月经失调，甚至闭经。

 历年真题

1. 关于排卵前卵泡的直径，下列
　 哪项是正确的

　　　　　　A. 15～20mm

　　　　　　B. 10～18mm

C. 10～16mm

D. <20mm

E. 20～30mm

2. 雌激素的周期性变化中下列哪项是错误的

A. 在卵泡开始发育时，雌激素开始大量分泌

B. 排卵前形成一个高峰

C. 排卵后分泌稍减少

D. 在排卵后7～9天黄体成熟时，形成又一高峰

E. 在月经期达最低水平

3. 在围绝经期，尿中促性腺激素的排出量

A. 增加

B. 不变

C. 测不出

D. 减少

E. 都不正确

4. 关于月经期症状的描述，下列哪项是错误的

A. 腰骶部下坠感

B. 膀胱刺激症状

C. 胃肠功能紊乱

D. 头痛失眠

E. 四肢乏力

5. 关于黄体生成素，下列哪项是错误的

A. 少量促卵泡素能使卵泡分泌雌激素

B. 与一定量的促卵泡素共同作用下，能导致成熟的卵泡排卵

C. 陡直高峰能促成熟卵泡发生排卵

D. 血中陡直高峰出现在雌激素高峰之后

E. 月经来潮出现第二次陡直高峰

参考答案：1. A　2. A　3. A
　　　　　4. B　5. E

第三章　妊娠生理

> ## 核心问题
>
> 1. 胎儿附属物的形成及其功能。
> 2. 胎儿的生长发育及其生理特点。

内容精要

妊娠是胚胎和胎儿在母体内生长发育的过程。成熟卵子受精是妊娠的开始，胎儿及其附属物自母体排出是妊娠的终止。

一、受精及受精卵发育、输送与着床

（一）受精卵形成

1. 精子获能　子宫内膜白细胞产生 α、β 淀粉酶解除精子顶体酶上的"去获能因子"。此时的精子具有受精能力，称精子获能，需 7 小时左右。获能的精子与次级卵母细胞相遇于输卵管，结合形成受精卵的过程称为受精。受精多数在排卵后数小时内发生，一般不超过 24 小时。

✎ **主治语录：主要部位是子宫和输卵管。**

2. 顶体反应　当精子与卵子相遇，精子顶体外膜与精细胞

膜顶端破裂形成小孔释放出顶体酶，溶解卵子外围的放射冠和透明带，称顶体反应。只有发生顶体反应的精子才能与次级卵母细胞融合。

（二）受精卵着床

也称受精卵植入，指受精后第 6~7 天晚期囊胚透明带消失后，逐渐埋入子宫内膜且被其覆盖的过程。经历定位、黏着和穿透 3 个阶段。受精卵着床必须具备的条件有：①透明带消失。②囊胚细胞滋养细胞分化出合体滋养细胞。③囊胚和子宫内膜同步发育且功能协调。④体内分泌足量的雌激素和孕酮。

成功着床需要由黄体分泌的雌激素、孕激素支持的子宫内膜具有容受性。子宫内膜的容受性仅在月经周期第 20~24 天才具有，也即窗口期，子宫仅在极短的窗口期允许受精卵着床。

二、胚胎、胎儿发育特征及胎儿生理特点

孕周从末次月经第 1 天开始计算，通常比排卵或受精时间提前 2 周，比着床提前 3 周。妊娠全过程约为 280 天，即 40 周。妊娠 10 周（受精后 8 周）内的人胚称为胚胎，是器官分化、形成时期。自妊娠 11 周（受精第 9 周）起称为胎儿，是生长成熟的时期。

（一）胚胎、胎儿发育特征

以 4 周（一个妊娠月）为一孕龄单位，描述胚胎及胎儿发育特征，见表 3-1。

表 3-1　胚胎、胎儿发育特征

时　间	特　点
4 周末	可辨认出胚盘和体蒂

续 表

时 间	特 点
8 周末	胚胎初具人形，能分辨出眼、耳、鼻、口，各器官正在发育，心脏已形成
12 周末	外生殖器可初辨别，胎儿四肢可活动
16 周末	从外生殖器可辨别胎儿性别，头皮已长出毛发，皮肤无皮下脂肪，开始出现呼吸运动。部分孕妇可自觉胎动
20 周末	皮肤暗红，出现胎脂，全身覆盖毳毛。开始出现吞咽、排尿功能。自此胎儿体重呈线性增长，胎动活跃
24 周末	各脏器均已发育，皮下脂肪开始沉积，细小支气管和肺泡已经发育。出生后可有呼吸，但生存力极差
28 周末	皮肤粉红，表面覆盖胎脂。瞳孔膜消失，眼睛半张开。四肢活动好，有呼吸运动。出生后可存活，但易患特发性呼吸窘迫综合征
32 周末	皮肤深红色，仍呈皱缩状，生存能力尚可，出生后注意护理可存活
36 周末	胎儿身长约 45cm，顶臀长 32cm，体重约 2500g。皮下脂肪较多，身体圆润，面部皱褶消失。指/趾甲已达指/趾端。出生后能啼哭及吸吮，生存力良好，存活率很高
40 周末	胎儿发育成熟，皮肤粉红色，皮下脂肪多。足底皮肤有纹理。男性睾丸已降至阴囊内，女性大小阴唇发育良好。出生后哭声响亮，吸吮能力强，能很好存活

主治语录：37~42 周为足月成熟儿。

（二）胎儿生理特点

1. 循环系统 胎儿营养供给和代谢产物排出，均需经胎盘传输由母体完成。由于胎儿期肺循环阻力高及胎盘脐带循环的存在，胎儿期心血管循环系统不同于新生儿期。

（1）胎儿血液循环特点

1）来自胎盘的血液进入胎儿体内后，一支直接入肝，一支与门静脉汇合入肝，此两支血液经肝静脉入下腔静脉；另一支经静脉导管直接入下腔静脉。下腔静脉血是混合血。

2）下腔静脉进入右心房的血液绝大部分经卵圆孔→左心房。上腔静脉进入右心房的血液→右心室→肺动脉。

3）肺动脉血液绝大部分经动脉导管流入主动脉，仅部分血液经肺静脉进入左心房。左心房血液→左心室→主动脉→全身，然后经腹下动脉至脐动脉→胎盘，与母血进行气体及物质交换。

（2）新生儿血液循环特点

1）脐静脉（1条）闭锁为肝圆韧带，脐静脉的末支静脉导管闭锁为静脉韧带。

2）脐动脉（2条）、腹下动脉闭锁为腹下韧带。

3）动脉导管出生后 2~3 个月完全闭锁为动脉韧带。

4）卵圆孔多在生后 6 个月完全关闭。

2. 血液系统

（1）红细胞生成：受精第 3 周卵黄囊开始造血，以后肝、骨髓、脾逐渐具有造血功能。胎儿红细胞生命周期约 90 天。妊娠 32 周红细胞生成素大量产生，此后出生的新生儿红细胞数均增多。妊娠足月时骨髓产生 90% 红细胞。

（2）血红蛋白生成：妊娠前半期为胎儿血红蛋白，至妊娠最后 4~6 周，成人血红蛋白增多。

（3）白细胞生成：妊娠 8 周后出现粒细胞。妊娠 12 周，胸腺、脾产生淋巴细胞。妊娠足月时白细胞计数可高达（15~20）×10^9/L。

3. 呼吸系统　胎儿期胎盘代替肺功能，母儿血液在胎盘进行气体交换。妊娠 11 周可见胎儿胸壁运动，妊娠 16 周可见羊水进出呼吸道。新生儿出生后肺泡扩张，开始具备呼吸功能。检测羊水中卵磷脂及磷脂酰甘油值，可判断胎肺成熟度。

主治语录：糖皮质激素可刺激肺表面活性物质的产生。

4. **神经系统** 胚胎期脊髓已长满椎管，随后生长变缓。妊娠 6 个月脑脊髓和脑干神经根的髓鞘开始形成，妊娠中期胎儿内、外及中耳已形成，妊娠 24～26 周胎儿能听见一些声音。妊娠 28 周胎儿眼开始出现对光反应，对形象及色彩的视觉在生后形成。

5. **消化系统** 妊娠 16 周胃肠道功能基本建立，胎儿能吞咽羊水，吸收可溶性营养物质。胎儿肝内许多酶缺乏，不能结合游离胆红素，因此胆红素排出后形成胆绿素，后者降解产物致胎粪黑绿色。

6. **泌尿系统** 妊娠 11～14 周胎儿肾已有排尿功能，妊娠 14 周胎儿膀胱内已有尿液。

7. **内分泌系统** 妊娠第 6 周甲状腺开始发育，妊娠 10～12 周能合成甲状腺激素。胎儿肾上腺发育良好，能产生大量甾体激素，与胎儿肝脏、胎盘、母体共同完成雌三醇的合成。妊娠 12 周胎儿胰腺开始分泌胰岛素。

三、胎儿附属物的形成及其功能

胎儿附属物包括胎盘、胎膜、脐带和羊水，它们对维持胎儿宫内的生命及生长发育起重要作用。

（一）胎盘

由羊膜、叶状绒毛膜和底蜕膜构成。胎盘内物质交换主要在血管合体膜。胎盘功能包括气体交换、营养物质供应、排出胎儿代谢产物、防御功能、合成功能及免疫功能。

1. **人绒毛膜促性腺激素（hCG）** 是由 α、β 亚基组成的糖蛋白激素，在受精卵着床后 1 天可自母血清中测出，妊娠 8～10 周达高峰，持续 10 天左右迅速下降，产后 2 周内消失。

hCG 的生物功能如下。

（1）使月经黄体增大成为妊娠黄体，增加甾体激素的分泌以维持妊娠。

（2）促进雄激素转化为雌激素，刺激孕酮形成。

（3）保护滋养层不受母体淋巴细胞的攻击。

（4）刺激胎儿睾丸分泌睾酮，促进男胎性分化。

（5）能与母体甲状腺细胞 TSH 受体结合，刺激甲状腺活性。

2. 人胎盘生乳素（hPL） 为代谢调节因子。妊娠 5~6 周可测出，妊娠 39~40 周达高峰。产后迅速下降，产后 7 小时测不出。

主治语录：主要功能如下。①促进乳腺腺泡发育。②促进胰岛素生成。③脂解作用，抑制对葡萄糖的摄取，使多余葡萄糖运送给胎儿。

3. 雌激素 妊娠期间明显增多，主要来自胎盘及卵巢。至妊娠末期雌三醇值为非孕妇女的 1000 倍，雌二醇及雌酮值为非孕妇女的 100 倍。

4. 孕激素 协同雌激素对子宫内膜、子宫肌层、乳腺的变化起重要作用。

（二）胎膜

1. 组成 外层——绒毛膜，内层——羊膜。

2. 作用 维持羊膜腔完整性，对胎儿起保护作用。胎膜含大量花生四烯酸（前列腺素前身物质）的磷脂，且含能催化磷脂生成游离花生四烯酸的溶酶体，因此，胎膜在分娩发动上有一定作用。

（三）脐带

1. 长度 妊娠足月的脐带长 30~100cm，平均约 55cm，直径 0.8～2.0cm。

2. 组成 脐带断面中央有一条管腔较大、管壁较薄的脐静脉，两侧有两条管腔较小、管壁较厚的脐动脉。血管周围为华通胶，有保护脐血管的作用。表面被羊膜覆盖呈灰白色，一端连于胎儿腹壁脐轮，另一端附着于胎盘胎儿面。

（四）羊水

1. 作用 保护胎儿和母体。

2. 来源 妊娠早期的羊水主要是母体血清经胎膜进入羊膜腔的透析液；妊娠中期以后，胎儿尿液为羊水的重要来源；妊娠晚期胎肺参与羊水的生成；此外，羊膜、脐带华通胶及胎儿皮肤也渗出液体，但量少。

3. 吸收 胎膜（50%）、消化道（500～700ml/d）、脐带（40～50ml/h）。

4. 羊水量 妊娠 38 周约 1000ml，此后羊水量逐渐减少。

主治语录：妊娠 40 周时羊水量约 800ml。

四、妊娠期母体变化

（一）生殖系统的变化

1. 子宫 随着妊娠进展，子宫体逐渐增大、变软。至妊娠足月时，子宫体积达 35cm×25cm×22cm；容量约 5000ml，是非孕期的 500～1000 倍；重量约 1100g，增加近 20 倍。

子宫峡部：非孕时长 1cm，妊娠 12 周后渐伸展拉长变薄，临产后伸展至 7～10cm。

子宫颈：腺体增生、肥大，黏液增多，形成黏稠的黏液栓，保护子宫腔免受外来感染侵袭。

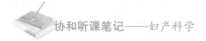

2. 卵巢　卵巢一般可见妊娠黄体，于妊娠前 6~7 周产生雌激素及孕激素，以维持妊娠继续。

主治语录：黄体功能约于妊娠 10 周由胎盘取代，黄体开始萎缩。

3. 阴道　阴道上皮细胞含糖原增加，乳酸含量增多，使阴道 pH 降低，不利于致病菌生长，有利于防止感染。

（二）乳房的变化

胎盘分泌大量雌激素刺激乳腺腺管发育，孕激素刺激乳腺腺泡发育。

（三）循环系统的变化

1. 心脏　妊娠后期心脏向左上方移位更贴近胸壁，心尖搏动左移 1~2cm，心浊音界稍扩大。心脏向左上前方移位，沿纵轴顺时针方向扭转，加之血流量增加及血流速度加快，在部分孕妇的心尖区可闻及Ⅰ~Ⅱ级柔和的吹风样收缩期杂音，第一心音分裂及第三心音，产后逐渐消失。心率于妊娠晚期休息时每分钟增加 10~15 次。

2. 心排血量　心排血量自妊娠 10 周逐渐增加，至妊娠 32~34 周达高峰，左侧卧位测量心排血量较未孕时约增加 30%，持续此水平直至分娩。孕妇心排血量增加是妊娠期循环系统最重要的改变。第二产程心排血量显著增加。

3. 血压　在妊娠早期及中期血压偏低，在妊娠 24~26 周后血压轻度升高。

孕妇体位影响血压，妊娠晚期仰卧位时增大子宫压迫下腔静脉，回心血量减少、心排血量减少使血压下降，形成仰卧位低血压综合征。因此，妊娠中晚期鼓励孕妇侧卧位休息。

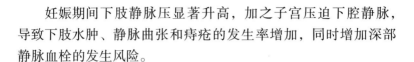

妊娠期间下肢静脉压显著升高，加之子宫压迫下腔静脉，导致下肢水肿、静脉曲张和痔疮的发生率增加，同时增加深部静脉血栓的发生风险。

（四）血液的改变

循环血容量于妊娠 6~8 周开始增加，至妊娠 32~34 周达高峰，血浆增加多于红细胞增加，出现生理性血液稀释。骨髓造血增加，网织红细胞轻度增加。白细胞轻度增多，主要为中性粒细胞增多。妊娠期血液处于高凝状态，凝血因子 II、V、VII、VIII、IX、X增加。妊娠期间血浆蛋白降低。

（五）泌尿系统的变化

妊娠期肾略增大，肾血浆流量及肾小球滤过率于妊娠早期均增加，整个妊娠期间维持高水平。RPF 与 GFR 受体位影响，孕妇仰卧位尿量增加，故夜尿量多于日尿量。代谢产物尿素、肌酐等排泄增多。由于 GFR 增加，肾小管对葡萄糖再吸收能力未相应增加，孕妇饭后出现糖尿。受孕激素影响，泌尿系统平滑肌张力降低。

主治语录：自妊娠中期肾盂及输尿管轻度扩张，输尿管增粗及蠕动减弱，且右侧输尿管常受右旋妊娠子宫压迫，可致肾盂积水，孕妇易患急性肾盂肾炎，以右侧多见。

历年真题

1. 妊娠早期羊水的主要来源是
   A. 母体血清经胎膜进入羊膜腔的透析液
   B. 胎儿尿液
   C. 胎儿皮肤
   D. 胎儿肺
   E. 胎膜

2. 关于受精与着床，以下正确

的是

A. 卵子从卵巢排出后，停留在输卵管壶腹部等待受精

B. 精子头部进入卵子透明带的过程，即为受精过程

C. 约在受精后第4日，早期胚囊进入子宫腔

D. 约在受精后第9日，晚期胚囊透明带消失之后开始着床

E. 受精卵着床前，子宫内膜迅速发生蜕膜变，为着床准备

3. 关于妊娠期母体乳房的变化，正确的是

A. 妊娠晚期开始乳汁分泌

B. 大量雌激素刺激乳腺腺泡发育

C. 大量孕激素刺激乳腺腺管发育

D. 初乳为白色浓稠液体淡黄色

E. 乳头增大变黑、乳晕颜色加深

4. 关于妊娠期生殖系统的变化，正确的是

A. 子宫各部均匀增大

B. 卵泡发育及排卵活跃，可见多个卵细胞形成

C. 阴道皱襞展平

D. 子宫峡部在妊娠晚期开始变软并延长

E. 子宫颈管内的腺体肥大、增生并黏液增多

5. 胎盘的组成为

A. 羊膜、叶状绒毛膜和底蜕膜

B. 羊膜、平滑绒毛膜和包蜕膜

C. 羊膜、叶状绒毛膜和包蜕膜

D. 羊膜、平滑绒毛膜和底蜕膜

E. 羊膜、平滑绒毛膜和真蜕膜

6. 正常脐带内含有

A. 一条脐动脉，一条脐静脉

B. 一条脐动脉，两条脐静脉

C. 两条脐动脉，两条脐静脉

D. 两条脐动脉，一条脐静脉

E. 两条脐动脉

参考答案：1. A 2. C 3. E
4. E 5. A 6. D

第四章　妊　娠　诊　断

核心问题

胎产式、胎先露和胎方位的定义、判定及临床意义。

内容精要

妊娠期从末次月经的第 1 天开始计算，约 280 天（40 周）。临床上分 3 个时期：妊娠未达 14 周为早期妊娠，第 $14 \sim 27^{+6}$ 周为中期妊娠，第 28 周及其后为晚期妊娠。

一、早期妊娠的诊断

早期妊娠也称早孕，是胚胎形成、胎儿器官分化的重要时期，因此早期妊娠的诊断主要是确定妊娠、胎数、孕龄，排除异位妊娠等病理情况。

1. 病史与症状

（1）停经：是妊娠最早也是最重要的症状。生育期、有性生活史的健康妇女，平时月经周期规则，一旦月经过期，应考虑到妊娠，停经 10 天以上，尤应高度怀疑妊娠。

（2）早孕反应：在停经 6 周左右出现畏寒、头晕、乏力、嗜睡、流涎、食欲缺乏、喜食酸物或厌恶油腻、恶心、晨起呕吐等一系列症状，称早孕反应，部分孕妇有情绪改变。多在停经 12 周左右自行消失。

（3）尿频：增大的前倾子宫在盆腔内压迫膀胱所致，当子宫增大超出盆腔后，尿频症状自然消失。

2. 检查与体征

（1）乳房变化：乳房逐渐增大，乳房胀痛感，乳头及乳晕着色加深，出现蒙氏结节。

（2）生殖器变化：阴道黏膜和子宫颈充血呈紫蓝色。妊娠 6~8 周时，子宫增大，呈球形。妊娠 8 周时，子宫为非孕时的 2 倍；妊娠 12 周时为非孕时的 3 倍，子宫底超出盆腔，可在耻骨联合上方触及。

✎ 主治语录：妊娠 6~8 周时，双合诊检查子宫峡部极软，感觉子宫颈与子宫体之间似不相连，称为黑加征。

3. 辅助检查

（1）妊娠试验：妊娠后 7~9 天可用放射免疫法测定孕妇血 β-hCG 诊断早孕。但要确定是否为宫内妊娠，需超声检查。

（2）超声检查：是诊断早期妊娠快速、准确的方法。可用于估计孕龄。停经 35 天时，子宫内出现圆形或椭圆形妊娠囊；妊娠 6 周时，可见到胚芽和原始心管搏动。

超声发现宫内孕囊或胚芽可确诊为宫内妊娠，见原始心管搏动提示胚胎存活。因此，血或尿 hCG 阳性、超声检查见胚芽和原始心管搏动才能确诊正常的早期妊娠。

若临床高度怀疑妊娠，血或尿 hCG 阳性而超声检查未发现孕囊或胚芽，不能完全排除妊娠。可能是超声时间太早或异位妊娠，需要定期复查。

✎ 主治语录：临床上多用早孕诊断试纸法检测孕妇尿液，若为阳性，表明受检者尿中含 hCG，可协诊早期妊娠。

二、中、晚期妊娠的诊断

中、晚期妊娠是胎儿生长和各器官发育成熟的重要时期，这个时期的诊断主要是判断胎儿生长发育情况、宫内状况和发现胎儿畸形。

1. 病史与症状　有早期妊娠的经过，自觉腹部逐渐增大、胎动。

2. 体征与检查

（1）子宫增大：腹部检查触及增大的子宫，手测子宫底高度或尺测耻上子宫长度可估计胎儿大小及孕周。子宫底高度因孕妇的脐耻间距离、胎儿发育情况、羊水量、单胎、多胎等有差异。妊娠 20~24 周时子宫增长速度较快，平均每周增长 1.6cm，36~39^{+6}周增长速度减慢，每周平均增长 0.25cm。子宫底高度在妊娠满 36 周时最高，至足月时略有下降。见表 4-1。

表 4-1　妊娠期间子宫底高度变化

妊娠周数	手测子宫底高度	尺测耻上子宫长度（cm）
12 周末	耻骨联合上 2~3 横指	—
16 周末	脐耻之间	—
20 周末	脐下 1 横指	18（15.3~21.4）
24 周末	脐上 1 横指	24（22.0~25.1）
28 周末	脐上 3 横指	26（22.4~29.0）
32 周末	脐与剑突之间	29（25.3~32.0）
36 周末	剑突下 2 横指	32（29.8~34.5）
40 周末	脐与剑突之间或略高	33（30.0~35.3）

（2）胎动（FM）和胎体：孕妇在妊娠 20 周左右可自觉胎动。胎动随妊娠进展逐渐增强，至妊娠 32~34 周达高峰，妊娠

38 周后逐渐减少。胎动夜间和下午较为活跃。妊娠 28 周以后，正常胎动次数 ≥10 次/2 小时。妊娠 20 周及以上后可经腹壁触到子宫内的胎体。

（3）胎儿心音：于妊娠 12 周后可用多普勒胎心听诊器听到胎心音。胎心音呈双音，似钟表"滴答"声，妊娠 18 ~ 20 周可用一般听诊器经孕妇腹壁听到胎心音，正常为 110 ~ 160 次/分。

3. 辅助检查　超声检查不仅能显示胎儿数目、胎产式、胎先露、胎方位、有无胎心搏动以及胎盘位置及分级、羊水量、胎儿有无畸形，还能测量胎头双顶径、股骨长等多条径线，了解胎儿生长发育等情况。

三、胎姿势、胎产式、胎先露、胎方位

胎姿势指胎儿在子宫的姿势。正常胎姿势为胎头俯屈，颏部贴近胸壁，脊柱略前弯，四肢屈曲交叉于胸腹前，其体积及体表面积均明显缩小，整个胎体成为头端小、臀端大的椭圆形。胎产式、胎先露和胎方位见表 4-2、表 4-3。

表 4-2　胎产式、胎先露和胎方位的定义与类型

名　词	定　义	类　型
胎产式	胎体纵轴与母体纵轴的关系	①纵产式：两纵轴平行者（99.75%）。②横产式：两纵轴垂直者（0.25%）。③斜产式：两纵轴交叉者
胎先露	最先进入骨盆入口的胎儿部分	①纵产式：头先露（95.75% ~ 97.75%）和臀先露（2% ~ 4%）。②横产式：肩先露（0.25%）
胎方位	胎儿先露部的指示点与母体骨盆的关系	头先露、臀先露各有 6 种胎方位，肩先露有 4 种胎方位（如肩左前、肩左后等）

表 4-3　胎产式、胎先露和胎方位的关系及种类

纵产式 （99.75%）	头先露 （95.75%~ 97.75%）	枕先露 （95.55%~ 97.55%）	枕左前（LOA）、枕左横（LOT）、 枕左后（LOP）、枕右前（ROA）、 枕右横（ROT）、枕右后（ROP）
		面先露 （0.2%）	颏左前（LMA）、颏左横（LMT）、 颏左后（LMP）、颏右前（RMA）、 颏右横（RMT）颏右后（RMP）
	臀先露 （2%~4%）		骶左前（LSA）、骶左横（LST）、 骶左后（LSP）、骶右前（RSA）、 骶右横（RST）、骶右后（RSP）
横产式 （0.25%）	肩先露 （0.25%）		肩左前（LSCA）、肩左后（LSCP）、 肩右前（RSCA）、肩右后（RSCP）

 历年真题

1. 下列哪种方法不能用来诊断早期妊娠
   A. 尿妊娠试验
   B. 尿雌三醇测定
   C. 超声检查
   D. 基础体温测定
   E. 子宫颈黏液检查

2. 由于产前诊断的需要（如遗传病的产前诊断等），第一次产前检查的时间，应从传统的妊娠 20 周提前到
   A. 妊娠 16 周
   B. 妊娠 12 周
   C. 妊娠 12 周以内
   D. 妊娠 10 周
   E. 确诊为早孕时

3. 下列哪项可以准确诊断早期妊娠
   A. 子宫增大、子宫颈充血呈紫蓝色
   B. 尿频
   C. 尿妊娠试验阳性
   D. 超声探及子宫内有妊娠囊回声
   E. 停经伴嗜酸恶心

4. 孕妇初感胎动时间一般为
   A. 妊娠 12~14 周
   B. 妊娠 16~20 周
   C. 妊娠 18~20 周
   D. 妊娠 20~24 周
   E. 妊娠 18~24 周

参考答案：1. B　2. E　3. D
　　　　　　4. C

第五章　产前检查与孕期保健

核心问题

1. 产前检查的时间。
2. 监测胎儿在母体中的发育情况。

内容精要

产前检查与孕期保健包括对孕妇进行规范的产前检查、健康教育与指导、胎儿健康的监护与评估、孕期营养及体重管理和用药指导等，是降低孕产妇和围产儿并发症的发生率及死亡率、减少出生缺陷的重要措施。

围产期指产前、产时和产后的一段时间。国际上围产期的规定有 4 种：①从妊娠满 28 周至产后 1 周。②从妊娠满 20 周至产后 4 周。③从妊娠满 28 周至产后 4 周。④从胚胎形成至产后 1 周。

一、产前检查的时间、次数及孕周

1. 产前检查的时间　从确诊早孕时开始。应行双合诊并测量基础血压，检查心、肺，测尿蛋白及尿糖。对有遗传病家族史或分娩史者，可以在妊娠早期行绒毛活检，也可在妊娠中期抽取羊水行染色体核型分析。

主治语录：根据我国《孕前和孕期保健指南（2018年）》，目前推荐在妊娠 6～13^{+6} 周、14～19^{+6} 周、20～24 周、25～28 周、29～32 周、33～36 周、37～41 周（每周一次）检查。高危孕妇应酌情增加产前检查次数。

2. 产前检查的内容

（1）详细询问病史，进行全身检查和产科检查。病史包括年龄、职业、推算预产期、月经史及孕产史、既往史及手术史、家族史和本次妊娠过程。

1）年龄：<18 岁或 ≥35 岁妊娠为高危因素，≥35 岁妊娠者为高龄孕妇。

2）职业：如接触有毒物质或放射线等工作的孕妇，其母儿不良结局的风险增加，建议计划妊娠前或妊娠后调换工作岗位。

3）推算及核对预产期：按末次月经第一天算起，月份减 3 或加 9，天数加 7 推算预产期。还可根据超声检查推算预产期。

4）月经史及孕产史：经产妇应了解有无难产史、死胎死产史、分娩方式及有无产后出血史，了解新生儿出生时情况。

5）既往史及手术史：了解有无高血压、心脏病、糖尿病、结核病、血液病、肝肾疾病、骨软化症等和手术史。

6）家族史：询问家族有无高血压、结核病、糖尿病、双胎妊娠及其他遗传性疾病。

（2）体格检查：观察发育、营养及精神状态；注意步态及身高，身材矮小（<145cm）者常伴有骨盆狭窄；注意检查心脏有无病变；检查脊柱及下肢有无畸形；检查乳房情况；测量血压、体重和身高，计算体重指数，体重指数（BMI）＝体重（kg）／身高^2（m^2），注意有无水肿。

（3）产科检查

1）腹部检查：手测子宫底高度，软尺测子宫长度及腹围值，四步触诊法检查子宫大小、胎产式、胎先露、胎方位以及胎先露部是否衔接。

✎ **主治语录**：胎心在靠近胎背上方的孕妇腹壁上听诊最清楚。

2）骨盆测量：测量骨盆有外测量和内测量两种，见表5-1、表5-2。

表5-1　骨盆外测量

骨盆外测量	起　止	正常值（cm）	备　注
髂棘间径	两髂前上棘外缘	23~26	已有充分的证据表明测量髂棘间径、髂嵴间径、骶耻外径并不能预测产时头盆不称，无须常规测量。但怀疑骨盆出口狭窄时，可测量坐骨结节间径和耻骨弓角度
髂嵴间径	两髂嵴外缘最宽的距离	25~28	
骶耻外径	第5腰椎棘突下至耻骨联合上缘中点	18~20	
坐骨结节间径（出口横径）	两坐骨结节内侧缘	8.5~9.5	出口后矢状径值与坐骨结节间径值之和>15cm表明骨盆下口狭窄不明显
耻骨弓角度		90°	<80°为不正常

表5-2　骨盆内测量

骨盆内测量	起　止	正常值（cm）	备　注
对角径	耻骨联合下缘至骶岬上缘中点	12.5~13.0	—
真结合径	骨盆入口前后径长度	为对角径减去1.5~2.0	—

续　表

骨盆内测量	起　止	正常值（cm）	备　注
坐骨棘间径	两坐骨棘间	10	—
坐骨切迹宽度	坐骨棘与骶骨下部间	5.5~6.0	容纳3横指；否则属中骨盆狭窄
出口后矢状径	坐骨结节间径中点至骶骨尖端	8~9	—

3）阴道检查：妊娠期可行阴道检查，特别是有阴道出血和阴道分泌物异常时。分娩前阴道检查可协助确定骨盆大小、子宫颈容受和子宫颈口开大程度，进行子宫颈 Bishop 评分。

（4）辅助检查

第1次：血常规、尿常规、血型（ABO 和 Rh）、空腹血糖、肝功和肾功、乙型肝炎表面抗原、梅毒血清抗体筛查和 HIV 筛查、珠蛋白生成障碍性贫血筛查（广东、广西、海南、湖南、湖北、四川、重庆等地）、早孕期超声检查（以确定宫内妊娠和孕周）。

第2次：无。

第3次：胎儿系统超声筛查（妊娠20~24周）、血常规、尿常规。

第4次：75g OGTT、血常规、尿常规。

第5次：产科超声检查、血常规、尿常规。

第6次：尿常规。

第7~11次：产科超声检查、NST 检查（每周1次）。

（5）健康教育

第1次：①流产的认识和预防。②营养和生活方式的指导。③避免接触有毒有害物质和宠物，慎用药物。④孕期疫苗的接种。⑤改变不良生活方式。避免高强度的工作、高噪声环境和家庭暴力。⑥保持心理健康。⑦继续补充叶酸 0.4~0.8mg/d 至

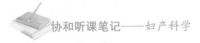

3个月，有条件者可继续服用含叶酸的复合维生素。

第2次：①中孕期胎儿非整倍体筛查的意义。②非贫血孕妇，如血清铁蛋白<30μg/L，应补充元素铁60mg/d；诊断明确的缺铁性贫血孕妇，应补充元素铁100~200mg/d。③开始常规补充钙剂0.6~1.5g/d。

第3次：①早产的认识和预防。②营养和生活方式的指导。③胎儿系统超声筛查的意义。

第4次：①早产的认识和预防。②营养和生活方式的指导。③妊娠期糖尿病筛查的意义。

第5次：①分娩方式指导。②开始注意胎动。③母乳喂养指导。④新生儿护理指导。

第6次：①分娩前生活方式的指导。②分娩相关知识。③新生儿疾病筛查。④抑郁症的预防。

第7~11次：①分娩相关知识。②新生儿免疫接种。③产期指导。④胎儿宫内情况的监护。⑤超过妊娠41周，住院并引产。

二、评估胎儿健康的技术

（一）确定是否为高危儿

高危儿包括：①孕龄<37周或≥42周。②出生体重<2500g。③小于孕龄儿或大于孕龄儿。④生后1分钟内Apgar评分0~3分。⑤产时感染。⑥高危妊娠产妇的新生儿。⑦手术产儿。⑧新生儿的兄姐有严重的新生儿病史或新生儿期死亡等。

（二）胎儿宫内状况的监测

1. 妊娠早期　行妇科检查确定子宫大小是否与孕周相符；超声检查最早在妊娠第6周见到妊娠囊和原始心管搏动；有条

件时，妊娠 11~13^{+6}周超声测量胎儿颈项透明层厚度和胎儿发育情况。

2. 妊娠中期　①借助子宫底高度和腹围，判断胎儿大小是否与孕周相符。②超声检查胎儿生长状况、胎盘位置、羊水量和胎盘成熟度。③监测胎心率。

3. 妊娠晚期

（1）定期产前检查：测量子宫底高度和腹围值，进行胎动计数和胎心监测。超声检查不仅能测得胎儿生长状况，且能判定胎位及胎盘位置、羊水量、胎盘成熟度。

（2）胎动计数：一般妊娠 20 周开始自觉胎动，夜间和下午胎动较为活跃。胎动常在胎儿睡眠周期消失，持续 20~40 分钟。妊娠 28 周以后，胎动计数<10 次/2 小时或减少 50%者提示胎儿缺氧可能。

（3）电子胎心监护：胎心率基线大体分为加速、正常、减速 3 大类。见表 5-3。

表 5-3　电子胎心监护的评价指标

名　称	定　义
胎心率基线	指任何 10 分钟内胎心率平均水平（除外胎心加速、减速和显著变异的部分），至少观察 2 分钟以上的图形，该图形可以是不连续的。①正常胎心率基线：110~160 次/分。②胎儿心动过速：胎心率基线>160 次/分。③胎儿心动过缓：胎心率基线<110 次/分
加速	指基线胎心率突然显著增加，开始到波峰时间<30 秒。从胎心率开始加速至恢复到基线胎心率水平的时间为加速时间。①妊娠 ≥32 周胎心加速标准：胎心加速 ≥15 次/分，持续时间>15 秒，但不超过 2 分钟。②妊娠<32 周胎心加速标准：胎心加速 ≥10 次/分，持续时间>10 秒，但不超过 2 分钟。③延长加速：胎心加速持续 2~10 分钟。胎心加速≥10 分钟则考虑胎心率基线变化

续　表

名　称	定　义
早期减速	指伴随宫缩出现的减速，通常是对称性地、缓慢地下降到最低点再恢复到基线。减速的开始到胎心率最低点的时间≥30秒，减速的最低点常与宫缩的峰值同时出现；一般来说，减速的开始、最低值及恢复与宫缩的起始、峰值及结束同步
晚期减速	减速的开始到胎心率最低点的时间≥30秒，减速的最低点通常晚于宫缩峰值；一般来说，减速的开始、最低值及恢复分别延后于宫缩的起始、峰值及结束
变异减速	指突发的、显著的胎心率急速下降。①减速的开始到最低点的时间<30秒，胎心率下降≥15次/分，持续时间≥15秒，但<2分钟。当变异减速伴随宫缩时，减速的起始、深度和持续时间与宫缩之间无固定规律。②典型的变异减速是先有一初始加速的肩峰，紧接一快速的减速，之后快速恢复到正常基线伴有一继发性加速（双肩峰）

（4）产时胎心监护。

（5）预测胎儿宫内储备能力

1）无应激试验（NST）：用于产前监护。NST结果的假阳性率较高，异常NST需要复查，延长监护时间，必要时行生物物理评分。

2）缩宫素激惹试验（OCT）：①可疑（有下述任一种表现）：间断出现晚期减速或重度变异减速；宫缩过频（>5次/10分钟）；宫缩伴胎心减速，时间>90秒；出现无法解释的监护图形。②阳性：≥50%的宫缩伴随晚期减速。

（三）胎肺成熟度检查

1. 孕周　妊娠满34周（经妊娠早期超声核对）胎肺发育基本成熟。

2. 卵磷脂/鞘磷脂比值　该值≥2，提示胎肺成熟。能测出磷脂酰甘油，提示胎肺成熟，此值更可靠。

主治语录：行羊水泡沫试验，两管液面均有完整泡沫环，提示胎儿肺成熟。

3. 磷脂酰甘油（PG）　阳性，提示胎肺成熟。

三、孕妇营养和体重管理

（一）孕妇膳食指南

根据 2016 年中国营养学会发布的《孕期妇女膳食指南》，建议孕妇在一般人群膳食指南的基础上，增加以下 5 条内容：①补充叶酸，常吃含铁丰富的食物，选用碘盐。②妊娠呕吐严重者，可少量多餐，保证摄入含必要量碳水化合物的食物。③妊娠中晚期适量增加奶、鱼、禽、蛋、瘦肉的摄入。④适量身体活动，维持孕期适宜增重。⑤禁烟酒，积极准备母乳喂养。

1. 妊娠早期　膳食清淡、适口，少食多餐，摄入足量富含碳水化合物的食物，多补充叶酸，戒烟、禁酒。

2. 妊娠中晚期　适当增加优质蛋白质、奶类和碘的摄入，常吃含铁丰富的食物，适量身体活动、维持体重的适宜增长，禁烟戒酒，少吃刺激性食物。

（二）体重管理

1. 孕妇体重增长　孕妇体重增长过多增加了大于胎龄儿、难产、产伤、妊娠期糖尿病等的风险，孕妇体重增长不足与胎儿生长受限、早产儿、低出生体重等不良妊娠结局有关。注意提供个体化的孕妇增重、饮食和运动指导。

2. 运动指导　孕妇运动是体重管理的另一项措施。孕妇可根据个人爱好选择适合自己的运动方式。不适宜开展跳跃、震

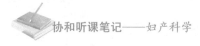

动、球类、登高（海拔 2500m 以上）、长途旅行等具有一定风险的运动。

四、产科合理用药

1. 孕妇用药的基本原则

（1）用药必须有明确指征，避免不必要用药。

（2）在医师指导下用药。

（3）避免联合用药。

（4）避免使用新的、尚未明确是否对胎儿有不良影响的药物。

（5）严格掌握用药剂量及时间。

（6）病情允许时尽量推迟到妊娠中晚期再用药。

2. 药物的妊娠分类　美国食品药品监督管理局（FDA）根据药物对动物和人类具有不同程度的致畸危险，将其分为 5 类，即 A 类、B 类、C 类、D 类和 X 类，该方法有一定局限性。FDA 于 2008 年提出更详细的知情告知，包括 3 部分，即胎儿风险总结、临床考虑和数据。

五、孕期常见症状及其处理

1. 消化系统症状　妊娠早期恶心、晨起呕吐者，可给予维生素 B_6 口服。妊娠剧吐，则相应处理。

2. 贫血　饮食营养、适时补充铁剂。

3. 腰背痛　腰背痛明显者，针对病因治疗。必要时卧床休息、局部热敷及药物治疗。

4. 下肢及外阴静脉曲张　妊娠末期尽量避免长时间站立，可穿弹力袜，晚间睡眠时适当垫高下肢。分娩时应防止外阴部曲张的静脉破裂。

5. 下肢肌肉痉挛　补充钙剂。

6. 下肢水肿　若下肢水肿明显，经休息后不消退，应查明病因后及时治疗。

7. 痔疮　应多吃蔬菜，少吃辛辣食物，必要时服缓泻剂软化大便，纠正便秘。

8. 便秘　养成每天按时排便的良好习惯，并多吃纤维素含量高的新鲜蔬菜和水果，必要时使用缓泻剂或乳果糖，慎用开塞露、甘油栓，但禁用硫酸镁，也不应灌肠。

9. 仰卧位低血压　改为侧卧姿势，使下腔静脉血流通畅，血压迅即恢复正常。

 历年真题

1. 下述哪一项是我国妇女最常见骨盆形态
   A. 骨盆上口、中骨盆平面均呈横椭圆形，下口由两个不同平面的三角形组成
   B. 骨盆上口呈横椭圆形，中骨盆呈纵椭圆形，下口由两个不同平面的三角形组成
   C. 骨盆上口呈纵椭圆形，中骨盆呈横椭圆形，下口由两个不同平面的三角形组成
   D. 骨盆上口、中骨盆与下口平面均呈横椭圆形
   E. 骨盆上口呈横椭圆形，中骨盆平面呈纵椭圆形，下口平面呈菱形

2. 关于胎动次数，下述哪项提示胎儿缺氧

   A. 胎动计数<10 次/12 小时
   B. 胎动计数<15 次/12 小时
   C. 胎动计数<20 次/12 小时
   D. 胎动计数<25 次/12 小时
   E. 胎动计数<30 次/12 小时

3. 妊娠 39 周时，哪项不是提示胎盘功能减退的结果
   A. 胎动<20 次/12 小时
   B. NST、无反应型
   C. 尿 E/C 比值<10
   D. 血清 HPL 下降 50%
   E. 缩宫素激惹试验阳性

4. 末次月经第一日是 2008 年 6 月 24 日，推算预产期应是 2009 年
   A. 3 月 31 日
   B. 4 月 1 日
   C. 4 月 2 日
   D. 4 月 3 日

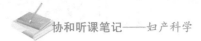

E. 4月4日

5. 胎心减速出现在宫缩高峰后，
下降慢，持续时间长，恢复慢，
临床提示的情况是

A. 宫缩时胎头受压

B. 胎儿受镇静药物影响

C. 宫缩时脐带受压，兴奋迷走

神经

D. 胎儿缺氧

E. 胎儿状况良好

参考答案：1. B　2. A　3. B
　　　　　4. A　5. D

第六章　遗传咨询、产前筛查、产前诊断与胎儿手术

核心问题

防止出生缺陷的措施。

内容精要

出生缺陷指婴儿出生前发生的身体结构、功能或代谢异常。出生缺陷可由染色体异常、基因突变等遗传因素或环境因素或其他不明原因所致。出生缺陷轻重不一，有时出生时难以发现，但后期危及生命。通常表现为先天性结构异常、发育异常或功能异常。

出生缺陷的防治可分3级：

一级预防是孕前干预，防止出生缺陷胎儿的发生。

二级预防是产前干预，包括产前筛查、诊断及可能的宫内干预。

三级预防是产后干预，包括早期诊断和早期治疗，防止严重的致残。

遗传咨询、产前遗传学筛查和产前诊断及宫内干预是出生缺陷一级和二级防治的主要方法。

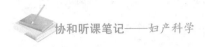

第一节 遗传咨询

一、遗传咨询的对象

1. 夫妇双方或一方家庭成员中有遗传病、出生缺陷、不明原因的癫痫、智力低下、肿瘤及其他与遗传因素密切相关的患者，曾生育过明确遗传病或出生缺陷儿的夫妇。

2. 夫妻双方或之一本身罹患智力低下或出生缺陷。

3. 不明原因的反复流产或有死胎、死产等病史的夫妇。

4. 孕期接触不良环境因素及患有某些慢性病的夫妇。

5. 常规检查或常见遗传病筛查发现异常者。

6. 其他需要咨询者，如婚后多年不育的夫妇，或35岁以上的高龄孕妇；近亲婚配。

二、遗传咨询的类别

包括婚前咨询、孕前咨询、产前咨询、儿科相关遗传病咨询、肿瘤遗传咨询及其他专科咨询（如神经遗传病咨询，血液病咨询等）。

三、人类遗传性疾病的类型

人类遗传性疾病可分为6类：

1. **染色体疾病** 是导致新生儿出生缺陷最多的一类遗传学疾病。目前对先天性染色体疾病尚无有效的治疗方法，因此应争取早期诊断，达到优生优育的目的。

2. **基因组疾病** 由基因组DNA异常重组而导致的微缺失与微重复，或基因结构的彻底破坏而引起异常临床表型的一类疾病。

3. **单基因遗传病** 由单个位点或者等位基因变异引起的疾

病，也称孟德尔遗传病。只有不到1%的单基因遗传病有治疗方法，因此单基因遗传病患者应争取早期诊断、治疗，做好出生缺陷的三级预防。

4. 多基因遗传病 其遗传基础是多个致病基因或者易感基因与环境因素协同调控，发病机制复杂，且人种间存在差异。若干对基因作用积累之后，形成一个明显的表型效应，称为累加效应。

在微效基因中可能存在一些起主要作用的基因，称为主基因。主基因对了解多基因疾病的发生、诊断、治疗和预防均有十分重要的意义。多基因疾病有一定家族史，但没有单基因遗传中所见到的系谱特征。常见病如高血压、动脉粥样硬化、糖尿病、精神分裂症等均属于多基因遗传病。曾生育过多基因相关出生缺陷患儿的夫妇，其再发风险为3%~5%。

5. 线粒体遗传病 是线粒体环DNA（mtDNA）异常引起的遗传性疾病。核基因组中有与编码线粒体组分相关的基因（nDNA），这部分基因变异引起的线粒体异常疾病遵循单基因遗传病的遗传模式，大部分为隐性遗传模式，发病较早。线粒体环DNA变异时引起线粒体遗传病，其遗传模式为母系遗传，一般发病较晚。

6. 体细胞遗传病 除生殖细胞外的体细胞内的基因发生变异，由于该变异的累加效应导致疾病发生。该变异不会遗传给子代，最典型病例是各种散发性癌症。

主治语录： 遗传咨询应遵循的伦理和道德原则有自主原则、知情同意原则、无倾向性原则、守密和尊重隐私原则、公平原则。

第二节 产前筛查

遗传筛查包括对成人、胎儿及新生儿遗传性疾病筛查3部

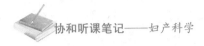

分，对胎儿的筛查又称产前筛查。产前筛查是对一般低风险孕妇进行一系列的检查，发现子代具有患遗传性疾病高风险的可疑人群。

产前筛查试验不是确诊试验，筛查阳性结果意味着患病的风险升高，并非诊断疾病；同样，阴性结果提示低风险，并非正常。筛查结果阳性的患者需要进一步行确诊试验，切不可根据筛查结果决定终止妊娠。同时，产前筛查和诊断要遵循知情同意原则。

目前广泛应用的产前筛查的疾病有非整倍体染色体异常、神经管畸形和胎儿结构畸形。

一、非整倍体染色体异常

以唐氏综合征为代表的非整倍体染色体异常是产前筛查的重点。

1. 妊娠早期联合筛查

（1）超声测定胎儿颈项透明层厚度（NT）。

（2）孕妇血清学检查，检测指标包括妊娠相关血浆蛋白-A和游离 β-hCG。

联合应用血清学和 NT 检测，唐氏综合征的检出率为 85%，假阳性率为 5%。

2. 妊娠中期筛查　血清学标志物联合筛查，包括甲胎蛋白、hCG 或游离 β-hCG、游离雌三醇的三联筛查，或增加抑制素 A 形成四联筛查，结合孕妇的年龄、孕周、体重等综合计算发病风险。检查孕龄一般为妊娠 15~20 周，唐氏综合征的检出率为 60%~75%，假阳性率为 5%。该方法还可作为 18-三体综合征和神经管缺陷的筛查方式。

3. 妊娠早、中期整合筛查　可提高检出率，降低假阳性率。但整合筛查持续时间较长，可能对孕产妇带来一定的心理负担。

整合方式有以下 3 种。

（1）整合产前筛查：首先在妊娠 10～13^{+6} 周检测血清 PAPP-A、β-hCG 和妊娠 11～13^{+6} 周超声检查 NT，然后在妊娠中期 15～20 周行血清学四联试验。联合 6 项指标，获得唐氏综合征的风险值。与妊娠早期筛查相比，在检出率相同情况下，可降低假阳性率。

（2）血清序贯筛查：为在整合产前筛查中去除 NT 检查，该方法可达到与妊娠早期联合筛查相同的效果。

（3）酌情筛查：首先进行妊娠早期筛查，筛查结果为胎儿风险极高者（唐氏综合征风险率≥1/50），建议绒毛穿刺取样。其他孕妇继续妊娠至中期进行四联试验，获得综合的风险评估报告。

4. 超声遗传学标志物筛查 超声检查发现的遗传学标志物又称软指标。超声发现结构性畸形的胎儿也可提示染色体异常的风险增高。超声软指标异常应注意是否存在其他结构畸形，并根据风险度决定是否需要进一步产前诊断。

5. 无创产前检测技术（NIPT） 目前绝大部分采用二代测序和信息生物学技术，筛查的准确性高，对唐氏综合征、18-三体综合征和 13-三体综合征筛查的检出率分别为 99%、97% 和 91%，假阳性率在 1% 以下。NIPT 目前仅用于高危人群的次级筛查。

二、神经管畸形

1. 血清学筛查 约有 95% 的神经管缺陷患儿无家族史，但约 90% 的孕妇血清和羊水中的 AFP 水平升高。筛查应在妊娠 15～20 周进行。以 2.0MOM 为 AFP 正常值的上限，筛查的阳性率为 3%～5%，敏感性 90% 以上，阳性预测值 2%～6%。但孕妇血清 AFP 水平受多种因素影响。

2. 超声筛查 99% 的 MTDS 可通过妊娠中期的超声检查诊

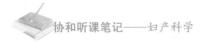

断，因此孕妇血清 AFP 升高但超声检查正常者，可不必抽取羊水检测 AFP。另外，3%～5% 的 NTDS 为非开放性畸形，羊水 AFP 水平在正常范围。

主治语录：叶酸缺乏可增加胎儿发生神经管畸形的风险。

三、胎儿结构畸形

对于出生缺陷的低危人群，可在妊娠 20～24 周期间，通过超声对胎儿各器官进行系统的筛查可发现胎儿结构畸形，如无脑儿、严重脑膨出、严重开放性脊柱裂、严重胸腹壁缺损并内脏外翻、单腔心、致死性软骨发育不良等。因此建议所有孕妇在此时期均进行一次系统的胎儿超声检查。妊娠中期产前超声胎儿畸形的检出率为 50%～70%，漏诊的主要原因如下。

1. 母体因素，如孕周、羊水、胎位、母体腹壁等。

2. 部分胎儿畸形的产前超声检出率极低，如房间隔缺损、室间隔缺损、耳畸形、指/趾异常、肛门闭锁、食管闭锁、外生殖器畸形、闭合性脊柱裂等。

3. 部分胎儿畸形目前还不能为超声所发现，如甲状腺缺如、先天性巨结肠等。

第三节　产前诊断

产前诊断又称宫内诊断或出生前诊断，指对可疑出生缺陷的胎儿在出生前应用各种检测手段全面评估胎儿在宫内的发育状况，对先天性和遗传性疾病作出诊断，为胎儿宫内治疗（手术、药物、基因治疗等）及选择性流产提供依据。

一、产前诊断的对象

产前诊断的对象为出生缺陷的高危人群。建议其进行产前诊断检查的指征如下。

1. 羊水过多或者过少。

2. 筛查发现染色体核型异常的高危人群、胎儿发育异常或可疑结构畸形。

3. 妊娠早期时接触过可能导致胎儿先天缺陷的物质。

4. 夫妇一方患有先天性疾病或遗传性疾病，或有遗传病家族史。

5. 曾经分娩过先天性严重缺陷婴儿。

6. 孕妇年龄达到或超过 35 周岁。

二、产前诊断的疾病

1. 染色体异常

（1）染色体数目异常：整倍体、非整倍体。

（2）结构异常：染色体部分缺失、易位、倒位、环形染色体等。

2. 性连锁遗传病　以 X 连锁隐性遗传病居多，如红绿色盲、血友病等。致病基因在 X 染色体上者，携带致病基因的男性必定发病；携带致病基因的女性为携带者。女性携带者生育的男孩可能一半患病，一半健康；生育的女孩表型均正常，但可能一半为携带者，故判断为男胎后，可考虑行人工流产终止妊娠。

3. 遗传性代谢缺陷病　多为常染色体隐性遗传病。尚无有效治疗方法。

4. 先天性结构畸形　有明显的结构改变，如无脑儿、开放性脊柱裂、唇腭裂、先天性心脏病、髋关节脱臼等。

三、超声产前诊断

产前诊断性超声检查是针对临床或产前超声筛查发现的胎

儿异常，围绕可能的疾病，进行有针对性的、全面的检查，并做出影像学诊断。超声检查诊断出生缺陷存在以下局限性。

1. 出生缺陷必须存在解剖异常，而且该异常必须明显到足以使超声影像分辨和显现。

2. 超声检查必须在合适时间进行。妊娠早期可诊断的疾病如脊柱裂、全前脑、右位心、联体双胎等，妊娠晚期诊断的疾病如脑积水、肾盂积水、多囊肾等，还有些异常的影像学改变可在妊娠早期出现，以后随访时消失。

3. 超声发现与染色体疾病有关的结构畸形，需行胎儿核型分析。

主治语录：胎儿结构异常可以通过影像学检查获得诊断。

四、磁共振产前诊断

磁共振只适用于超声检查发现异常，但不能明确诊断的胎儿。选择磁共振检查可诊断的胎儿结构异常如下。

1. 中枢神经系统异常　如侧脑室扩张、后颅窝病变、胼胝体发育不全、神经元移行异常、缺血性或出血性脑损伤等。

2. 颈部结构异常　如淋巴管瘤及先天性颈部畸胎瘤等。

3. 胸部病变　如先天性膈疝、先天性肺发育不全和先天性囊腺瘤样畸形。

4. 腹部结构异常　包括脐部异常、肠管异常及泌尿生殖系异常等。磁共振检查安全性较高。

目前尚未发现有磁场对胎儿造成危害的报道。但为确保胎儿安全，对妊娠3个月以内的胎儿尽可能避免磁共振检查。

五、实验室诊断技术

1. 荧光原位杂交技术　具有高检出率和检查时间短（通常

在 24~48 小时）的优点。

2. 染色体微阵列分析　可以检测到较小的（10~100kb）、不能被传统的核型分析所识别的遗传物质增加和丢失。当胎儿超声检查有一个或多个严重结构畸形时，推荐进行此检查。

3. 靶向基因测序　可检测已知与遗传性疾病有关的一个或多个特定基因。当临床高度怀疑有遗传学改变，但染色体分析结果正常时，可采用该方法寻找特定的基因问题。

4. 全外显子测序　在临床上用于评估可能的遗传性疾病，而针对相关表型已进行的特定基因检测（包括靶向基因测序）未能做出诊断的胎儿。但该技术在产前诊断的应用中有一定的局限性，包括检查时间长，假阳性率和假阴性率高，以及发现不能确定临床意义的基因突变。

第四节　胎儿手术

胎儿手术根据手术路径分为微创胎儿手术和开放性胎儿手术。根据手术部位分为针对胎儿的手术和针对胎盘、脐带及胎膜的手术。

一、微创胎儿手术

（一）胎儿镜手术

胎儿镜经母体腹壁和子宫壁进入羊膜腔内，可直接观察胎儿外观并进行胎儿组织活检。目前开展的胎儿镜手术主要有以下几种。

1. 胎儿胸腔积液羊膜腔胸腔引流术。

2. 脊髓脊膜膨出的宫内修补。

3. 严重先天性膈疝的气管球囊堵塞术。

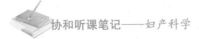

4. 胎儿后尿道瓣膜膀胱镜切割术。

5. 胎盘吻合血管激光电凝术。

6. 羊膜束带综合征松解术。

7. 单绒双胎选择性减胎的血管凝固技术。

8. 胎盘绒毛膜血管瘤的激光治疗。

（二）宫内分流手术

严重胸腔积液的胎儿可行羊膜腔胸腔引流术。肾功能正常，尿路梗阻的患儿可采用宫内膀胱羊膜腔引流术。但其临床疗效和近远期并发症有待评估。

（三）宫内输血术

对于胎儿贫血，特别是母胎血型不合的免疫性贫血可在34~35周前给胎儿宫内输血。

（四）严重的胎儿先天性心脏病手术

严重的主动脉狭窄或胎儿室间隔完整的肺动脉闭锁，可导致血流受阻，进而影响胎儿肺循环或体循环发育。

二、产时子宫外处理（EXIT）

主要技术包括产时子宫外开放呼吸道、产时子宫外体外膜肺、产时子宫外切除术和产时子宫外分离术。不是做 EXIT 的指征：腹壁缺损（如脐膨出、腹壁裂），肺部病变（如严重的肺囊腺瘤病变、肺隔离征、支气管囊肿等），无须 ECMO（体外膜肺氧合）的先天性膈疝。

三、开放性胎儿手术

目前唯一经过随机对照研究证实开放性手术疗效的是胎儿

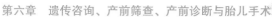

脊髓脊膜膨出。子宫开放性手术需谨慎选择。

历年真题

产前诊断胎儿畸形最常用的手段是

 A. 胎儿心电图

 B. 羊膜腔穿刺羊水检查

 C. 胎儿头皮血 pH 检查

 D. 羊膜镜检查

 E. B 超检查

参考答案：E

第七章　妊娠并发症

核心问题

1. 不同类型流产的临床表现、诊断及处理方案。
2. 异位妊娠的定义和分类。
3. 输卵管妊娠的病理及辅助检查方法。
4. 输卵管妊娠的临床表现、诊断、处理原则。
5. 妊娠期高血压疾病的基本病理生理变化。
6. 妊娠期高血压疾病的分类，各类型的临床表现、诊断。
7. 妊娠期高血压疾病的治疗原则。
8. 早产的治疗。
9. 过期妊娠的诊断及处理原则。

内容精要

胚胎种植在宫腔以外，或胚胎或胎儿在宫内生长发育的时间过短或过长，或母体出现各种妊娠特有的脏器损害，即为妊娠并发症。

第一节　自然流产

我国将妊娠未达到 28 周、胎儿体重不足 1000g 而终止妊娠者，称为流产。在妊娠 12 周前终止者称早期流产；在妊娠 12 周至不足 28 周终止者称晚期流产。流产分为自然流产、人工流产。

一、病因

1. 遗传基因缺陷　染色体异常的胚胎有 50%～60% 发生早期自然流产。

2. 母体因素

（1）全身性疾病：妊娠期患全身性感染，高热可引起子宫收缩导致流产。细菌毒素和病毒通过胎盘进入胎儿血循环，使胎儿死亡导致流产。孕妇患严重贫血或心力衰竭可致胎儿缺氧，也能引起流产。孕妇患慢性肾炎或高血压，胎盘发生梗死也可引起流产。

TORCH 感染虽对孕妇影响不大，但可感染胎儿导致流产。

（2）生殖器官异常：子宫畸形、子宫肿瘤，子宫腺肌病、子宫腔粘连等均可影响胚胎着床和发育而导致流产。

子宫颈重度裂伤、子宫颈内口松弛导致胎膜早破而发生晚期自然流产。

（3）内分泌异常：女性内分泌功能异常，甲状腺功能减退症、严重糖尿病未能控制、黄体功能不足，均可导致流产。

（4）不良习惯：过量吸烟、酗酒，过量饮咖啡、二醋吗啡等毒品，均可引起流产。

（5）创伤刺激：严重休克、子宫创伤（如手术、直接撞击、性交过度）亦可导致流产，过度紧张、焦虑、恐惧、忧伤等精神创伤也有引起流产的报道。

3. 免疫功能异常　与流产有关的免疫因素有父方的组织相容性抗原（HLA）、胎儿抗原、血型抗原（ABO 及 Rh）、孕期母体封闭抗体不足、母体抗父方淋巴细胞的细胞毒抗体不足、孕

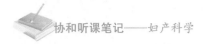

妇抗磷脂抗体产生过多、抗精子抗体的存在等。

4. 环境因素　砷、铅、甲醛、苯、氯丁二烯、氧化乙烯等化学物质的过多接触，均可引起流产。

5. 父亲因素　有研究证实精子的染色体异常可导致自然流产。

二、临床表现

主要为停经后阴道出血和腹痛。

1. 早期流产　妊娠物排出前胚胎多已死亡。开始时绒毛与蜕膜剥离，血窦开放，出现阴道出血。剥离的胚胎和血液刺激子宫收缩，排出胚胎及其他妊娠物，产生阵发性下腹部疼痛。胚胎及其附属物完全排出后，子宫收缩，血窦闭合，出血停止。

2. 晚期流产　胎儿排出前后还有生机，其临床过程与早产相似，胎儿娩出后胎盘娩出，出血不多；也有少数流产前胎儿已死亡，其原因多为非解剖因素所致，如严重胎儿发育异常、自身免疫异常、血栓前状态、宫内感染或妊娠附属物异常等。

三、临床类型

（一）先兆流产

先兆流产指妊娠 28 周前先出现少量阴道出血，常为暗红色或血性白带，无妊娠物排出，随后出现阵发性下腹痛或腰背痛。妇科检查见宫口未开，胎盘未破，子宫大小与停经月份相符。

1. 辅助检查

（1）妊娠试验阳性。

（2）超声检查：停经 5 周后可见妊娠囊。随妊娠月份增加，可见胚芽及胎心搏动。

2. 处理方案

（1）适当卧床休息，禁止性生活。避免一切引起子宫收缩的刺激，阴道检查时动作要轻巧，不做不必要的检查。

（2）内分泌治疗：如黄体功能不全者可给予黄体酮 20mg，肌内注射，每天 1 次。

（3）经休息及治疗后症状消失，可继续妊娠；若阴道出血增多或下腹痛加剧，可发展为难免流产，应复查血 hCG 及超声。

（二）难免流产

难免流产指流产不可避免。阴道出血量较先兆流产增多，下腹部阵发性腹痛加剧，或出现阴道流液（胎膜破裂）。妇科检查见子宫与停经月份相符或略小，宫口扩张，妊娠物脱出子宫颈管内口或膨出于子宫颈外口。

1. 辅助检查

（1）尿 hCG 由阳性转阴性。

（2）超声检查：无胎心、胎动。

2. 处理方案

（1）一旦确诊，应尽早使胚胎及胎盘组织完全排出。

（2）早期流产时，应及时行清宫术，仔细检查妊娠物，并送病理检查；如有条件可行绒毛染色体核型分析，对明确流产的原因有帮助。

（3）晚期流产时，子宫较大，出血较多可用缩宫素 10~20U 加于 5% 葡萄糖注射液 500ml 中静脉滴注，促进子宫收缩。胎儿及胎盘排出后，检查胎盘是否完全，必要时刮宫以清除宫腔内残留的妊娠物。应给予抗生素预防感染。

（三）不全流产

不全流产是难免流产继续发展，阴道有部分组织物排出，还有部分残留于宫腔内或嵌顿于子宫颈口处，或胎儿排出后胎盘滞留于宫腔或嵌顿于子宫颈口，影响子宫收缩，阴道出血多，甚至大出血、休克。妇科检查见部分胚胎已排出，子宫小于停经月份。

1. 辅助检查　尿 hCG、超声检查有助于诊断。

2. 处理方案

（1）一经确诊，立即行刮宫术或钳刮术，清除残余的妊娠物。

（2）失血多者，必须备血，输血或输液。失血性休克时先抢救休克，然后刮宫，或同时进行。

（四）完全流产

完全流产指妊娠物已全部排出，阴道流血逐渐停止，腹痛逐渐消失。妇科检查见宫口已关闭，子宫接近正常大小。

1. 辅助检查　尿 hCG、超声检查有助于诊断。

2. 处理方案　流产症状消失，超声检查证实子宫腔内无妊娠物残留，若无感染征象，一般不需特殊处理。

（五）稽留流产

稽留流产又称过期流产。指胚胎或胎儿已死亡，滞留子宫腔内未能及时自然排出。表现为早孕反应消失，有先兆流产症状或无任何症状，子宫不再增大反而缩小。若已到中期妊娠，孕妇腹部不见增大，胎动消失。有停经史，反复阴道出血，量时多时少，或无阴道出血。

妇科检查见宫口未开，子宫质地不软，未闻及胎心。子宫较停经周数小。

1. 辅助检查

（1）尿 hCG 测定或其他妊娠试验曾有阳性，以后转为

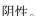

阴性。

（2）超声：子宫有不同程度的增大，见变形胚囊，无胎心、胎动。

（3）测定血红蛋白、血小板、凝血功能、血型。

2. 处理方案　诊断明确后尽早排空子宫。处理前，应检查血常规、凝血功能和血小板数量，并做好输血准备。若凝血功能正常，可口服 3~5 天雌激素类药物，以提高子宫对缩宫素的敏感性。

（1）子宫＜妊娠 12 周者，可行刮宫术，术时注射子宫收缩药以减少出血。若胎盘机化并与子宫壁粘连较紧，手术应特别小心，防止穿孔，一次不能刮净，可于 5~7 天再次刮宫。

（2）子宫≥妊娠 12 周者，应静脉滴注缩宫素，也可用米非司酮加米索前列醇，促使胎儿、胎盘排出。若凝血功能障碍，应尽早输注新鲜血、血浆、纤维蛋白原等，待凝血功能好转后，再行刮宫。

（六）复发性流产

复发性流产指与同一性伴侣连续发生 3 次及 3 次以上的自然流产。大多数为早期流产，少数为晚期流产。认为连续发生 2 次流产即应重视并予评估。

1. 原因　复发性流产的原因与偶发性流产基本一致，但各种原因所占的比例有所不同，如胚胎染色体异常的发生率随着流产次数的增加而下降。

（1）早期复发性流产：常见原因为胚胎染色体异常、免疫功能异常、黄体功能不全、甲状腺功能低下等。

（2）晚期复发性流产：常见原因为子宫解剖异常、自身免疫异常、血栓前状态等。

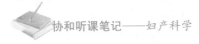

2. 处理方案

（1）染色体异常夫妇应于孕前进行遗传咨询，确定是否可以妊娠。

（2）在孕前应进行卵巢功能检查、夫妇双方染色体检查与血型鉴定及其丈夫的精液检查，女方尚需进行生殖道检查，包括有无肿瘤、子宫腔粘连，并做子宫输卵管造影及宫腔镜检查，以确定子宫有无畸形与病变，有无子宫颈内口松弛等。

（3）子宫颈功能不全者应在妊娠 12~14 周行预防性子宫颈环扎术，术后定期随诊，提前住院，待分娩发动前拆除缝线。若环扎术后有阴道出血、宫缩，经治疗失败者，应及时拆除缝线，以免造成子宫颈撕裂。

主治语录：原因不明的复发性流产妇女，尤其是怀疑同种免疫性流产者，可行淋巴细胞主动免疫，或静脉免疫球蛋白治疗，但仍有争议。

（七）流产合并感染

流产过程中，若阴道出血时间长，有组织残留于子宫腔内或非法堕胎，有可能引起宫腔感染，常为厌氧菌及需氧菌混合感染，严重感染可扩展至盆腔、腹腔甚至全身，并发盆腔炎、腹膜炎、败血症及感染性休克。

处理方案：治疗原则为控制感染的同时尽快清除宫内残留物。若阴道出血不多，先选用广谱抗生素 2~3 天，待感染控制后再行刮宫。若阴道出血量多，静脉滴注抗生素及输血的同时，先用卵圆钳将子宫腔内残留大块组织夹出，使出血减少，切不可用刮匙全面搔刮子宫腔，以免造成感染扩散。

术后应继续用广谱抗生素，待感染控制后再行彻底刮宫。若已合并感染性休克者，应积极进行抗休克治疗，病情稳定后再行彻底刮宫。若感染严重或盆腔脓肿形成，应行手术引流，必要时切除子宫。

四、鉴别诊断（表 7-1）

表 7-1 流产的临床类型和特点

流产类型	出血量	下腹痛	组织物排出	子宫颈口情况	子宫大小	并发症	处理
先兆流产	少	轻或无	无	闭	与孕周相符		保胎
难免流产	中→多	加剧	无	开	与孕周相符或略小		清宫术
不全流产	少→多	减轻	部分排出	松弛扩张或有组织堵塞	略小于孕周	感染	清宫术，预防感染
完全流产	少→无	无	完全排出	闭	正常或略大	感染	
稽留流产	少，色暗	轻或无	无	闭	小于孕周	DIC	人工流产

第二节 异位妊娠

异位妊娠是妇产科常见的急腹症。受精卵在子宫体腔以外着床称异位妊娠，习称宫外孕。包括输卵管妊娠、卵巢妊娠、腹腔妊娠、阔韧带妊娠、子宫颈妊娠（图 7-1）。

异位妊娠是妇产科常见的急腹症，发病率为 2%~3%，是早期妊娠孕妇死亡的主要原因。近年来患者的存活率和生育保留能力明显提高。

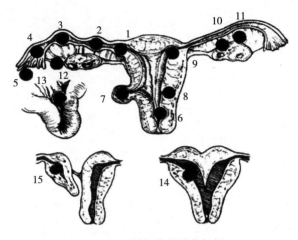

图 7-1　不同部位的异位妊娠

1. 间质部；2. 峡部；3. 壶腹部；4. 漏斗部；5. 伞端；6. 子宫颈；
7. 憩室及子宫囊；8. 肌壁内；9. 子宫角；10. 卵巢；11. 阔韧带内；
12. 输卵管卵巢；13. 腹腔；14. 双角子宫的角；15. 残角子宫

一、输卵管妊娠

输卵管妊娠以壶腹部妊娠最多见，约占 78%，其次为峡部、伞部，间质部妊娠较少见。

（一）病因

1. 输卵管炎症　异位妊娠的主要病因。可分为输卵管黏膜炎和输卵管周围炎。

2. 输卵管妊娠史或手术史　使输卵管妊娠的发生可能性增加。

3. 输卵管发育不良或功能异常　输卵管过长、肌层发育差、黏膜纤毛缺乏、双输卵管、憩室等，可造成输卵管妊娠。

4. 辅助生殖技术 可使输卵管妊娠的发生率增加。

5. 宫内节育器（IUD）避孕、口服禁忌避孕药失败 可能发生异位妊娠。

6. 其他 子宫肌瘤或卵巢肿瘤、子宫内膜异位症可增加异位妊娠的可能性。

（二）临床表现

停经、腹痛及阴道流血为异位妊娠三联征。

1. 停经 大部分患者有停经史，一般停经6~8周。

2. 阴道出血 短暂停经后有少许不规则出血，一般不超过月经量。

3. 腹痛 为主要症状。输卵管妊娠未破裂时，患侧下腹隐痛或胀痛；输卵管妊娠流产或破裂时，突感下腹部撕裂样剧痛、恶心呕吐。血液局限时下腹部疼痛，可伴肛门坠胀感；流向全腹时，有肩胛部放射性疼痛及胸部疼痛。

4. 晕厥与休克 腹腔内出血多及剧烈腹痛会使患者晕厥甚至处于休克状态，休克的程度与阴道流血不一定成比例。

5. 腹部肿块 输卵管妊娠流产或破裂后所致血肿时间较久，与周围组织或器官发生粘连形成肿块。

（三）典型体征

1. 无内出血或少量内出血时 患者一般情况无异常，内出血多时有面色苍白、脉率增快而细弱、心率增快和血压下降等休克表现。

2. 腹部检查 下腹部有明显压痛、反跳痛，腹腔内出血多时见腹部膨隆，移动性浊音阳性。有些患者下腹部可触及包块，若反复出血并积聚，包块可不断增大变硬。

3. 妇科检查 阴道内常有来自子宫腔的少许血液。输卵管妊娠流产或破裂者后穹隆饱满，子宫颈举痛、摇摆痛（输卵管妊娠的主要体征之一），子宫丰满或有漂浮感。一侧附件区可扪及不规则包块，边界多不清楚，有明显触痛。输卵管间质部妊娠时，子宫大小与停经月份基本符合，但子宫不对称，一侧角部突出，破裂所致的征象与子宫破裂极相似。

（四）诊断要点

1. 实验室检查　尿妊娠试验阳性和血 β-hCG 升高。

2. B 型超声检查　子宫腔内不见孕囊；宫旁探及异常低回声区，可见卵黄囊、胚芽及原始心管搏动，可确诊异位妊娠。

3. 经阴道后穹隆穿刺　疑有腹腔内出血时应用。抽出暗红色不凝血液，说明有腹腔积血。但穿刺阴性不能排除输卵管妊娠。

4. 诊断性刮宫　切片见绒毛，可诊断为宫内妊娠；仅见蜕膜未见绒毛，有助于诊断异位妊娠。

5. 腹腔镜检查　更多作为手术治疗时的方法。

（五）鉴别诊断（表 7-2）

表 7-2　异位妊娠的鉴别诊断

	输卵管妊娠	流产	急性输卵管炎	急性阑尾炎	黄体破裂	卵巢囊肿蒂扭转
停经	多有	有	无	无	多无	无
腹痛	突然撕裂样剧痛，自下腹一侧开始向全腹扩散	下腹中央阵发性坠痛	两下腹持续性疼痛	持续性疼痛，从上腹开始经脐周转至右下腹	下腹一侧突发性疼痛	下腹一侧突发性疼痛

	输卵管妊娠	流产	急性输卵管炎	急性阑尾炎	黄体破裂	卵巢囊肿蒂扭转
阴道出血	量少，暗红色，可有蜕膜管型排出	开始量少，后增多，血呈鲜红色，有小血块或绒毛排出	无	无	无或有如月经量	无
休克	程度与外出血不成正比	程度与外出血成正比	无	无	无或有轻度休克	无
盆腔检查	子宫颈举痛，直肠子宫陷凹有肿块	无子宫颈举痛，宫口稍开，子宫增大变软	举子宫颈时，两侧下腹疼痛	无肿块触及，直肠指检右侧高位压痛	无肿块触及，一侧附件压痛	子宫颈举痛，卵巢肿块边缘清晰，蒂部触痛明显
血红蛋白	下降	正常或稍低	正常	正常	下降	正常
阴道后穹隆穿刺	可抽出不凝血液	阴性	可抽出渗出液或脓液	阴性	可抽出血液	阴性
hCG检测	多为阳性	多为阳性	阴性	阴性	阴性	阴性
超声	一侧附件低回声区，其内有妊娠囊	宫内可见妊娠囊	两侧附件低回声区	子宫附件区无异常回声	一侧附件低回声区	一侧附件低回声区，边缘清晰，有条索状蒂

（六）治疗与预后

1. 期待疗法　　适用于病情稳定、血清 hCG 水平较低（<1500U/L）且呈下降趋势。期待治疗必须向患者说明病情及征得同意。

2. 药物治疗　　化学药物治疗，主要适用于病情稳定的输卵管妊娠患者及保守性手术后发生持续性异位妊娠者。

（1）适应证：①无药物治疗的禁忌证。②输卵管妊娠未发生破裂。③妊娠囊直径<4cm。④血 hCG<2000U/L。⑤无明显内出血。

（2）禁忌证：①生命体征不稳定。②异位妊娠破裂。③妊娠囊直径≥4cm 或≥3.5cm 伴胎心搏动。④药物过敏、慢性肝病、血液系统疾病、活动性肺部疾病、免疫缺陷、消化性溃疡等。

（3）方法：全身用药和局部用药。若病情无改善，甚至发生急性腹痛或输卵管破裂症状，应立即手术治疗。

3. 手术治疗

（1）适应证：有下列情况可考虑手术治疗。

1）生命体征不稳定或有腹腔内出血征象者。

2）异位妊娠有进展者（如血 hCG>3000/L 或持续升高、有胎心搏动、附件区大包块等）。

3）随诊不可靠者。

4）药物治疗禁忌证或无效者。

5）持续性异位妊娠者。

（2）手术方式

1）根治手术：适用于无生育要求内出血，并发休克的急症患者。重症患者应在积极纠正休克同时，手术切除输卵管，并酌情处理对侧输卵管。

> **主治语录**：输卵管间质部妊娠，应争取在破裂前手术，以避免可能威胁生命的出血。手术应做子宫角部楔形切除及患侧输卵管切除，必要时切除子宫。

2）保守手术：适用于有生育要求的年轻妇女，特别是对侧输卵管已切除或有明显病变者。根据受精卵着床部位及输卵管病变情况选择术式。①伞部妊娠：可行挤压将妊娠产物挤出。②壶腹部妊娠：行输卵管切开术，取出胚胎再缝合。③峡部妊娠：行病变节段切除及断端吻合。

持续性异位妊娠：输卵管妊娠行保守手术后，残余滋养细胞有可能继续生长，再次发生出血，引起腹痛等，称为持续性异位妊娠，发生率 3.9%~11.0%。故术后应密切监测血 hCG 水平，每周复查 1 次，直至正常水平。

若术后血 hCG 不降或升高、术后 1 天血 hCG 未下降至术前的 50% 以下或术后 12 天未下降至术前的 10% 以下，均可诊断为持续性异位妊娠，可给予甲氨蝶呤治疗，必要时需再手术。

发生持续性异位妊娠的有关因素包括：①术前 hCG 水平过高。②上升速度过快。③输卵管肿块过大。

3）腹腔镜手术：输卵管妊娠手术通常在腹腔镜下完成，除非生命体征不稳定，需要快速进腹止血并完成手术。腹腔镜手术具有住院时间更短、术后康复更快等优点。

二、其他部位妊娠

（一）卵巢妊娠

1. **诊断标准**　①患侧输卵管完整。②异位妊娠位于卵巢组织内。③异位妊娠以卵巢固有韧带与子宫相连。④绒毛组织中有卵巢组织。

2. **临床表现**　主要症状为停经、腹痛及阴道流血。卵巢妊娠绝大多数在早期破裂，破裂后可引起腹腔内大量出血，甚至休克。术前往往诊断为输卵管妊娠或误诊为卵巢黄体破裂。术中切除组织必须常规行病理检查。

3. **治疗**　手术治疗。

（二）腹腔妊娠

腹腔妊娠指胚胎或胎儿位于输卵管、卵巢及阔韧带以外的腹腔内。

1. **原发性腹腔妊娠**　①两侧输卵管和卵巢正常，无近期妊娠的证据。②无子宫腹膜瘘形成。③妊娠只存在于腹腔内，无输卵管妊娠等的可能性。

2. **继发性腹腔妊娠**　往往发生于输卵管妊娠流产或破裂后，胚胎落入腹腔继续生长。偶可继发于卵巢妊娠或子宫内妊娠而子宫存在缺陷破裂后。

3. **治疗**　腹腔妊娠确诊后，应即行剖腹手术取出胎儿。胎盘的处理应根据其附着部位、胎儿存活及死亡时间决定。术后需用抗生素预防感染。

（三）子宫颈妊娠

受精卵着床和发育在子宫颈管内者称为子宫颈妊娠，极罕见。

1. **临床表现**

（1）**典型表现**：多见于经产妇，有停经及早孕反应；无痛性阴道出血或血性分泌物，出血量一般由少到多，也可为间歇性阴道大量出血。妊娠一般很难维持至20周。

（2）**妇科检查**：检查发现子宫颈显著膨大呈桶状、变软、变蓝，子宫颈外口扩张、边缘很薄，内口紧闭，子宫体大小正常或稍大。

2. 诊断标准 ①妇科检查发现在膨大的子宫颈上方为正常大小的子宫。②妊娠产物完全在子宫颈管内。③分段刮宫，子宫腔内未发现任何妊娠产物。

3. 处理

（1）可疑子宫颈妊娠，应立即入院。

（2）确诊后可行子宫颈管搔刮术或行子宫颈管吸刮术。术前应做好输血准备或于术前行子宫动脉栓塞术以减少术中出血；术后用纱布条填塞子宫颈管创面以止血，若流血不止，可行双侧髂内动脉结扎。

主治语录： 若上述效果不佳，则应及时行全子宫切除术，以挽救生命。

（3）为减少刮宫时出血并避免切除子宫，近年来采用术前给予甲氨蝶呤（MTX）治疗。MTX 肌内注射 20mg/d，共 5 天，或 MTX 单次肌内注射 $50mg/m^2$，或将 MTX 50mg 直接注入妊娠囊内。经 MTX 治疗后胚胎死亡，其周围绒毛组织坏死，刮宫时出血量明显减少。

第三节　妊娠剧吐

妊娠剧吐是在妊娠早期发生，以恶心、呕吐频繁为重要症状的一组症候群。在有恶心、呕吐的孕妇中，通常只有 0.3%~1.0% 发展为妊娠剧吐。

一、病因

1. 内分泌因素 ①绒毛膜促性腺激素（hCG）水平升高。②甲状腺功能改变，可伴发短暂的甲状腺功能亢进。

2. 精神过度紧张、焦虑、忧虑及生活环境和经济状况较差。

二、临床表现

1. 大多发生于妊娠 10 周以前。妊娠 6 周左右出现恶心、呕吐并随妊娠进展而加重，至妊娠 8 周左右发展为持续性呕吐，不能进食，导致脱水、电解质紊乱甚至酸中毒。

2. 体重明显减轻，孕妇极度疲乏。严重者出现嗜睡、意识模糊、谵妄、昏迷、死亡。可因维生素 B_1 缺乏引发韦尼克（Wernicke）脑病。

3. 孕妇肝肾功能受损的表现。

三、辅助检查

1. 测定尿量、尿比重、酮体，蛋白尿及管型尿的检查。
2. 测定血常规、肝肾功能、电解质等。
3. 超声检查。

四、诊断及鉴别诊断

妊娠剧吐为排除性诊断，需排除引起呕吐的其他疾病，如胃肠道感染、胆囊炎、胆道蛔虫病、胰腺炎、尿路感染、病毒性肝炎等。

五、治疗

1. 心理治疗　对精神情绪不稳定的孕妇，给予心理治疗，解除其思想顾虑。

2. 补充营养　应尽量避免接触容易诱发呕吐的气味、食品等。避免早晨空腹，鼓励少量多餐。

3. 纠正水电解质紊乱和脱水

（1）补液：患者应住院治疗、禁食，酌情补充水分和电解质，每天补液量 3000ml 左右，尿量维持在 1000ml 以上。注意先补充维生素 B_1 后再输注极化液。

（2）补钾：适当补钾，一般 3~4g/d，严重低钾血症时可至 6~8g/d。原则上每 500ml 尿量补钾 1g 较安全，注意监测血清钾水平和心电图。

4. 止吐治疗　①维生素 B_6 或维生素 B_6-多西拉敏复合制剂。②甲氧氯普胺。③昂丹司琼。④异丙嗪。⑤糖皮质激素。

　　主治语录：治疗原则是止吐、维持体液及电解质平衡。

六、预后

大多数经积极的规范治疗后，预后总体良好。

第四节　妊娠期高血压疾病

妊娠期高血压疾病包括妊娠期高血压、子痫前期、子痫以及慢性高血压并发子痫前期和妊娠合并慢性高血压，严重影响母婴健康，是孕产妇和围产儿病死率升高的主要原因。

一、病因与发病机制

病因和发病机制至今尚未完全阐明。有关病因的主要学说有以下几种：①炎症免疫过度激活。②子宫螺旋小动脉重铸不足。③血管内皮细胞受损。④遗传因素。⑤营养缺乏。

二、病理生理

基本病理生理变化是全身小血管痉挛和血管内皮损伤。全身各脏器各系统灌注减少，对母儿造成危害，甚至导致母儿死亡。

1. 脑　脑血管痉挛，血管通透性增高，致脑水肿、充血、贫血、血栓形成及出血等。CT 检查脑皮质呈现低密度区，并有相应的局部缺血和点状出血，提示脑梗死，并与昏迷及视力下降、失明相关。大范围脑水肿主要表现为感觉迟钝和思维混乱，个别患者可出现昏迷，甚至脑疝。子痫前期脑血管阻力和脑灌注压均增加，高灌注压可致明显头痛。子痫的发生与脑血管自身调节功能丧失相关。

2. 肾　肾小球扩张20%，内皮细胞肿胀，纤维素沉积于内皮细胞下或肾小球间质。蛋白尿的多少标志着妊娠期高血压疾病的严重程度。

3. 肝　肝损害常表现为血清转氨酶水平升高，血浆碱性磷酸酶升高。肝的特征性损伤是门静脉周围出血，肝动脉周围阻力增加；严重时，门静脉周围坏死和肝包膜下血肿形成，甚至发生肝破裂，危及母儿生命。

4. 心血管　血管痉挛，血压升高，导致心肌缺血、间质水肿、心肌点状出血或坏死、肺水肿，严重时导致心力衰竭。

5. 血液　由于全身小动脉痉挛，血管壁渗透性增加，血液浓缩，血细胞比容上升、高凝血状态、溶血等。

6. 子宫胎盘血流灌注　子宫螺旋动脉重铸不足导致胎盘灌流下降。螺旋动脉平均直径仅为正常孕妇螺旋动脉直径的1/2，加之伴有内皮损害及胎盘血管急性动脉粥样硬化，使胎盘功能下降，胎儿生长受限，胎儿窘迫。若胎盘床血管破裂可致胎盘早剥，严重时母儿死亡。

三、分类与临床表现

见表7-3。

表 7-3　妊娠期高血压疾病的分类及临床表现

分　类	临床表现
妊娠期高血压	妊娠20周后出现高血压，收缩压≥140mmHg和/或舒张压≥90mmHg，于产后12周内恢复正常；尿蛋白（－）；产后方可确诊

续 表

分　类	临床表现
子痫前期	妊娠 20 周后出现收缩压≥140mmHg 和/或舒张压≥90mmHg，伴有尿蛋白≥0.3g/24h，或随机尿蛋白（＋）；或虽无蛋白尿，但合并下列任何一项者：①血小板计数减少（血小板计数<100×10^9/L）。②肝功能损害（血清转氨酶水平为正常值 2 倍以上）。③肾功能损害（血肌酐水平>97μmol/L（1.1mg/dl）或为正常值 2 倍以上）。④肺水肿。⑤新发生的中枢神经系统异常或视觉障碍
子痫	子痫前期基础上发生不能用其他原因解释的抽搐
慢性高血压并发子痫前期	慢性高血压妇女妊娠前无蛋白尿，妊娠 20 周后出现蛋白尿；或妊娠前有蛋白尿，妊娠后蛋白尿明显增加；或血压进一步升高；或出现血小板计数减少<100×10^9/L；或出现其他肝肾功能损害、肺水肿、神经系统异常或视觉障碍等严重表现
妊娠合并慢性高血压	妊娠 20 周前收缩压≥140mmHg 和/或舒张压≥90mmHg（除外滋养细胞疾病），妊娠期无明显加重；或妊娠 20 周后首次诊断高血压并持续到产后 12 周以后

　　主治语录：普遍认为<34 周发病者为早发型子痫前期。大量蛋白尿（24 小时蛋白尿≥5g）既不作为评判子痫前期严重程度的标准，亦不作为终止妊娠的指征，但需严密监测。

（一）子痫前期

　　子痫前期-子痫是妊娠期特有的疾病，在妊娠 20 周之后发生。本病是一种动态性疾病，"轻度"子痫前期只代表诊断时的状态，任何程度的子痫前期都可能导致严重不良预后，因此不再诊断"轻度"子痫前期，而诊断为子痫前期，以免造成对病情的忽视，将伴有严重表现的子痫前期诊断为"重度"子痫前期，以引起临床重视。

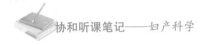

（二）子痫

子痫是子痫前期-子痫最严重的阶段，发作前可有不断加重的严重表现，也可发生于无血压升高或升高不显著、尿蛋白阴性的病例。通常产前子痫较多，产后 48 小时约占 25%。子痫抽搐进展迅速是造成母儿死亡的最主要原因，应积极处理。

四、诊断

根据病史、临床表现及辅助检查即可做出诊断，同时应注意有无多脏器损害。

1. 病史 注意询问妊娠前有无高血压、肾病、糖尿病、系统性红斑狼疮、血栓性疾病等病史，有无妊娠期高血压疾病家族史，了解患者此次妊娠后高血压、蛋白尿、头痛、视物模糊、上腹疼痛、少尿、抽搐等症状出现的时间和严重程度。

2. 高血压 高血压的定义是收缩压≥140mmHg 和/或舒张压≥90mmHg，同一手臂 2 次测量。对首次发现血压升高者，应间隔 4 小时或以上复测。

3. 尿蛋白 尿蛋白诊断标准：①在 24 小时内尿液中的蛋白含量≥300mg。②尿蛋白定性≥（＋）。

主治语录：高危孕妇每次产检均应检测尿蛋白，尿蛋白检查应选中段尿，对可疑子痫前期孕妇应做 24 小时尿蛋白定量，避免阴道分泌物或羊水污染尿液，造成误诊。

4. 辅助检查

（1）血液检查：包括全血细胞计数、血红蛋白含量、血细胞比容、血黏度、凝血功能和肝肾功能（ALT、AST、血清肌酐）血电解质和血气分析。其中，血肌酐升高与病情严重程度相平行；测定血电解质与血气分析，可早期发现酸中毒并纠正。

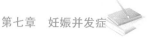

（2）尿液检查：应测尿常规及 24 小时尿蛋白定量。当尿比重 ≥1.020 时，说明尿液浓缩。尿蛋白（+）时，尿蛋白含量 300mg/24h；尿蛋白（++++）时，尿蛋白含量 5g/24h。尿蛋白检查在重度妊娠期高血压疾病患者中应每 2 天监测 1 次。

（3）眼底检查：视网膜小动脉的痉挛程度反映全身小血管痉挛的程度。通常眼底检查可见视网膜小动脉痉挛、视网膜水肿、絮状渗出或出血，严重时可发生视网膜脱离。

（4）其他：心电图、超声心动图、胎盘功能、胎儿成熟度检查、脑血流图检查等。

五、鉴别诊断

1. 慢性高血压合并妊娠　孕前就有高血压的病史，多发生在妊娠 20 周以前，血压大多高于 200/120mmHg，无自觉症状；无蛋白尿、管型尿、水肿。

2. 慢性肾炎合并妊娠　孕前有肾炎史，多发生在妊娠 20 周以前，可有明显水肿，大量蛋白尿、管型尿、血尿；疾病晚期血压可以升高。

六、治疗

（一）子痫前期

1. 休息　子痫前期的治疗原则为休息、镇静、解痉、降压、密切监测母儿状态、适时终止妊娠。妊娠期高血压和子痫前期患者可门诊治疗，重度子痫前期患者应住院治疗。应注意适当休息，保证充足的蛋白质和热量，不建议限制食盐摄入。保证充足睡眠，必要时可睡前口服地西泮 2.5～5.0mg。

2. 镇静　适当镇静可消除患者的焦虑和精神紧张，达到降低血压、缓解症状及预防子痫发作的作用。

（1）地西泮，2.5~5.0mg 口服，每日 3 次，或 10mg 肌内注射或静脉缓慢注射（>2 分钟）。

（2）冬眠药物：可广泛抑制神经系统，有助于解痉、降压，控制子痫抽搐。用法如下：①哌替啶 50mg、异丙嗪 25mg，肌内注射，间隔 12 小时可重复使用。若估计 6 小时内分娩者应禁用。②哌替啶 100mg、氯丙嗪 50mg、异丙嗪 50mg，加入 10% 葡萄糖 500ml 内静脉滴注，现仅应用于硫酸镁治疗效果不佳者。

3. 解痉　首选药物为硫酸镁。

（1）用药指征：①控制子痫抽搐及防止再抽搐。②预防重度子痫前期发展成为子痫。③重度子痫前期患者临产前用药，预防产时子痫或产后子痫。

（2）用药原则：①预防和治疗子痫的硫酸镁用药方案相同。②分娩前未用本药者，分娩过程中可使用，并持续至产后至少 24~48 小时。③保持血药浓度的稳定性。硫酸镁不可作为降压药使用。

（3）用药总量：硫酸镁 24 小时用药总量一般不超过 25g。

（4）用药时限：一般不超过 5 天。

（5）注意事项：血清镁离子有效治疗浓度为 1.8~3.0mmol/L，超过 3.5mmol/L 可能出现中毒症状。

（6）使用硫酸镁必备条件：①膝腱反射存在。②呼吸 ≥16 次/分。③尿量≥17ml/h 或 ≥400ml/24h。④备有 10% 葡萄糖酸钙。镁离子中毒时停用硫酸镁并静脉缓慢推注（5~10 分钟）10% 葡萄糖酸钙 10ml。如患者同时合并肾功能不全、心肌病、重症肌无力等，则硫酸镁应慎用或减量使用。

4. 降压　舒张压≥110mmHg 和/或收缩压≥160mmHg 的严重高血压必须降压治疗；收缩压 ≥150mmHg 和/或舒张压 ≥100mmHg 的非严重高血压建议降压治疗；收缩压 140~150mmHg

和/或舒张压 90~100mmHg 不建议治疗，但对并发脏器功能损伤者可考虑降压治疗。

（1）目标血压：未并发脏器功能损伤者，收缩压应控制在130~155mmHg，舒张压应控制在 80~105mmHg；并发脏器功能损伤者，则收缩压应控制在 130~139mmHg，舒张压应控制在80~89mmHg。降压过程力求下降平稳，不可波动过大。为保证子宫胎盘血流灌注，血压不建议低于 130/80mmHg。

（2）方法：常用口服降压药物降压，若口服药物控制血压不理想，可静脉用药。为防止血液浓缩、有效循环血量减少和高凝倾向，妊娠期一般不使用利尿药降压。不推荐使用阿替洛尔和哌唑嗪，禁用血管紧张素转换酶抑制剂（ACEI）和血管紧张素Ⅱ受体拮抗剂（ARB）。

主治语录：常用的降压药物有：拉贝洛尔、硝苯地平、甲基多巴、硝酸甘油、尼莫地平、酚妥拉明、硝普钠。

5. 利尿　一般不主张应用利尿药物，仅用于全身性水肿、急性心力衰竭、肺水肿、肾功能不全、脑水肿者。常用利尿药有呋塞米、甘露醇等。

6. 终止妊娠

（1）指征

1）妊娠期高血压、子痫前期患者可期待治疗至 37 周终止妊娠。

2）重度子痫前期患者：妊娠<24 周，经治疗病情不稳定者建议终止妊娠；妊娠 24~28 周，根据母儿情况及当地医疗条件和医疗水平决定是否期待治疗；妊娠 28~34 周，若病情不稳定，经积极治疗 24~48 小时病情仍加重者，促胎肺成熟后应终止妊娠；若病情稳定，可考虑继续期待治疗，并建议提前转至早产儿救治能力较强的医疗机构；妊娠≥34 周者，应考虑终止妊娠。

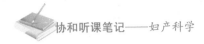

（2）方式：如无产科剖宫产指征，原则上考虑阴道试产。但如果不能短时间内阴道分娩，病情有可能加重，可放宽剖宫产指征。

分娩期间注意事项：注意观察自觉症状变化，监测血压并继续降压治疗，应将血压控制在≤160/110mmHg；监测胎心变化；积极预防产后出血；产时不可使用任何麦角新碱类药物。

7. 产后处理　妊娠期高血压可延续至产后，但也可在产后首次发生高血压、子痫前期甚至子痫。产后新发生的高血压称为产后高血压，仍需重视。当血压持续≥150/100mmHg 时建议降压治疗；当出现重度子痫前期和子痫时，降压的同时应使用硫酸镁。

（二）子痫

子痫治疗原则为控制抽搐，纠正缺氧和酸中毒，控制血压，抽搐控制后终止妊娠。

1. 一般处理　子痫发作时需保持气道通畅，维持呼吸、循环功能稳定，密切观察生命体征，留置导尿管监测尿量等。避免声、光等刺激。预防坠地、外伤、唇舌咬伤。

2. 控制抽搐　硫酸镁是治疗子痫及预防复发的首选药物。当患者存在硫酸镁应用禁忌或硫酸镁治疗无效时，可考虑应用地西泮、苯妥英钠或冬眠合剂控制抽搐。子痫患者产后需继续应用硫酸镁 24~48 小时。

3. 降压　血压过高时，可以 20%甘露醇 250ml 快速静脉滴注降低颅内压。脑血管意外是子痫患者死亡的最常见原因。当收缩压持续≥160mmHg、舒张压≥110mmHg 时要积极降压，以预防脑血管并发症。

4. 纠正缺氧和酸中毒　间断面罩和气囊吸氧，根据动脉血气 pH、二氧化碳分压、碳酸氢根浓度等，给予适量的 4%碳酸氢钠纠正酸中毒。

5. 终止妊娠　一旦抽搐控制后可考虑终止妊娠。

（三）妊娠合并慢性高血压

治疗原则为：①降压目标和降压药物的选择原则同子痫前期。②终止妊娠的时机取决于有无其他并发症。若无其他并发症，妊娠 38~39 周应终止妊娠。

（四）慢性高血压并发子痫前期

慢性高血压并发子痫前期的患者，母儿情况稳定，可在严密监测下期待至 37 周终止妊娠；若慢性高血压并发重度子痫前期，则按照重度子痫前期的处理方案进行。

第五节　妊娠期肝内胆汁淤积症

一、病因

目前尚不清楚，可能与女性激素、遗传、免疫及环境等因素有关。

二、临床表现

1. 瘙痒　首发症状为无皮肤损伤的瘙痒，一般始于手掌和脚掌，后渐向肢体近端延伸甚至可发展到面部。多于分娩后 24~48 小时缓解。

2. 黄疸　多表现为轻度黄疸，于分娩后 1~2 周内消退。

3. 皮肤抓痕　瘙痒皮肤出现条状抓痕。

4. 其他　可有恶心、呕吐、食欲缺乏、腹痛及轻度脂肪痢等。

✎主治语录：本病为妊娠中晚期特有的并发症。主要危及胎儿，增加早产、死胎及新生儿窒息风险。

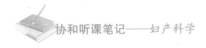

三、诊断

根据典型临床表现和实验室检查，诊断不困难。

1. 实验室检查

（1）血清胆汁酸测定：空腹血清总胆汁酸（TBA）≥ 10μmol/L 伴皮肤瘙痒是诊断的主要依据。

（2）肝功能：门冬氨酸转氨酶（AST）和丙氨酸转氨酶（ALT）轻、中度升高。部分患者 γ 谷氨酰转移酶（GGT）升高和胆红素水平升高（以直接胆红素为主）。分娩后肝功能多在 4~6 周恢复正常。

（3）病毒学检查和肝脏超声。

2. 妊娠期肝内胆汁淤积症（ICP）分度

（1）轻度：①TBA 10.0~39.9μmo/L。②主要症状为瘙痒，无其他明显症状。

（2）重度：①TBA≥40μmo/L。②症状严重伴其他情况，如多胎妊娠、妊娠期高血压疾病、复发性 ICP、既往有因 ICP 的死胎史或新生儿窒息死亡史等。满足以上任何一条即为重度。

四、治疗

1. 一般处理　休息，睡眠差者可应用镇静药，定期复查肝功能及胆汁酸水平。

2. 胎儿监测　建议通过胎动、电子胎心监护（EFM）及超声检查等密切监测胎儿情况。孕 32 周起可每周检查 NST。

3. 降胆酸治疗　常用药物有熊去氧胆酸（为一线用药）、S-腺苷蛋氨酸（为临床二线用药或联合治疗药物）。

4. 辅助治疗

（1）促胎肺成熟：地塞米松。

（2）缓解瘙痒：炉甘石液、薄荷类、抗组胺药物。

（3）预防产后出血：补充维生素 K。

5. 产科处理　产前孕妇 TBA 水平 ≥40μmo/L 是预测不良围产儿结局的良好指标。轻度患者在孕 38~39 周终止妊娠。重度患者在孕 34~37 周终止妊娠。根据病情选择阴道分娩、剖宫产。

第六节　妊娠期急性脂肪肝

妊娠期急性脂肪肝是妊娠期最常见的导致急性肝功能衰竭的疾病。发病率低，多发生于妊娠晚期，以明显的消化道症状、肝功能异常和凝血功能障碍为主要特征，起病急、病情重、进展快，严重危及母体及围产儿生命。

一、临床表现

常见于妊娠晚期，表现为恶心、呕吐、食欲缺乏、上腹痛、进行性黄疸等持续的消化道症状。病情继续进展可累及多器官，出现低血糖、凝血功能异常、肝肾衰竭、腹水、肺水肿、意识障碍、肝性脑病等，可发生胎儿窘迫甚至死胎。

二、辅助检查

1. 实验室检查　①肝功能：转氨酶轻中度升高，碱性磷酸酶及胆红素明显升高，出现胆酶分离现象。②肾功能可有异常。③凝血功能：凝血时间延长，纤维蛋白原降低。④血常规：白细胞显著增多，血小板减少。⑤低血糖、高血氨。

2. 影像学检查　超声检查提示弥漫性肝实质回声增强，CT 可见密度降低、脂肪变性。但影像学检查有一定假阴性率。

3. 肝穿刺活检　可见弥漫性的肝细胞小泡样脂肪变性，炎症及坏死不明显。

三、处理

1. **产科处理** 尽快终止妊娠是改善预后的关键，阴道试产适用于病情稳定、已临产、无胎儿窘迫征象者。短时间内无法经阴道分娩，在改善凝血功能后尽快剖宫产。

2. **对症支持治疗** 补充能量及蛋白质；监测血糖；纠正凝血功能异常，预防产后出血；预防感染；防治肝性脑病、肾衰竭、感染等并发症。

第七节 早 产

妊娠满 28 周至不满 37 周分娩者称早产。

一、早产的分类及原因

1. **分类** ①自发性早产：分为胎膜完整早产和未足月胎膜早破（PPROM）。②治疗性早产。

2. **原因**

（1）胎膜完整早产：与宫腔过度扩张、母胎应激反应、宫内感染等有关。

（2）胎膜早破早产：与 PPROM 史、体重指数<19.0、营养不良、吸烟、宫颈功能不全、子宫畸形、宫内感染、细菌性阴道病、子宫过度膨胀、辅助生殖技术受孕等有关。

二、临床表现

主要是子宫收缩，最初为不规则宫缩，并常伴有少许阴道出血或血性分泌物，以后可发展为规则宫缩，与足月临产相似。见表 7-4。

表7-4 早产的类型及特点

类　型	特　　点
先兆早产	有规律或不规律宫缩（持续时间短而不等、宫缩间隔长、无痛感），伴有子宫颈管进行性缩短
早产临产	①出现规律宫缩（20分钟超过4次，或60分钟超过8次），子宫颈管进行性改变。②宫颈扩张1cm以上。③宫颈容受超过80%

三、诊断与鉴别诊断

诊断早产一般并不困难，但应与妊娠晚期出现的生理性子宫收缩相区别。生理性子宫收缩一般不规则、无痛感，且不伴有子宫颈管消退等改变，也称假早产。

四、治疗

治疗原则：若胎儿存活、无胎儿窘迫、胎膜未破，应设法抑制宫缩，尽可能使妊娠继续维持至34周。若胎膜已破，早产不可避免，应尽力设法提高早产儿的存活率。

1. 适当休息　根据病情，选择卧床和住院，取左侧卧位。

2. 抑制宫缩药物

（1）β_2受体激动药：主要不良反应有母儿心率增快，心肌耗氧量增加，血糖升高，血钾降低等。故合并心脏病、重度高血压、未控制的糖尿病等患者慎用或不用。

　　主治语录：常用药物有利托君。用药期间需密切观察孕妇主诉及心率、血压、宫缩变化，并限制静脉输液量（每天不超过2000ml），以防肺水肿。如患者心率>120次/分，应减慢滴速；如心率>140次/分，应停药；如出现胸痛，应立即停药并行心电监护。长期用药者应监测血钾、血糖、肝功能和超声心动图。

（2）硫酸镁：高浓度镁离子直接作用于子宫平滑肌细胞，拮抗钙离子对子宫的收缩活性，有较好抑制子宫收缩的作用。长时间大剂量使用该药可引起胎儿骨骼脱钙，故用于早产治疗尚有争议。推荐妊娠32周前早产者常规应用硫酸镁作为胎儿中枢神经系统保护剂。

（3）钙通道阻滞药：常用硝苯地平，起始量为20mg，然后每次10~20mg舌下含服，每天3~4次，应密切注意孕妇心率及血压的变化。已用硫酸镁者慎用。

（4）PG合成酶抑制药：大剂量长期使用可使胎儿动脉导管提前关闭，导致肺动脉高压；且有使肾血管收缩，抑制胎尿形成，使肾功能受损，羊水减少的严重副作用，故此类药物仅在妊娠32周前短期选用。常用药物为吲哚美辛，初始剂量50~100mg，经阴道或直肠给药，也可口服。然后，每6小时予25mg维持48小时。用药过程中需密切监测羊水量及胎儿动脉导管血流。

（5）阿托西班：单次静脉滴注6.75mg/min，继之18mg/h静脉滴注，维持3小时，接着6mg/h缓慢滴注，直至45小时。

3. 控制感染　应用抗生素治疗对早产可能有益。特别适用于阴道分泌物培养B群链球菌阳性或羊水细菌培养阳性及泌尿道感染者。

4. 促胎肺成熟　对妊娠35周前的早产，应用糖皮质激素促胎肺成熟，明显降低新生儿呼吸窘迫综合征的发病率。可在分娩前用地塞米松6mg肌内注射，每12小时1次，共4次。或倍他米松12mg肌内注射，24小时后重复1次。

5. 适时停止早产的治疗　下列情况，需终止早产治疗：①宫缩进行性增强，经过治疗无法控制者。②有宫内感染者。③继续妊娠对母胎的危害大于胎肺成熟对胎儿的好处时。④妊娠≥34周，如无母胎并发症，应停用宫缩抑制剂，顺其自然，不必干预，继续监测母胎情况。

6. 产时处理与分娩方式

（1）早产儿（尤其是<32孕周者），提早转运到有相应救治能力的医院（宫内转运）分娩。

（2）大部分早产儿可经阴道分娩，对臀位特别是足先露者，合理选择分娩方式。分娩镇痛可选择硬脊膜外阻滞麻醉镇痛；慎用吗啡、哌替啶等药；不提倡常规会阴切开，也不支持使用没有指征的产钳助产术。

（3）早产儿应延长至分娩60秒后断脐。

第八节 过期妊娠

平时月经周期规则，妊娠达到或超过42周（≥294天）尚未分娩者，称过期妊娠。其发生率占妊娠总数的3%~15%。近年来由于对妊娠超过41周孕妇的积极处理，过期妊娠明显下降。

一、病理

1. 胎盘 过期妊娠的胎盘有两种病理类型。一种是胎盘功能正常。另一种是胎盘功能减退，物质交换与转运能力下降。

2. 羊水 随妊娠期延长，羊水量逐渐减少。

3. 胎儿 过期妊娠胎儿生长模式如下。

（1）正常生长及巨大儿：过期妊娠的胎盘功能正常，胎儿继续生长，约25%成为巨大儿，使新生儿发病率相应增加。

（2）胎儿过熟综合征：胎盘血流不足和缺氧及养分的供应不足，使胎脂消失、皮下脂肪减少、皮肤干燥松弛多皱褶，容貌似"小老人"。围产儿发病率及死亡率最高。

（3）胎儿生长受限：小样儿可与过期妊娠共存，后者更增

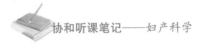

加胎儿的危险性。

二、对母儿影响

1. 对围产儿的影响　胎儿成熟障碍、胎儿窘迫、新生儿窒息、胎粪吸入综合征、巨大儿造成难产、围产儿死亡率高等。

2. 对母体的影响　使手术产率增加。

三、诊断

应正确核实预产期，并确定胎盘功能是否正常。

1. 核实妊娠周数

（1）病史：以末次月经第 1 天计算，或根据排卵日、性交日期、辅助生殖技术日期推算预产期。

（2）临床表现：包括早孕反应、胎动开始出现时间、子宫大小等。

（3）辅助检查：根据超声检查、妊娠早期血尿 hCG 增高的时间推算妊娠周数。

2. 判断胎儿安危状况

（1）胎动情况：胎动明显减少，提示胎儿在宫内缺氧。

（2）胎儿电子监护仪监测：无应激试验（NST）监测，无反应型需做缩宫素激惹试验，反复出现胎心晚期减速提示胎盘功能减退，胎儿明显缺氧。出现胎心变异减速，多提示羊水过少。

（3）超声监测和多普勒脐动脉血流检查。

四、处理原则

一旦妊娠过期，则应终止妊娠。

1. 促宫颈成熟　一般 Bishop 评分 ≥7 分者，可直接引产；Bishop 评分<7 分，引产前先促宫颈成熟。可应用 PGE_2 阴道制剂

和宫颈扩张球囊来促宫颈成熟。

2. 引产术　宫颈已成熟即可行引产术，常用静脉滴注缩宫素，诱发宫缩直至临产。胎头已衔接者，通常先人工破膜，1~2小时后开始可静脉滴注缩宫素引产。

主治语录：人工破膜既可诱发内源性前列腺素的释放，增加引产效果，又可观察羊水性状，排除胎儿窘迫。

3. 产程处理　鼓励产妇左侧卧位、吸氧。连续监测胎心，注意羊水性状，必要时取胎儿头皮血测 pH。羊水胎粪污染严重且黏稠者，在胎儿娩出后应在喉镜指引下行气管插管吸出气管内容物。

4. 剖宫产　过期妊娠时需适当放宽剖宫产指征。

 历年真题

1. 妊娠期高血压疾病的主要病理变化是
  A. 血液浓缩
  B. 凝血功能亢进
  C. 水钠潴留
  D. 全身小动脉痉挛
  E. 高血容量

2. 异位妊娠最常见的部位是
  A. 卵巢
  B. 子宫颈
  C. 输卵管
  D. 阔韧带
  E. 腹腔

3. 输卵管妊娠流产与黄体破裂的鉴别，比较可靠的是
  A. 是否有停经史
  B. 后穹隆穿刺抽出不凝血
  C. 血 β-hCG 是否升高
  D. 超声
  E. 有无阴道出血

4. 输卵管妊娠最多见的患病部位是
  A. 输卵管峡部
  B. 输卵管壶腹部
  C. 输卵管伞端
  D. 输卵管间质部
  E. 输卵管峡部、壶腹部之间

5. 女，27岁，停经49天，阴道出血8天，伴下腹隐痛。妇检：子宫颈无举痛，子宫体略大，质

中，附件无明显肿块及压痛，hCG（+），要求人工流产。人工流产吸出物见到下面哪一项可排除异位妊娠

A. 蜕膜组织

B. 绒毛

C. A-S 反应

D. 增生期子宫内膜

E. 分泌期子宫内膜伴蜕膜反应

6. 初孕妇，26 岁。妊娠 38 周，阴道流液 4 小时，无阵发性腹痛。体温 36.8℃，腹部无压痛，胎心率 140 次/分，胎儿大小与实际孕周相符。血白细胞 $10 \times 10^9/L$。该患者最恰当的处理措施是

A. 期待疗法

B. 观察 12 小时，如仍未临产行剖宫产

C. 立即行剖宫产术

D. 不予处理，等待自然分娩

E. 观察 12 小时，如仍未临产给予引产

7. 妊娠 8 周初孕妇，数天前开始下腹正中隐痛，伴阴道少量流血至今。妇科检查：子宫颈光滑，宫口未开，无举痛，子宫前倾前屈，8 周妊娠大小，质软，附件（-），目前最有价值的检查是

A. 尿雌三醇测定

B. 血 HPL 测定

C. 血 hCG 定量

D. 超声检查

E. 测血甲胎蛋白（AFP）值

8. 妊娠 33 周初产妇，近 1 周水肿加剧，尿量减少，并有头痛、眼花等症状，不能平卧。查体：血压 180/120mmHg，尿蛋白（+），心率 140 次/分，呼吸 22 次/分，有腹水征，胎心、胎位正常，此患者不宜采取下列何种治疗

A. 降压

B. 扩容

C. 解痉

D. 镇静

E. 利尿

参考答案：1. D　2. C　3. C
　　　　　4. B　5. B　6. E
　　　　　7. D　8. B

第八章　妊娠合并内外科疾病

核心问题

1. 早期心力衰竭的诊断。
2. 妊娠合并心脏病的防治。
3. 妊娠合并急性病毒性肝炎的诊断和产科处理原则。
4. 妊娠期糖尿病的诊断。
5. 妊娠期性传播疾病的临床表现、诊断及治疗。
6. 妊娠期贫血的诊断及治疗。
7. 妊娠合并急性阑尾炎的临床表现、诊断及治疗。
8. 妊娠合并急性胰腺炎的临床表现、诊断及治疗。

内容精要

孕妇在妊娠期间可发生各种内外科疾病，孕妇在妊娠前已有的各种内外科疾病也可在妊娠期间加重。妊娠与内外科疾病相互影响，若处理不当，可对母儿造成严重危害。

第一节　心　脏　病

妊娠、分娩及产褥期均可能使心脏病患者的心脏负担加重而诱发心力衰竭，是孕产妇死亡的重要原因之一。妊娠合并心脏疾病在我国孕产妇死因顺位中高居第 2 位，为非直接产科死因的首位。

一、妊娠对心血管系统的影响

1. **妊娠期** 孕妇的总血容量较非孕期增加，血容量增加引起心排血量增加和心率加快，至妊娠 32～34 周血容量达高峰，至妊娠晚期心率每分钟平均增加 10～15 次。对于血流限制性损害的心脏病，如二尖瓣狭窄及肥厚型心肌病，可能会出现明显的症状，甚至发生心力衰竭。

2. **分娩期** 分娩期为心脏负担最终的时期。

（1）每次宫缩时全身血容量增加，心排血量约增加 24%，同时有血压升高、脉压增大以及中心静脉压升高。

（2）第二产程时由于孕妇屏气，有先天性心脏病的孕妇有时因肺循环压力增加，使原来左向右分流转为右向左分流而出现发绀。

（3）胎儿胎盘娩出后，大量血液向内脏灌注，造成血流动力学急剧变化。此时，患心脏病的孕妇极易发生心力衰竭。

3. **产褥期** 产后 3 日内仍是心脏负担较重的时期。除子宫收缩使一部分血液进入体循环外，孕期组织间潴留的液体也开始回到体循环。妊娠期出现的一系列心血管系统变化在产褥期尚不能立即恢复到孕前状态。心脏病孕妇此时仍应警惕心力衰竭的发生。

二、妊娠合并心脏病的种类及其对妊娠的影响

目前，在妊娠合并心脏病中，先天性心脏病已占 35%～50%，跃居首位。风湿性心脏病的发病率逐年下降。妊娠期高血压疾病性心脏病、围产期心肌病、病毒性心肌炎、各种心律

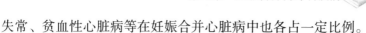

失常、贫血性心脏病等在妊娠合并心脏病中也各占一定比例。

（一）先天性心脏病

指出生时即存在心脏和大血管结构异常的心脏病。

1. 左向右分流型先天性心脏病

（1）房间隔缺损

1）房间隔缺损是最常见的先天性心脏病。对妊娠的影响取决于缺损的大小。

2）一般缺损面积<1cm^{2}者多无症状，只在体检时被发现。多能耐受妊娠及分娩。

3）若缺损面积较大，妊娠期及分娩期可引起右向左分流而出现发绀，极可能发生心力衰竭。

4）房间隔缺损面积>2cm^{2}者，最好在孕前手术矫治后再妊娠。

（2）室间隔缺损：以膜部缺损最常见。

1）对于小型缺损（缺损面积≤1.25cm^2），若既往无心力衰竭病史，也无其他并发症者，一般能顺利度过妊娠与分娩。

2）若室间隔缺损较大，常伴有肺动脉高压，妊娠期能发展为右向左分流，出现发绀和心力衰竭，妊娠危险性大，应禁止妊娠，妊娠早期宜行人工流产。

（3）动脉导管未闭：是较多见的先天性心脏病。

1）由于儿童期可手术治愈，故妊娠合并动脉导管未闭者并不多见。

2）若较大分流的动脉导管未闭，孕前未行手术矫治者，肺动脉高压使血流逆转而出现发绀并诱发心力衰竭。

3）若妊娠早期已有肺动脉高压或有右向左分流者，宜终止妊娠。

4）若未闭动脉导管口径较小、肺动脉压正常，无明显症状，可继续妊娠至足月。

2. 右向左分流型先心病　临床上最常见的有法洛四联症及艾森门格综合征等。

（1）法洛四联症：是一种联合的先天性心血管畸形，包括肺动脉狭窄、室间隔缺损、主动脉右位和右心室肥大，是最常见的发绀型心脏病。

1）未行手术矫治者很少存活至生育年龄。

2）这类心脏病妇女不宜妊娠，若已妊娠也应尽早终止。

3）经手术治疗后心功能为Ⅰ～Ⅱ级者，可在严密观察下继续妊娠。

（2）艾森门格综合征：也称肺动脉高压性右向左分流综合征。实际上是一组先天性心脏病发展的后果。如先天性室间隔缺损、房间隔缺损、动脉导管未闭等持续存在时，肺动脉高压进行性发展，使右心系统压力持续增高甚至超过左心系统压力，原来的左向右分流转变为右向左分流而出现青紫，孕产妇死亡率增高。

3. 无分流型先天性心脏病

（1）肺动脉口狭窄

1）单纯肺动脉口狭窄者预后一般较好，多数可存活到生育期。

2）轻度狭窄者能度过妊娠期及分娩期。

3）重度狭窄（瓣口面积减少60%以上）者，宜手术矫治后再妊娠。

（2）主动脉缩窄：男性多见，故妊娠合并主动脉缩窄者较少见。此病预后较差，妊娠后结果也差。轻度主动脉缩窄，心脏代偿功能良好，患者可在严密观察下继续妊娠。

主治语录：中、重度缩窄者即使经手术矫治，也应劝告其避孕或在妊娠早期终止妊娠。

（3）马方综合征：本病患者妊娠时死亡率为 4%~50%，多因动脉血管瘤破裂所致。患本病的妇女应劝其避孕。妊娠后，若超声心动图发现主动脉根部直径>40mm 时，应劝其终止妊娠。

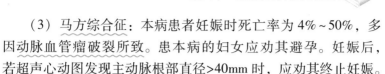

主治语录：患本病者妊娠时应严格限制活动，控制血压，必要时使用 β 受体阻断药以降低心肌收缩力。

（二）风湿性心脏病

1. 二尖瓣狭窄　最多见。无明显血流动力学改变的轻度二尖瓣狭窄（瓣口面积 1.5~2.0cm²）者可以耐受妊娠。病变较严重、伴有肺动脉高压的患者，应在妊娠前纠正二尖瓣狭窄。

2. 二尖瓣关闭不全　一般情况下能耐受妊娠。风湿性二尖瓣关闭不全患者约半数合并二尖瓣狭窄。

3. 主动脉瓣关闭不全及狭窄　一般可以耐受妊娠。严重者应手术矫正后再考虑妊娠。

（三）妊娠期高血压疾病性心脏病

以往无心脏病病史的妊娠期高血压疾病孕妇，突然发生以左心衰竭为主的全心衰竭，称为妊娠期高血压疾病性心脏病，系因冠状动脉痉挛、心肌缺血、周围小动脉阻力增加、水钠潴留及血黏度增加等因素加重心脏负担而诱发急性心力衰竭。诊断及时，治疗得当，常能度过妊娠及分娩期，产后病因消除，病情会逐渐缓解，多不遗留器质性心脏病变。

（四）围生期心肌病

1. 定义　指发生于妊娠晚期至产后 6 个月内的扩张型心肌病。

2. 病因　确切病因尚不十分清楚，可能与病毒感染、免疫、

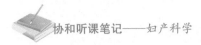

多胎妊娠、多产、高血压、营养不良及遗传等因素有关。

3. 临床表现　不尽相同，主要表现为呼吸困难、心悸、咳嗽、咯血、端坐呼吸、胸痛、肝大、水肿等心力衰竭症状。25%～40%患者出现相应器官栓塞症状。轻者仅有心电图 T 波改变而无症状。

4. 辅助检查　胸部 X 线片见心脏普遍增大、肺淤血。心电图示左心室肥大、ST 段及 T 波异常。可伴有各种心律失常。轻者仅有心电图 T 波改变而无症状。超声心动图显示心腔扩大，以左心室、左心房扩大为主，室壁运动普遍减弱，左心室射血分数减低。

5. 预后　本病患者一部分可因心力衰竭、肺梗死或心律失常而死亡。初次心力衰竭经早期治疗后，1/3～1/2 患者可以完全康复，再次妊娠可能复发。曾患围产期心肌病、心力衰竭且遗留心脏扩大者，应避免再次妊娠。

（五）心肌炎

1. 病因　主要认为与病毒感染（柯萨奇 B 型、A 型，ECHO 病毒，流感病毒和疱疹病毒等）有关，其他还可由细菌、真菌、原虫、药物、毒物反应或中毒等原因所致。

2. 临床表现　取决于心肌病变的广泛程度与部位，轻者可完全没有症状，重者甚至出现心源性休克及猝死。急性心肌炎病情控制良好者，可在密切监护下妊娠。

3. 辅助检查　见白细胞计数增多、红细胞沉降率加快、C 反应蛋白增加、心肌酶谱增高，发病 3 周后血清抗体滴度增高 4 倍，可见与发热不平行的心动过速、心律失常、心脏普遍性扩大、心电图 ST 段及 T 波异常改变和各种心律失常，特别是房室传导阻滞和室性期前收缩等，均有助于心肌炎的诊断。

4. 预后　急性心肌炎病情控制良好者，可在密切监护下妊娠。

三、对胎儿的影响

1. 不宜妊娠的心脏病患者一旦妊娠，或妊娠后心功能恶化者，围产儿死亡率明显增高。患心脏病孕妇心功能良好者，胎儿相对安全，以剖宫产终止妊娠者较多。

2. 某些治疗心脏病的药物对胎儿也存在潜在的毒性反应，如地高辛可以自由通过胎盘到达胎儿体内。

3. 一部分先天性心脏病与遗传因素有关，如室间隔缺损、肥厚型心肌病、马方综合征等均有较高的遗传性。

四、诊断

1. 病史　妊娠前有心悸、气短、心力衰竭史或曾有风湿热的病史，体检、X线检查、心电图检查曾被诊断有器质性心脏病。

2. 症状　劳力性呼吸困难、经常性夜间端坐呼吸、咯血、经常性胸闷、胸痛等。

3. 体征　可发现有发绀、杵状指、持续性颈静脉怒张。心脏听诊有 2 级以上舒张期或粗糙的 3 级以上全收缩期杂音。有心包摩擦音、舒张期奔马律、交替脉等。

4. 辅助检查

（1）心电图：可见严重的心律失常，如心房颤动、心房扑动、三度房室传导阻滞、ST 段及 T 波异常改变等。

（2）X 线检查：示心脏显著扩大，尤其是个别心腔扩大。

（3）超声心动图：示心腔扩大、心肌肥厚、瓣膜运动异常、心脏结构畸形等。

五、心脏病患者心功能分级

见表 8-1。

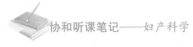

表 8-1　纽约心脏病协会（NYHA）心功能分级

级　别	表　现
Ⅰ级	一般体力活动不受限
Ⅱ级	一般体力活动轻度受限，活动后心悸、轻度气短，休息时无症状
Ⅲ级	一般体力活动显著受限，休息时无不适，轻微日常工作即感不适、心悸、呼吸困难，或既往有心力衰竭史者
Ⅳ级	一般体力活动严重受限，不能进行任何体力活动，休息时仍有心悸、呼吸困难等心力衰竭表现

　　根据客观检查手段（心电图、负荷试验、X线、超声心动图等）来评估心脏病的严重程度，分级方法见表 8-2。其中轻、中、重度没有做出明确规定，由医生根据检查进行判断。

表 8-2　心脏病严重程度分级

A级	无心血管病的客观依据
B级	客观检查表明属于轻度心血管病患者
C级	属于中度心血管病患者
D级	属于重度心血管病患者

六、评估与咨询

　　1. 可以妊娠　心脏病变较轻、心功能Ⅰ～Ⅱ级、既往无心力衰竭史，无其他并发症者。但应告知妊娠和分娩可能加重心脏病或出现严重心脏并发症，甚至危及生命。同时动态进行妊娠期风险评估，并从妊娠早期开始定期进行孕期检查。

　　2. 不宜妊娠

　　（1）心脏病变较重、心功能Ⅲ～Ⅳ级、既往有心力衰竭史、有肺动脉高压、右向左分流型先天性心脏病、严重心律失常、风湿热活动期、心脏病并发细菌性心内膜炎、心肌炎遗留有严重的心律失常、围生期心肌病遗留心脏扩大者，孕期极易发生心力衰竭，不宜妊娠。

（2）年龄在 35 岁以上、心脏病病程较长者，发生心力衰竭的可能性极大，不宜妊娠。

七、常见并发症

1. 心力衰竭　是妊娠合并心脏病常见的严重并发症，也是妊娠合并心脏病孕产妇死亡的主要原因，若原有心功能受损，妊娠期可加重心功能不全，出现心房颤动、心动过速、急性肺水肿、心力衰竭。心力衰竭最易发生在妊娠 32～34 周、分娩期及产褥期。

以急性肺水肿为主要表现的急性左心衰竭多见，常为突然发病。病情加重时可出现血压下降、脉搏细弱、神志模糊，甚至昏迷、休克、窒息而死亡。所以，应重视早期心力衰竭的临床表现。

（1）轻微活动后即出现胸闷、心悸、气短。

（2）休息时心率>110 次/分，呼吸>20 次/分。

（3）夜间常因胸闷而坐起呼吸，或到窗口呼吸新鲜空气。

（4）肺底部出现少量持续性湿啰音，咳嗽后不消失。

2. 感染性心内膜炎　是指由细菌、真菌和其他微生物（如病毒、立克次体、衣原体、螺旋体等）直接感染而产生的心瓣膜或心壁内膜炎症。

（1）最常见的症状是发热、心脏杂音、栓塞表现。

（2）妊娠期、分娩期及产褥期易发生菌血症，已有缺损或病变的心脏易发生感染性心内膜炎。如不及时控制可诱发心力衰竭。

3. 缺氧和发绀　妊娠时外周血管阻力降低，使发绀型先天性心脏病患者的发绀加重；非发绀型左至右分流的先天性心脏病，可出现暂时性右至左分流，引起缺氧和发绀。

4. **静脉栓塞和肺栓塞**　妊娠时血液呈高凝状态，若合并心脏病伴静脉压增高及静脉血流淤滞者，有时可诱发深部静脉血栓。虽不常见，但栓子一旦脱落，可诱发肺栓塞，是孕产妇的重要死因之一。

5. **恶性心律失常**　指心律失常发作时导致患者的血流动力学改变，出现血压下降甚至休克、心脑肾等重要器官供血不足。多在原有心脏病的基础上发生，是孕妇猝死和心源性休克的主要原因。

八、处理

对于有心脏病的育龄妇女，一定要求做到孕前咨询，以明确心脏病类型、程度、心功能状态，并确定能否妊娠。允许妊娠者一定要从妊娠早期开始，定期进行产前检查。

1. 妊娠期

（1）决定能否继续妊娠

1）不宜妊娠者应在妊娠 12 周前行人工流产。

2）妊娠超过 12 周时，应密切监护，积极防治心力衰竭，使之度过妊娠与分娩。

3）对顽固性心力衰竭者，为减轻其心脏负荷，应在严密监护下行剖宫取胎术。

（2）定期产前检查

1）在妊娠 20 周以前，应每 2 周行产前检查 1 次。

2）妊娠 20 周后（尤其是 32 周后），产前检查应每周 1 次。发现早期心力衰竭征象者应立即住院。

3）孕期经过顺利者，亦应在妊娠 36~38 周提前住院待产。

（3）防治心力衰竭

1）避免过劳及情绪激动，应充分休息。

2）适当营养，限钠饮食。高蛋白、高维生素、低盐、低脂肪饮食。妊娠 16 周以后，每天食盐量不超过 4~5g。

3）预防及治疗各种引起心力衰竭的诱因。预防上呼吸道感染，纠正贫血，治疗心律失常。防治妊娠期高血压疾病和其他合并症与并发症。

4）动态观察心脏功能，定期进行超声心动图检查，测定心脏射血分数、每分钟心排血量、心脏排血指数及室壁运动状态，判断随妊娠进展心功能的变化。

5）心力衰竭的治疗与未孕者基本相同。但孕妇对洋地黄类药物的耐受性较差，需注意毒性反应。

（4）终止妊娠的时机

1）心脏病妊娠风险低且心功能Ⅰ级者可以妊娠至足月，如不伴有肺动脉高压的房间隔缺损、室间隔缺损、动脉导管未闭；不伴有心脏结构异常的单源、偶发的室上性或室性期前收缩等。但若出现严重心脏并发症或心功能下降，则应提前终止妊娠。

2）妊娠风险较高但心功能Ⅰ级的心脏病患者可以妊娠至 32~36 周终止妊娠，但必须严密监护，必要时可提前终止妊娠。

3）属妊娠禁忌的严重心脏病患者，一旦诊断需尽快终止妊娠。

2. 分娩期 妊娠晚期应提前选择适宜的分娩方式。

（1）阴道分娩：心脏病妊娠风险低且心功能Ⅰ级可耐受经阴道分娩、胎儿不大、胎位正常、子宫颈条件良好者，可考虑在严密监护下经阴道分娩。

1）第一产程：安慰及鼓励产妇，消除紧张情绪。适当应用地西泮、哌替啶等镇静药。密切观察血压、脉搏、呼吸、心率。一旦发现心力衰竭征象，应取半卧位，高浓度面罩吸氧，并给予去乙酰毛花苷 0.4mg 加于 25% 葡萄糖注射液 20ml 内缓慢静脉注射，必要时 4~6 小时重复给药 1 次。产程开始后即应给予抗生素预防感染。

2）第二产程：要避免屏气增加腹压，行会阴一侧切开术、胎头吸引或产钳助产术，尽可能缩短第二产程。

3）第三产程：胎儿娩出后，产妇腹部放置沙袋，以防腹压骤降而诱发心力衰竭。要防止产后出血过多而加重心肌缺血，诱发先天性心脏病出现发绀，加重心力衰竭。可静脉注射或肌内注射缩宫素 10~20U，禁用麦角新碱，以防静脉压增高。

主治语录：产后出血过多者，应适当输血、输液，注意输液速度不可过快。

（2）剖宫产：对胎儿偏大、产道条件不佳及心功能Ⅲ~Ⅳ级者，均应择期剖宫产。不宜再妊娠者，同时行输卵管结扎术。

3. 产褥期　分娩后 3 天，尤其产后 24 小时仍是发生心力衰竭的危险期。产妇须充分休息并密切监护。应用广谱抗生素预防感染，直至产后 1 周左右无感染征象时停药。

主治语录：心脏病妊娠风险低且心功能Ⅰ级者建议哺乳。对于病情严重的心脏病产妇，即使心功能Ⅰ级，也建议人工喂养。华法林可以分泌至乳汁中，长期服用者建议人工喂养。不宜再妊娠者，可在产后 1 周行绝育术。

第二节　糖　尿　病

妊娠合并糖尿病包括妊娠前已有糖尿病和妊娠后才发生或首次发现的糖尿病。后者又称妊娠期糖尿病（GDM）。糖尿病孕妇中 90% 以上为 GDM，糖尿病合并妊娠者不足 10%。GDM 患者的糖代谢异常大多于产后能恢复正常，但将来患 2 型糖尿病的机会增加。妊娠合并糖尿病对母儿均有较大危害，需引起重视。

一、对妊娠的影响

1. 对孕妇的影响

（1）胚胎发育异常甚至死亡，流产发生率高。

（2）发生妊娠期高血压疾病的可能性、羊水过多发生率均增加。

（3）易发生感染，感染亦可加重糖尿病代谢紊乱，诱发酮症酸中毒等。

（4）难产、产道损伤、手术产概率增高，易发生产后出血。

（5）1型糖尿病孕妇易发生糖尿病酮症酸中毒。病情严重时可引起孕妇死亡。

（6）GDM 孕妇再次妊娠时，复发率较高。远期患糖尿病的概率增加，心血管系统疾病的发生率高。

2. 对胎儿及新生儿的影响

（1）巨大胎儿、胎儿生长受限发生率高，易引起流产和早产，可致胎儿窘迫和胎死宫内、胎儿畸形。

（2）新生儿呼吸窘迫综合征发生率增高，易发生新生儿低血糖。

二、临床表现与诊断

原有糖尿病患者，一般于妊娠前糖尿病已经确诊或有典型的糖尿病"三多一少"症状，但 GDM 孕妇常无明显症状，空腹血糖有时可能正常。

1. 孕前糖尿病（PGDM）的诊断

（1）妊娠前确诊为糖尿病者。

（2）妊娠前未进行过血糖检查，尤其存在糖尿病高危因素者，如肥胖（尤其重度肥胖）、一级亲属患2型糖尿病、GDM 史或大于胎龄儿分娩史、多囊卵巢综合征患者及妊娠早期空腹

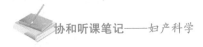

尿糖反复阳性,首次产前检查时应明确是否存在妊娠前糖尿病,达到以下任何一项标准应诊断为PGDM。

1)空腹血糖(FPG)≥7.0mmol/L。

2)75g口服葡萄糖耐量试验(OGTT):服糖后2小时血糖≥11.1mmol/L。

3)伴有典型的高血糖或高血糖危象症状,同时任意血糖≥11.1mmol/L。

4)糖化血红蛋白(HbA1c)≥6.5%。

主治语录:孕早期不常规推荐进行OGTT。不推荐妊娠期常规用HbA1c进行糖尿病筛查。

2. 妊娠期糖尿病(GDM)的诊断

(1)75g OGTT:推荐对所有尚未被诊断为PGDM或GDM的孕妇,在妊娠24~28周及28周后首次就诊时行75g OGTT;空腹及服糖后1小时、2小时的血糖值分别低于5.1mmol/L、10.0mmol/L、8.5mmol/L。任何一点血糖值达到或超过上述标准即诊断为GDM。

(2)FPG:有GDM高危因素或医疗资源缺乏地区,建议妊娠24~28周首先检查FPG。FPG≥5.1mmol/L,可诊断为GDM,不必行75g OGTT。

GDM的高危因素:①孕妇≥35岁、妊娠前超重或肥胖、糖耐量异常史、多囊卵巢综合征。②糖尿病家族史。③不明原因的死胎、死产、流产史、巨大胎儿分娩史、胎儿畸形和羊水过多史、GDM史。④本次妊娠期发现胎儿大于孕周、羊水过多;反复外阴阴道假丝酵母菌病者。

三、处理

1. 糖尿病患者可否妊娠的指标

（1）糖尿病妇女于妊娠前即应确定糖尿病的严重程度。D级、F级、R级糖尿病一旦妊娠，对母儿危险均较大，应避孕，不宜妊娠。若已妊娠应尽早终止。

（2）器质性病变较轻、血糖控制良好者，可在积极治疗、密切监护下继续妊娠。

（3）从孕前开始，严格控制血糖值。确保受孕前、妊娠期及分娩期血糖在正常范围。

2. 糖代谢异常孕妇的管理

（1）妊娠期血糖控制目标

1）GDM患者：餐前血糖≤5.3mmo/L，餐后2小时血糖≤6.7mmol/L；夜间血糖≥3.3mmo/L；HbA1c<5.5%。

2）PGDM患者：妊娠早期血糖控制勿过于严格，以防低血糖；妊娠期餐前、夜间血糖及FPG宜控制在3.3~5.6mmol/L，餐后峰值血糖5.6~7.1mmol/L，HbA1c<6.0%。

3）经过饮食和运动管理妊娠期血糖未达者，加用胰岛素或口服降糖药以控制血糖。

（2）饮食疗法：糖尿病患者于妊娠期饮食控制十分重要。部分妊娠期糖尿病孕妇仅需饮食控制即可维持血糖在正常范围。妊娠早期糖尿病孕妇需要热量与孕前相同。妊娠中期以后，每周热量增加3%~8%。其中糖类占总热量的40%~50%，蛋白质占20%~30%，脂肪占30%~40%。此外每天补充钙剂1.0~1.2g，叶酸5mg，铁剂15mg。

（3）药物治疗：急需控制血糖、纠正代谢紊乱及纠正酮症时用胰岛素，方法是皮下注射，30分钟后开始降血糖，作用持续5~7小时。

一般从小剂量开始，并根据病情、孕期进展及血糖值加以调整，力求控制血糖在正常水平。

（4）妊娠期糖尿病酮症酸中毒的处理

1）血糖>16.6mmol/L，先予胰岛素0.2~0.4U/kg一次性静脉注射。

2）0.9%氯化钠注射液+胰岛素，按胰岛素0.1U/（kg·h）或4~6U/h输入。

3）从使用胰岛素开始每小时监测血糖1次，要求平均每小时血糖下降3.9~5.6mmol/L或超过静脉滴注前血糖水平的30%。达不到此标准者，将胰岛素用量加倍。

4）血糖降至13.9mmol/L时，改为5%葡萄糖或葡萄糖盐水+胰岛素，每2~4g葡萄糖加入1U胰岛素，直至血糖降至11.1mmol/L以下、尿酮体阴性，并可平稳过渡到餐前皮下注射治疗时停止。

5）补液：先快后慢、先盐后糖，注意出入量平衡。开始静脉胰岛素治疗且患者有尿后及时补钾。

（5）孕期母儿监护：密切监测血糖变化，及时调整胰岛素用量以防发生低血糖。每周检查1次至妊娠第10周。妊娠中期应每2周检查1次。一般妊娠20周时胰岛素的需要量开始增加，需及时进行调整。

此期应用超声检查胎儿发育情况、是否有胎儿畸形。每月测定肾功能及糖化血红蛋白含量，同时进行眼底检查。妊娠32周以后应每周检查1次。注意血压、水肿、尿蛋白情况。注意对胎儿发育、胎儿成熟度、胎盘功能等的监测。必要时及早住院。

（6）终止妊娠的时间

1）无须胰岛素治疗而血糖控制达标的GDM孕妇，若无母儿并发症，在严密监测下可等待至预产期。到预产期仍未临产者，可引产终止妊娠。

2）PGDM及需胰岛素治疗的GDM孕妇，若血糖控制良好且无母儿并发症，严密监测下，妊娠39周后可终止妊娠；血糖控制不满意或出现母儿并发症，应及时收入院观察，根据病情决定终止妊娠时机。

（7）分娩方式：有巨大胎儿、胎盘功能不良、胎位异常或糖尿病伴有微血管及其他产科指征者，应行剖宫产。糖尿病并发血管病变者，多需提前终止妊娠，并常选择剖宫产。

（8）新生儿处理：<u>新生儿出生时应取脐血检测血糖。无论体重大小均按早产儿处理。</u>注意保温、吸氧，提早喂糖水，早开奶。新生儿娩出后 30 分钟开始定时滴服 25% 葡萄糖液。<u>重点防止新生儿低血糖。</u>

（9）产后处理：大部分 GDM 患者在分娩后即不再需要使用胰岛素，仅少数患者仍需胰岛素治疗。胰岛素用量应减少至原用量的 1/3～1/2。产后应尽早复查空腹血糖，血糖值仍异常者，应诊断为糖尿病合并妊娠。

主治语录：空腹血糖正常的 GDM 患者，应于产后 6～12 周行 OGTT 检查，若异常，则可能是产前漏诊的糖尿病，正常者也要每 3 年检查 1 次血糖。

第三节　病毒性肝炎

病毒性肝炎是由肝炎病毒引起的以肝脏病变为主的传染性疾病。致病病毒包括甲型肝炎病毒（HAV）、乙型肝炎病毒（HBV）、丙型肝炎病毒（HCV）、丁型肝炎病毒（HDV）及戊型肝炎病毒（HEV）5 种。<u>除乙型肝炎病毒为 DNA 病毒外，其余均为 RNA 病毒。</u>

近年来，又发现庚型肝炎病毒和输血传播肝炎病毒，但这两种病毒的致病性尚未明确。妊娠合并病毒性肝炎的总体发病率为 0.8%～17.8%，我国是乙型肝炎的高发国家。

病毒性肝炎是妊娠妇女肝病和黄疸最常见的原因。妊娠的任何时期都有被肝炎病毒感染的可能，其中乙型肝炎病毒感染最常见。在妊娠这一特殊的生理时期，肝炎不仅使病情复杂化，也对胎儿产生一定的影响。重症肝炎仍是我国孕产妇死亡的主要原因之一。

一、妊娠对病毒性肝炎的影响

妊娠期、产褥期肝脏结构功能均发生变化。

1. 妊娠期基础代谢率高，营养物质消耗增多，肝内糖原储备降低，对低糖耐受降低。

2. 妊娠期大量雌激素在肝内灭活，妨碍肝脏对脂肪的转运和胆汁的排泄，血脂升高。

3. 胎儿代谢产物需经母体肝脏代谢解毒。

4. 妊娠早期食欲缺乏，体内营养物质相对不足，如蛋白质相对缺乏，使肝脏抗病能力下降。

5. 分娩时体力消耗、缺氧、酸性代谢产物增多及产后出血等因素，加重肝脏负担。

多数学者认为，妊娠本身并不增加对肝炎病毒的易感性。妊娠的某些生理变化却可使原有肝损害进一步加重。某些妊娠并发症使病毒性肝炎病情复杂化，增加诊断和治疗的难度。

二、病毒性肝炎对母儿的影响

1. 对母体的影响

（1）急性病毒性肝炎发生于妊娠早期，可加重早孕反应。

（2）发生于妊娠晚期，子痫前期发病率增高。

（3）分娩时易发生产后出血。若为重症肝炎，常并发 DIC，出现全身出血倾向，直接威胁母婴安全。

（4）妊娠晚期发生急性病毒性肝炎的重症率及死亡率较非

孕妇女高。

📝 **主治语录：** 在肝功能衰竭基础上，以凝血功能障碍所致的产后大出血、消化道出血、感染等为诱因，最终导致肝性脑病和肝肾综合征，是孕产妇死亡的主要原因之一。

2. 对围产儿的影响 围产儿的患病率、死亡率均增高。流产、早产、死胎、死产和新生儿死亡率均明显增高。近年连续研究指出，病毒性肝炎与唐氏综合征的发病密切相关。妊娠期患病毒性肝炎，胎儿可通过垂直传播而感染，尤以乙型肝炎母婴传播率较高。围产期感染的婴儿，有相当一部分将转为慢性病毒携带状态，以后容易发展为肝硬化或原发性肝癌。

三、肝炎病毒的母婴传播

1. 甲型肝炎病毒 由 HAV 引起，经消化道传播，故孕期患病不必人工流产或引产。但分娩过程中接触母体血液、吸入羊水或受胎粪污染可致新生儿感染。

2. 乙型肝炎病毒

（1）母婴垂直传播 近年来虽然有所降低，但仍是我国慢性 HBV 感染的主要原因。新生儿或婴幼儿感染 HBV 后，超过 80% 将成为慢性 HBV 感染者。即使乙肝疫苗、乙肝高效价免疫球蛋白联合免疫方案可以显著降低乙肝的母婴传播，但仍有 10%~15% 的婴儿发生免疫失败。

（2）产时传播 是 HBV 母婴传播的主要途径，占 40%~60%。胎儿在通过产道时吞咽含有 HBs Ag 的母血、羊水、阴道分泌物，或在分娩过程中子宫收缩使胎盘绒毛破裂，母血漏入胎儿血循环。

（3）产后传播 与接触母乳及母亲唾液有关。

3. 丙型肝炎病毒

当血清中检测到较高效价的 HCV-RNA 时，才会发生母婴传播。晚期妊娠患丙型肝炎时，约 2/3 发生母婴传播，受感染者约 1/3 将来发展为慢性肝病。许多发生宫内感染的新生儿在生后 1 年内会自然转阴。

4. 丁型肝炎病毒

HDV 为缺陷病毒，必须依赖 HBV 重叠感染才能引起肝炎。传播途径与 HBV 相同，经体液、血行或注射途径传播。与 HBV 相比，母婴传播较少见。

5. 戊型肝炎病毒

报道有母婴传播的病例，传播途径与 HAV 相似。

6. 庚型肝炎病毒和输血传播（己型）肝炎病毒

己型肝炎病毒主要经血传播；庚型肝炎病毒可发生母婴传播。慢性乙型、丙型肝炎患者容易发生庚型肝炎病毒传播。

四、诊断

1. 病史

有与病毒性肝炎患者密切接触史，半年内曾有接受输血、注射血制品史。一般甲型肝炎的潜伏期为 2~7 周，乙型肝炎为 6~20 个月，丙型肝炎为 2~26 周，丁型肝炎为 4~20 周，戊型肝炎为 2~8 周。

2. 临床表现

孕妇出现不能用妊娠反应或其他原因解释的消化系统症状，如食欲缺乏、恶心、呕吐、腹胀、肝区痛、乏力、畏寒、发热等，部分患者有皮肤巩膜黄染、尿色深黄，妊娠早中期可触及肝大，并有肝区叩击痛。妊娠晚期受增大子宫影响，肝脏极少被触及，如能触及则为异常。

3. 辅助检查

（1）肝功能检查　血清 ALT 增高，特别是数值很高（大于正常值 10 倍以上）、持续时间较长时，如能除外其他原因，对病毒性肝炎有诊断价值。血清胆红素在 17μmol/L 以上、尿胆红素阳性等均有助于肝炎的诊断。

（2）凝血酶原时间的测定　凝血时间延长有助于肝炎的诊断。

（3）血清病原学检测及意义

1）甲型肝炎：潜伏期为 2～7 周（平均 30 天）。急性期患者血清中抗 HAV-IgM 在发病第 1 周即可阳性，1～2 个月抗体效价和阳性率下降，于 3～6 个月后消失，对早期诊断十分重要，特异性高。

　　主治语录：抗 HAV-IgG 在急性期后期和恢复期早期出现。持续数年甚至终身，属保护性抗体，有助于了解既往感染情况及人群免疫水平。

2）乙型肝炎：潜伏期为 6～20 个月，人体感染 HBV 后血液中可出现一系列有关的血清学标志物。各抗原标志物见表 8-3。

表 8-3　乙型肝炎血清学标志物及其意义

标志物	意　义
HBsAg	HBV 感染特异性标志，见于乙型肝炎患者或无症状携带者
HBsAb	曾感染 HBV 或已接种疫苗，已产生免疫力
HBeAg	血中有 HBV 复制，其效价反映传染性强弱
HBeAb	血中 HBV 复制趋于停止，传染性减低
HBeAb-IgM	HBV 复制阶段，出现于肝炎早期
HBeAb-IgG	主要见于肝炎恢复期或慢性感染

3）丙型肝炎：潜伏期为 2～26 周。单项 HCV 抗体阳性多为既往感染，不作为抗病毒治疗的证据。

4）丁型肝炎：潜伏期为 4～20 周。HDV 是一种缺陷的嗜肝 RNA 病毒，需依赖 HBV 的存在而复制和表达，伴随 HBV 引起肝炎。需同时检测血清中 HDV 抗体和乙型肝炎血清学标志物。

5）戊型肝炎：潜伏期为 2~8 周。由于 HEV 抗原检测困难，而抗体出现较晚，故有时在疾病急性期难以诊断，即使抗体阴性也不能排除诊断，需反复检测。

（4）DNA 分子杂交和 PCR 技术　检测 HBV-DNA 和 DNA 多聚酶，阳性为 HBV 存在的直接标志，表示体内病毒在复制。

4. 妊娠合并重症肝炎的诊断要点

（1）消化道症状严重，表现为食欲极度缺乏、频繁呕吐、腹胀，出现腹水。

（2）黄疸迅速加深，血清总胆红素>171μmol/L（10mg/dl）。

（3）出现肝臭气味，肝进行性缩小，肝功能明显异常，酶胆分离，白/球蛋白比例倒置。

（4）凝血功能障碍，全身出血倾向。

5. 迅速出现肝性脑病表现，如烦躁不安、嗜睡、昏迷。

6. 肝肾综合征，出现急性肾衰竭。

重症肝炎诊断要点：①出现乏力、食欲缺乏、恶心呕吐等症状。②PTA<40%。③血清总胆红素>171μmol/l。

五、鉴别诊断

1. 妊娠剧吐　妊娠剧吐纠正酸碱失衡与水、电解质紊乱后，病情迅速好转，肝功能完全恢复。

2. HELLP 综合征　HELLP 综合征在有妊娠期高血压疾病的同时，常有乏力、右上腹疼痛不适，近期出现黄疸、视物模糊，有时并发子痫抽搐、牙龈出血、呕吐、消化道出血或便血等。有血管内溶血的特征，外周血涂片见破碎红细胞。总胆红素升高，以间接胆红素为主。血细胞比容<0.30。

3. 妊娠期急性脂肪肝 多见于妊娠30周以后，以初产妇居多。临床表现与重症肝炎极其相似。血清胆红素升高，ALT升高但一般不超过500U/L，而重症肝炎常在1000U/L左右。肝活检见严重脂肪变性为确诊证据。

4. 药物性肝损害 易引起肝损害的药物有氯丙嗪、苯巴比妥类镇静药、氟烷等麻醉药、红霉素、异烟肼、利福平等。药物性肝损害均有服药史而无病毒性肝炎史，服药后迅速出现黄疸及ALT升高，可伴有皮疹、皮肤瘙痒、嗜酸性粒细胞增多。停药后多可恢复。

5. 妊娠期肝内胆汁淤积症 以妊娠中晚期发生瘙痒及胆汁酸升高为特点。转氨酶可轻至中度升高，胆红素可正常或升高，血清病毒学检测阴性。临床症状及肝功能异常于分娩后数日或数周内迅速消失或恢复正常。

六、治疗及预防

1. 轻症肝炎处理原则

注意休息，加强营养，积极进行保肝治疗。避免应用可能损害肝脏的药物。注意预防感染，产时严格消毒。有黄疸者应立即住院，按重症肝炎处理。

2. 妊娠期重症肝炎

（1）保护肝脏：高血糖素-胰岛素-葡萄糖联合应用能改善氨基酸及氨的异常代谢，有防止肝细胞坏死和促进肝细胞再生的作用。

（2）预防及治疗肝性脑病：为控制血氨，蛋白质摄入量每天应<0.5g/kg，增加糖类。保持大便通畅，减少氨及毒素的吸收。口服新霉素或甲硝唑抑制大肠埃希菌、减少游离氨及其他毒素的形成。使用脱氨药物醋谷胺。

（3）预防及治疗弥散性血管内凝血（DIC）：补充凝血因子，如输新鲜血、凝血酶原复合物、凝血因子Ⅰ、抗凝血酶Ⅲ和维生素K等。有DIC者可在凝血功能监测下，酌情应用肝素治疗。产前4小时至产后12小时不宜应用肝素，以免发生产后出血。

（4）肾衰竭的治疗：严格限制入液量。呋塞米60~80mg静脉注射，必要时2~4小时重复1次，2~3次无效后停用。多巴胺20~80mg或山莨菪碱40~60mg静脉滴注，扩张肾血管，改善肾血流。防治高血钾。

3. 产科处理

（1）孕前处理：感染HBV的生育期妇女应在妊娠前行肝功能、血清HBV DNA检测以及肝脏超声检查。患者最佳的受孕时机是肝功能正常、血清HBV DNA低水平、肝脏超声无特殊改变。若有抗病毒治疗指征，可采用干扰素或核苷类药物治疗，应用干扰素治疗的妇女，停药后6个月可考虑妊娠；口服核苷类药物需要长时间治疗，最好应用替诺福韦或替比夫定，可以延续至妊娠期使用。

（2）妊娠早期：妊娠早期患者急性肝炎如为轻症，应积极治疗，可继续妊娠。

主治语录：慢性活动性肝炎妊娠后可加重，对母儿威胁较大，故应适当治疗后终止妊娠。

（3）妊娠中、晚期：尽量避免终止妊娠，避免手术、药物对肝脏的影响。加强胎儿监护，防治妊娠期高血压疾病。避免妊娠延期或过期。

（4）分娩期：分娩前数天肌内注射维生素 K_1，每日20~40mg，备血。防止滞产，宫口开全后可行胎头吸引术或产钳术助产，缩短第二产程。防止产道损伤和胎盘残留。胎肩娩出后立即静脉注射缩宫素以减少产后出血。对重症肝炎，经积极控制 24 小时后迅速终止妊娠，分娩方式以剖宫产为宜。

（5）产褥期：注意休息和护肝治疗，应用对肝损害较小的广谱抗生素控制感染。不宜哺乳者应及早回奶。

第四节　TORCH 综合征

TORCH 是由一组病原微生物英文名称的首字母组合而成，其中 T 指弓形虫（TOX），O 指其他（others，如梅毒螺旋体、微小病毒 B19 等），R 指风疹病毒（RV），C 指巨细胞病毒（CMV），H 主要指单纯疱疹病毒（HSV）。TORCH 综合征指由 TORCH 感染所致的围产儿的症状和体征，如流产、死胎、早产、先天畸形等，即使幸存，也可遗留中枢神经系统等损害。孕妇感染后多无症状或症状轻微，但可垂直传播给胎儿，引起宫内感染。本节主要对 TOX、RV 和 CMV 进行阐述，HSV 见本章第五节"性传播疾病"。

一、传播途径

1. 孕妇感染　TOX 多为食用含有包囊的生肉或未煮熟的肉、蛋类和未洗涤的蔬菜、水果或接触带有虫卵的猫等动物排泄物而感染。RV 主要是直接传播或经呼吸道飞沫传播。CMV 主要通过飞沫、唾液、尿液和性接触感染，也可经输血、人工透析和器官移植感染。

2. 母儿传播　孕妇感染 TORCH 中任何一种病原体均可致胎儿感染，具体传播途径如下。

（1）宫内感染：病原体血行性经胎盘感染胚胎或胎儿；上行性经生殖道进入羊膜腔或沿胎膜外再经胎盘感染胎儿。

（2）产道感染：胎儿在分娩过程中通过被病原体感染的软

产道而感染。

（3）出生后感染：通过母亲的乳汁、唾液和血液等感染新生儿。

二、对母儿的影响

1. 对孕妇的影响　孕妇感染后大多无明显症状或症状轻微，部分孕妇可表现为不典型的感冒样症状，如低热、乏力、关节肌肉酸痛、局部淋巴结肿大等。RV 感染者可在颜面部广泛出现斑丘疹，并可扩散至躯干和四肢，还可伴有关节痛或关节炎、头颈部淋巴结病和结膜炎等。

2. 对胎儿和新生儿的影响　原发感染的孕妇可通过胎盘或产道感染胎儿，感染时胎龄越小，先天畸形发生率越高，畸形越严重。

（1）弓形虫病：宫内感染率随孕周增加而增加，但妊娠早期感染对胎儿影响最严重。大多数宫内感染儿出生时没有明显弓形虫病特征，随后可逐渐出现肝脾大、黄疸、贫血及颅内钙化、脑积水和小头畸形等神经系统疾病，还可发展为脉络膜视网膜炎、学习障碍等。有症状的感染儿远期并发症发生率高。

（2）RV 感染：胎儿器官发生过程中感染 RV 的后遗症较为严重。妊娠 12 周之前感染 RV 者，90% 以上发生宫内感染；妊娠 13~14 周感染者，宫内感染率为 54%；而妊娠中期末感染者，宫内感染率为 25%。妊娠 20 周以后感染者一般不会导致出生缺陷。

先天性风疹综合征可包括一个或多个脏器损害。

1）眼部缺陷：先天性白内障、青光眼、小眼和色素性视网膜病等。

2）先天性心脏病：动脉导管未闭、肺动脉狭窄、室间隔缺损、房间隔缺损、法洛四联症。

3）感觉神经性耳聋：是最常见的单个缺陷。

4）中枢神经系统病变：小头畸形、脑膜脑炎、发育迟缓、智力低下等。远期后遗症有糖尿病、性早熟和进行性全脑炎等。

（3）CMV 感染：原发感染孕妇中 30%～40% 可发生宫内感染，复发感染者宫内感染率仅为 0.15%～2%。大多数宫内感染儿出生时无症状，仅 5%～10% 有症状，主要表现为胎儿生长受限（FGR）、小头畸形、颅内钙化、肝脾大、皮肤瘀点、黄疸、脉络膜视网膜炎、血小板减少性紫癜及溶血性贫血等。远期可发生感觉神经性耳聋、视力障碍、神经功能缺陷、精神运动发育迟缓和学习障碍等后遗症。

三、诊断

1. 病史和临床表现

（1）反复流产、死胎或出生缺陷等病史。

（2）孕前或孕期宠物接触史，有摄食生肉或未煮熟肉类等生活习惯。

（3）风疹患者接触史，夫妻双方或一方曾患生殖器或其他部位皮疹或疱疹。

（4）孕期有发热和/或上呼吸道感染样症状等。

（5）超声影像学发现胎儿水肿等宫内发育异常。

2. 实验室诊断

（1）病原学检查：采集母血、尿、乳汁、羊水、脐血、胎盘和新生儿血、尿等进行病原学检查，方法有循环抗原检测（弓形虫）、细胞学检查（CMV 包涵体）、病毒分离（RV、CMV）及核酸扩增试验。妊娠 21 周后且距孕妇首次感染 6 周以后，检测羊水中特异性 DNA 或 RNA，是诊断宫内感染的首选方法。

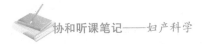

（2）血清学检查：检测血清中 TOX、RV 和 CMV 特异性抗体 IgM、IgG，结合 IgG 亲和力指数确定孕妇感染状况。

1）IgG 出现血清学转换、IgM 阳性和 IgG 阳性，若 IgG 亲和力指数低，提示原发感染；若 IgG 亲和力指数高，提示复发感染。

2）IgG 抗体效价持续升高，病毒分离和基因测序鉴定为新病毒株可诊断再次感染。

3）IgG 阳性、IgM 阴性为既往感染。

4）TOX IgA 和 IE 可用于诊断急性感染。

3. 影像学检查　①超声检查：TORCH 宫内感染儿的超声检查异常大多缺乏特异性，敏感度只有 15% 左右，妊娠中晚期重复超声检查可发现迟发性胎儿异常表现。②磁共振：在胎儿神经系统结构异常诊断方面具有优势，能对脑室扩张程度及周围脑实质发育情况做出更准确判断，常用于胎儿超声检查发现异常后妊娠晚期的进一步检查。

四、处理

建议对有感染症状或与感染者有密切接触或胎儿超声检查发现异常的孕妇进行 TORCH 感染筛查。不能仅凭血清学检查结果而建议孕妇终止妊娠。

1. 弓形虫病　妊娠早期急性感染的孕妇，给予乙酰螺旋霉素 3g/d 口服，治疗 7～10 天。乙酰螺旋霉素很少通过胎盘，可降低垂直传播率；妊娠 18 周后感染的孕妇或怀疑胎儿感染者，可以联合应用乙胺嘧啶、磺胺嘧啶和甲酰四氢叶酸治疗。联合用药较单用乙酰螺旋霉素更能有效通过胎盘，杀灭 TOX，减轻宫内感染儿合并症的严重程度。

2. RV 感染和 CMV 感染　目前尚无特效治疗方法。

五、预防

1. 对易感人群应早期检查，早期诊断，及时治疗。

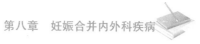

2. 对 RV 抗体阴性的生育期妇女建议孕前接种风疹疫苗，避孕 1~3 个月后计划妊娠。有证据显示，注射疫苗后意外怀孕或妊娠早期注射疫苗者，对孕妇及胎儿无明显危害。妊娠前 1 个月和妊娠期禁止接种此疫苗。

第五节　性传播疾病

一、淋病

淋病是由淋球菌（简称淋菌）引起的，以泌尿生殖系统化脓性感染为主要表现的性传播疾病（STD）。近年其发病率居我国 STD 首位。淋球菌为革兰阴性双球菌，对柱状上皮及移行上皮黏膜有亲和力，常隐匿于泌尿生殖道引起感染。

（一）传播途径

主要通过性接触传播，间接传播比例很小，后者主要通过接触含菌衣物及检查器械等。感染主要局限于下生殖道，包括子宫颈、尿道、尿道旁腺和前庭大腺。孕妇感染后可累及绒毛膜、羊膜导致胎儿感染，新生儿也可在分娩时通过感染的产道而传染。

（二）对母儿的影响

1. 妊娠早期淋菌性子宫颈管炎可致感染性流产和人工流产后感染。

2. 妊娠晚期子宫颈管炎使胎膜脆性增加，易发生绒毛膜羊膜炎、宫内感染、胎儿窘迫、胎儿生长受限、死胎、胎膜早破和早产等。

3. 分娩后产妇抵抗力低，易促使淋病播散，引起子宫内膜炎、输卵管炎等产褥感染，严重者可致播散性淋病。

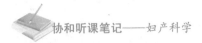

约 1/3 胎儿在通过未经治疗的产妇软产道时感染淋菌，引起新生儿淋菌性结膜炎、肺炎，甚至出现败血症，使围产儿死亡率增加。若未及时治疗，结膜炎可累及角膜形成角膜溃疡、穿孔或虹膜睫状体炎、眼球炎而致失明。

（三）临床表现

阴道脓性分泌物增多，外阴瘙痒或灼热，偶有下腹痛。妇科检查见子宫颈水肿、充血等子宫颈炎表现。也可有尿道炎、前庭大腺炎、输卵管炎和子宫内膜炎等表现。

（四）诊断

根据病史、临床表现和实验室检查作出诊断，实验室检查包括：①分泌物涂片检查见中性粒细胞内有革兰阴性双球菌。②淋菌培养是诊断淋病的"金标准"。③核酸扩增试验。

（五）处理

治疗以及时、足量、规范化用药为原则。为提高疗效和减少耐药性，推荐联合使用头孢菌素和阿奇霉素。首选头孢曲松钠 250mg，单次肌内注射加阿奇霉素 1g 顿服。

播散性淋病引起的关节炎皮炎综合征推荐使用头孢曲松钠 1g，肌内注射或静脉注射，每天 1 次，加阿奇霉素 1g 顿服，至症状改善后 1~2 天，再据药敏试验选择口服药物，疗程至少 7 天；播散性淋病引起的心内膜炎及脑膜炎建议使用头孢曲松钠 1~2g 静脉注射，每 12~24 小时 1 次，加阿奇霉素 1g 顿服，脑膜炎疗程 10~14 天，心内膜炎疗程至少 4 周。

淋病产妇分娩的新生儿，应尽快使用 0.5%红霉素眼膏预防淋菌性眼炎，并预防使用头孢曲松钠 25~50mg/kg（最大剂量不超过 125mg）单次肌内注射或静脉注射。应注意新生儿播散性淋病的发生，治疗不及时可致新生儿死亡。

二、梅毒

梅毒是由苍白密螺旋体感染引起的慢性全身性传染病。根据其病程分为早期梅毒与晚期梅毒。早期梅毒指病程在 2 年以内，包括：①一期梅毒（硬下疳）。②二期梅毒（全身皮疹）。③早期潜伏梅毒（感染 1 年内）。晚期梅毒指病程在 2 年以上，包括：①皮肤、黏膜、骨、眼等梅毒。②心血管梅毒。③神经梅毒。④内脏梅毒。⑤晚期潜伏梅毒。根据其传播途径分为后天梅毒与先天梅毒。

（一）传播途径

性接触为最主要传播途径，占 95%，偶可经接触污染衣物等间接感染。少数通过输入传染性梅毒患者的血液而感染。未经治疗者在感染后 1 年内最具传染性，随病期延长，传染性逐渐减弱，病期超过 4 年基本无传染性。孕妇可通过胎盘将梅毒螺旋体传给胎儿，引起先天梅毒。未经治疗的一期、早期潜伏和晚期潜伏梅毒的母儿垂直传播率分别为 70% ~ 100%、40%、10%。新生儿也可在分娩时通过产道被传染，还可通过产后哺乳或接触污染衣物、用具而感染。

（二）对胎儿和新生儿的影响

梅毒螺旋体可经胎盘传给胎儿，引起流产、早产、死胎、死产、低出生体重儿和先天梅毒。先天梅毒儿占死胎 30% 左右，即使幸存，病情也较重。早期表现为皮肤大疱、皮疹、鼻炎及鼻塞、肝脾大、淋巴结肿大；晚期多出现在 2 岁以后，表现为楔状齿、鞍鼻、间质性角膜炎、骨膜炎、神经性耳聋等，病死率及致残率均明显增高。

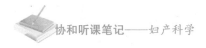

（三）临床表现

早期主要表现为硬下疳、硬化性淋巴结炎、全身皮肤黏膜损害（如梅毒疹、扁平疣、脱发及口、舌、咽喉或生殖器黏膜红斑、水肿和糜烂等），晚期表现为永久性皮肤黏膜损害，并可侵犯心血管、神经系统等多种组织器官而危及生命。

（四）诊断

除病史和临床表现外，主要根据以下实验室检查方法：

1. 病原体检查　取病损处分泌物涂片，用暗视野显微镜或直接荧光抗体检查梅毒螺旋体确诊。

2. 血清学检查

（1）非梅毒螺旋体试验：包括性病研究实验室试验（VDRL）和快速血浆反应素试验（RPR）等，可定性和定量检测。但敏感性高、特异性低，确诊需梅毒螺旋体试验。

（2）梅毒螺旋体试验：包括荧光螺旋体抗体吸附试验（FTA-ABS）和梅毒螺旋体被动颗粒凝集试验（TP-PA）等，测定血清特异性 IgG 抗体，但该抗体终身阳性，故不能用于观察疗效、鉴别复发或再感染。

3. 脑脊液检查　主要用于诊断神经梅毒，包括脑脊液 VDRL、白细胞计数及蛋白测定。

4. 先天梅毒　诊断或高度怀疑先天梅毒的依据：①先天梅毒的临床表现。②病变部位、胎盘、羊水或脐血找到梅毒螺旋体。③体液中抗梅毒螺旋体 IgM 抗体（+）。④脐血或新生儿血非梅毒螺旋体试验抗体效价较母血增高 4 倍以上。

（五）处理

1. 对所有孕妇均应在首次产前检查时（最好在妊娠前 3 个

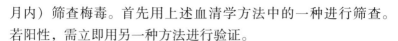

月内）筛查梅毒。首先用上述血清学方法中的一种进行筛查。若阳性，需立即用另一种方法进行验证。

梅毒螺旋体试验阳性孕妇应行非梅毒螺旋体试验，以评价疗效。在梅毒高发区或高危孕妇，妊娠晚期和临产前再次筛查。妊娠20周后出现死胎者均需筛查梅毒。

2. 治疗原则　首选青霉素治疗，妊娠早期治疗可避免胎儿感染；妊娠中晚期治疗可使感染儿在出生前治愈。梅毒孕妇已接受正规治疗和随诊，则无须再治疗。如果对上次治疗和随诊有疑问或本次检查发现有梅毒活动征象者，应再接受一个疗程治疗。妊娠早期和晚期应各进行一个疗程治疗，对妊娠早期以后发现的梅毒，争取完成2个疗程，中间间隔2周。

3. 根据梅毒分期采用相应的青霉素治疗方案，必要时增加疗程。

（1）早期梅毒：苄星青霉素240万U，单次肌内注射；或普鲁卡因青霉素120万U，肌内注射，每天1次，连用10天。

青霉素过敏者，首选脱敏和脱敏后青霉素治疗。脱敏无效，用红霉素0.5g口服，每天4次，连用14天；或头孢曲松钠1g，肌内注射，每天1次，连用10~14天；或阿奇霉素2g顿服。红霉素和阿奇霉素无法通过胎盘，因此，新生儿出后应尽快开始抗梅毒治疗。四环素和多西环素禁用于孕妇。

（2）晚期或分期不明的梅毒：苄星青霉素240万U，肌内注射，每周1次，连用3周；或普鲁卡因青霉素120万U，肌内注射，每天1次，连用20天。青霉素过敏者，脱敏无效时，用红霉素0.5g口服，每天4次，连用30天。注意事项同早期梅毒。

（3）神经梅毒：青霉素300万~400万U，静脉注射，每4小时1次，连用10~14天；或普鲁卡因青霉素240万U，肌内注射，每天1次，加丙磺舒0.5g口服，每天4次，连用

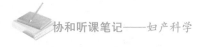

10~14 天。

（4）先天梅毒：首选水剂青霉素 5 万 U/kg，静脉滴注，出生 7 天内，每 12 小时 1 次；出生 7 天后，每 8 小时 1 次，连续 10 天；或普鲁卡因青霉素 5 万 U/（kg·d），肌内注射，每天 1 次，连用 10 天。

4. 产科处理

（1）妊娠 24~26 周超声检查应注意胎儿有无肝脾大、胃肠道梗阻、腹水、胎儿水肿、胎儿生长受限及胎盘增大变厚等先天梅毒征象。若发现明显异常，提示预后不良；未发现异常无须终止妊娠。

（2）用青霉素抗梅毒治疗时应注意监测和预防吉-海反应，后者主要表现为发热、子宫收缩、胎动减少、胎心监护提示暂时性晚期减速等。

（3）妊娠合并梅毒不是剖宫产指征，分娩方式应根据产科情况决定。

（4）分娩前已接受规范治疗且效果良好者，排除胎儿感染后，可母乳喂养。

（六）随访

1. 经规范治疗后，应用非梅毒螺旋体试验复查抗体效价评价疗效。

（1）早期梅毒应在 3 个月后下降 2 个稀释度，6 个月后下降 4 个稀释度；多数一期梅毒 1 年后，二期梅毒 2 年后转阴。

（2）晚期梅毒治疗后抗体效价下降缓慢，治疗 2 年后仍有约 50% 未转阴。少数晚期梅毒抗体效价低水平持续 3 年以上，可诊断为血清学固定。

2. 分娩后随访与未孕梅毒患者一致。对梅毒孕妇分娩的新生儿应密切随诊。

三、尖锐湿疣

尖锐湿疣是由人乳头瘤病毒（HPV）感染引起的鳞状上皮疣状增生的病变，主要是 HPV6 型和 HPV11 型。HPV 属环状双链 DNA 病毒。高危因素：过早性生活、多个性伴侣、免疫力低下、吸烟及高性激素水平等。

（一）传播途径

主要经性接触传播，不排除间接传播可能。孕妇感染 HPV 可传染给新生儿。

（二）对母儿的影响

妊娠期病灶易生长迅速，体积巨大者可阻塞产道，阴道分娩时易致大出血。妊娠期尖锐湿疣可垂直传播，宫内感染极罕见，婴幼儿感染可引起呼吸道乳头状瘤。

（三）临床表现

外阴瘙痒，灼痛或性交后疼痛。病变多发生在性交易受损部位，初为散在或呈簇状增生的粉色或白色小乳头状疣，细而柔软指样突起，增大后呈鸡冠状、菜花状或桑葚状。

（四）诊断

典型病变肉眼即可诊断，必要时行活组织病理检查以明确诊断。

主治语录：不建议行 HPV 检查。

（五）处理

产后部分尖锐湿疣可迅速缩小，甚至自然消退。

1. 病灶情况　外阴较小病灶，可用 80%～90% 三氯醋酸涂擦局部；病灶大、有蒂，可行激光等物理治疗；巨大病灶可直接手术切除疣体，配合局部药物治疗。妊娠期禁用足叶草碱、咪喹莫特乳膏和干扰素。

2. 对分娩影响　病灶局限于外阴部，可经阴道分娩。若病灶广泛存在或巨大病灶堵塞软产道，应行剖宫产术。

（六）预防

孕前接种 HPV 疫苗可预防本病。孕妇不推荐使用 HPV 疫苗。哺乳期可注射 HPV 疫苗。

四、生殖器疱疹

生殖器疱疹是单纯疱疹病毒（HSV）感染引起的 STD，主要表现为生殖器及肛门皮肤溃疡，易复发。HSV 属双链 DNA 病毒，分为 HSV-1 和 HSV-2 两个血清型。生殖器疱疹主要由 HSV-2 引起，占 70%~90%。近年来，口-生殖器性行为方式导致 HSV-1 引起的生殖器疱疹比例逐渐增加至 10%~30%。

（一）传播途径

1. HSV-2 存在于皮损渗液、子宫颈和阴道分泌物、精液和前列腺液中，主要通过性接触传播。有复发性疱疹病史或妊娠早期患生殖器疱疹的孕妇，母儿传播率不到 1%。

2. 妊娠期生殖器疱疹致新生儿受累者，85% 是产时通过产道而感染，10% 为产后感染，仅 5% 为宫内感染，后者主要经胎盘或生殖道上行感染所致。

3. 胎儿或新生儿感染风险与生殖道 HSV 感染状况、型别、孕周及损伤性产科操作有关。

4. 临近分娩时患生殖器疱疹的孕妇，母儿传播率为 30%~50%，主要与高病毒载量和缺乏可透过胎盘的保护性抗体有关。

（二）对胎儿和新生儿的影响

妊娠早期原发的生殖器疱疹多数不会导致流产或死胎，而妊娠晚期原发感染可能与早产和胎儿生长受限有关。严重宫内感染病例罕见。新生儿感染表现形式多样，40%感染局限在皮肤、眼或口，30%发生脑炎等中枢神经系统疾病，32%出现播散性疾病，在播散性感染或颅内感染的幸存者中，20%～50%可出现严重发育障碍和中枢神经系统后遗症。

（三）临床表现

生殖器及肛门皮肤散在或簇集小水疱，破溃后形成糜烂或溃疡，自觉疼痛，常伴腹股沟淋巴结肿痛、发热、头痛、乏力等全身症状。

（四）诊断

临床表现缺乏特异性，诊断需依据以下实验室检查。

1. 病毒培养　取皮损处标本行病毒培养分型和药物敏感试验。

2. 核酸扩增试验　检测皮损标本、血液、脑脊液和子宫颈分泌物 HSV DNA，可提高诊断敏感性，并可分型。

3. 抗原检测　直接免疫荧光法或酶联免疫吸附试验检测皮损标本 HSV 抗原，是临床常用快速诊断方法。

4. 血清学检查　用 ELISA 检测孕妇血清及新生儿脐血中特异性 HSV IgG、IgM，以判断孕妇感染状态；脐血中 HSV IgM 阳性，提示宫内感染。

（五）处理

治疗原则是减轻症状，缩短病程，减少 HSV 排放，控制其

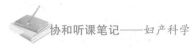

传染性。

1. 妊娠早期应用阿昔洛韦，除短暂中性粒细胞减少症外，未发现对胎儿或新生儿的其他副作用。

（1）原发生殖器疱疹：阿昔洛韦 400mg 口服，每天 3 次，连用 7~10 天；或伐昔洛韦 1g 口服，每天 2 次，连用 7~10 天。

（2）复发生殖器疱疹：阿昔洛韦 400mg 口服，每天 3 次，连用 5 天，或 800mg 口服，每天 2 次，连用 5 天；或伐昔洛韦 500mg 口服，每天 2 次，连用 3 天，或伐昔洛韦 1g 口服，每天 1 次，连用 5 天。

2. 妊娠 36 周起使用阿昔洛韦或伐昔洛韦抑制病毒复制，可降低分娩期 HSV 大量排放及剖宫产率。有活动性感染或前驱症状的孕妇自妊娠 36 周起，阿昔洛韦 400mg 口服，每天 3 次或伐昔洛韦 500mg 口服，每天 2 次，直至分娩。

3. 产科处理

（1）有感染史的孕妇，分娩前应对可疑病变进行病毒培养或 PCR 检测，建议在妊娠 35~36 周定量检测血清 IgG、IgM 抗体。

（2）有生殖道活动性疱疹或前驱症状者，建议剖宫产分娩。有感染史，但分娩时没有活动性生殖器病变不是剖宫产指征。

（3）分娩时应避免有创操作如人工破膜使用头皮电极、胎头吸引器或产钳助产术等，以减少新生儿暴露于 HSV 的机会。

（4）活动性感染产妇，乳房若没有活动性损伤可以哺乳，但应严格洗手。

（5）哺乳期可用阿昔洛韦和伐昔洛韦，该药在乳汁中药物浓度很低。

五、沙眼衣原体感染

沙眼衣原体（CT）感染是常见的 STD 之一。在发达国家，

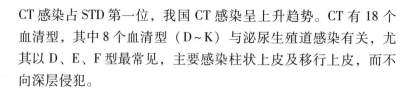

CT 感染占 STD 第一位，我国 CT 感染呈上升趋势。CT 有 18 个血清型，其中 8 个血清型（D ~ K）与泌尿生殖道感染有关，尤其以 D、E、F 型最常见，主要感染柱状上皮及移行上皮，而不向深层侵犯。

（一）传播途径

主要经性接触传播。孕妇感染后可发生宫内感染，通过产道感染或出生后感染新生儿，其中经产道感染是最主要的传播途径，垂直传播率为 30% ~ 50%。

胎儿经污染产道而感染，主要引起新生儿肺炎和眼炎。新生儿血清 CT IgM 阳性，表明有宫内感染。

（二）临床表现

孕妇感染后多无症状或症状轻微，以子宫颈管炎、尿路炎和前庭大腺感染多见。子宫内膜炎、输卵管炎、腹膜炎、反应性关节炎和莱特尔综合征较少见。

（三）诊断

临床表现无特征性，诊断需根据如下实验室检查。

1. CT 培养　是诊断"金标准"。
2. 抗原检测　包括直接免疫荧光法和酶联免疫吸附试验。
3. 核酸扩增试验　敏感性和特异性高，应防止污染的假阳性。
4. 血清学检查　补体结合试验、ELISA 或免疫荧光法检测血清特异抗体。

（四）处理

1. 妊娠期感染首选阿奇霉素 1g 顿服，或阿莫西林 500mg 口

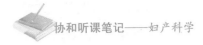

服，每天 3 次，连用 7 天，不推荐使用红霉素。

2. 孕妇禁用多西环素、喹诺酮类和四环素。

3. 性伴侣应同时治疗。

4. 治疗 3~4 周后复查 CT。对可能感染的新生儿应及时治疗。红霉素 50mg/（kg·d），分 4 次口服，连用 10~14 天；或阿奇霉素混悬剂 20mg/（kg·d），口服，每天 1 次，共 3 天，可预防 CT 肺炎。

5. 出生后立即使用 0.5% 红霉素眼膏或 1% 四环素眼膏滴眼，对 CT 感染有一定预防作用。若有 CT 结膜炎可用 1% 硝酸银液滴眼。

六、支原体感染

感染人类的支原体有十余种，常见的与泌尿生殖道感染有关的支原体有解脲支原体（UU）、人型支原体（MH）及生殖道支原体（MG）。

（一）传播途径

支原体存在于阴道、子宫颈外口、尿道口周围及尿液中，主要经性接触传播。孕妇感染后，可经胎盘垂直传播或经生殖道上行扩散引起宫内感染。分娩过程中经污染的产道感染胎儿。

（二）对胎儿和新生儿的影响

支原体可导致羊膜腔感染，但妊娠期阴道支原体定植与低出生体重、胎膜早破及早产的发生无显著相关性。因此，建议如果怀疑下生殖道支原体上行感染至子宫腔导致绒毛膜羊膜炎和早产，需从上生殖道取样进行评估。

（三）临床表现

MH 感染主要引起阴道炎、子宫颈炎和输卵管炎，UU 多表现为非淋菌性尿道炎（NGU），MG 多引起子宫颈炎、子宫内膜炎、盆腔炎。支原体在泌尿生殖道存在定植现象，多与宿主共存，不表现感染症状，仅在某些条件下引起机会性感染，常与其他致病原共同致病。

（四）实验室检查

1. 支原体培养　是目前国内检测的主要手段，取阴道和尿道分泌物联合培养，可获较高阳性率。

2. 血清学检查　无症状妇女血清特异性抗体水平低，再次感染后血清抗体可显著升高。

3. PCR 技术　较培养法更敏感、特异和快速。

（五）治疗

不需要对下生殖道检出支原体而无症状的孕妇进行干预和治疗，对有症状者首选阿奇霉素 1g 顿服，替代疗法为红霉素 0.5g 口服，每天 2 次，连用 14 天。新生儿感染选用红霉素 25～40mg/（kg·d），分 4 次静脉滴注，或口服红霉素，连用 7～14 天。

七、获得性免疫缺陷综合征

获得性免疫缺陷综合征（AIDS），又称艾滋病，是由人免疫缺陷病毒（HIV）感染引起的一种 STD。HIV 引起 T 淋巴细胞损害，导致持续性免疫缺陷，多个器官出现机会性感染及罕见恶性肿瘤，最终导致死亡，是主要致死性传染病之一。HIV 属反转录 RNA 病毒，分为 HIV-1 型和 HIV-2 型，HIV-1 引起世界流行，HIV-2 主要在非洲西部局部流行。

（一）传播途径

HIV 存在于感染者血液、精液、阴道分泌物、泪液、尿液、乳汁、脑脊液中，艾滋病患者及 HIV 携带者均有传染性，主要经性接触传播，其次为血液传播，如静脉毒瘾者、接受 HIV 感染的血液或血制品、接触 HIV 感染者血液和黏液等。孕妇感染 HIV 可通过胎盘传染给胎儿，或分娩时经产道感染，其中母婴传播 20%发生在妊娠 36 周前，50%发生在分娩前几日，30%发生在产时。

出生后也可经母乳喂养感染新生儿。母乳喂养传播率达 30%~40%，并与 HIV 病毒载量有关，病毒载量越高，母婴传播率越高。

（二）对母儿影响

妊娠期因免疫功能受抑制，可影响 HIV 感染病程，加速 HIV 感染者从无症状期发展为 AIDS，并可加重 AIDS 及其相关综合征的病情。

HIV 感染可增加不良妊娠结局的发生，如流产、早产、死产、低出生体重儿和新生儿 HIV 感染等。

未接受抗反转录病毒治疗的孕妇，HIV 母婴传播率约为 30%；经抗反转录病毒治疗、产科干预（如妊娠 38 周时选择性剖宫产）和避免母乳喂养，HIV 母婴传播率可降至 2%以下。鉴于 HIV 感染对胎儿、新生儿的严重危害，对 HIV 感染合并妊娠者可建议在妊娠早期终止妊娠。

（三）诊断

对高危人群应进行 HIV 抗体检测。高危人群包括：①静脉毒瘾者。②性伴侣已证实感染 HIV。③有多个性伴侣。④来自 HIV 高发区。⑤患有多种 STD，尤其有溃疡型病灶。⑥使用过不规范的血制品。⑦HIV 抗体阳性患者所生子女。

1. 无症状 HIV 感染　　无任何临床表现，HIV 抗体阳性，

CD4$^+$T 淋巴细胞总数正常，CD/CD8 比值>1，血清 p24 抗原阴性。

2. 艾滋病　可根据病史、临床表现和实验室检查做出诊断。

（1）临床表现

1）急性 HIV 感染期：潜伏期通常为几天到几周，平均 3~6 周。急性 HIV 感染与许多其他病毒感染症状相似，通常持续不到 10 天。常见症状包括发热、盗汗、疲劳、皮疹、头痛、淋巴结病、咽炎、肌痛、关节痛、恶心、呕吐和腹泻等。

2）无症状期：症状消退，从无症状病毒血症到艾滋病期大概需要 10 年。

3）艾滋病期：发热、体重下降，全身浅表淋巴结肿大，常合并各种条件性感染（如口腔假丝酵母菌感染、卡氏肺孢子菌肺炎、巨细胞病毒感染、疱疹病毒感染、弓形虫感染、隐球菌脑膜炎及活动性肺结核等）和肿瘤（如卡波西肉瘤、淋巴瘤等），约半数患者出现中枢神经系统症状。

（2）实验室检查：抗 HIV 抗体阳性，CD4$^+$T 淋巴细胞总数<200/mm^3，或 200~500/mm^3；CD4/CD8 比值<1；血清 p24 抗原阳性；外周血白细胞计数及血红蛋白含量下降；β_2 微球蛋白水平增高，合并机会性感染病原学或肿瘤病理依据均可协助诊断。

（四）处理

目前尚无治愈方法，主要采取抗病毒药物治疗和一般支持对症处理。

1. 抗反转录病毒治疗（ART）　妊娠期应用 ART 可使 HIV 的母婴传播率由近 30% 降至 2%。具体方案应根据患者是否接受过 ART、是否耐药、孕周、HIV RNA 水平、CD4$^+$T 淋巴细胞计数等制定。

（1）正在进行 ART 的 HIV 感染妇女妊娠，若病毒抑制效果可、患者能耐受，继续当前治疗；若检测到病毒，可行 HIV 抗反转录病毒药物耐药测试，若在妊娠早期，继续药物治疗；一旦治疗中断，则停用所有药物，待妊娠中期重新开始治疗。

（2）从未接受过 ART 的 HIV 感染者，应尽早开始高效联合抗反转录病毒治疗（HAART），俗称鸡尾酒疗法。如果 CD4[+]T 淋巴细胞计数高、HIV RNA 水平低，可考虑推迟至妊娠中期开始。

（3）既往曾使用过抗反转录病毒药物但现在已停药者，可行耐药测试，并在之前治疗情况和耐药测试的基础上重新开始 HAART。

（4）HAART 注意事项：避免妊娠早期使用依法韦伦；可使用一种或多种核苷类反转录酶抑制剂，如齐多夫定、拉米夫定恩曲他滨、泰诺福韦或阿巴可韦等；CD4[+]T 淋巴细胞计数 $>250/mm^3$ 者应避免使用奈韦拉平。

（5）分娩期处理：若分娩前从未接受过 ART 或 HIV RNA>400 拷贝/毫升或未知 HIV RNA 水平，可用齐多夫定，首剂 2mg/kg 静脉注射（>1 小时），然后 $1mg/(kg·h)$ 持续静脉滴注至分娩。

2. 其他免疫调节药　α 干扰素、IL-2 等也可应用。

3. 支持对症治疗　加强营养，治疗机会性感染及恶性肿瘤。

4. 产科处理　①尽可能缩短破膜距分娩的时间。②尽量避免进行有创操作，如会阴切开术、人工破膜、胎头吸引器或产钳助产术、胎儿头皮血检测等，以减少胎儿暴露于 HIV 的危险。③建议在妊娠 38 周时选择性剖宫产以降低 HIV 母婴传播。④不推荐 HIV 感染者母乳喂养。⑤对于产后出血建议用催产素和前列腺素类药物，不主张用麦角生物碱类药物，因其可与反转录酶抑制剂和蛋白酶抑制剂协同促进血管收缩。

（五）预防

1. 利用各种形式宣传教育，了解 HIV/AIDS 危害性及传播途径。

2. 取缔吸毒。

3. 对高危人群进行 HIV 抗体检测，对 HIV 阳性者进行教育及随访，防止继续播散，有条件应对其性伴侣检测抗 HIV 抗体。

4. 献血人员献血前检测抗 HIV 抗体。

5. 防止医源性感染。

6. 广泛宣传避孕套预防 AIDS 传播的作用。

7. HIV 感染的妇女避免妊娠。

8. 及时治疗 HIV 感染的孕产妇。

> **主治语录：** 艾滋病无法治愈，重在预防。

第六节 血液系统疾病

一、贫血

贫血是妊娠期较常见的合并症，以缺铁性贫血最常见。

1. 对孕妇的影响 贫血孕妇对分娩、手术和麻醉的耐受能力变差，易并发产褥感染。严重贫血会导致贫血性心脏病，易发生失血性休克。

2. 对胎儿的影响 引起胎儿生长受限、胎儿窘迫、早产或死胎，也造成一定的远期影响。

3. 妊娠期贫血 孕妇外周血血红蛋白（Hb）<110g/L 及血细胞比容<0.33。Hb 100～109g/L，为轻度贫血；70～99g/L，为中度；40～69g/L，为重度；<40g/L，为极重度。

主治语录：妊娠期贫血以缺铁性贫血多见，再生障碍性贫血少见，但对母儿危害严重。

（一）缺铁性贫血

缺铁性贫血（IDA）是妊娠期最常见的贫血，约占妊娠期贫血的95%。由于胎儿生长发育及妊娠期血容量增加，对铁的需要量增加，尤其在妊娠中晚期，孕妇对铁摄取不足或吸收不良，均可引起贫血。

1. 病因　妊娠期铁的需要量增加是孕妇缺铁的主因。

2. 临床表现　可无明显症状，重者可有乏力、头晕、心悸、气短、食欲缺乏、腹胀、腹泻、皮肤黏膜苍白、皮肤毛发干燥、指甲脆薄以及口腔炎、舌炎等。

3. 实验室检查　见表8-4。

表8-4　缺铁性贫血的实验室检查

项　　目	临床意义
外周血涂片	为小细胞低色素性贫血
血常规	血红蛋白<110g/L，红细胞计数<3.5×10^{12}/L，血细胞比容<0.33，红细胞平均体积（MCV）<80fl，红细胞平均血红蛋白浓度（MCHC）<32%，白细胞及血小板计数均正常
血清铁浓度	孕妇血清铁<6.5μmol/L，可诊断为缺铁性贫血
铁代谢检查	根据储存铁水平，IDA可分为三期。①铁减少期：体内储存铁下降，血清铁蛋白<20μg/L，转铁蛋白饱和度及血红蛋白正常。②缺铁性红细胞生成期：红细胞摄入铁降低，血清铁蛋白<20μg/L，转铁蛋白饱和度<15%，血红蛋白正常。③IDA期：红细胞内血红蛋白明显减少，血清铁蛋白<20μg/L，转铁蛋白饱和度<15%，血红蛋白<110g/L
骨髓象	红系造血呈轻度或中度增生活跃，以中、晚幼红细胞增生为主。骨髓铁染色示细胞内外铁均减少，尤以细胞外铁减少明显

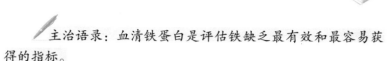

主治语录：血清铁蛋白是评估铁缺乏最有效和最容易获得的指标。

4. 诊断

（1）病史：既往有月经过多等慢性失血性疾病史；有长期偏食、妊娠早期呕吐、胃肠功能紊乱导致的营养不良病史等。

（2）临床表现和实验室检查。

5. 治疗　原则是补充铁剂和纠正原因。

（1）一般性治疗：增加营养和食用含铁丰富的饮食，对胃肠道功能紊乱和消化不良给予对症处理等。

（2）补充铁剂：以口服给药为主。对中重度缺铁性贫血、或因严重胃肠道反应不能口服铁剂者、依从性不确定或口服铁剂无效者可选择注射铁剂。

（3）输血：血红蛋白 < 70g/L，建议输血；血红蛋白在 70~100g/L，酌情决定是否需要输血。接近预产期或短期内需行剖宫产术者，应少量、多次输红细胞悬液或全血。

（4）产时处理：重度贫血者于临产后应配血备用。严密监护产程，预防产后出血，积极处理第三产程，出血多者及时输血。

（5）产后处理：预防感染。

6. 预防　妊娠前积极治疗失血性疾病。妊娠期加强营养，鼓励进食含铁丰富的食物。建议孕妇定期检测血常规。

（二）巨幼细胞贫血

巨幼细胞贫血是由叶酸或维生素 B_{12} 缺乏引起 DNA 合成障碍所致的贫血。外周血呈大细胞正血红蛋白性贫血。见表 8-5。

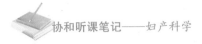

表 8-5　巨幼细胞贫血

病因	1. 叶酸和维生素 B_{12} 均为 DNA 合成过程中的重要辅酶，缺乏时可致 DNA 合成障碍，全身多种组织和细胞均可受累，以造血组织最明显，特别是红细胞系统，因红细胞核发育处于幼稚状态，形成巨幼细胞，而巨幼细胞寿命短从而导致贫血 2. 该病多数是叶酸缺乏，少数因缺乏维生素 B_{12} 而发病 3. 引起叶酸与维生素 B_{12} 缺乏的原因如下。①来源缺乏或吸收不良：摄入不足以及不当的烹调方法和慢性消化道疾病等可导致叶酸和维生素 B_{12} 缺乏。②妊娠期需要量增加：孕妇每日需叶酸 $300\sim400\mu g$，多胎孕妇需要量更多。③叶酸排泄增多：叶酸在肾内廓清加速，肾小管再吸收减少，排泄增多
临床表现与诊断	1. 临床症状与体征　表现为乏力、头晕、心悸、气短、皮肤黏膜苍白等贫血症状，严重者有消化道症状和周围神经炎症状如手足麻木、针刺、冰冷等感觉异常以及行走困难 2. 实验室检查 （1）外周血象：为大细胞性贫血，血细胞比容降低，红细胞平均体积（MCV）>100fl，红细胞平均血红蛋白含量（MCH）>32pg，大卵圆形红细胞增多、中性粒细胞分叶过多，粒细胞体积增大，核肿胀，网织红细胞减少，血小板计数通常减少 （2）骨髓象：红细胞系统呈巨幼细胞增生，不同成熟期的巨幼细胞系列占骨髓细胞总数的 $30\%\sim50\%$，核染色质疏松，可见核分裂 （3）叶酸及维生素 B_{12}：血清叶酸<6.8nmol/L，红细胞叶酸<227nmol/L 提示叶酸缺乏。血清维生素 B_{12}<74pmol/L，提示维生素 B_{12} 缺乏
防治	1. 加强营养指导　改变不良饮食习惯，多食新鲜蔬菜、水果、瓜豆类、肉类、动物肝及肾等食物 2. 补充叶酸　对有高危因素的孕妇，应从妊娠 3 个月开始，口服叶酸 $0.5\sim1mg/d$，连续服用 $8\sim12$ 周。确诊为巨幼细胞贫血孕妇，应口服叶酸 15mg/d，或每天肌内注射叶酸 $10\sim30mg$，直至症状消失、贫血纠正 3. 维生素 B_{12}　$100\sim200\mu g$ 肌内注射，每天 1 次，2 周后改为每周 2 次，直至血红蛋白值恢复正常 4. 血红蛋白<70g/L 时，应少量间断输新鲜血或浓缩红细胞 5. 分娩时避免产程延长，预防产后出血和感染

（三）再生障碍性贫血

再生障碍性贫血，简称再障，是因骨髓造血干细胞数量减少和质的缺陷导致造血障碍，引起外周全血细胞（红细胞、白细胞、血小板）减少为主要表现的一组疾病。国内报道，妊娠合并再障占分娩总数 0.3%~0.8%。见表 8-6。

表 8-6　再生障碍性贫血

再障与妊娠的相互影响	1. 半数为原因不明的原发性再障，少数在妊娠期发病，分娩后缓解，再次妊娠时复发。妊娠可能使原有病情加重。孕妇血液相对稀释，使贫血加重，易发生贫血性心脏病，甚至造成心力衰竭 2. 由于血小板数量减少和质的异常，以及血管壁脆性及通透性增加，可引起鼻、胃肠道黏膜出血。同时外周血粒细胞、单核细胞减少，易引起感染 3. 再障孕妇也易发生子痫前期，使病情进一步加重。颅内出血、心力衰竭及严重呼吸道、泌尿道感染或败血症常是再障孕产妇的重要死因。 轻度贫血者对胎儿影响不大，分娩后能存活的新生儿一般血象正常，极少发生再障。中重度贫血者可导致流产、早产、胎儿生长受限、死胎及死产等
临床表现及诊断	主要表现为进行性贫血、皮肤及内脏出血及反复感染。可分为重型和非重型，孕妇以非重型居多。贫血呈正细胞型、全血细胞减少。骨髓象多部位增生减低或严重减低，有核细胞甚少，幼粒细胞、幼红细胞、巨核细胞均减少，淋巴细胞相对增高
处理	应由产科医师及血液科医师共同管理，主要以支持疗法为主 1. 妊娠期 （1）治疗性人工流产：再障患者在病情未缓解之前应避孕。若已妊娠，在妊娠早期应做好输血准备的同时行人工流产。妊娠中、晚期孕妇，因终止妊娠有较大危险，应加强支持治疗，在严密监护下妊娠直至足月分娩 （2）支持疗法：注意休息，增加营养，少量、间断、多次输新鲜血，提高全血细胞，使血红蛋白>60g/L

续　表

（3）出现明显出血倾向：给予糖皮质激素治疗，如泼尼松 10mg，每天 3 次口服，但不宜久用。也可用蛋白合成激素，如羟甲烯龙 5mg，每天 2 次口服，有刺激红细胞生成的作用

（4）预防感染：选用对胎儿无影响的广谱抗生素

2. **分娩期**　多数能经阴道分娩，注意缩短第二产程，防止第二产程用力过度，必要时助产，以避免重要脏器出血。产后仔细检查软产道，防止产道血肿形成。有剖宫产术指征者，可采用手术止血措施，以减少产后出血

3. **产褥期**　继续支持疗法，加强宫缩，预防产后出血和感染

二、特发性血小板减少性紫癜

特发性血小板减少性紫癜（ITP）是一种常见的自身免疫性血小板减少性疾病。因免疫性血小板破坏过多致外周血血小板计数减少。主要临床表现为皮肤黏膜出血、月经过多，严重者可致内脏出血，甚至颅内出血而死亡。见表 8-7。

表 8-7　特发性血小板减少性紫癜

发病机制	分为急性型与慢性型，急性型好发于儿童，慢性型多见于成年女性。慢性型与自身免疫有关，80%~90% 的患者血液中可测到血小板相关免疫球蛋白（PAIg），包括 PA-IgG、PA-IgM、PA-C3 等。当结合了这些抗体的血小板经过脾、肝时，可被单核-巨噬细胞系统破坏，使血小板减少
ITP 与妊娠的相互影响	1. 妊娠对 ITP 的影响　妊娠本身通常不影响本病病程及预后。但妊娠可使已稳定的 ITP 患者复发或使 ITP 妇女病情加重，出血机会增多 2. ITP 对孕产妇的影响　主要是出血，尤其是血小板计数<50×10^9/L 的孕妇。在分娩过程中，孕妇用力屏气可诱发颅内出血；亦可产道裂伤出血、血肿形成及产后出血。ITP 患者妊娠时，自然流产和母婴死亡率均高于正常孕妇

续 表

	3. ITP 对胎儿及新生儿的影响 孕妇血小板计数 $<50\times10^9/L$，胎儿（新生儿）血小板减少的发生率为 9%~45%。严重者有发生颅内出血的危险。胎儿血小板减少为一过性，脱离母体的新生儿体内抗体逐渐消失，血小板将逐渐恢复正常。胎儿及新生儿血小板减少的概率与母体血小板不一定成正比。胎儿出生前，母体抗血小板抗体含量可间接帮助了解胎儿血小板状况
临床表现及诊断	1. 主要表现是皮肤黏膜出血和贫血 2. 轻者仅有四肢及躯干皮肤的出血点、紫癜及瘀斑、鼻出血、牙龈出血 3. 严重者可出现消化道、生殖道、视网膜及颅内出血。脾脏不大或轻度增大 4. 实验室检查血小板计数低于 $100\times10^9/L$。一般血小板计数低于 $50\times10^9/L$ 时才有临床症状。骨髓检查示巨核细胞正常或增多，成熟型血小板减少。血小板抗体测定大部分为阳性。本病诊断不难，但应排除其他引起血小板减少的疾病，如再生障碍性贫血、药物性血小板减少、妊娠合并 HELLP 综合征、遗传性血小板减少等
治疗	1. 妊娠期处理 ITP 患者一般不必终止妊娠，只有当严重血小板减少在妊娠早期就需要用糖皮质激素治疗者，可考虑终止妊娠。妊娠期治疗原则与单纯 ITP 患者相同，用药时尽可能减少对胎儿的不利影响。除支持疗法、纠正贫血外，可根据病情进行下述治疗。 （1）糖皮质激素：是治疗 ITP 的首选药物。妊娠期血小板计数 $<50\times10^9/L$、有出血症状，可用泼尼松 40~100mg/d。待病情缓解后，逐渐减量至 10~20mg/d 维持。该药能减轻血管壁通透性，减少出血，抑制抗血小板抗体的合成及阻断巨噬细胞破坏已被抗体结合的血小板 （2）丙种球蛋白：可竞争性抑制单核-巨噬细胞系统的 Fc 受体与血小板结合，减少血小板破坏大剂量丙种球蛋白 $400mg/(kg\cdot d)$，5~7 天为一个疗程 （3）脾切除：激素治疗血小板无改善，有严重出血倾向，血小板 $<10\times10^9/L$，可考虑脾切除，有效率达 70%~90%。手术最好在妊娠 3~6 个月间进行

续 表

（4）血小板：输入血小板会刺激体内产生抗血小板抗体，加快血小板破坏。因此，只有在血小板计数$<10\times10^9$/L、有出血倾向、为防止重要器官出血（脑出血）时，或手术、分娩时应用。可输新鲜血或血小板

（5）其他：免疫抑制剂及雄激素在妊娠期不主张使用

2. 分娩期处理　原则上以阴道分娩为主。

（1）ITP 孕妇的最大危险是分娩时出血。若行剖宫产，手术创口大可增加出血危险。另外，ITP 孕妇有一部分胎儿血小板减少，经阴道分娩时有发生新生儿颅内出血的危险，故 ITP 孕妇剖宫产指征可适当放宽，如血小板计数$<50\times10^9$/L 并有出血倾向或有脾切除史

（2）产前或术前应用大剂量糖皮质激素，氢化可的松 500mg 或地塞米松 20~40mg 静脉注射，并准备好新鲜血或血小板，防止产道裂伤，认真缝合伤口

3. 产后处理　妊娠期应用糖皮质激素治疗者，产后应继续应用。孕妇常伴有贫血及抵抗力低下，应预防感染。是否母乳喂养视母亲病情及胎儿血小板情况而定

第七节　甲状腺疾病

一、妊娠合并甲状腺功能亢进

甲状腺功能亢进，简称甲亢，是甲状腺腺体本身产生甲状腺激素过多，导致体内甲状腺激素过高，引起机体的神经、循环、消化等系统兴奋性增高和代谢亢进的内分泌疾病。由于妊娠期发生的一系列变化，妊娠合并甲亢在诊断、治疗上与非孕期有所不同。

（一）妊娠与甲亢的相互影响

妊娠期甲状腺处于相对活跃状态，导致血清总甲状腺激

素（TT$_4$）、总三碘甲状腺原氨酸（TT$_3$）增加，当甲亢未治疗或治疗欠佳的孕妇于分娩或手术应激、感染及停药不当时，可诱发甲亢危象。反之，重症或未经治疗控制的甲亢孕妇容易发生流产和早产、胎儿生长受限及胎儿甲状腺功能减退和甲状腺肿等。

（二）临床表现

妊娠期甲亢症状与非孕期相同，表现为代谢亢进、易激惹、怕热多汗、皮肤潮红、脉搏增快、脉压>50mmHg 等。体格检查可见皮温升高、突眼、手震颤，严重者可有心律失常、心界扩大，实验室检查血清促甲状腺激素（TSH）降低，游离T$_4$（FT$_4$）或总 T$_4$（TT$_4$）增高。

各种甲亢症状急骤加重和恶化称甲亢危象，表现为焦虑烦躁、大汗淋漓、恶心、食欲缺乏、呕吐、腹泻，大量失水引起虚脱、休克甚至昏迷、体温>39℃、脉率>140 次/分，甚至>160 次/分、脉压增大，常因房颤或房扑而病情危重，有时伴有心衰或肺水肿，偶有黄疸，血白细胞及 FT$_3$、FT$_4$ 增高。常见诱因为手术、分娩、感染等各种应激，孕产妇死亡率较高，必须紧急处理。

（三）诊断

根据症状、高代谢率、甲状腺对称性弥漫性肿大以及突眼等体征，结合实验室检查多可确诊。

（四）处理

1. 孕前管理　甲亢患者在备孕前应该达到甲状腺功能正常的稳定状态。^{131}I 对胎儿有影响，治疗后至少 6 个月方可妊娠。

2. 妊娠合并甲亢处理原则　既要控制甲亢发展，又要确保胎儿的正常发育，安全度过妊娠及分娩期。原则上首选药物治疗，丙硫氧嘧啶与甲巯咪唑是孕期甲亢的首选药物，具体用法：丙硫氧嘧啶每次 100～150mg，每天 3 次；甲巯咪唑每次 10～20mg，每天 2 次。不能控制者或抗甲状腺药物过敏者等，可在妊娠中期考虑行甲状腺部分切除术。妊娠期严禁用[131]I 进行诊断或治疗。

3. 产科处理

（1）妊娠期：应加强监护，产科与内分泌科医师共同监测与治疗。

（2）分娩期：原则上选择阴道试产，注意产后出血及甲亢危象，预防并发症的发生。

（3）新生儿：检查有无甲亢或甲状腺功能低下的症状和体征。

（4）产后哺乳：使用抗甲状腺药物，甲巯咪唑是哺乳期首选药物。

二、妊娠合并甲状腺功能减退

甲状腺功能减退，简称甲减，是由于甲状腺激素合成和分泌减少或组织作用减弱导致的全身代谢减低的内分泌疾病，可分为临床甲减和亚临床甲减。

（一）对母儿的影响

1. 对孕产妇的影响　甲减患者妊娠早、晚期产科并发症均明显增加，如子痫前期、胎盘早剥，心力衰竭等。

2. 对围产儿的影响　未经治疗的甲减孕妇，其胎儿流产、死亡、畸形、胎儿生长受限、先天性缺陷与智力发育迟缓的发生率增加。

（二）临床表现

主要有全身疲乏、困倦、记忆力减退、食欲减退、声音嘶哑、便秘、言语徐缓、活动迟钝、表情呆滞、头发稀疏、皮肤干燥、体温低等，严重者出现心脏扩大、心包积液、心动过缓、腱反射迟钝等症状和体征。

（三）诊断

妊娠期甲减包括甲减患者妊娠及妊娠期新诊断甲减两类。根据妊娠特异性 TSH 和 FT_4 参考范围诊断临床甲减和亚临床甲减。

对有下列高危因素者建议早期筛查：①妊娠前已服用甲状腺激素制剂者。②有甲亢、甲减、产后甲状腺炎、甲状腺部分切除及 ^{131}I 治疗者。③有甲状腺病家族史者。④已知存在甲状腺自身抗体者。⑤甲状腺肿大者。⑥提示存在甲减症状或体征者。⑦1 型糖尿病患者。⑧患有其他自身免疫病者。⑨有颈部不适病史者。⑩不育妇女也应行 TSH 检查以除外甲减。

1. 临床甲减　TSH 高于妊娠期参考值上限，FT_4 低于妊娠期参考值下限，结合症状可诊断。

2. 亚临床甲减　TSH 高于妊娠期参考值的上限，FT_4 正常。

3. 单纯低 T_4 血症　TSH 正常，仅 FT_4 降低。

（四）处理

治疗目的是将血清 TSH 和甲状腺激素水平恢复到正常范围，降低围产期不良结局的发生率，常需与内科医师共同管理。主要治疗药物为左甲状腺素（$L-T_4$）。

1. 孕前处理　既往患有甲减的生育期妇女计划妊娠，调整 $L-T_4$ 剂量，使 TSH 在正常范围，最好 TSH<2.5mIU/L。

2. 临床甲减妊娠期处理　妊娠期母体与胎儿对甲状腺激素的需求量从妊娠第 6 周开始增加，直到妊娠 20 周达到平衡状态。所以，妊娠期间 $L-T_4$ 用量较非妊娠期增加 30%～50%，甲状腺功能应于妊娠 28 周前每 4 周监测 1 次，妊娠 28~32 周至少监测 1 次，根据甲状腺功能调整用药量，使 TSH 值于妊娠早期、中期、晚期分别控制在 0.1 ~ 2.5mIU/L、0.2 ~ 3.0mIU/L、0.3~3.0mIU/L。

3. 亚临床甲减妊娠期处理　2017 年美国甲状腺协会推荐如下。①对以下人群推荐使用 L-T_4：亚临床甲减合并 TPOAb 阳性，TPOAb 阴性 TSH>10mIU/L。②对以下人群不推荐使用 L-T_4：TPOAb 阴性，TSH 正常（TSH 在妊娠期特异参考范围内，或者无参考范围时<4mIU/L）。

4. 单纯低 T_4 血症　目前不推荐 L-T_4 治疗。

5. 分娩后处理　分娩后，L-T_4 应减至孕前的剂量，产后 6 周需要再进行甲状腺功能检测。

6. 其他　除上述治疗外，妊娠期应加强营养指导，监测胎儿宫内发育情况迟缓；加强妊娠期和分娩期胎儿的监护，及时发现胎儿窘迫；除外其他产科因素应鼓励阴道试产，注意预防产后出血及产褥感染。

7. 新生儿监护　新生儿出生后应查甲状腺功能，孕妇血中 TGAb 和 TPOAb 均可通过胎盘，导致胎儿甲减，影响胎儿发育。大多数甲减患儿症状轻微，T_4 及 TSH 的测定是目前筛选检查甲减的主要方法。当出现 T_4 降低、TSH 升高时，则可确诊为新生儿甲减。新生儿甲减治疗一般需维持 2~3 年。

第八节　急性阑尾炎

合并急性阑尾炎是妊娠期最常见的外科急腹症，但常见于妊娠期前 6 个月。妊娠期增大的子宫能使阑尾的位置发生改变，临床表现不典型，诊断难度增加。妊娠期阑尾炎穿孔及腹膜炎的发生率明显增加，对母儿均极为不利。因此，早期诊断和及时处理对预后有重要的影响。

一、妊娠期阑尾位置的变化

随妊娠周数增加，阑尾的位置向上、向外、向后移位。产后 14 天回到非妊娠时的位置。

二、对母儿的影响

1. 对母体的影响 妊娠期阑尾炎穿孔继发弥漫性腹膜炎较非孕期多 1.5~3.5 倍。其原因是妊娠期间母体发生了以下变化。

（1）盆腔血液及淋巴循环丰富，毛细血管通透性增高，导致炎症发展迅速，更易发生阑尾穿孔。

（2）增大的子宫将壁腹膜与发炎的阑尾隔开，症状不典型。

（3）增大的子宫上推大网膜，妨碍大网膜对阑尾炎症的包裹，使炎症不易局限。

（4）阑尾毗邻子宫，炎症波及子宫可诱发宫缩，宫缩又促使炎症扩散，易导致弥漫性腹膜炎。

（5）阑尾位置上移及增大子宫的掩盖，急性阑尾炎并发局限性腹膜炎时，腹肌紧张及腹膜刺激征不明显，体征与实际病变程度不符，容易漏诊而延误治疗时机。

2. 对围产儿的影响 全身炎症反应及弥漫性腹膜炎可导致胎儿缺氧；诱发子宫收缩导致流产、早产；妊娠期间手术、药物可对胎儿产生不良影响，围产儿死亡率增加。

三、临床表现

1. 妊娠早期 急性阑尾炎症状及体征与非妊娠期基本相同。

（1）症状：常有转移性右下腹痛及消化道症状，包括恶心、呕吐、食欲缺乏、便秘和腹泻，急性阑尾炎早期体温正常或轻度升高（通常<38℃）；若有明显体温升高（>39℃）或脉率增快，提示有阑尾穿孔或合并腹膜炎。

（2）体征：右下腹麦氏点或稍高处有压痛、反跳痛和肌紧张。

2. 妊娠中、晚期　急性阑尾炎与非妊娠期表现不同。

（1）症状：常无明显的转移性右下腹痛，腹痛和压痛的位置逐渐上升，甚至可达右肋下肝区。阑尾位于子宫背面时，疼痛可位于右侧腰部。

（2）体征：增大子宫将壁腹膜向前顶起，故压痛、反跳痛和肌紧张常不明显。

四、辅助检查

妊娠期有生理性白细胞增多，故白细胞计数对诊断帮助不大，但白细胞计数>15×10^9/L时有诊断意义。

五、鉴别诊断

1. 妊娠早期　需与右侧卵巢囊肿蒂扭转和右侧输卵管妊娠破裂相鉴别。

2. 妊娠中期　患急性阑尾炎较多见，应与右侧卵巢囊肿蒂扭转、右侧肾盂积水、右侧急性肾盂肾炎、右侧输尿管结石、急性胆囊炎相鉴别。

3. 妊娠晚期　疼痛位于右上腹，应与分娩先兆、胎盘早剥、妊娠期急性脂肪肝、子宫肌瘤红色变性相鉴别。

4. 分娩期　急性阑尾炎应与子宫破裂相鉴别。

5. 产褥期　与产褥感染不易区别。

六、治疗与预后

1. 手术要求　在妊娠早期，手术要求与未孕时阑尾切除术相同。妊娠中、晚期按以下要求进行。

（1）麻醉：以连续硬膜外麻醉为宜。病情危重合并休克者，

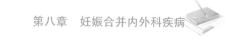

以全麻安全。

（2）体位：右臀垫高30°或采取左侧卧位，使子宫坠向左侧，便于暴露阑尾。

（3）切口选择

1）妊娠早期可取麦氏切口。当诊断不肯定时，可行正中切口，利于术中操作和探查。

2）妊娠中期、晚期手术切口采取压痛最明显处。妊娠晚期需同时剖宫产时，应选择有利于剖宫产手术的下腹正中纵切口。

（4）术中操作：避免和减少对子宫的刺激。

（5）以下情况可先行剖宫产：①术中暴露阑尾困难。②子宫及胎盘已有感染征象。③近预产期或胎儿基本成熟。

（6）腹腔镜：妊娠早期可应用腹腔镜诊断和治疗，妊娠晚期应慎用。

2. 术后处理

（1）继续抗感染治疗：需继续妊娠者.应选择对胎儿影响小、敏感的广谱抗生素。可用甲硝唑，并同时与青霉素、氨苄西林、头孢菌素类等配伍使用。

（2）保胎治疗：术后3~4日应给予抑制宫缩药及镇静药保胎治疗，可给予肌内注射黄体酮、口服维生素E、静脉滴注小剂量硫酸镁、口服沙丁胺醇及利托君等。

主治语录：妊娠期急性阑尾炎一般不主张保守治疗。一旦诊断确立，应在积极抗感染治疗的同时立即行阑尾切除术。妊娠中期、晚期高度怀疑急性阑尾炎而难以确诊时，应积极考虑剖腹探查。

第九节　急性胰腺炎

妊娠合并急性胰腺炎是妊娠期较为常见的外科急腹症之一，

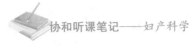

多发生在妊娠晚期及产褥期，近年来有上升的趋势。其常见病因为胆道疾病、脂代谢异常。

按病情严重程度分为轻症胰腺炎和重症胰腺炎；按病理改变过程分为急性水肿性胰腺炎、出血坏死性胰腺炎。具有发病急、并发症多、治疗困难、病死率高等特点，严重威胁母儿健康。

一、临床表现

1. 症状　腹痛为常见症状，多见于进食高脂饮食、饱餐后发作，疼痛可呈阵发性加剧，多位于左上腹，可放射至腰背肩部。由于妊娠期子宫底升高，胰腺位置相对较深，腹痛症状可不典型。可伴有恶心、呕吐、腹胀、黄疸、发热等症状。

重症胰腺炎者可出现脉搏细速、四肢厥冷等休克症状，亦可出现水电解质紊乱、呼吸急促、发绀、少尿、胃肠道出血等多脏器功能衰竭表现，可导致胎儿严重缺氧、死胎、胎儿生长受限、流产或早产等。

2. 体征　腹胀与腹痛同时存在，轻者常表现为上腹部压痛，无明显肌紧张。重症者可表现为反跳痛、肌紧张、肠鸣音减弱或消失，移动性浊音阳性等腹膜炎、腹水体征。合并腹腔内压力增高可以导致腹腔间隔室综合征，少数重症患者因出血经腹膜后途径进入皮下，左腰部及脐周皮肤有青紫色斑。

二、辅助检查

1. 胰酶测定　血清尿淀粉酶测定是最常用的诊断方法。血清淀粉酶在发病数小时内升高，24 小时达高峰，48 小时开始下降，4～5 天降至正常；尿淀粉酶在发病后 24 小时升高，48 小时达高峰，12 周恢复正常。血清淀粉酶正常时不能排除急性胰腺炎，因为胰腺广泛坏死时，淀粉酶也可不增高。

必要时可行腹腔穿刺检测腹水淀粉酶。血清脂肪酶一般在起病后 24~72 小时升高，持续 7~10 天，持续时间较长，其特异性和敏感性优于淀粉酶。

2. 影像学检查　超声检查可见胰腺弥漫性增大，出血坏死时可见强大粗回声，胰腺周围渗液呈无回声区，但由于肠胀气而影响诊断效果。CT 增强扫描，可判断有无胰腺渗出、坏死或脓肿。即使对胎儿有影响，如果需要仍可采用。磁共振可以提供与 CT 类似的信息，在评估胰腺坏死、炎症范围以及有无游离气体有一定意义。

三、鉴别诊断

因胰腺位置相对较深以及增大子宫的覆盖，诊断较困难。

1. 妊娠早期因消化道症状容易被误诊为妊娠剧吐。

2. 妊娠晚期因炎症刺激导致宫缩易被误诊为临产。

3. 因腹膜炎导致的压痛、板状腹等体征易被误诊为胎盘早剥。

4. 应与急性胃肠炎、消化性溃疡穿孔、胆囊炎、阑尾炎、肠梗阻等疾病相鉴别。

四、处理

原则上与非孕期急性胰腺炎的处理基本相同，在治疗中应充分考虑起病病因、孕周以及对胎儿的影响。如果无并发症及器官功能障碍，保守治疗往往可获得较好的疗效。但对于重症胰腺炎，应争取在 48~72 小时内尽快手术治疗。

1. 保守治疗　禁食、禁水，持续胃肠减压减轻腹胀、降低腹腔内压力。静脉补液，防治休克，完全肠外营养，抗休克治疗，维持水电解质平衡。及时使用抑制胰酶的药物，如生长抑素、H_2 受体拮抗剂或质子泵抑制剂等。

虽药物能通过胎盘，但病情危重时仍须权衡利弊使用。适当缓解患者疼痛，首选哌替啶 50～100mg，可加用阿托品。禁用吗啡，以免造成 Oddi 括约肌痉挛。未明确病原体前，建议使用大剂量广谱抗生素控制感染。

2. **手术治疗**　对于病情较重，有以下症状者建议手术治疗：

（1）腹膜炎持续存在，不能排除其他急腹症。

（2）重症胆源性胰腺炎伴壶腹部嵌顿结石，合并胆道梗阻感染者，应尽早手术解除梗阻。

（3）胰腺坏死，腹腔内大量渗出液体迅速出现。多脏器功能损伤者应手术消除坏死组织并充分引流。

（4）合并肠穿孔、大出血或胰腺假性囊肿。

3. **产科处理**　治疗期间密切监测胎儿宫内情况，可适当使用宫缩抑制剂预防早产。病情较轻、保守治疗有效者，待病情控制后再终止妊娠；如已临产，可自然分娩。病情危重时，如评估胎儿尚存活，应立即剖宫产。

 历年真题

1. 心脏病孕妇最危险时期是
　　A. 妊娠 24～27 周
　　B. 妊娠 28～31 周
　　C. 妊娠 32～34 周
　　D. 妊娠 35～38 周
　　E. 产褥期 7 天之后

2. 妊娠合并糖尿病的诊断下列哪项是错误的
　　A. 不明原因死胎，死产及胎儿畸形史
　　B. 尿糖阳性，提示有此症的可

能，即可诊断为糖尿病
　　C. 病史有可疑糖尿病，而尿糖阴性者，不能排除糖尿病
　　D. 无其他原因而空腹血糖反复多次大于 7.2mmol/L（Folin-Wan 法），可诊断为糖尿病
　　E. 葡萄糖耐量试验有助于糖尿病的诊断

3. 心脏病产妇胎儿娩出后应立即
　　A. 腹部放置沙袋
　　B. 静脉注射麦角新碱

C. 鼓励下床活动

D. 抗感染

E. 行绝育手术

4. 妊娠期糖尿病对孕妇的影响，不包括

　　A. 胚胎发育异常

　　B. 妊娠期高血压疾病

　　C. 羊水过少

　　D. 易发生产后出血

　　E. 糖尿病酮症酸中毒

5. 妊娠合并阑尾炎的治疗原则是

　　A. 以非手术治疗为主

　　B. 终止妊娠后行非手术治疗

　　C. 终止妊娠后行手术治疗

　　D. 手术治疗的同时都要行剖宫产

　　E. 一经确诊立即手术治疗

6. 妊娠 8 个月孕妇，25 岁，近日患急性乙型肝炎，此时母婴垂直传播概率为

　　A. 70%

　　B. 50%

　　C. 30%

　　D. 25%

　　E. 0

7. 初孕妇，26 岁。妊娠 36 周，恶心、呕吐进行性加重 5 天，明

显黄疸 3 天。血丙氨酸氨基转移酶及血清胆红素明显增高，乙肝表面抗原（+）。该患者最佳的处理措施是

　　A. 卧床休息，口服保肝药物，继续妊娠

　　B. 隔离、保肝治疗，继续妊娠，密切观察

　　C. 立即行剖宫产

　　D. 治疗 1 周，肝功能无明显好转终止妊娠

　　E. 积极治疗 24 小时后终止妊娠

8. 患者，女，40 岁。青春期被诊断为多囊卵巢综合征，在此次怀孕期间，出现食量大幅增加，异常烦渴，小便频繁。超声提示羊水过多。该患者最可能的诊断是

　　A. 妊娠期高血压

　　B. 子痫

　　C. 妊娠期糖尿病

　　D. 妊娠合并心脏病

　　E. 妊娠剧吐

参考答案：1. C　2. B　3. A

4. C　5. E　6. A

7. E　8. C

第九章　胎儿异常与多胎妊娠

核心问题

1. 胎儿生长受限的病因。
2. 胎儿生长受限的分类。
3. 胎儿生长受限的诊断、预防和治疗原则。
4. 胎儿窘迫的临床表现及诊断。
5. 胎儿窘迫的治疗。
6. 多胎妊娠的并发症。

内容精要

妊娠期由于多种因素，可引起胎儿发育异常（胎儿生长受限或巨大胎儿）、胎儿结构异常或染色体异常，甚至胎死宫内。多胎妊娠母胎并发症多，属高危妊娠，孕期需加强监护。双胎的预后取决于绒毛膜性，单绒毛膜双胎由于胎盘之间存在血管吻合，胎儿并发症的发生率较高。

第一节　出　生　缺　陷

胎儿先天畸形是出生缺陷的一种，指胎儿在宫内发生的结构异常。

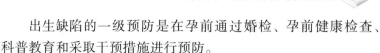

出生缺陷的一级预防是在孕前通过婚检、孕前健康检查、科普教育和采取干预措施进行预防。

二级预防是在孕期通过超声检查或通过采集母儿样本进行产前筛查和产前诊断。

三级预防是在出生后对新生儿进行早筛查、早治疗、早康复，减慢或延缓有出生缺陷患儿的疾病进展，减少患儿不可逆的身体及神经系统损伤的发生。

妊娠 16~24 周应诊断的致命性畸形包括无脑儿、脑膨出、开放性脊柱裂、严重的胸腹壁缺损伴内脏外翻、单腔心、致死性软骨发育不全等。病因包括环境因素、遗传因素、综合因素。

一、无脑儿

1. 临床表现　无脑儿是严重先天畸形胎儿中最常见的一种，系前神经孔闭合失败所致，是神经管缺陷中最严重的一种类型。女胎无脑儿的发生率大约是男胎的 4 倍，缺少头盖骨、双眼突出呈"蛙样"面容、颈短、脑部发育极原始，仅见颅底或颅底部分脑组织，脑髓暴露，不可能存活。无脑儿分脑组织变性坏死突出颅外、脑组织未发育两种类型。

2. 诊断要点

（1）体征

1）腹部查体，腹部扪诊时感胎头较小。

2）肛门检查和阴道检查，可扪及凹凸不平的颅底部。

（2）辅助检查

1）血清甲胎蛋白：无脑儿脑膜直接暴露在羊水中，使羊水中甲胎蛋白呈较高值。

2）超声：诊断准确率高，妊娠 14 周后超声探查见不到圆形颅骨光环，头端有不规则"瘤结"。

3. **鉴别诊断** 无脑儿应与面先露、小头畸形、脑脊膜膨出相区别。无脑儿由于吞咽羊水减少，常伴有羊水过多。

4. **处理** 一经确诊应引产。

二、脊柱裂

脊柱裂属脊椎管部分未完全闭合的状态，也是神经管缺陷中最常见的一种，发生率有明显的地域和种族差别。脊柱在妊娠8~9周开始骨化，如两半椎体不融合则形成脊柱裂，多发生在胸腰段。

1. 分类及临床表现

（1）脊椎管缺损：多位于腰骶部，外面有皮肤覆盖，称为隐性脊柱裂，脊髓和脊神经多正常，无神经系统症状。

（2）两个脊椎骨缺损：脊膜可从椎间孔突出，表面可见皮肤包着的囊，囊大时可含脊膜、脊髓及神经，称为脊髓脊膜膨出，多有神经系统症状。

（3）形成脊髓部分的神经管缺失：停留在神经褶和神经沟阶段，称为脊髓裂，同时合并脊柱裂。

2. **辅助检查** 隐性脊柱裂在产前超声检查中常难发现。较大的脊柱裂产前超声检查易发现，妊娠18~20周是发现的最佳时机。由于超声检查的诊断敏感性较高，单独筛查脊柱裂可获得满意的筛查效益。超声探及某段脊柱，两行强回声的间距变宽或形成角度呈V或W形，脊柱短小、不完整、不规则弯曲，或伴有不规则的囊性膨出物。

3. **治疗与预后** 无症状的隐性脊柱裂无须治疗；未经治疗的显性脊柱裂患儿的死亡率及病残率均较高；部分显性脊柱裂可通过开放性手术治疗改善预后。若诊断脊柱裂继续妊娠至分娩，每一例都应该与经验丰富的产科、神经外科和新生儿科专家进行会诊咨询。严重者应终止妊娠。

三、脑积水

1. 临床表现　在耻骨联合上方触到宽大、骨质薄软、有弹性的胎头，且大于胎体并高浮，跨耻征阳性。阴道检查盆腔空虚，胎先露部过高，颅缝宽，颅骨软而薄，囟门大且紧张，胎头有如乒乓球的感觉。

2. 辅助检查　严重的脑积水及水脑产前超声检查容易发现。妊娠 20 周后，颅内大部分被液性暗区占据，中线漂动，胎头周径明显大于腹周径，应考虑脑积水的存在。

3. 治疗与预后　头先露，确诊后引产，在宫口开大 3cm 时行颅内穿刺放液，或临产前超声直视下，经腹行脑室穿刺放液，缩小胎头，娩出胎儿。

第二节　胎儿生长受限

出生体重低于同胎龄体重第 10 百分位数的新生儿称为小于孕龄儿（SGA）。SGA 包含了健康小儿，这部分 SGA 除了体重及体格发育较小外，各器官可无结构异常及功能障碍，无宫内缺氧表现。

胎儿生长受限（FGR）指胎儿应有的生长潜力受损，估测的胎儿体重小于同孕龄第 10 百分位的 SGA。对部分胎儿的体重经估测达到同孕龄的第 10 百分位，但胎儿有生长潜力受损，不良妊娠结局的风险增加，可按照胎儿生长受限进行管理。严重的 FGR 指估测的胎儿体重小于同孕龄第 3 百分位。

低出生体重儿指足月胎儿出生时的体重小于 2500g。

一、病因

影响胎儿生长的因素，包括母亲营养供应、胎盘转运和胎

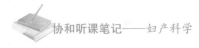

儿遗传潜能等，病因复杂。主要危险因素如下。

1. 母体因素

（1）营养因素：孕妇偏食、妊娠剧吐以及摄入蛋白质、维生素及微量元素不足，胎儿出生体重与母体血糖水平呈正相关。

（2）妊娠并发症与合并症：妊娠并发症如妊娠期高血压疾病、多胎妊娠、胎盘早剥、过期妊娠、妊娠期肝内胆汁淤积症等，妊娠合并症如心脏病、肾炎、贫血、抗磷脂抗体综合征、甲状腺功能亢进、自身免疫病等，均可使胎盘血流量减少，灌注下降。

（3）其他：孕妇年龄、地区、体重、身高、经济状况、子宫发育畸形、吸烟、吸毒、酗酒、宫内感染、母体接触放射线或有毒物质、孕期应用苯妥英钠、华法林等。

2. 胎儿因素　生长激素、胰岛素样生长因子、瘦素等调节胎儿生长的物质在脐血中降低，可能会影响胎儿内分泌和代谢。胎儿基因或染色体异常、结构异常等。

3. 胎盘因素　帆状胎盘、轮廓胎盘、副叶胎盘、小胎盘等胎盘病变，导致子宫、胎盘血流量减少，胎儿血供不足。

4. 脐带因素　单脐动脉、脐带过长、脐带过细（尤其近脐带根部过细）、脐带扭转、脐带打结等。

二、分类及临床表现

胎儿发育分三阶段。①第一阶段（妊娠 17 周之前）：主要是细胞增殖，所有器官的细胞数目均增加。②第二阶段（妊娠17~32 周）：细胞继续增殖并增大。③第三阶段（妊娠 32 周之后）：细胞增生肥大为其主要特征，胎儿突出表现为糖原和脂肪沉积。

胎儿生长受限根据其发生时间、胎儿体重以及病因分为以下 3 类。

1. 内因性均称型 FGR 一般发生在胎儿发育的第一阶段，因胎儿在体重、头围和身长三方面均受限，头围与腹围均小，故称均称型。其病因包括基因或染色体异常、病毒感染接触放射性物质及其他有毒物质。

2. 外因性不均称型 FGR 胚胎早期发育正常，至妊娠晚期才受到有害因素影响，如妊娠期高血压疾病等所致的慢性胎盘功能不全。

3. 外因性均称型 FGR 为上述两型的混合型。其病因有母儿双方因素，多因缺乏重要生长因素，如叶酸、氨基酸、微量元素或有害药物影响所致，在整个妊娠期间均产生影响。

三、诊断要点

1. 临床指标 测量子宫底高度，推测胎儿大小，简单易行，可用于低危人群的筛查。子宫底高度连续 3 周测量均在第 10 百分位数以下者，为筛选 FGR 指标，预测准确率达 13%～86%。妊娠 26 周后宫高测量值低于对应标准 3cm 以上，应疑诊 FGR；宫高低于对应标准 4cm 以上，应高度怀疑 FGR。

2. 辅助检查

（1）超声测量：①测腹围与头围的比值（AC/HC）：AC/HC 比值小于正常同孕周平均值的第 10 百分位数，即应考虑有 FGR 的可能。②测量胎儿头围、腹围和股骨，并根据本地区个性化的胎儿生长曲线估测胎儿体重（EFW）。估计胎儿体重低于对应孕周胎儿体重的第 10 百分位数以下或胎儿腹围（AC）小于对应孕周腹围的第 10 百分位数以下者，需考虑 FGR。至少间隔 2 周复查 1 次，减少 FGR 诊断的假阳性。③羊水量与胎盘成熟度：多数 FGR 出现羊水过少、胎盘老化的超声图像。④超声多普勒妊娠晚期脐动脉 S/D 比值：脐血 S/D 比值≤3 为正常值，升高时提示 FGR。

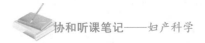

（2）抗心磷脂抗体（ACA）的测定：研究表明，抗心磷脂抗体（ACA）与部分 FGR 的发生有关。

四、治疗

治疗原则为积极寻找病因、改善胎盘循环、加强胎儿监测、适时终止妊娠。

1. 孕期治疗

（1）一般治疗：①卧床休息，左侧卧位。②吸氧，面罩吸氧每天 2 或 3 次，每次 20~30 分钟。③均衡膳食。

（2）药物治疗：尚未证实补充孕激素、静脉补充营养和注射低分子肝素对治疗 FGR 有效。

（3）胎儿健康状况监测。

2. 终止妊娠

（1）指征：①治疗后毫无改善。②有胎儿宫内缺氧表现。③在治疗中妊娠合并症、并发症病情加重。④胎儿未足月，应当积极促胎肺成熟后再终止妊娠。

（2）分娩方式选择如下。①经阴道分娩：经治疗，胎儿在宫内情况良好，胎盘功能正常，胎儿成熟，Bishop 宫颈成熟度评分≥7 分，羊水量及胎位正常，无其他禁忌者可经阴道分娩。此外，胎儿难以存活，无剖宫产指征时应予以引产。②剖宫产：胎儿病情危重，产道条件欠佳，阴道分娩对胎儿不利，均应行剖宫产结束分娩。

第三节　巨大胎儿

任何孕周胎儿体重达到或超过 4000g 者称巨大胎儿。近年来，巨大胎儿的发生率增加较快，男胎多于女胎。

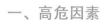

一、高危因素

母亲糖尿病、母亲肥胖、双亲身材高大（尤其是母亲）、某些经产妇胎儿体重随分娩次数增多而增加、过期妊娠、孕妇饮食摄入过多且活动太少、高龄产妇、种族因素。

二、对母儿的影响

1. 对母体影响 头盆不称发生率上升，增加剖宫产率；经阴道分娩主要危险是肩难产，其发生率与胎儿体重成正比。肩难产处理不当可发生严重的阴道损伤和会阴裂伤，甚至子宫破裂；子宫过度扩张，易发生子宫收缩乏力、产程延长，易导致产后出血。胎先露长时间压迫产道，容易发生尿瘘或粪瘘。

2. 对胎儿影响 胎儿大，常需手术助产，可引起颅内出血、锁骨骨折、臂丛神经损伤等产伤，严重时甚至死亡。

三、诊断

1. 症状 孕妇多存在上述高危因素，妊娠期体重增加迅速，常在妊娠晚期出现呼吸困难、腹部沉重及两肋胀痛等症状。

2. 腹部检查 腹部明显膨隆，胎体大，子宫底明显升高，子宫长度>35cm，先露部高浮，听诊胎心正常、有力，但位置稍高。若为头先露，胎头跨耻征阳性。

3. 辅助检查 超声提示胎体大，测胎头双顶径>10cm、股骨长度≥8.0cm、胎儿腹围>33cm，应考虑巨大胎儿。若肩径及胸径大于头径，需警惕难产发生。

✎ 主治语录：目前尚无方法准确预测胎儿大小，通过病史、临床表现及辅助检查可初步判断巨大胎儿，但需待出生后方能确诊。

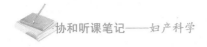

四、治疗

1. 妊娠期　对于有巨大胎儿分娩史或妊娠期疑为巨大胎儿者，应监测血糖，排除糖尿病。若确诊为糖尿病，应积极治疗，控制血糖。于足月后，根据胎盘功能及糖尿病控制情况等综合评估，决定终止妊娠时机。

2. 终止妊娠

（1）剖宫产指征：估计非糖尿病孕妇胎儿体重>4000g，糖尿病孕妇的胎儿体重>4000g，正常女型骨盆。

（2）阴道分娩：若胎头双顶径已达坐骨棘水平以下、第二产程延长时，应做较大的会阴后一侧切开以产钳助产，同时做好处理肩难产的准备工作。

3. 预防产后出血　分娩后应行子宫颈及阴道检查，了解有无软产道损伤，预防产后出血。

4. 预防新生儿低血糖　在出生后30分钟监测血糖。于生后1~2小时开始喂糖水，尽早开奶。

5. 补充钙剂　为防新生儿缺钙，多用10%葡萄糖酸钙1ml/kg加入葡萄糖液中静脉滴注。

第四节　胎儿窘迫

胎儿窘迫是指胎儿在子宫内因缺氧和酸中毒危及其健康和生命的综合征。发病率为2.7%~38.5%。

一、病因

1. 母体血液含氧量不足　如合并先天性心脏病或伴心功能不全、肺部感染、慢性肺功能不全、哮喘反复发作及重度贫血等。

2. 母胎间血氧运输及交换障碍或脐带血液循环障碍　如前

置胎盘、胎盘早剥、脐带异常（脐带绕颈、脐带真结等）、孕妇休克、缩宫素或麻醉药使用不当、妊娠期高血压疾病等。

3. 胎儿其他自身因素异常 胎儿严重的心血管疾病、呼吸系统疾病，胎儿畸形，母儿血型不合，胎儿宫内感染、颅内出血及颅脑损伤等。

二、分型及诊断

1. 急性胎儿窘迫 主要发生在分娩期。多因脐带异常、胎盘早剥、宫缩过强、产程延长及休克等引起。

（1）胎心率异常：产时胎心率变化是急性胎儿窘迫的重要征象。缺氧早期，胎心率于无宫缩时加快，胎心率>160 次/分；缺氧严重时胎心率<120 次/分。

（2）羊水胎粪污染：羊水污染分 3 度，Ⅰ度浅绿色，常见胎儿慢性缺氧；Ⅱ度深绿色或黄绿色，提示胎儿急性缺氧；Ⅲ度呈棕黄色，稠厚，提示胎儿缺氧严重。

（3）胎动异常：缺氧初期为胎动频繁，继而减弱及次数减少，进而消失。

2. 慢性胎儿窘迫 主要发生在妊娠末期，往往延续至临产并加重。

（1）胎动减少或消失：胎动减少为胎儿缺氧的重要表现。若胎动计数≥10 次/2 小时为正常，<10 次/2 小时或减少 50%者提示胎儿缺氧可能。临床上常见胎动消失 24 小时后胎心消失，应予警惕。胎动过频也为胎儿缺氧征象。

（2）产前电子胎心监护异常：无应激试验（NST）异常提示有胎儿缺氧可能。

（3）胎儿生物物理评分低：≤4 分提示胎儿缺氧，5~6 分为可疑胎儿缺氧。

（4）胎儿多普勒超声血流异常：胎儿生长受限的胎儿脐动

脉多普勒血流可表现为 S/D 比值升高，提示有胎盘灌注不足；若出现脐动脉舒张末期血流缺失或倒置和静脉导管反向"a"波，提示随时有胎死宫内的危险。

主治语录：胎动减少是胎儿缺氧的重要表现，应予警惕。

三、治疗与预后

1. 急性胎儿窘迫

（1）一般处理：左侧卧位，面罩吸氧。纠正脱水、酸中毒及电解质紊乱。

（2）病因治疗：①不协调子宫收缩过强，停用缩宫素，进行宫内复苏，口服宫缩抑制药沙丁胺醇，哌替啶肌内注射，也可用硫酸镁肌内注射或静脉滴注抑制宫缩。②羊水过少可经腹羊膜腔输液，将 250ml 生理盐水或乳酸钠林格注射液缓慢注入羊膜腔内，5~10ml/min，AFV 维持 8~10cm。

（3）尽快终止妊娠：宫口未开全者应立即行剖宫产手术。其指征如下：①胎心率<120 次/分或>180 次/分，伴羊水污染Ⅱ度。②羊水污染Ⅲ度，伴羊水过少。③胎儿电子监护 CST 或 OCT 出现频繁晚期减速或重度变异减速。④胎儿头皮血 pH<7.20。宫口开全应尽快经阴道助娩。

2. 慢性胎儿窘迫

（1）一般处理：左侧卧位、吸氧，积极治疗妊娠合并症及并发症。

（2）期待疗法：尽量非手术治疗以期延长胎龄，同时促胎儿成熟，待胎儿成熟后终止妊娠。

（3）终止妊娠：妊娠近足月，胎动减少，OCT 出现频繁的晚期减速或重度变异减速，胎儿生物物理评分≤4 分者，均应以剖宫产终止妊娠为宜。

第五节　死　　胎

妊娠 20 周后胎儿在子宫内死亡，称死胎。胎儿在分娩过程中死亡，称死产，亦是死胎的一种。

一、常见病因

1. 胎盘及脐带因素　如前置胎盘、胎盘早剥、血管前置、急性绒毛膜羊膜炎、脐带帆状附着、脐带打结、脐带脱垂、脐带绕颈缠体等，胎盘大量出血或脐带异常，导致胎儿缺氧。

2. 胎儿因素　如严重畸胎、多胎、胎儿生长受限、胎儿感染、严重遗传性疾病、母儿血型不合等。

3. 孕妇因素　如妊娠期高血压疾病、过期妊娠、糖尿病、慢性肾炎、子宫破裂等。

二、诊断

孕妇自觉胎动停止，子宫停止增长，检查时听不到胎心，子宫大小与停经月份不符，超声声查胎心和胎动消失。

三、处理原则

1. 引产　死胎一经确诊，应尽早引产。方法：经羊膜腔内注入依沙吖啶引产或前列腺素 E_2 引产，促宫颈成熟的基础上，用缩宫素静脉滴注引产或水囊引产。胎儿死亡 4 周尚未排出者，应做有关凝血功能的检查。

2. 凝血功能检查　适用于胎儿死亡 4 周尚未排出者。

主治语录：应做有关凝血功能的检查，使凝血因子Ⅰ和血小板恢复到有效止血水平，然后再引产，并备新鲜血，注意预防产后出血和感染。

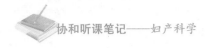

第六节 多胎妊娠

一次妊娠同时有两个或两个以上胎儿时，称为多胎妊娠，以双胎妊娠多见。

一、病因

1. 遗传因素 双卵双胎有明显遗传史，母亲基因型影响较父亲大。单卵双胎与遗传无关。

2. 促卵泡激素（FSH）水平。

3. 促排卵药物的应用。

4. 产次和孕妇年龄。

二、临床表现

1. 症状

（1）早孕反应：双胎妊娠时早孕反应较重。

（2）体重变化：孕中晚期体重增加过快，不能用水肿及肥胖解释。

（3）压迫症状：妊娠晚期，可出现呼吸困难，胃部饱满，行走不便，下肢静脉曲张、水肿、痔疮发作等。

2. 体征

（1）产科检查所见：子宫大于停经月份；妊娠中晚期腹部可以触及多个小肢体或 3 个以上胎极；胎头较小，与子宫大小不成比例。双胎妊娠时胎位多为纵产式，以两个头位或一头一臀常见。

（2）胎心检查：不同部位可听到两个胎心，其间有无音区；同时听诊 1 分钟两个胎心率相差 10 次以上。

（3）产后检查胎盘。

三、并发症

1. 流产 双胎妊娠的自然流产率2~3倍于单胎妊娠。胎儿个数越多，流产危险性越大，与胚胎畸形、胎盘发育异常、胎盘血液循环障碍及宫腔容积相对狭窄有关。

2. 胎儿畸形 双胎妊娠胎儿畸形率比单胎高2~3倍，单卵双胎畸形儿数又是双卵双胎的2倍。最常见的畸形为心脏畸形、神经管缺陷、面部发育异常、胃肠道发育异常和腹壁裂等。有些畸形为单卵双胎所特有，如联体双胎、无心畸形等。

3. 产后出血 经阴道分娩的双胎妊娠平均产后出血量≥500ml，与子宫过度膨胀致产后宫缩乏力及胎盘附着面积增大有关。

4. 贫血 由于血容量增加多、铁的需要量大而摄入不足或吸收不良，妊娠后半期多有缺铁性贫血。是单胎的2.4倍，与铁及叶酸缺乏有关。

主治语录：妊娠期叶酸需要量增加而尿中排出量增多，若因食物中含量不足或胃肠吸收障碍而缺乏，易致巨幼细胞贫血。

5. 妊娠期高血压疾病 发生率为单胎妊娠的3~4倍，症状出现早且重症居多，往往不易控制，子痫发病率亦高，且发病早、程度重，容易出现心肺并发症及子痫。

6. 羊水过多 12%双胎妊娠发生急性羊水过多，发生率为单胎妊娠的10倍，尤其多见于单卵双胎，且常发生在其中的一个胎儿。

7. 胎盘早剥 是双胎妊娠产前出血的主要原因，可能与妊娠期高血压疾病发生率增加有关。第一胎儿娩出后，宫腔容积骤然缩小，是胎盘早剥另一个常见原因。

8. 早产 由于子宫过度伸展，尤其胎儿个数多、并发羊水过多时，宫内压力过高，早产发生率高。多数早产为自然发生，或胎膜早破后发生。据统计双胎妊娠的平均妊娠期仅 37 周。约 50% 双胎妊娠并发早产，其风险为单胎妊娠的 7~10 倍。单绒毛膜双胎和双绒毛膜双胎在 11~24 周发生流产的风险分别为 10% 和 2%，而在 32 周前为 10% 和 5%。

9. 脐带异常 单羊膜囊双胎易发生脐带互相缠绕、扭转，可致胎儿死亡。脐带脱垂也是双胎常见并发症，多发生在双胎胎位异常或胎先露未衔接出现胎膜早破时，以及第一胎儿娩出后，第二胎儿娩出前，是胎儿急性缺氧死亡的主要原因。

10. 单绒毛膜性双胎特有并发症 单绒毛膜性双胎由于两胎儿共用一个胎盘，胎盘之间存在血管吻合，故可以出现较多且较严重的并发症，围产儿发病率和死亡率均增加

（1）双胎输血综合征（TTTS）：主要是单绒毛膜单卵双胎妊娠的严重并发症，由于两个胎儿的血液循环经胎盘吻合血管沟通，发生血液转输从而血流不均衡引起。目前国际上对 TTTS 的诊断主要依据为：①单绒毛膜性双胎。②双胎出现羊水量改变，一胎羊水池最大深度大于 8cm（20 周后大于 10cm），另一胎小于 2cm 即可诊断。有时供血儿出现羊水严重过少，被挤压到子宫的一侧，成为"贴附儿"。

根据 Quintero 分期 TTTS 可分为 5 期：Ⅰ期仅羊水量异常；Ⅱ期超声不能显示供血儿膀胱；Ⅲ期出现脐动脉、静脉导管、脐静脉多普勒血流的异常；Ⅳ期任何一胎水肿；Ⅴ期任何一胎死亡。双胎输血综合征如果不经治疗，胎儿的死亡率高达 90%。

（2）双胎之一宫内死亡：多胎妊娠时，不但流产、早产比单胎多，发生胎儿宫内死亡亦多。有时，双胎之一死于宫内，另一胎儿却继续生长发育。

（3）选择性胎儿生长受限：两胎儿体重相差 20% 以上。其

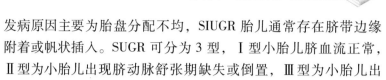

发病原因主要为胎盘分配不均，SIUGR 胎儿通常存在脐带边缘附着或帆状插入。SUGR 可分为 3 型，Ⅰ 型小胎儿脐血流正常，Ⅱ 型为小胎儿出现脐动脉舒张期缺失或倒置，Ⅲ 型为小胎儿出现间歇性脐动脉舒张期改变。

四、诊断

根据病史、产科检查，多胎妊娠的诊断不难确立，有疑问时可借助于血清甲胎蛋白测定、超声显像等辅助检查。

超声显像是目前确诊多胎妊娠的最主要方法。妊娠 6 周后见两个原始心管搏动。还可帮助确定两个胎儿的胎位。

绒毛膜性判断如下。

1. 妊娠 6~10 周，如见两个孕囊，为双绒毛膜性。若仅一个孕囊，则单绒毛膜性双胎可能性较大。

2. 妊娠 10~14 周，可以通过判断胎膜与胎盘插入点呈"双胎峰"或者"T"字征来判断双胎的绒毛膜性。前者为双绒毛膜性双胎，后者为单绒毛膜性双胎。

五、治疗与预后

1. 妊娠期

（1）定期产前检查：争取早期确诊多胎妊娠。避免多胎妊娠以提高妊娠成功率，在妊娠早期进行选择性减胎以减少发育中的胚胎个数，使多胎妊娠转变为双胎妊娠，既可达到生育目的，又可消除高胎数多胎妊娠的险象环生及不良预后。可在超声检查引导下进行。

（2）加强营养：补充足够的蛋白质、维生素、铁剂、叶酸、钙剂等，预防贫血和妊娠期高血压疾病。

（3）预防早产

1）孕晚期避免过劳，30 周后多卧床休息，可增加胎儿体

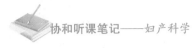

重，减少早产和围产儿死亡率。

2）产兆若发生在 34 周以前，应给予宫缩抑制药。出现宫缩或阴道流液应住院治疗。

3）对可疑早产孕妇，可检测宫颈及阴道分泌物中的胎儿纤维连结蛋白，阴性表明不需干预治疗，阳性应预防性应用宫缩抑制药，并动态观察宫颈变化。

（4）确诊为联体儿：妊娠 26 周前行引产术，26 周后一般需剖宫取胎。

（5）对双绒毛膜性双胎，定期（每 4 周 1 次）超声监测胎儿生长情况。

（6）对单绒毛膜性双胎，应每 2 周超声监测胎儿生长发育从而早期发现单绒双胎特殊并发症等。

2. 分娩时机　对于无并发症及合并症的双绒毛膜性双胎可期待至孕 38 周时再考虑分娩，最晚不应超过 39 周。无并发症及合并症的单绒毛膜双羊膜囊双胎可以在严密监测下至妊娠 35~37 周分娩。单绒毛膜单羊膜囊双胎的分娩孕周为 32~34 周。

3. 分娩期处理

（1）如果双胎妊娠计划阴道试产，无论何种胎方位，由于约 20% 发生第二胎儿胎位变化，需做好阴道助产及第二胎儿剖宫产术的准备。

1）第一胎儿为头先露的双胎妊娠可经阴道分娩。

2）若第一胎儿为头先露，第二胎儿为非头位，第一胎儿阴道分娩后，第二胎儿需要阴道助产或剖宫产的风险较大。

3）如第一胎儿为臀先露，当发生胎膜破裂时，易发生脐带脱垂。

4）如果第二胎儿为头先露，有发生两胎儿胎头绞锁的可能，可放宽剖宫产指征。

（2）产程中应注意

1）产妇应有良好体力，应保证产妇足够的摄入量及睡眠。

2）严密观察胎心变化。

3）注意宫缩及产程进展，对胎头已衔接者，可在产程早期行人工破膜，加速产程进展，如宫缩乏力可在严密监护下，给予低浓度缩宫素静脉滴注。

4）第二产程必要时行会阴后侧切开，减轻胎头受压。第一胎儿娩出后，胎盘侧脐带必须立即夹紧，以防第二胎儿失血。助手应在腹部固定第二胎儿为纵产式，并密切观察胎心、宫缩及阴道出血情况，及时阴道检查了解胎位及排除脐带脱垂，及早发现胎盘早剥。若无异常，等待自然分娩，通常在 20 分钟左右第二个胎儿娩出，若等待 15 分钟仍无宫缩，可行人工破膜并静脉滴注低浓度缩宫素，促进子宫收缩。

主治语录：无论阴道分娩还是剖宫产，均需积极防治产后出血。

 历年真题

1. 胎儿生长受限终止妊娠指征，下列错误的是
   A. 治疗后胎儿生长受限未见好转，NST 反复无反应型
   B. CST 试验阴性，胎儿生物物理评分 4~6 分
   C. 治疗中发现羊水量逐渐减少，胎儿停止生长 3 周以上
   D. 孕妇自觉胎动明显减少
   E. 妊娠合并症、并发症治疗中病情好转

2. 关于无脑儿，下列哪项错误
   A. 是最常见的一种
   B. 无存活可能
   C. 一旦确诊，立即终止妊娠
   D. 因胎头小，均可顺利经阴分娩
   E. 羊水中 AFP 升高

3. 关于死胎，下列哪项错误
   A. 死胎在宫腔内停留过久，能引起母体凝血功能障碍
   B. 胎儿死亡后约 50% 在 2~3 周

内自然娩出

C. 超声是诊断死胎最好的方法

D. 孕妇自觉胎动消失

E. 死胎一经确诊，应尽早引产

4. 关于死胎的处理，下列哪项错误

A. 死胎一经确诊，应尽早引产

B. 应行凝血功能检查

C. 产后注意寻找死胎原因

D. 因多可自然娩出，故可等待

E. 可用缩宫素引产

5. 关于脑积水，下列哪项错误

A. 因能引起梗阻性难产，最好剖宫产

B. 胎儿脑室内外有大量脑积液

C. 能引起梗阻性难产

D. 胎头跨耻征可阳性

E. 超声示脑中线漂动

6. 下面哪种情况最少可能出现于双胎妊娠

A. 前置胎盘

B. 尿酸升高

C. 妊娠期高血压疾病

D. 尿 E_3 值低

E. 胎盘胎儿宫内生长迟缓

7. 下列哪项因素与巨大胎儿不相关

A. 分娩次数增多

B. 孕妇患妊娠期糖尿病

C. 饮酒及吸烟

D. 孕妇进食过多且活动过少

E. 父母身材高大

8. 以下表现哪项与胎儿窘迫无关

A. 胎心率 110 次/分

B. 胎心基线变异<3 次/分

C. 每 12 小时胎动 20 次

D. 羊水呈绿色

E. 24 小时尿 E_3 为 5mg

参考答案：1. E   2. D   3. B
　　　　　4. D   5. A   6. D
　　　　　7. C   8. B

第十章　胎儿附属物异常

核心问题

1. 前置胎盘的病因、分类，对母儿的危害。
2. 前置胎盘的临床表现、诊断及处理原则。
3. 胎盘早剥的临床表现及分度、并发症。
4. 胎盘早剥的治疗原则。
5. 胎膜早破的诊断、治疗。
6. 羊水量异常的诊断、处理。

内容精要

　　胎儿附属物的胎盘与胎膜，胎盘是胎儿与母体交换物质的枢纽，若发生异常，对母儿危害较大。正常妊娠时羊水的产生和吸收处于动态平衡中，若羊水的产生和吸收失衡，将导致羊水量异常。脐带是母儿间物质交换的通道，若发生异常，将对胎儿造成危害。

第一节　前置胎盘

一、定义

　　妊娠28周后，胎盘附着于子宫下段，甚至胎盘下缘达到或覆盖宫颈内口，其位置低于胎先露部。为妊娠晚期阴道出血最常见的原因，也是妊娠期严重并发症之一。

二、病因

高危因素包括多次流产史、宫腔操作史、产褥感染史、高龄剖宫产史、多孕产次、孕妇不良生活习惯（吸烟或吸毒妇女）双胎妊娠、辅助生殖技术受孕、子宫形态异常、妊娠28周前超声检查提示胎盘前置状态等。

病因尚不清楚，可能与下述因素有关。

1. 子宫内膜病变或损伤　剖宫产、子宫手术史、多次流产刮宫史、产褥感染、盆腔炎等可引起子宫内膜炎或萎缩性病变。

2. 胎盘异常。

3. 受精卵滋养层发育迟缓。

4. 辅助生殖技术　使用的促排卵药物，改变了体内性激素水平，由于受精卵的体外培养和人工植入，造成子宫内膜与胚胎发育不同步，人工植入时可诱发宫缩，导致其着床于子宫下段。

三、分类

根据胎盘下缘与宫颈内口的关系，将前置胎盘分为3类（图10-1）。前置胎盘的分类及特点见表10-1。

表 10-1　前置胎盘的分类及特点

类　型	胎盘组织位置	初次出血时间	出血量
完全性	完全覆盖宫颈内口	早，多在妊娠28周左右	较多，次数频繁
部分性	部分覆盖宫颈内口	妊娠晚期或临产后	较少
边缘性	附着于子宫下段，达到但未覆盖宫颈内口	介于两者之间	介于两者之间
低置胎盘	胎盘附着于子宫下段，边缘距宫颈内口<2cm		

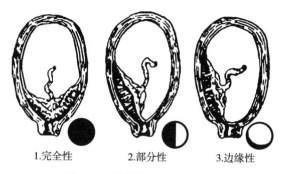

1.完全性　　　　　2.部分性　　　　　3.边缘性

图 10-1　几种类型的前置胎盘

四、临床表现

无诱因、无痛性反复阴道出血。

1. 妊娠晚期子宫峡部拉长形成子宫下段，牵拉宫颈内口，宫颈管逐渐缩短；临产后规律宫缩使宫颈管消失成为软产道部分。

2. 宫颈口扩张时，附着于子宫下段及宫颈内口的胎盘前置部分伸展性能力差与其附着处发生错位分离，血窦破裂出血。由于子宫下段不断伸展，前置胎盘出血常频繁出现，出血量也增多。

3. 反复出血可致贫血，其程度与阴道出血量和持续时间成正比。有时一次大量出血可致孕妇休克、胎儿窘迫甚至死亡。

临床体征如下。①胎位异常：常见先露部高浮，约 1/3 有胎位异常。②腹部听诊：在耻骨联合上方可能听到胎盘血流杂音。

五、辅助检查

1. 阴道检查　仅适用于终止妊娠前为明确诊断并决定分娩

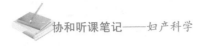

方式时。需在有输液、输血及手术条件下进行。<u>禁止肛查</u>。

2. 超声检查 能清楚看到子宫壁、胎先露部、胎盘和宫颈的位置，明确前置胎盘的类型，阴道超声检查能更准确地确定胎盘边缘和宫颈内口的关系，准确性明显高于腹部超声检查。

六、产后检查胎盘及胎膜

前置部位的胎盘有陈旧血块附着。<u>胎膜破口距胎盘边缘<7cm 为部分性前置胎盘</u>。

七、鉴别诊断

其他胎盘异常，如胎盘早剥、帆状胎盘、前置血管破裂、胎盘边缘血窦破裂；宫颈息肉、糜烂、宫颈癌。

八、治疗和预后

前置胎盘的治疗原则是控制出血、纠正贫血、预防感染，正确选择结束分娩的时间和方法。原则上以产妇安全为主，在母亲安全的前提下，尽量避免胎儿早产，以减少其死亡率。

1. 期待疗法 妊娠 36 周前，胎儿体重<2500g，阴道出血量不多，孕妇全身情况好，胎儿存活者，可采取期待疗法。

（1）绝对卧床休息，可给镇静药，如苯巴比妥 0.03g 或氯氮平 10mg 或地西泮 5mg，口服，每天 3 次。

（2）抑制子宫收缩药，沙丁胺醇，一次 2.4~4.8mg，口服，每天 3 次，宫缩停止后再给予维持量。也可选择盐酸利托君、硫酸镁。

（3）<u>纠正贫血</u>，硫酸亚铁 0.3g，口服，每天 3 次，必要时输血。

（4）抗生素，预防感染。

（5）促进胎肺成熟药，地塞米松 10mg，肌内注射或静脉注射，每天 1 次，连用 3 天。

（6）严密观察病情，同时进行有关辅助检查：如超声检查、胎儿成熟度检查等，如大量出血、反复出血，或临产时，酌情终止妊娠。

2. 终止妊娠

（1）指征：①入院时大出血休克。②前置胎盘期待疗法中又发生大出血休克。③近预产期反复出血。④临产后出血较多。以上都需要采取积极措施终止妊娠。合并胎盘植入者可于妊娠 36 周及以上择期终止妊娠，完全性前置胎盘可于妊娠 37 周及以上择期终止妊娠，边缘性前置胎盘可于 38 周及以上择期终止妊娠，部分性前置胎盘应根据胎盘遮盖宫颈内口情况适时终止妊娠。

（2）终止妊娠的方式有两种。

1）剖宫产术：剖宫产术可以迅速结束分娩，于短时间内娩出胎儿，可以缩短胎儿宫内缺氧的时间，增加胎儿成活机会，对母子较为安全。

主治语录：此种方式是处理前置胎盘的主要手段。

术前应积极纠正休克，输液、输血补充血容量。术中注意选择子宫切口位置，尽可能避开胎盘。由于子宫下段的收缩力差，胎儿娩出后，胎盘未能娩出，须及时做徒手剥离，同时注射麦角制剂增强子宫下段收缩及按摩子宫，减少产后出血量。如有胎盘植入须做子宫切除方能止血。

2）阴道分娩：阴道分娩是利用胎先露部压迫胎盘达到止血目的，此法仅适用于边缘性前置胎盘而胎儿为头位者。在临产后发生出血，但血量不多，产妇一般情况好，产程进展顺利，估计在短时间内可以结束分娩者。

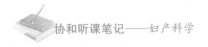

第二节 胎盘早剥

一、定义

妊娠 20 周后或分娩期正常位置的胎盘在胎儿娩出前，部分或全部从子宫壁剥离，发病率约为 1%。属于妊娠晚期严重并发症，疾病发展迅猛，若处理不及时可危及母儿生命。

二、病因

1. 孕妇血管病变　重度子痫前期、慢性高血压、慢性肾脏疾病或全身血管病变时，底蜕膜螺旋小动脉痉挛或硬化，引起远端毛细血管变性坏死甚至破裂出血，血液流至底蜕膜层与胎盘之间形成血肿，致使胎盘与子宫壁分离。

2. 机械性因素　外伤尤其是腹部钝性创伤会导致子宫突然拉伸或收缩而诱发胎盘早剥。一般发生于外伤后 24 小时之内。

3. 宫腔压力骤减　羊水过多时，突然破膜或双胎分娩时第一胎儿娩出过快等使宫内压骤降，子宫突然收缩而导致胎盘早剥。

三、病理

主要为底蜕膜出血、形成血肿、发生胎盘剥离。剥离分为显性剥离和隐性剥离。

四、临床表现及分级

可表现为阴道流血（为陈旧不凝血）、腹痛，可伴子宫张力增高和子宫压痛。阴道流血量与疼痛程度、胎盘剥离程度不一定符合。胎心率异常多为首发变化，宫缩间歇期子宫呈高张状态，胎位触诊不清。严重时子宫呈板状，压痛明显，胎心率改变或消失，甚至出现休克征象。胎盘早剥的分级及特点，见表 10-2。

表 10-2　胎盘早剥的分级及特点

分　级	标　准
0 级	分娩后回顾性产后诊断
I 级	外出血，子宫软，无胎儿窘迫
II 级	胎儿宫内窘迫或胎死宫内
III 级	产妇出现休克症状，伴或不伴弥散性血管内凝血

五、辅助检查

1. 超声是最有价值的检查　胎盘与子宫壁之间出现边缘不清的液性低回声区，胎盘异常增厚或胎盘边缘"圆形"裂开。

主治语录：超声检查阴性结果不能完全排除胎盘早剥，尤其是胎盘附着。

2. 应查全血细胞计数及凝血功能。若并发弥散性血管内凝血应做筛选试验及纤溶确诊试验（包括凝血酶时间、优球蛋白溶解时间和血浆鱼精蛋白副凝试验）。

血纤维蛋白原<250mg/L 为异常，如果<150mg/L 对凝血功能障碍有诊断意义。情况紧急时，可抽取肘静脉血 2ml 放入干燥试管中，7 分钟后若无血块形成或形成易碎的软凝血块，提示凝血功能障碍。

六、鉴别诊断

I 度与前置胎盘相鉴别，II 度及 III 度胎盘早剥主要与先兆子宫破裂相鉴别。

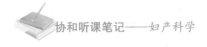

七、并发症

胎盘早剥的并发症主要有胎儿宫内死亡、弥散性血管内凝血（DIC）、失血性休克、急性肾衰竭及羊水栓塞等。

八、治疗原则

纠正休克、及时终止妊娠、积极处理并发症。一旦确诊重型胎盘早剥应及时终止妊娠。

1. **阴道分娩**　适用于0~Ⅰ级，一般情况良好，以外出血为主，宫口已扩张，估计短时间内能结束分娩可经阴道分娩。一旦发现病情加重或出现胎儿窘迫征象，应行剖宫产结束分娩。

2. **剖宫产**

（1）Ⅰ度胎盘早剥，出现胎儿窘迫征象，需抢救胎儿者。

（2）Ⅱ、Ⅲ度胎盘早剥，产妇病情恶化，胎儿已死，不能立即分娩者。

（3）破膜后产程无进展者。

（4）产妇病情急剧加重危及生命时，不论胎儿是否存活，均应立即行剖宫产。

发现有子宫胎盘卒中，配以按摩子宫和热盐水纱垫湿热敷子宫，多数子宫收缩转佳。若发生难以控制的大量出血，可在输新鲜血、新鲜冰冻血浆及血小板的同时行子宫次全切除术。

3. **产后出血**

（1）胎儿娩出后立即给予子宫收缩药物，如缩宫素、麦角新碱、米索前列醇等。

（2）胎儿娩出后人工剥离胎盘，持续子宫按摩等。

（3）若仍有不能控制的子宫出血，或血不凝、凝血块较软，应快速输入新鲜血补充凝血因子，同时行子宫次全切除术。

（4）若合并DIC，则按照DIC抢救原则进行处理。

4. 并发症的处理

（1）凝血功能障碍：首先必须迅速终止妊娠、阻断促凝物质继续进入母血循环，同时纠正凝血机制障碍。

及时、足量输入新鲜血及血小板是补充血容量和凝血因子的有效措施。最好输凝血因子 I。每 1L 新鲜冰冻血浆含凝血因子 I 3g，补充 4g 可使患者血浆凝血因子 I 浓度提高 1g/L。也可酌情输入冷沉淀，补充纤维蛋白原。

（2）肾衰竭

1）若尿量<30ml/h，提示血容量不足，应及时补充血容量。

2）若血容量已补足而尿量<17ml/h，可给予 20% 的甘露醇 500ml 快速静脉滴注，或呋塞米 20~40mg 静脉注射，必要时可重复用药，通常 1~2 天尿量可以恢复。

3）若短期内尿量不增且血清尿素氮、肌酐、血钾进行性升高，并且二氧化碳结合力下降，提示肾衰竭。

4）出现尿毒症时，应及时行透析治疗以挽救孕妇生命。

（3）产后出血。

第三节 胎盘植入

一、概述

胎盘植入指胎盘组织不同程度地侵入子宫肌层的一组疾病。根据胎盘绒毛侵入子宫肌层深度分类如下。

1. 胎盘粘连 胎盘绒毛黏附于子宫肌层表面。

2. 胎盘植入 胎盘绒毛深入子宫肌壁间。

3. 穿透性胎盘植入 胎盘绒毛穿过子宫肌层到达或超过子宫浆膜面。也可根据植入面积分成完全性和部分性胎盘植入。

胎盘植入在临床上可出现严重产后出血、休克，以致子宫切除，严重者甚至患者死亡，其产褥期感染的概率也相应增高。

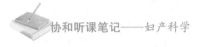

常见的高危因素为前置胎盘、剖宫产史、子宫肌瘤剔除术史、子宫穿孔史、胎盘植入史、多次流产史、高龄妊娠等。

二、临床表现及诊断

无典型临床表现与体征。临床诊断主要依据高危因素结合超声和/或磁共振检查，确诊需根据手术中或分娩时所见或分娩后的病理学诊断。

1. 临床表现　主要表现为胎儿娩出后超过 30 分钟，胎盘仍不能自行剥离，伴或不伴阴道出血行徒手取胎盘时剥离困难或发现胎盘与子宫壁粘连紧密无缝隙；或行剖宫产时发现胎盘植入，甚至穿透子宫肌层。

2. 影像学预测　彩超检查是判断胎盘位置、预测胎盘植入最常用的方法。磁共振多用于评估子宫后壁的胎盘植入、胎盘侵入子宫肌层的深度、宫旁组织和膀胱受累程度以及临床上高度疑诊，但超声不能确诊。

三、处理

1. 阴道分娩　非前置胎盘的患者无剖宫产指征均可经阴道试产。

2. 剖宫产　适用于合并前置胎盘或其他剖宫产指征者。

（1）术前充分做好产后出血的防治措施，包括血液制品、药物、手术人员等准备。

（2）子宫切口依胎盘附着位置而定，原则上应避开胎盘或胎盘主体部分，术中可采用多样化止血措施。

（3）术后需预防性应用抗生素。

主治语录：胎盘植入易发生严重的产科出血，需在有抢救条件的医疗机构由有经验的救治团队处理。

第四节 胎 膜 早 破

在临产前胎膜破裂，称为胎膜早破（PROM）。妊娠满 37 周后的胎膜早破发生率为 10%，称足月胎膜早破；妊娠不满 37 周的胎膜早破发生率为 2.0%~3.5%，称足月前胎膜早破。未足月胎膜早破是早产的主要原因之一，胎膜早破孕周越小，围产儿预后越差。

主治语录： 胎膜早破可引起早产、脐带脱垂及母儿感染。

一、病因

导致胎膜早破的因素很多，往往是多种因素作用的结果，常见的因素如下。

1. 生殖道感染 是胎膜早破的主要原因。生殖道病原微生物上行性感染引起胎膜炎，使胎膜局部张力下降而破裂。

2. 羊膜腔压力升高 常见于双胎妊娠及羊水过多。

3. 胎膜受力不均 胎先露部高浮，头盆不称、胎位异常，胎先露部不能衔接，胎膜受压不均，导致破裂。

4. 营养因素 缺乏维生素 C、锌及铜，可使胎膜张力下降而破裂。

5. 创伤 羊膜腔穿刺不当、性生活刺激、撞击腹部等因素。

二、临床表现

典型症状是孕妇突感较多液体从阴道流出，无腹痛等其他先兆。肛检时上推胎儿先露部时，见液体从阴道流出，可混有胎脂及胎粪。少量间断不能自控的阴道流液需与尿失禁、阴道炎溢液进行鉴别诊断。

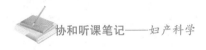

三、诊断

1. 胎膜早破的诊断

（1）阴道窥器检查：见液体自宫口流出或阴道后穹隆有较多混有胎脂和胎粪的液体。

（2）阴道 pH 测定：阴道 pH≥6.5 提示胎膜早破的可能性大。

（3）阴道涂片液检查：显微镜下见到羊齿植物叶状结晶。

（4）宫颈阴道液生化检查：①胰岛素样生长因子结合蛋白-1 检测。②可溶性细胞间黏附分子-1 检测。③胎盘 α 微球蛋白-1 测定。以上生化指标检测诊断 PROM 均具有较高的敏感性及特异性，且不受精液、尿液、血液或阴道感染的影响。

2. 绒毛膜羊膜炎的诊断

（1）临床表现：①母体体温≥38℃。②阴道分泌物异味。③胎心率增快（胎心率基线≥160 次/分）或母体心率增快（心率≥100 次/分）。④母体外周血白细胞计数≥15×10^9/L。⑤子宫呈激惹状态、宫体有压痛。母体体温升高的同时伴有上述②～⑤任何一项表现可诊断绒毛膜羊膜炎。

（2）经腹羊膜腔穿刺检查：①羊水细菌培养。②羊水涂片革兰染色检查细菌。③羊水置于血常规计数板上，若白细胞数>30 个/毫升，提示羊膜腔感染。④羊水白细胞介素 6（IL-6）测定，IL-6≥7.9ng/ml，提示羊膜腔感染。⑤C 反应蛋白>8mg/L，提示羊膜腔感染。

四、对母儿的影响

1. 对母体的影响

（1）感染：宫内感染的风险随破膜时间延长和羊水量减少程度而增加。

（2）胎盘早剥：胎膜早破后宫腔压力改变，容易发生胎盘

早剥

（3）剖宫产率增加：羊水减少致使脐带受压、宫缩不协调和胎儿窘迫需要终止妊娠时引产不易成功，导致剖宫产率增加。

2. 对围产儿的影响

（1）早产：PPROM 是早产的主要原因之一，早产儿的预后与胎膜早破的发生及分娩的孕周密切相关。

（2）感染：并发绒毛膜羊膜炎时，易引起新生儿吸入性肺炎、颅内感染及败血症等。

（3）脐带脱垂和受压：羊水过多及胎先露未衔接者胎膜破裂时脐带脱垂的风险增高；继发羊水减少，脐带受压，可致胎儿窘迫。

（4）胎肺发育不良及胎儿受压：破膜时孕周越小，胎肺发育不良风险越高。羊水过少程度重、时间长，可出现胎儿受压表现，胎儿骨骼发育异常，如铲形手、弓形腿及胎体粘连等。

五、治疗

1. 足月胎膜早破治疗 临产后观察体温、心率、宫缩、羊水流出量、性状及气味，胎儿电子监护进行宫缩应激试验。若未临产，但发现有明显羊膜腔感染体征，应立即使用抗生素，并终止妊娠。如检查正常，破膜后 12 小时，给予抗生素预防感染，若无明确剖宫产指征，宜在破膜 2~12 小时积极引产。

2. 足月前胎膜早破治疗 目前处理原则：若胎肺不成熟，无明显临床感染征象，无胎儿窘迫，则期待治疗；若胎肺成熟或有明显临床感染征象，则应立即终止妊娠。

（1）期待治疗

1）一般处理，绝对卧床，避免不必要的肛诊与阴道检查，密切观察产妇体温、心率、宫缩及血白细胞计数。

2）预防性应用抗生素，通常 5~7 天为一个疗程。B 群链球

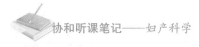

菌检测阳性者，青霉素为首选药物。

3）子宫收缩抑制药的应用，妊娠<34周者，建议给予宫缩抑制剂48小时，配合完成糖皮质激素的促胎肺成熟治疗。

4）促胎肺成熟，<35孕周者，应给予地塞米松10mg，静脉滴注，每天1次，共用2次，或倍他米松12mg静脉滴注，每天1次，共2次。

（2）终止妊娠：无明确的剖宫产指征时应阴道试产。阴道分娩时不必常规会阴切开，不主张预防性产钳助产。有剖宫产指征时，选择剖宫产终止妊娠。分娩时应作好新生儿复苏的准备，分娩后采集胎盘和胎膜组织，进行病理检查，可疑或明确绒毛膜羊膜炎产妇，可行羊膜腔和新生儿耳拭子培养。

第五节　羊水量异常

一、羊水过多

1. 定义

妊娠期间羊水量超过2000ml。多数孕妇羊水增多较慢，在长时期内形成，称为慢性羊水过多；少数孕妇在数天内羊水急剧增多，称为急性羊水过多。

2. 病因

（1）孕妇患病如糖尿病、ABO或Rh血型不合、胎儿免疫性水肿、胎盘绒毛水肿影响液体交换导致羊水过多。

（2）胎儿畸形：明显的羊水过多常伴有胎儿结构异常，以神经系统和消化道异常最常见。

1）神经系统异常主要是无脑儿、脊柱裂等神经管缺陷。

2）神经管缺陷因脑脊膜暴露，脉络膜组织增殖，渗出液增加。

3）抗利尿激素缺乏，导致尿量增多。

4）中枢吞咽功能异常，胎儿无吞咽反射，导致羊水产生增加和吸收减少。

5）消化道结构异常主要是食管及十二指肠闭锁，使胎儿不能吞咽羊水，导致羊水积聚而发生羊水过多。

羊水过多的原因还有腹壁缺陷、膈疝、心脏结构异常、先天性胸腹腔囊腺瘤、胎儿脊柱畸胎瘤等异常，以及新生儿先天性醛固酮增多症等代谢性疾病。18-三体综合征、唐氏综合征和13-三体综合征胎儿出现吞咽障碍，也可引起羊水过多。

（3）多胎妊娠：两个胎儿间的血液循环相互沟通，受血胎儿的循环血量多，尿量增加，导致羊水过多。

（4）胎盘、脐带病变：胎盘绒毛血管瘤直径 > 1cm 时，15%~30%合并羊水过多。巨大胎盘、胎盘绒毛血管瘤、脐带帆状附着。

3. 临床表现　见表10-3。

表 10-3　羊水过多的类型和各自的表现

类　型	发生时间	羊水增多	临床表现
急性羊水过多	较少见孕20~24周	急速，子宫于数天内明显增大	压迫症状：孕妇自觉腹部胀痛、行动不便、呼吸困难、发绀、甚至不能平卧。下肢及外阴部水肿及静脉曲张。子宫明显大于妊娠月份，胎位不清，胎心遥远或听不清
慢性羊水过多	较多见妊娠晚期	缓慢，数周内羊水缓慢增多	症状较缓和，孕妇多无自觉不适，检查可见腹部膨隆，宫高腹围大于同期孕妇，妊娠图宫高曲线超出正常百分位数，腹壁皮肤发亮变薄，皮肤张力大，液体震颤感，胎位不清，浮沉胎动感，胎心遥远或听不清

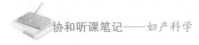

4. 诊断

（1）超声：是重要的辅助检查方法，不仅能测量羊水量，还可了解胎儿情况，如无脑儿、脊柱裂、胎儿水肿及双胎等。超声诊断羊水过多的标准有：

1）羊水最大暗区垂直深度（AFV）：≥8cm 诊断为羊水过多，其中 AFV 8~11cm 为轻度羊水过多，12~15cm 为中度羊水过多，>15cm 为重度羊水过多。

2）羊水指数（AFI）：≥25cm 诊断为羊水过多，其中 AFI 25~35cm 为轻度羊水过多，36~45cm 为中度羊水过多，>45cm 为重度羊水过多。也有认为以 AFI 大于该孕周的 3 个标准差或大于第 97.5 百分位为诊断标准较为恰当。

主治语录：超声检查 AFV≥8cm 或 AFI≥25cm 可诊断羊水过多。超声检查 AFV≤2cm 或 AFI≤5cm 可诊断羊水过少。

（2）胎儿疾病检查：部分染色体异常胎儿可伴有羊水过多。对于羊水过多的孕妇，除了超声排除结构异常外，可采用羊水或脐血中胎儿细胞进行细胞或分子遗传学的检查，了解胎儿染色体数目、结构有无异常，以及可能检测的染色体的微小缺失或重复。

5. 处理

主要取决于胎儿有无畸形和孕妇自觉症状的严重程度。

（1）合并正常胎儿

1）应寻找病因，治疗原发病。前列腺素合成酶抑制剂（如吲哚美辛）有抗利尿作用。可抑制胎儿排尿能使羊水量减少。用药期间每周 1 次超声监测羊水量。由于吲哚美辛可使胎儿动脉导管闭合，不宜长时间应用，妊娠>32 周者也不宜使用。

2）自觉症状轻者，注意休息，取侧卧位以改善子宫胎盘循环，需要时给予镇静剂。每周复查超声以便了解羊水指数及胎儿生长情况。自觉症状严重者，可经腹羊膜腔穿刺放出适量羊水，缓解压迫症状，必要时利用放出的羊水了解胎肺成熟度。放羊水时应密切观察孕妇血压、心率、呼吸变化，监测胎心，酌情给予镇静剂和抑制子宫收缩药物，预防早产。有必要时3~4周后可再次放羊水，以降低宫腔内压力。

3）羊水量反复增长，自觉症状严重者，妊娠≥34周，胎肺已成熟，可终止妊娠；如胎肺未成熟，可给予地塞米松促胎肺成熟治疗后再考虑终止妊娠。

（2）合并胎儿畸形

如为严重的胎儿结构异常，应及时终止妊娠；对非严重胎儿结构异常，应评估胎儿情况及预后，以及当前新生儿外科救治技术，并与孕妇及家属充分沟通后决定处理方法。合并母儿血型不合的溶血胎儿，应在有条件的胎儿医学中心行宫内输血治疗。

二、羊水过少

1. 定义　妊娠晚期羊水量少于300ml 者称羊水过少。羊水过少严重影响围产儿预后，羊水量少于50ml，围产儿病死率高达88%。

2. 病因

（1）胎儿畸形：胎儿结构异常以胎儿泌尿系统结构异常为主，如梅克尔-格鲁贝尔（Meckel-Gruber）综合征、梨状腹综合征、胎儿肾缺如、肾小管发育不全、输尿管或尿道梗阻、膀胱外翻等引起少尿或无尿，导致羊水过少。染色体异常、脐膨出、膈疝、法洛四联症、水囊状淋巴管瘤、小头畸形、甲状腺功能减低等也可引起羊水过少。

（2）胎盘功能异常：过期妊娠、胎盘退行性变可导致胎盘功能减退。胎儿生长受限胎儿慢性缺氧引起胎儿血液重新分配，为保障胎儿脑和心脏血供，肾血流量降低，胎儿尿生成减少，导致羊水过少。

（3）羊膜病变：某些原因不明的羊水过少与羊膜通透性改变，以及炎症、宫内感染有关。胎膜破裂，羊水外漏速度超过羊水生成速度，导致羊水过少。

（4）母亲因素

1）妊娠期高血压疾病可致胎盘血流减少。

2）孕妇脱水、血容量不足时，孕妇血浆渗透压增高，使胎儿血浆渗透压相应增高，尿液形成减少。

3）孕妇服用某些药物，如前列腺素合成酶抑制剂、血管紧张素转换酶抑制剂等有抗利尿作用，使用时间过长，可发生羊水过少。

4）一些免疫性疾病如系统性红斑狼疮、干燥综合征、抗磷脂综合征等，也可导致羊水过少。

3. 临床表现　症状多不典型。多伴有胎儿生长受限，有时孕妇于胎动时感腹部不适，胎盘功能减退时常伴有胎动减少。有子宫紧裹胎儿感。胎膜破裂者，阴道漏出清亮或者血性流液或者孕妇内裤变湿等。

阴道查时，发现前羊膜囊不明显，胎膜紧贴胎儿先露部，人工破膜时羊水流出极少。孕妇于胎动时感腹痛。检查见腹围、宫高比同期正常妊娠小，合并胎儿生长受限更明显，子宫敏感性高，轻微刺激即可引发宫缩，临产后阵痛剧烈，宫缩多不协调，宫口扩张缓慢，产程延长。

4. 诊断要点

（1）根据孕妇的症状及宫高、腹围增长较慢的情况初步判断是否有羊水过少。

（2）超声检查：是最重要的辅助检查方法。妊娠晚期羊水最大暗区垂直深度≤2cm 为羊水过少；≤1cm 为严重羊水过少。羊水指数≤8.0cm 作为诊断羊水过少的临界值；以≤5.0cm 作为诊断羊水过少的绝对值。超声还可同时发现胎儿的畸形，羊水和胎儿交界不清。胎儿肢体挤压蜷曲，胎盘胎儿面与胎体明显接触等。

（3）胎心电子监护仪：羊水过少胎儿的胎盘储备功能减低，无应激试验（NST）可呈无反应型。分娩时主要威胁胎儿，子宫收缩时可以出现胎心的晚期减速。

5. 处理　根据胎儿有无畸形和孕周大小选择治疗方案。

（1）羊水过少合并胎儿严重致死性结构异常：确诊胎儿为严重致死性结构异常应尽早终止妊娠。

超声可明确胎儿结构异常，染色体异常检测应依赖于介入性产前诊断，结果经评估并与孕妇及家属沟通后，胎儿无法存活者可终止妊娠。

（2）羊水过少合并正常胎儿：寻找并去除病因。动态监测胎儿宫内情况，包括胎动计数、胎儿生物物理评分、超声动态监测羊水量及脐动脉收缩期峰值流速与舒张末期流速（S/D）的比值、胎儿电子监护。

1）终止妊娠：对妊娠已足月、胎儿可宫外存活者，应及时终止妊娠。合并胎盘功能不良、胎儿窘迫，或破膜时羊水少且胎粪严重粪染，估计短时间不能结束分娩者，应采用剖宫产术终止妊娠，以降低围产儿死亡率。对胎儿储备功能尚好，无明显宫内缺氧，可以阴道试产，并密切观察产程进展，连续监测胎心变化。对于因胎膜早破导致的羊水过少，按照胎膜早破处理。

2）严密观察：对妊娠未足月，胎肺不成熟者，可针对病因对症治疗，尽量延长孕周。根据孕龄及胎儿宫内情况，必要时终止妊娠。

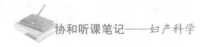

第六节 脐 带 异 常

一、脐带长度异常

脐带正常长度为 30~100cm，平均长度为 55cm。脐带长度异常的定义和相应临床表现，见表 10-4。

表 10-4 脐带长度异常的定义和相应临床表现

异常类型	脐带长度	临床表现
脐带过短	≤30cm	临产后因胎先露部下降受阻，脐带被牵拉过紧致胎儿血循环受阻、缺氧而出现：①胎心率异常。②胎盘早剥、产程延长（第二产程延长多见）
脐带过长	≥100cm	过长的脐带易造成绕颈、绕体、打结、脱垂或脐带受压

二、脐带先露与脐带脱垂

1. 脐带先露　又称隐性脐带脱垂，指胎膜未破时脐带位于胎先露部前方或一侧。当胎膜破裂，脐带进一步脱出胎先露部的下方。经宫颈进入阴道内，甚至显露于外阴部，称脐带脱垂。

2. 病因

（1）胎头入盆困难如骨盆狭窄、头盆不称等。

（2）胎位异常如臀先露、肩先露、枕后位等。

（3）脐带过长。

（4）羊水过多或胎儿过小。

（5）脐带附着异常及低置胎盘。

3. 临床表现

（1）脐带一过性受压：胎先露部尚未衔接、胎膜未破时，

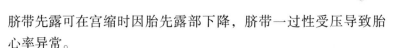

脐带先露可在宫缩时因胎先露部下降，脐带一过性受压导致胎心率异常。

（2）脐带受压于胎先露部与骨盆之间：胎先露部已衔接、胎膜已破者，脐带受压于胎先露部与骨盆之间，引起胎儿缺氧，甚至胎心完全消失。

（3）脐带血循环阻断超过7~8分钟：胎死宫内。

4. 诊断要点

（1）临床表现：若胎膜未破，于胎动、宫缩后胎心率突然变慢，改变体位、上推胎先露部及抬高臀部后迅速恢复者，应考虑有脐带先露的可能。

主治语录：在胎先露部旁或胎先露部下方以及阴道内触及脐带者，或脐带脱出于外阴者，即可确诊脐带脱垂。

（2）辅助检查：①超声检查，判定脐带位置。②胎心监护。

5. 治疗与预后

（1）脐带脱垂

1）宫口开全，胎头已入盆，应立即行产钳术或胎头吸引术。有困难者或初产妇，应行剖宫产术。

2）若宫颈未开全，应立即行剖宫产术。在准备期间，产妇应取头低臀高位，必要时用手将胎先露部推至骨盆上口以上，以减轻脐带受压。

主治语录：术者的手保持在阴道内，使胎先露部不能再下降，避免脐带受压，脐带则应消毒后还纳入阴道内。若宫口未开全又无立即剖宫产条件者，可采用脐带还纳术，但施术困难，成功率不高，已少用。

（2）脐带先露：经产妇、胎膜未破、宫缩良好者，取头低臀高位，密切观察胎心率，等待胎头衔接，宫口逐渐扩张，胎

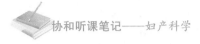

心仍保持良好者，可经阴道分娩。初产妇，或为不完全臀先露或肩先露者，应行剖宫产术。

三、脐带缠绕

1. 定义　脐带围绕胎儿颈部、四肢或躯干者称为脐带缠绕。约90%为脐带绕颈，以绕颈一周者居多，占分娩总数的20%左右。

2. 病因

（1）脐带过长。

（2）胎儿小。

（3）羊水过多。

（4）胎动过频。

3. 临床表现

（1）胎先露部下降受阻：脐带缠绕使脐带相对变短，影响胎先露部入盆，使产程延长或停滞。

（2）胎儿宫内窘迫：当缠绕周数多、过紧或因宫缩脐带受牵拉，使胎儿血循环受阻，导致胎儿宫内缺氧。

（3）胎心率变异：胎儿宫内缺氧时，可出现频繁的变异减速。

（4）彩色多普勒超声检查时，在胎儿颈部发现脐带血流信号。

出现上述情况应高度警惕脐带缠绕，特别是胎心监护出现频繁的变异减速，经吸氧、改变体位不能缓解时，应及时终止妊娠。产前超声诊断为脐带缠绕，在分娩过程中应加强监护，一旦出现胎儿窘迫，及时处理。

4. 辅助检查

（1）胎心监护，出现频繁的变异减速。

（2）彩色超声多普勒检查在胎儿颈部发现脐带血流信号。

（3）超声检查。见表10-5。

表 10-5　脐带缠绕的超声检查下表现

缠绕周数	超声表现
脐带缠绕 1 周	脐带缠绕处皮肤有 U 形压迹，含一小圆形衰减包块，可见小短光条
脐带缠绕 2 周	皮肤压迹为 W 形
脐带缠绕≥3 周	皮肤压迹为锯齿状，其上为一条衰减带状回声

5. 治疗与预后　及时终止妊娠。

四、脐带打结

见表10-6。

表 10-6　脐带打结的类型及临床表现

类　型	临床表现
脐带假结	因脐血管较脐带长，血管卷曲似结，或因脐静脉较脐动脉长形成迂曲似结。一般无大危害，很少因血管破裂而出血
脐带真结	多在妊娠 3~4 个月发生，开始为脐带缠绕胎体，后因胎儿穿过脐带套环而成真结。脐带真结较少见，发生率为 1.1%，其围产期死亡率为 6.1%。若真结未拉紧则无症状，拉紧后胎儿血循环受阻可出现胎儿宫内生长受限，甚至可致胎死宫内。多数在分娩后确诊

五、脐带扭转

脐带扭转少见。胎儿活动可使正常的脐带呈螺旋状，即脐带顺其纵轴扭转，生理性扭转可达 6~11 周。脐带过分扭转在近胎儿脐轮部变细呈索状坏死，引起血管闭塞或伴血栓存在，导

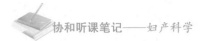

致胎儿宫内缺氧，严重者可使胎儿血运中断而致死亡。

六、脐带附着异常

脐带附着异常包括：球拍状胎盘及脐带帆状附着，其各自的临床表现见表10-7。

表10-7　脐带附着异常的类型和临床表现（球拍状胎盘及脐带帆状附着）

类　型	临床表现
球拍状胎盘	脐带附着于胎盘边缘。分娩过程中对母儿无大影响
脐带帆状附着	脐带附着于胎膜上，脐带血管通过羊膜与绒毛膜间进入胎盘。脐带帆状附着时，若胎膜上血管跨过宫颈内口位于胎先露部前方，称为前置血管。若前置血管受胎先露部压迫，可导致脐血循环受阻、胎儿宫内窘迫或死亡

七、脐血管数目异常

正常脐带有3条血管，1条脐静脉，2条脐动脉。若脐带只有1条动脉时，为单脐动脉。大多数病例在产前用超声检查可以发现。如果超声检查只发现单脐动脉这一因素，而没有其他结构异常，新生儿预后良好，如果同时有其他超声结构异常，染色体非整倍体以及其他畸形的风险增高，如肾脏发育不全、无肛门、椎骨缺陷等。

 历年真题

1. 关于羊水过少，下列哪项错误
　A. 妊娠早、中期的羊水过少，多以流产告终
　B. 妊娠晚期羊水过少是胎儿窘

　迫的一个表现
　C. 羊水过少，严重影响围生儿的预后
　D. 羊水过少的病因尚未完全

明确

E. 羊水过少均与胎儿畸形有关

2. 胎儿娩出后不正确的处理是

A. 清理呼吸道

B. 吸氧

C. 肌内注射维生素 K

D. 注意保暖

E. 告诉家属该儿预后佳

3. 关于胎膜早破的病因，下列哪项描述错误

A. 宫颈内口松弛

B. 中央性前置胎盘

C. 创伤

D. 下生殖道感染

E. 羊膜腔内压力升高

4. 下列哪项与胎盘早剥无关

A. 孕妇患重度子痫前期

B. 孕妇腹部直接受撞击

C. 孕妇长时间仰卧位

D. 羊水过多破膜后羊水流出过快

E. 多次人工流产

5. 关于子宫胎盘卒中的处理下列哪项不合适

A. 按摩子宫

B. 应用缩宫素

C. 应用麦角新碱

D. 立即切除子宫

E. 经积极处理，子宫仍不收缩，可切除子宫

6. 下面哪项因素与前置胎盘的发

生关系最小

A. 妊娠高血压综合征

B. 双胎妊娠

C. 子宫内膜炎

D. 多次刮宫

E. 受精卵滋养层发育迟缓

7. 妊娠晚期下面哪一项征象最能提示胎盘早期剥离隐性出血

A. 下腹疼痛，子宫下段压痛伴圆韧带触痛

B. 宫体局部或大部有压痛伴阴道出血

C. 破膜出现血性羊水，宫体压痛

D. 阴道少量出血，子宫压痛伴血压下降

E. 下腹痛伴葫芦形子宫，胎心率出现异常

8. 下述哪项不符合Ⅲ度胎盘早剥

A. 宫缩正常

B. 产妇面色苍白

C. 脉搏细弱

D. 阴道出血量少

E. 妊娠期高血压疾病患者血压可在正常范围

9. 某初产妇，孕 26 周，因腹部迅速增大，腹胀明显，呼吸困难 7 天，不能平卧 1 天入院。体格检查，血压 120/80mmHg（16/10.7kPa），心率 100 次/分，律齐，无杂音，双下肢水

肿,外阴部静脉曲张,呼吸 26 次/分。宫高 36cm,腹围 100cm,胎心音轻而遥远。胎位不清。应首先考虑下列哪一诊断

A. 双胎

B. 急性心衰

C. 急性羊水过多

D. 胎盘早剥

E. 子宫破裂

10. 某 36 岁初产妇,孕 26 周,因腹部迅速增大,腹胀明显,呼吸困难 7 天,不能平卧 1 天入院。超声检查示羊水过多,无脑儿,下一步的处理是

A. 剖宫产

B. 缩宫素静脉滴注引产

C. 观察

D. 人工破膜引产

E. 羊膜腔穿刺放羊水

11. 25 岁初产妇,36 周妊娠,房事后突然流水 2 小时来院就诊。经过检查后确诊为胎膜早破,除下列哪项外均支持诊断

A. 阴道液 pH 为 6.0

B. 阴道液干燥片见到羊齿状结晶

C. 肛诊将胎先露部上推见阴道流液量增多

D. 涂片用 0.5% 亚甲蓝染色可见淡蓝色毳毛

E. 宫颈管中的液体涂于玻片上,加热后变成白色

参考答案:1. E　2. E　3. B

4. E　5. D　6. A

7. C　8. A　9. B

10. D　11. A

第十一章 正常分娩

核心问题

1. 决定分娩的主要因素。
2. 枕先露的分娩机制。
3. 先兆临产、临产的诊断，产程处理。

内容精要

妊娠达到及超过 28 周（196 天），胎儿及附属物从临产开始至全部从母体娩出的过程称分娩。分娩类别见表 11-1。

表 11-1 分娩类别

分娩类别	妊娠时间（周）	妊娠天数（天）
早产	28 周至 36^{+6} 周	196~258
足月产	37 周至 41^{+6} 周	259~293
过期产	达到及超过 42 周	≥294

一、影响分娩的因素

1. 产力 将胎儿及其附属物从子宫内逼出的力量称为产力，包括子宫收缩力（简称宫缩）、腹壁肌及膈肌收缩力（统称腹

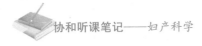

压）和肛提肌收缩力。

（1）子宫收缩力：临产后的主要产力，贯穿于分娩全过程。临产后的宫缩能使宫颈管短缩消失、宫口扩张、先露下降和胎盘娩出。宫缩特点有节律性、对称性、极性、缩复作用。见表11-2。

表11-2　宫缩特点

项　目	特　点
节律性	1. 是临产的重要标志。每次宫缩由弱渐强（进行期），维持一定时间（极期），一般30~40秒，随后由强渐弱（退行期），直至消失进入间歇期，一般为5~6分钟。随产程进展，宫缩持续时间逐渐延长，间歇期逐渐缩短 2. 当宫口开全后，宫缩持续约60秒，间歇期1~2分钟。如此反复，直至分娩结束。宫缩极期使宫腔压力于第一产程末可达40~60mmHg，于第二产程期间增致100~150mmHg，而间歇期仅为6~12mmHg 3. 宫缩时，子宫肌壁血管受压，子宫血流量减少，但间歇期子宫流量又恢复，对胎儿血流灌注有利
对称性	正常宫缩起自两侧宫角部（受起搏点控制），以微波形式均匀协调地向宫底中线集中，左右对称，再以每秒约2cm的速度向子宫下段扩散，约在15秒内扩展至整个子宫
极性	宫缩以宫底部最强、最持久，向下逐渐减弱，宫底部收缩力的强度几乎是子宫下段的2倍
缩复作用	宫体部平滑肌为收缩段。每当收缩时，肌纤维缩短变宽，收缩后肌纤维不能恢复到原来长度，经过反复收缩，肌纤维越来越短称缩复作用，能使宫腔内容积渐缩小，迫使胎先露部下降及宫颈管逐渐短缩直至消失及宫口扩张

（2）腹壁肌及膈肌收缩力：第二产程时娩出胎儿的重要辅助力量。当宫口开全后，胎先露部已降至阴道。每当宫缩时，前羊水囊或胎先露部压迫骨盆底组织及直肠，反射性引起排便动作，产妇主动屏气向下用力，腹壁肌及膈肌强有力地收缩使

腹内压增高,腹压在第二产程末宫缩时运用最有效,促使胎儿娩出,在第三产程亦可促使已剥离的胎盘娩出。

主治语录: 过早加腹压易使产妇疲劳和造成宫颈水肿,致使产程延长。腹压在第三产程可促使已剥离的胎盘娩出。

(3)肛提肌收缩力:有协助胎先露部在盆腔进行内旋转的作用。当胎头枕部露于耻骨弓下时,能协助胎头仰伸及娩出。当胎盘降至阴道时,能协助胎盘娩出。

2. 产道 胎儿娩出的通道,分为骨产道与软产道两部分。

(1)骨产道:真骨盆,其在分娩过程中变化小,是产道的重要组成部分。

1)骨盆入口平面:呈横椭圆形。主要径线包括入口前后径(又称真结合径,与胎先露入盆关系密切)、入口横径、入口斜径。

2)中骨盆平面:为骨盆最小平面,最狭窄,呈前后径长的椭圆形。其前方为耻骨联合下缘,两侧为坐骨棘,后方为骶骨下端。中骨盆平面有两条径线,即中骨盆横径和中骨盆前后径(平均为 11.5cm)。

主治语录: 中骨盆横径又称坐骨棘间径,指两侧坐骨棘间的距离,正常值平均为 10cm,其长短与胎先露内旋转关系密切。

3)骨盆出口平面:为骨盆腔下口,由两个不同平面的三角形所组成。坐骨结节间径为两个三角共同的底。前三角平面顶端为耻骨联合下缘,两侧为耻骨降支;后三角平面顶端为骶尾关节,两侧为骶结节韧带。主要径线如下。①出口前后径。耻骨联合下缘到骶尾关节的距离,平均为 11.5cm。②出口横径。又称坐骨结节间径。两坐骨结节内缘的距离,正常值平均为 9cm。是胎先露部通过骨盆出口的径线,与分娩关系密切。③出口前矢状径。耻骨联合下缘至坐骨结节连线中点的距离,平均为 6cm。

④出口后矢状径。骶尾关节至坐骨结节间径中点间的距离，正常值平均8.5cm。若出口横径稍短与出口后矢状径之和>15cm时，正常大小的胎头可通过后三角区经阴道娩出。

4）骨盆轴：连接骨盆各平面中点的假想曲线称为骨盆轴。此轴上段向下、向后，中段向下，下段向下、向前。分娩时，胎儿经此轴完成分娩机制，助产时也应按骨盆轴方向协助胎儿娩出。

5）骨盆倾斜度：妇女站立时，骨盆入口平面与地平面所形成的角度一般为60°。若骨盆倾斜度过大，影响胎头衔接和娩出。

（2）软产道：由子宫下段、宫颈、阴道及骨盆底软组织构成的弯曲管道。

1）子宫下段的形成：①未孕时子宫峡部长约1cm，妊娠12周后逐渐伸展成为宫腔的一部分，随妊娠进展被逐渐拉长，至妊娠末期形成子宫下段。②临产后，规律宫缩使子宫下段进一步拉长达7~10cm。③子宫体部肌纤维的缩复作用，可使上段肌壁越来越厚，下段肌壁越来越薄。在子宫内面的上、下段交界处形成环状隆起，称为生理性缩复环。

2）宫颈管消失及宫口扩张：①初产妇通常是先宫颈管消失，随后宫口扩张。②经产妇一般是宫颈管消失与宫口扩张同时进行。

3）阴道、骨盆底及会阴的变化：临产后前羊膜囊及胎先露部将阴道上部撑开，破膜以后胎先露部直接压迫盆底，软产道下段形成一个向前向上弯曲的筒状通道，阴道壁黏膜皱襞展平、阴道扩张变宽。肛提肌向下及两侧扩展，肌纤维逐步拉长，使会阴变薄，以利胎儿通过。会阴体部在分娩时可造成裂伤。

3. 胎儿 ①胎儿大小、胎位及有无畸形是影响分娩、决定分娩难易程度的重要因素之一。②估计胎儿体重主要通过超声检查、测量宫高来评估。胎头是胎儿通过产道最困难的部分。

主治语录：胎儿过大致胎头径线大时，尽管骨盆正常大，也可引起相对性骨盆狭窄造成难产。

（1）胎头各径线：双顶径、枕额径、枕下前囟径及枕颏径。双顶径可用于判断胎儿大小，胎儿一般以枕额径衔接，以枕下前囟径通过产道。胎头各径线的测量及长度见表11-3。

表11-3　胎头径线的定义及平均长度

胎头径线	含　义	妊娠足月时平均长度（cm）
双顶径	两侧顶骨隆突间的距离，为胎头最大横径	9.3
枕额径	鼻根上方至枕骨隆突间的距离	11.3
枕下前囟径（小斜径）	前囟中央至枕骨隆突下方相连处之间的距离	9.5
枕颏径	颏骨下方中央至后囟顶部的距离	13.3

（2）囟门：胎头有大囟门（前囟）、小囟门（后囟）。胎头在通过产道时受挤压，使胎头变形、变小，利于胎儿娩出。

主治语录：囟门是确定胎位的重要标志。

（3）胎位：矢状缝和囟门是确定胎位的重要标志。胎体纵轴与骨盆轴相一致时为纵产式（头先露或臀先露），容易通过产道。不同胎位对分娩的影响，见表11-4。

表11-4　不同胎位对分娩的影响

胎　位	经过产道的过程	影　响
头先露	胎头先通过产道，分娩过程中颅骨重叠，使胎头变形、周径变小	有利于胎头娩出

续　表

胎　位	经过产道的过程	影　响
臀先露	较胎头周径小且软的胎臀先娩出，阴道扩张不充分，当胎头娩出时头颅又无变形机会	胎头娩出较臀部困难
肩先露	胎体纵轴与骨盆轴垂直，妊娠足月活胎不能通过产道	对母儿威胁极大

（4）胎儿畸形：胎儿某一部分发育异常，如脑积水、联体儿等，由于胎头或胎体过大，通过产道常发生困难。

4. 精神心理因素　一些产妇由于恐惧分娩等致使临产后情绪紧张，常处于焦虑、不安和恐惧的精神心理状态。这种情绪改变会使机体产生如心动过速、呼吸急促、肺内气体交换不足等一系列变化，致使子宫缺氧、收缩乏力、宫口扩张缓慢及胎先露部下降受阻，产程延长，同时也促使产妇神经内分泌发生变化，交感神经兴奋，释放儿茶酚胺，血压升高，导致胎儿缺血缺氧，出现胎儿窘迫。

二、枕先露的分娩机制

分娩机制是指胎儿先露部随骨盆各平面的不同形态，被动进行一连串适应性转动，以其最小径线通过产道的全过程。临床上以枕左前位最多见，其分娩机制见表11-5。分娩机制各动作虽然分别描述，但其过程实际是连续的。

表11-5　分娩机制

分娩机制	过　　程
衔接	胎头双顶径进入骨盆入口平面，胎头颅骨最低点接近或达到坐骨棘水平，称为衔接。胎呈半俯屈状态以枕额径进入骨盆入口。初产妇可在预产期前1~2周内胎头衔接，经产妇多在分娩开始后胎头衔接

分娩机制	过 程
下降	胎头沿骨盆轴前进的动作称为下降，贯穿于分娩全过程，是胎儿娩出的首要条件。促使胎头下降的因素如下。 1. 宫缩时通过羊水传导，压力经胎轴传至胎头 2. 宫缩时宫底直接压迫胎臀 3. 胎体伸直伸长 4. 腹肌收缩使腹压增加
俯屈	当胎头以枕额径进入骨盆腔降至骨盆底时，原处于半俯屈的胎头枕部遇肛提肌阻力，借杠杆作用进一步俯屈，使下颏接近胸部，变胎头衔接时的枕额周径为枕下前囟周径，以适应产道，有利于胎头继续下降
内旋转	1. 当胎头下降至骨盆底遇到阻力时，胎头为适应前后径长、横径短的特点，枕部向母体中线方向旋转45°达耻骨联合后方，使其矢状缝与中骨盆及骨盆出口前后径一致的动作称内旋转 2. 胎头于第一产程完成内旋转。枕先露时胎头枕部最低，遇到骨盆底肛提肌阻力，肛提肌收缩将胎头枕部推向阻力小、部位宽的前方
仰伸	1. 当完全俯屈的胎头下降达阴道外口时，宫缩和腹压继续迫使胎头下降，而肛提肌收缩力又将胎头向前推进 2. 两者的共同作用使胎头沿骨盆轴下段向下前的方向转向前，胎头枕骨下部达耻骨联合下缘时，以耻骨弓为支点，使胎头逐渐仰伸，胎头的顶、额、鼻、口、颏由会阴前缘相继娩出 3. 当胎头仰伸时，胎儿双肩径沿左斜径进入骨盆入口
复位及外旋转	1. 胎头娩出后，为使胎头与胎肩恢复正常关系，胎头枕部向左旋转45°称为复位 2. 胎肩在盆腔内继续下降，前（右）肩向前向中线旋转45°时，胎儿双肩径转成骨盆下口前后径相一致的方向，胎头枕部需在外继续向左旋转45°，以保持胎头与胎肩的垂直关系，称为外旋转
胎肩胎儿娩出	胎头完成外旋转后，胎儿前（右）肩在耻骨弓下先娩出，随即后（左）肩从会阴前缘娩出。胎儿双肩娩出后，胎体及胎儿下肢随之取侧位顺利娩出

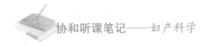

三、先兆临产、临产与产程

1. 先兆临产 分娩发动前，常出现一些预示不久将临产的症状，称为先兆临产。如规律宫缩、胎儿下降感以及阴道少量淡血性分泌物（俗称见红）。

（1）不规律宫缩（假临产）：分娩发动前，由于子宫肌层敏感性增强，可出现不规律宫缩。特点如下。

1）宫缩持续时间短且不恒定，间歇时间长且不规律。

2）宫缩强度不增加。

3）常在夜间出现、清晨消失，宫缩时不适主要在下腹部。

4）宫颈管不短缩，宫口不扩张。

5）给予镇静药物能抑制假临产。

（2）胎儿下降感：多数初孕妇感到上腹部较前舒适，进食量较前增多，呼吸较前轻快，系胎先露部进入骨盆入口使宫底位置下降的缘故。

（3）见红：分娩即将开始的比较可靠征象。在分娩发动前24~48小时内，因宫颈内口附近的胎膜与该处的子宫壁分离，毛细血管破裂经阴道排出少量血液，与宫颈管内的黏液栓相混排出，称为见红。

2. 临产的诊断 有规律且逐渐增强的子宫收缩，持续30秒或以上，间歇5~6分钟，同时伴随进行性宫颈管消失、宫口扩张和胎先露部下降。目前多用Bishop评分法（见表11-6）判断宫颈成熟度，估计试产的成功率，>9分均成功，≤3分均失败。

表 11-6 Bishop 宫颈成熟度评分法

指　　标	分　　数			
	0	1	2	3
宫口开大（cm）	0	1~2	3~4	≥5

续 表

指 标	分 数			
	0	1	2	3
宫颈管消退%（未消退为 2~3cm）	0~30	40~50	60~70	≥80
先露位置（坐骨棘水平＝0）	-3	-2	-1~0	+1~+2
宫颈硬		硬	中	软
宫口位置		朝后	居中	朝前

3. **总产程及产程分期** 总产程是指从开始出现规律宫缩直到胎儿胎盘娩出的全过程（表 11-7）。

表 11-7 产程的分期及持续时间

产程分期	定 义	初产妇	经产妇
第一产程（宫颈扩张期）	规律宫缩至宫口开全（10cm）	11~12 小时	6~8 小时
潜伏期	规律宫缩至宫口扩张 3cm	不超过 20 小时	不超过 14 小时
活跃期	宫口扩张 3~10cm	需 4 小时，最大时限 8 小时	
第二产程（胎儿娩出期）	宫口开全至胎儿娩出	≤3 小时	≤2 小时
第三产程（胎盘娩出期）	胎儿娩出至胎盘胎膜娩出	≤30 分钟	≤30 分钟

主治语录：第二产程实施硬膜外麻醉镇痛者，初产妇最长不应超过 4 小时，经产妇不应超过 3 小时。初产妇第二产程超过 1 小时即应关注产程进展，超过 2 小时必须由有经验的医师进行母胎情况全面评估，决定下一步的处理方案。

四、产程处理与分娩

1. **第一产程的临床经过及处理** 初产妇确定正式临产后，

宫颈管完全消退可住院待产，经产妇则确定临产后尽快住院分娩。**第一产程表现为宫缩规律、宫口扩张、胎先露下降及胎膜破裂。**

（1）子宫收缩：用胎儿监护仪描记的宫缩曲线，是反映宫缩的客观指标。10分钟内出现3~5次宫缩即为有效产力，可使宫颈管消失、宫口扩张和胎先露下降；10分钟内大于5次宫缩定义为宫缩过频。

（2）胎心：在宫缩间歇时听诊胎心，随产程进展适当增加听诊次数。高危妊娠等建议连续进行电子胎心监护。

　　主治语录：用胎儿监护仪观察胎心率变异及其与宫缩、胎动的关系，此法能判断胎儿在宫内的状态。

（3）宫口扩张：表现为宫颈管逐渐变软、变短、消失，宫颈展平并逐渐扩大。开始宫口扩张速度较慢，后期速度加快。当宫口开全（10cm）时，子宫下段、宫颈及阴道共同形成桶状的软产道。

（4）胎头下降：描记胎头下降曲线。是决定能否经阴道分娩的重要指标。随着产程进展，先露部逐渐下降，并在宫口开大4~6cm后快速下降，直到先露部达到外阴及阴道口。胎头下降情况的评估方法如下。

1）腹部触诊在骨盆入口平面（真假骨盆分界）上方可触及的剩余胎头部分，以国际五分法表示。

2）胎儿颅骨最低点与坐骨棘平面的关系。坐骨棘平面是判断胎头高低的标志。胎头颅骨最低点平坐骨棘平面时，以"0"表达；在坐骨棘平面上1cm时，以"-1"表达；在坐骨棘平面下1cm时，以"+1"表达，依此类推。

　　主治语录：经阴道指检检查宫口扩张和胎先露下降情况。胎头下降程度是决定能否经阴道分娩的重要观察项目。

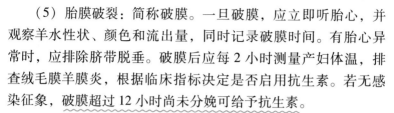

（5）胎膜破裂：简称破膜。一旦破膜，应立即听胎心，并观察羊水性状、颜色和流出量，同时记录破膜时间。有胎心异常时，应排除脐带脱垂。破膜后应每 2 小时测量产妇体温，排查绒毛膜羊膜炎，根据临床指标决定是否启用抗生素。若无感染征象，破膜超过 12 小时尚未分娩可给予抗生素。

（6）活动与休息：宫缩不强且未破膜，产妇可在病室内走动，有助于加速产程进展。初产妇宫口近开全或经产妇宫口扩张 4cm 时，应卧床、取左侧卧位。

（7）排尿与排便：应鼓励产妇每 2~4 小时排尿 1 次，以免膀胱充盈影响宫缩及胎头下降。

（8）腹部触诊及仪器监护：腹部触诊是最简单也是最重要的方法。助产人员将手掌放于产妇的腹壁上，宫缩时可感到宫体部隆起变硬、间歇期松弛变软。仪器监护最常用的是外监护。将电子监护仪的宫腔压力探头放置于孕妇腹壁宫体部，连续描记 40 分钟，可显示子宫收缩开始、高峰、结束及相对强度。

（9）肛门检查：应适时在宫缩时进行。能了解宫颈软硬度、厚薄、宫口扩张程度、是否破膜、骨盆腔大小、确定胎位以及胎头下降程度。

（10）阴道检查：直接触清矢状缝及囟门确定胎位、宫口扩张程度。适用于肛查不清、宫口扩张及胎头下降程度不明、疑有脐带先露或脐带脱垂、轻度头盆不称经试产 4 小时产程进展缓慢者。

（11）血压：于第一产程期间宫缩时血压常升高 5~10mmHg，间歇期恢复原状。应每隔 4~6 小时测量 1 次。发现血压升高应增加测量次数并给予相应处理。

（12）精神安慰：初产妇产程长，容易产生焦虑、紧张和急躁情绪，应安慰产妇并耐心讲解分娩是生理过程，让产妇与助

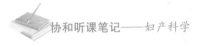

产人员合作，以便能顺利分娩。

主治语录：若产妇于宫缩时喊叫不安，应在宫缩时指导其做深呼吸动作，或多用双手轻柔下腹部。

（13）饮食：鼓励产妇少量多次进食，吃高热量易消化食物，并注意摄入足够水分，以保证精力和体力充沛。

2. 第二产程的临床经过及处理　第二产程的处理不应只考虑时限长短，更应重点关注胎心监护、宫缩、胎头下降、有无头盆不称、产妇一般情况等。既要避免试产不充分，轻率改变分娩方式，又要避免因评估不正确盲目延长第二产程可能增加母儿并发症的风险，应在适宜的时间点选择正确的产程处理方案。

（1）临床经过：临产后进入第二产程的主要标志是宫口开大 10cm。

1）胎头拨露：于宫缩时胎头露出于阴道口，露出部分不断增大，在宫缩间歇期，胎头又缩回阴道内。

2）胎头着冠：胎头双顶径越过骨盆下口，宫缩间歇时胎头也不再回缩。

（2）处理：应勤听胎心，5 分钟听 1 次，至少每次听诊 30~60 秒，最好用胎儿监护仪监测。密切监测宫缩，指导产妇用力。若发现胎心减慢，应立即行阴道检查，尽快结束分娩。

1）接产者在接产前应正确判断是否存在易造成会阴撕裂的诱因，如会阴水肿、会阴过紧缺乏弹力、耻骨弓过低、胎儿过大、胎儿娩出过快等。

2）当胎头拨露使阴唇后联合紧张时，开始保护会阴。会阴切开指征为会阴过紧或胎儿过大，估计分娩时会阴撕裂不可避免者，或母儿有病理情况急需结束分娩者。一般在胎头着冠时切开。

3）延迟脐带结扎。推荐对早产儿（<37 周）娩出后延迟脐带结扎至少 60 秒，有利于胎盘血液转运至新生儿，增加新生儿血容量、血红蛋白含量，有利于维持早产儿循环的稳定性并可减少脑室内出血的风险。

✎ **主治语录：** 会阴切开术包括会阴后-侧切开术和会阴正中切开术。

3. 第三产程的临床经过及处理

（1）临床表现：胎儿娩出后，由于宫腔容积突然明显缩小，胎盘不能相应缩小，与子宫壁发生错位而剥离，胎盘剥离面出血形成积血。子宫继续收缩，使胎盘完全剥离而娩出。

1）胎盘剥离的征象：①宫体变硬呈球形，胎盘剥离至子宫下段，下段被扩张，宫体呈狭长形被推向上，宫底升高达脐上。②剥离的胎盘降至子宫下段，阴道口外露的一段脐带自行延长。③阴道少量流血。④用手掌尺侧在产妇耻骨联合上方轻压子宫下段时，宫体上升而外露的脐带不再回缩。

2）胎盘剥离及排出方式：见表 11-8。

表 11-8　胎盘剥离及排出方式

方　式	剥除及排出顺序	临床特点	常见性
胎儿面娩出式	胎盘胎儿面先排出。胎盘从中央开始剥离，而后向周围剥离	胎盘先排出，随后见少量阴道流血	多见
母体面娩出式	胎盘母体面先排出。胎盘从边缘开始剥离，血液沿剥离面流出	先有较多量阴道流血，胎盘后排出	少见

（2）处理

1）协助胎盘娩出：正确处理胎盘娩出可预防产后出血。在胎儿前肩娩出后将宫缩素 10~20U 稀释于 250~500ml 生理盐水中静脉快速滴注。①当确认胎盘已完全剥离时，于宫缩时以左手握住宫底并按压，同时右手轻拉脐带，协助娩出胎盘。当胎盘娩出至阴道口时，接产者用双手捧住胎盘，向一个方向旋转并缓慢向外牵拉，协助胎盘胎膜完整剥离排出。②助产者切忌在胎盘尚未完全剥离时用手按揉、下压宫底或牵拉脐带，以免引起胎盘部分剥离而出血或拉断脐带，甚至造成子宫内翻。注意观察并测量出血量。若在胎膜排出过程中，发现胎膜部分断裂，可用血管钳夹住断裂上端的胎膜，再继续向原方向旋转，直至胎膜完全排出。

2）检查胎盘胎膜：检查胎盘母体面胎盘小叶有无缺损、胎膜是否完整、胎盘胎儿面边缘有无血管断裂、有无副胎盘。

主治语录：副胎盘、部分胎盘残留或大部分胎膜残留时，应在无菌操作下伸手入宫腔取出残留组织。若确认仅有少许胎膜残留，可给予子宫收缩药。

3）检查软产道：胎盘娩出后，应仔细检查会阴、小阴唇内侧、尿道口周围、阴道及宫颈有无裂伤。若有裂伤应立即缝合。

4）预防产后出血：胎盘娩出 2 小时内是产后出血的高危期。应在分娩室观察一般情况、产妇面色、结膜和甲床色泽、测量血压、脉搏和阴道流血量。注意子宫收缩、宫底高度、膀胱充盈否、会阴及阴道有无血肿等，发现异常情况及时处理。①产后 2 小时无异常，将产妇和新生儿送回病房。正常分娩出血量多不超过 300ml。②遇有产后出血史或易发生宫缩乏力的产妇，可在胎儿前肩娩出时静脉注射麦角新碱 0.2mg，或缩宫素 10U 加于 25%葡萄糖液 20ml 内静脉注射，也可在胎儿娩出后立即经脐静脉快速注入含缩宫素 10U 的生理盐水 20ml，均能促使胎盘迅速剥离减少出血。③若胎盘未全剥离而出血多时，应行手取胎盘术。

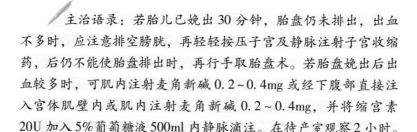

主治语录：若胎儿已娩出30分钟，胎盘仍未排出，出血不多时，应注意排空膀胱，再轻轻按压子宫及静脉注射子宫收缩药，后仍不能使胎盘排出时，再行手取胎盘术。若胎盘娩出后出血较多时，可肌内注射麦角新碱0.2~0.4mg 或经下腹部直接注入宫体肌壁内或肌内注射麦角新碱0.2~0.4mg，并将缩宫素20U 加入5%葡萄糖液500ml 内静脉滴注。在待产室观察2小时。

4. 新生儿处理　新生儿出生后置于辐射台擦干、保暖。

（1）清理呼吸道：断脐后继续清除新生儿呼吸道黏液和羊水，用新生儿吸痰管或导管轻轻吸除咽部及鼻腔的黏液和羊水，以免发生吸入性肺炎。当确认呼吸道通畅而仍未啼哭时，可用手轻拍新生儿足底。

主治语录：新生儿大声啼哭后即可处理脐带。

（2）处理脐带：用两把血管钳钳夹脐带，在其中间剪断。在距脐根0.5cm 处用无菌粗丝线结扎第一道，再在结扎线外0.5cm 处结扎第二道。必须扎紧防止脐出血，避免用力过猛造成脐带断裂。在第二道结扎线外0.5cm 处剪断脐带，挤出残余血液，用高锰酸钾液消毒脐带断面，药液不可接触新生儿皮肤，以免发生皮肤灼伤。

主治语录：处理脐带时注意新生儿保暖。

（3）阿普加（Apgar）评分：见表11-9。

表 11-9　新生儿 Apgar 评分

体　　征	评分标准		
	0分	1分	2分
皮肤颜色	全身苍白	身体红、四肢青紫	全身粉红
心率（次/分）	无	<100	≥100

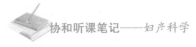
续　表

体　　征	评分标准		
	0 分	1 分	2 分
喉反射	无反应	有些动作如皱眉	咳嗽、恶心
肌张力	松弛	四肢略屈曲	四肢能活动
呼吸	无	慢、不规则	佳、哭声响

注：Apgar 是人名，为了便于记忆可将 A 表示皮肤颜色、p 为心率、g 是喉反射、a 是肌张力、r 代表呼吸。

我国新生儿评分窒息标准：①5 分钟 Apgar 评分≤7，仍未建立有效呼吸。②脐动脉血气 pH<7.15。③排除其他引起低 Apgar 评分的病因。④产前具有可能导致窒息的高危因素。

以上①~③为必要条件，④为参考目标。

五、分娩镇痛

分娩镇痛目的是有效缓解疼痛，同时可能有利于增加子宫血流，减少产妇因过度换气而引起的不良影响。产妇自临产至第二产程均可分娩镇痛。

1. 疼痛的原因

（1）第一产程疼痛主要来自宫缩时子宫肌缺血缺氧和宫颈扩张时肌肉过度紧张，通过交感神经由胸神经 10、11、12 后段传递至脊髓。

（2）第二产程疼痛来自胎头对盆底、阴道、会阴的压迫，通过骶神经 2、3、4 的感觉纤维传递至脊髓。

（3）产妇紧张、焦虑可导致害怕紧张疼痛综合征。

2. 分娩镇痛的基本原则

（1）对产程影响小。

（2）安全、对产妇及胎儿不良作用小。

（3）药物起效快作用可靠、给药方法简便。

（4）有创镇痛由麻醉医师实施并全程监护。

3．分娩镇痛种类

（1）非药物镇痛：产痛与精神紧张相关，产前应进行宣教，强调分娩是一个自然的生理过程，给予足够的心理支持，获得产妇的主动配合。非药物镇痛包括调整呼吸、全身按摩、家属陪伴、导乐，可单独应用或联合药物镇痛法等应用。

（2）全身阿片类药物麻醉：可通过静脉注射或肌内注射间断给予，也可通过患者自控性镇痛。阿片类药物主要作用是镇静，可以产生欣快感，但镇痛效果有限且有可能导致产妇恶心、呼吸抑制、胃肠道排空延长、胎心变异减少、新生儿呼吸抑制等。常用阿片类药物包括哌替啶、芬太尼、瑞芬太尼、纳布啡等。

（3）椎管内麻醉镇痛：通过局麻药作用达到身体特定区域的感觉阻滞，包括腰麻、硬膜外麻醉或腰硬联合麻醉。其优点为镇痛平面固定，较少引起运动阻滞，易于掌握用药剂量，可以长时间保持镇痛效果。但如果麻醉平面过高可导致严重呼吸抑制。其他并发症还包括低血压、局麻药毒性反应、过敏反应、麻醉后头痛、神经损伤、产时发热、第二产程延长等。由于其副作用和并发症，麻醉医师除了掌握麻醉技术外还应熟悉并发症的紧急处理。实施硬膜外麻醉时，第二产程初产妇最长不应超过 4 小时，经产妇不应超过 3 小时。

 历年真题

1．正常骨产道的特点是
　　A．最短的前后径是中骨盆前后径
　　B．对角径等于入口前后径
　　C．最短的横径是骨盆入口平面横径
　　D．站立时骨盆入口平面与地面平行
　　E．骨盆轴的上段向下、向后，中段向下，下段向下、向前

2. 临产的重要标志是

    A. 见红、破膜、规律宫缩

    B. 见红、规律宫缩、宫口开大不明显

    C. 见红、先露下降、伴有尿频

    D. 规律宫缩、破膜，伴有见红

    E. 规律宫缩逐渐增强，伴随进行性宫口开大和先露下降

3. 正常枕先露分娩机制，下述哪项正确

    A. 下降，衔接，内旋转，俯屈，仰伸，复位，外旋转

    B. 衔接，俯屈，内旋转，下降，仰伸，复位，外旋转

    C. 衔接，下降，俯屈，内旋转，仰伸，复位，外旋转

    D. 下降，俯屈，衔接，内旋转，仰伸，复位，外旋转

    E. 衔接，下降，内旋转，俯屈，仰伸，复位，外旋转

4. 下列哪项不是胎盘剥离的征象

    A. 宫底上升

    B. 子宫呈葫芦形

    C. 阴道少量出血

    D. 外露脐带延长

    E. 压耻骨联合上方，脐带不回缩

5. 第二产程中，下面哪种情况不需要干预产程

    A. 羊水胎粪Ⅱ度污染

    B. 第二产程已达2小时

    C. 胎心监护有早期减速（＞50次/分）

    D. 有晚期减速（达50%）

    E. 胎心监护有典型的变异减速

参考答案：1. E 2. E 3. C
               4. B 5. C

第十二章　异常分娩

核心问题

1. 子宫收缩乏力的临床表现及对母儿的影响。

2. 子宫收缩乏力（协调性、不协调性）的处理原则。

3. 子宫收缩过强的处理原则。

4. 狭窄骨盆的分类。

5. 软产道的组成。

6. 持续性枕后位、枕横位的原因，分娩机制及处理原则。

内容精要

影响分娩的主要因素为产力、产道、胎儿及精神心理因素，这些因素中任一个或一个以上发生异常以及四个因素间相互不能适应，而使分娩进展受到阻碍，称异常分娩（难产）。

第一节　产力异常

子宫收缩力是临产后贯穿于分娩全过程的主要动力。在分娩过程中，子宫收缩的节律性、对称性及极性不正常或强度、频率有改变，称子宫收缩力异常，简称产力异常。子宫收缩力异常临床上分为子宫收缩乏力和子宫收缩过强两类，每类又分为协调性子宫收缩和不协调性子宫收缩。

一、子宫收缩乏力

1. 病因　①头盆不称或胎位异常。②子宫肌源性因素，如子宫肌纤维过度伸展（如多胎妊娠、羊水过多等）。③精神因素。④内分泌失调。⑤其他，如药物影响。

2. 产程异常　见表 12-1。

表 12-1　产程异常

表　现	含　义
潜伏期延长	从临产规律宫缩开始至活跃期起点（4~6cm）称为潜伏期。初产妇>20 小时，经产妇>14 小时，称为潜伏期延长
活跃期延长	从活跃期起点至宫口开全称为活跃期。宫颈口扩张速度<0.5cm/h，称为活跃期延长
活跃期停滞	当破膜且宫颈扩张>6cm 后，若宫缩正常，宫颈口停止扩张多 4 小时；若宫缩欠佳，宫颈口停止扩张>6 小时称为活跃期停滞
第二产程延长	第二产程初产妇超过 3 小时、经产妇超过 2 小时（硬膜外麻醉镇痛分娩时，初产妇>4 小时，经产妇>3 小时），产程无进展（胎头下降和旋转）
胎头下降延缓	活跃期晚期及第二产程，胎头下降速度初产妇每小时<1.0cm，经产妇每小时<2.0cm
胎头下降停滞	活跃期晚期胎头停留在原处不下降>1 小时

3. 对母儿的影响

（1）对产妇的影响：产程延长产妇休息不好、精神与体力消耗；呻吟和过度换气、进食减少，可出现精神疲惫、乏力、排尿困难及肠胀气。严重者引起产妇脱水、低钾血症或酸中毒，最终影响子宫收缩，手术产率增加。第二产程延长可因产道受压过久，发生产后尿潴留，受压组织长期缺血，继发水肿、坏死，软产道受损，形成生殖道瘘。同时，易导致产后出血和产褥感染。

（2）对胎儿的影响：不协调性宫缩乏力时子宫收缩间歇期子宫壁不能完全松弛，对子宫胎盘循环影响大，易发生胎儿窘迫；产程延长使胎头及脐带等受压时间过久，手术助产机会增加，易导致新生儿窒息、产伤、颅内出血及吸入性肺炎等。

4. 临床表现、处理原则　见表 12-2。

表 12-2　子宫收缩乏力的临床类型、特点和处理原则

类　型	临床特点	处理原则
协调性宫缩乏力（低张性宫缩乏力）	子宫收缩具有正常的节律性、对称性和极性，但收缩力弱，持续时间短，间歇期长且不规律，压力低于 180Montevideo 单位，宫缩每 10 分钟<2 次	寻找原因，检查有无头盆不称与胎位异常，阴道检查了解宫颈扩张和胎先露部下降情况。若发现有头盆不称，估计不能经阴道分娩者，应及时行剖宫产术；若判断无头盆不称和胎位异常，估计能经阴道分娩者，应采取加强宫缩的措施 1. 人工破膜：宫口扩张 ≥3cm、无头盆不称、胎头已衔接者 2. 地西泮静脉推注：宫口扩张缓慢及宫颈水肿时 3. 缩宫素静脉滴注：胎心良好、胎位正常、头盆相称者。若宫缩持续 ≥1 分钟或胎心率有变化，应立即停止滴注 4. 前列腺素（PG）：促进子宫收缩
不协调性宫缩乏力（高张性宫缩乏力）	子宫收缩极性倒置，宫缩间歇期子宫不完全松弛	调节子宫收缩，恢复正常节律性及其极性。予哌替啶 100mg 或吗啡 10mg 肌内注射，严禁应用缩宫素。若经上述处理，不协调性宫缩未能得到纠正，或伴有胎儿窘迫征象、头盆不称，均应行剖宫产术

5. 鉴别诊断 假临产给予强镇静药哌替啶 100mg 肌内注射，宫缩停止者为假临产；宫缩不停止者为原发性宫缩乏力。

二、子宫收缩过强

（一）病因

1. 临产后不适当地应用缩宫素。
2. 精神紧张。
3. 过度疲劳。
4. 不适当地进行阴道内操作。

（二）临床表现

1. 协调性子宫收缩过强 其特点如下。

（1）子宫收缩的节律性、对称性和极性均正常，仅子宫收缩力过强、过频。

（2）若产道无阻力，宫口迅速开全，分娩在短时间内结束，宫口扩张速度每小时>5cm（初产妇）或>10cm（经产妇），初产妇总产程<3 小时称为急产。

（3）经产妇多见，若伴产道梗阻或瘢痕子宫有可能发生病理性缩复环甚至子宫破裂。

2. 不协调性子宫收缩过强

（1）强直性子宫收缩：其特点为产妇烦躁不安，持续性腹痛，拒按。胎位触不清，胎心听不清。有时可出现病理缩复环、血尿等先兆子宫破裂征象。

（2）子宫痉挛性狭窄环：子宫壁局部肌肉呈痉挛性不协调性收缩形成的环状狭窄，持续不放松，称为子宫痉挛性狭窄环。多因精神紧张、过度疲劳和不适当使用缩宫剂或粗暴实施阴道内操作所致。狭窄环可发生在宫颈、宫体的任何部分，多在子宫上下段交界处，也可在胎体某一狭窄部，以胎颈、胎腰处常见，不随宫缩上升，与病理性缩复环不同。

产妇可出现持续性腹痛烦躁不安，胎心时快时慢，宫颈扩张缓慢，胎先露部下降停滞，手取胎盘时可在宫颈内口上方直接触到此环。第三产程常造成胎盘嵌顿。

主治语录： 子宫痉挛性狭窄环特点如下。①产妇出现持续性腹痛，烦躁不安，宫颈扩张缓慢，胎先露部下降停滞，胎心时快时慢。②阴道检查时在宫腔内触及较硬而无弹性的狭窄环，不随宫缩上升。

（三）对母儿的影响

1. 对产妇的影响　协调性子宫收缩过强可致急产，易造成软产道裂伤，甚至子宫破裂。不协调性子宫收缩过强形成子宫痉挛性狭窄环或强直性子宫收缩时，可导致产程异常、胎盘嵌顿、产后出血、产褥感染及手术产的概率增加。

2. 对胎儿的影响　子宫收缩过强使子宫胎盘血流减少，子宫痉挛性狭窄环使产程延长，均易发生胎儿窘迫、新生儿窒息甚至死亡。胎儿娩出过快，胎儿在产道内压力解除过快，致使新生儿颅内出血。

（四）治疗与预后

1. 协调性子宫收缩过强　以预防为主，有急产史（包括家族中有急产史者）提前入院待产。临产后慎用缩宫剂及各种加强宫缩的措施，包括灌肠、人工破膜等。提前做好接产及抢救新生儿窒息的准备。

2. 不协调性子宫收缩过强

（1）强直性子宫收缩：应及时给予宫缩抑制药。若属梗阻性原因，应立即行剖宫产术。若胎死宫内可用乙醚吸入麻醉。若仍不能缓解强直性宫缩，应行剖宫产。

（2）子宫痉挛性狭窄环：应认真寻找导致子宫痉挛性狭窄环的原因，及时纠正。停止阴道内操作及停用缩宫素。若无胎儿窘迫征象，给予镇静药如哌替啶肌内注射，等待异常宫缩自然消失。若宫缩不缓解，出现胎儿宫内窘迫或病理缩复环，应及早剖宫产。

第二节 产道异常

产道包括骨产道（骨盆腔）及软产道（子宫下段、宫颈、阴道、外阴），是胎儿经阴道娩出的通道。产道异常可使胎儿娩出受阻，临床上以骨产道异常多见。

一、骨产道异常

骨盆径线过短或形态异常，致使骨盆腔小于胎先露部可通过的限度，阻碍胎先露部下降，影响产程顺利进展，称为狭窄骨盆。

（一）临床表现

1. 骨盆入口平面狭窄

（1）胎先露及胎方位异常：狭窄骨盆孕产妇异常胎位如臀先露、肩先露或面先露等发生率是正常骨盆者3倍以上。

1）头先露时头盆不称的发生率高，初产妇多呈尖腹，经产妇呈悬垂腹，临产后胎头迟迟不入盆，胎头跨耻征阳性。

2）偶有胎头尚未衔接，但在阴道口见到胎头产瘤的假象，扁平骨盆且骨盆较浅时，产程初期，胎头常呈不均倾位或仰伸位入盆，耻骨联合上方仍可触及胎头双顶径，误认为胎头位置低骨盆入口平面Ⅰ级临界性狭窄，绝大多数可经阴道分娩；Ⅱ

级相对性狭窄，阴道分娩的难度明显增加，胎儿不大且产力好，需经试产后才能决定是否可以经阴道分娩。

3）Ⅲ级绝对性狭窄，必须行剖宫产。

（2）产程进展异常：根据骨盆狭窄程度、胎位情况、胎儿大小及产力强弱情况表现各异。当骨盆入口平面狭窄而致相对性头盆不称时，常见潜伏期及活跃期早期产程延长，经充分试产，一旦胎头衔接，活跃晚期产程进展顺利。绝对性头盆不称，即使产力、胎儿大小及胎位均正常，胎头仍不能入盆常导致宫缩乏力及产程停滞，甚至出现梗阻性难产。

（3）其他：胎膜早破及脐带脱垂等分娩期发病率增高。偶有狭窄骨盆伴有宫缩过强和产道梗阻，表现为腹痛拒按、排尿困难尿潴留等症状。检查可发现产妇下腹压痛、耻骨联合分离、宫颈水肿，甚至出现病理性缩复环、肉眼血尿等先兆子宫破裂征象，不及时处理可导致子宫破裂。

2. 中骨盆平面狭窄

（1）胎方位异常：胎头衔接后下降至中骨盆平面时，由于中骨盆横径狭窄致使胎头内旋转受阻，双顶径受阻于中骨盆狭窄部位，导致持续性枕后（横）位，经阴道分娩受阻。

（2）产程进展异常：胎头多于宫口近开全时完成内旋转，因持续性枕后（横）位引起继发性宫缩乏力，多导致第二产程延长甚至停滞。

（3）其他：胎头受阻于中骨盆，强行通过以及手术助产矫正胎方位等易导致胎头发生变形，软组织水肿，产瘤较大，严重者发生胎儿颅内出血、头皮血肿及胎儿窘迫等，阴道助产则可导致严重的会阴、阴道损伤和新生儿产伤。严重的中骨盆狭窄、宫缩又较强，可发生先兆子宫破裂甚至子宫破裂。

3. 骨盆出口平面狭窄 常与中骨盆狭窄同时存在。单纯骨盆下口狭窄时，第一产程会进展顺利，但易出现第二产程停滞

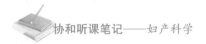

和继发宫缩乏力，胎头不能通过骨盆下口。不宜强行阴道助产，否则会导致严重的软产道裂伤及新生儿产伤。

（二）对母儿的影响

1. 对产妇的影响　若为骨盆入口平面狭窄，影响胎先露部衔接，容易发生胎位异常。若为中骨盆平面狭窄，影响胎头内旋转，容易发生持续性枕横位或枕后位。

（1）胎先露部下降受阻多导致继发性宫缩乏力，产程延长或停滞，使手术助产、软产道裂伤及产后出血增多。

（2）产道受压过久，可形成尿瘘或粪瘘。

（3）严重梗阻性难产伴宫缩过强形成病理缩复环，可致先兆子宫破裂甚至子宫破裂。

（4）因胎膜早破、手术助产增加以及产程异常行阴道检查次数过多，产褥感染机会亦增加。

2. 对胎儿及新生儿的影响　骨盆入口狭窄导致胎头高浮，使胎膜早破、脐带先露及脐带脱垂机会增多；产程延长，胎头在产道受压过久，易发生胎儿缺血缺氧；胎儿强行通过狭窄产道或手术助产，易引起颅内出血及其他新生儿产伤、感染等疾病。

（三）骨盆测量及相应处理

见表 12-3。

表 12-3　骨盆测量及相应处理

项　目	测量指标	处　理
骨盆外测量　均小骨盆	外测量各径线<正常值2cm或以上	1. 胎位正常，头盆相称，宫缩好，可试产 2. 胎儿较大，有明显头盆不称，胎儿不能通过产道，应尽早行剖宫产

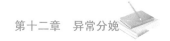

续　表

项　目		测量指标	处　理
骨盆外测量	漏斗形骨盆	坐骨结节间径<8cm，耻骨弓角度<90°	
	扁平骨盆	对角径<11.5cm，骶岬突出为骨盆入口平面狭窄	
骨盆内测量	骨盆入口平面狭窄	骶耻外径<17.5cm，骨盆入口前后径<9.5cm，对角径<11.5cm，骶岬突出	1. 绝对性骨盆狭窄：对角径≤9.5cm，剖宫产 2. 相对性骨盆狭窄：对角径10~11cm，试产
	中骨盆平面狭窄	坐骨棘间径<10cm，坐骨切迹宽度<2横指	1. 宫口开全、双顶径达坐骨棘水平：经阴道徒手旋转为枕前位，自然分娩或产钳或胎头吸引术助产 2. 双顶径未达坐骨棘水平或胎儿窘迫：剖宫产
	骨盆出口平面狭窄	坐骨结节间径<8cm，与出口后矢状径之和<15cm，耻骨弓角度<90°	若两者之和>15cm，多数可经阴道分娩，有时需行产钳助产或胎头吸引术助产。若两者之和≤15cm，应行剖宫产

　　主治语录： 分娩时应明确狭窄骨盆的类型和程度，结合产力和胎儿因素综合判断，决定分娩方式。

二、软产道异常

　　软产道包括子宫下段、宫颈、阴道及骨盆底软组织构成的弯曲管道。

（一）阴道异常

1. 阴道横隔

（1）阴道横隔较坚韧，多位于阴道上、中段。

（2）阴道横隔被撑薄，此时可在直视下自小孔处将阴道横隔做 X 形切开，待分娩结束再切除剩余的阴道横隔，用肠线间断或连续锁边缝合残端。

（3）若阴道横隔高且坚厚，阻碍胎先露部下降，则需行剖宫产术结束分娩。

2. 阴道纵隔

（1）若伴有双子宫、双宫颈，分娩多无阻碍。

（2）发生于单宫颈时，若阴道纵隔薄可自行断裂，分娩无阻碍，若阴道纵隔厚，阻碍胎先露部下降时，须在阴道纵隔中间剪断，待分娩结束后，再剪除剩余的阴道纵隔，用肠线间断或连续锁边缝合残端。

3. 阴道狭窄

（1）若位置低、狭窄轻，可做较大的会阴后-侧切开，经阴道分娩。

（2）若位置高、狭窄重、范围广，应行剖宫产术结束分娩。

4. 阴道尖锐湿疣

（1）妊娠期尖锐湿疣生长迅速，早期可治疗。

（2）体积大、范围广泛的湿疣可阻碍分娩，为预防新生儿患喉乳头瘤行剖宫产。

5. 阴道囊肿和肿瘤

（1）阴道壁囊肿较大时，可行囊肿穿刺抽出其内容物，待产后再选择时机进行处理。

（2）阴道内肿瘤阻碍胎先露部下降而又不能经阴道切除者，均应行剖宫产。

（二）宫颈异常

1. 宫颈粘连　多在分娩受阻时发现。通常用手指稍加压力分离粘合的小孔，宫口即可在短时间内开全。

2. 宫颈水肿

（1）轻者可抬高产妇臀部，减轻胎头对宫颈压力。

（2）可于宫颈两侧各注入 0.5% 利多卡因 5~10ml 或地西泮 10mg 静脉推注，待宫口近开全，用手将水肿的宫颈前唇上推，使其逐渐越过胎头，即可经阴道分娩。

（3）若经上述处理无明显效果，宫口不继续扩张，可行剖宫产。

3. 宫颈坚韧　常见于高龄初产妇。

（1）可静脉推注地西泮 10mg。

（2）也可于宫颈两侧各注入 0.5% 利多卡因 5~10ml。

（3）若不见缓解，应行剖宫产。

4. 宫颈瘢痕　若宫缩很强，宫口仍不扩张，不宜久等，应行剖宫产。

5. 宫颈癌

（1）临产后影响宫口扩张，应行剖宫产，术后放疗。

（2）若为早期浸润癌，可先行剖宫产，随即行广泛性子宫切除术及盆腔淋巴结清扫术。

6. 宫颈肌瘤

（1）生长在子宫下段及宫颈部位的较大肌瘤，占据盆腔或阻塞于骨盆入口时，影响胎先露部进入骨盆入口，应行剖宫产。

（2）若肌瘤在骨盆入口以上而胎头已入盆，肌瘤不阻塞产道则可经阴道分娩，肌瘤待产后再行处理。

（三）子宫异常

1. 子宫畸形

（1）包括纵隔子宫、双子宫、双角子宫等，子宫畸形时难产发生概率明显增加。

（2）胎位和胎盘位置异常的发生率增加。

（3）易出现子宫收缩乏力、产程异常、宫颈扩张慢和子宫破裂。子宫畸形合并妊娠者，临产后应严密观察，适当放宽剖宫产手术指征。

2. 瘢痕子宫

（1）曾经行剖宫产、穿过子宫内膜的肌瘤挖除、输卵管间质部及宫角切除、子宫成形等手术后形成的瘢痕子宫，此类妇女再孕分娩时子宫破裂的风险增加。应当注意并非所有曾行剖宫产者再孕后均须剖宫产。

（2）剖宫产术后再次妊娠，阴道分娩应根据前次剖宫产术式、指征、术后有无感染、术后再孕间隔时间、既往剖宫产次数、有无紧急剖宫产的条件以及本次妊娠胎儿大小、胎位、产力及产道情况等综合分析决定。

（3）若只有一次剖宫产史、切口为子宫下段横切口、术后无感染、两次分娩间隔时间超过 18 个月，且胎儿体重适中时，剖宫产术后再次妊娠阴道试产成功率较高。

（四）盆腔肿瘤

1. 子宫肌瘤　较小的肌瘤且无阻塞产道可经阴道分娩，肌瘤待分娩后再行处理。子宫下段及宫颈部位的较大肌瘤可占据盆腔或阻塞骨盆入口，阻碍胎先露部下降，宜行剖宫产。

2. 卵巢肿瘤　妊娠合并卵巢肿瘤时，由于卵巢随子宫提升、子宫收缩的激惹和胎儿先露部下降的挤压，卵巢肿瘤容易发生蒂扭转、破裂。卵巢肿瘤位于骨盆入口阻碍胎先露衔接者，应行剖宫产，并同时切除卵巢肿瘤。

第三节 胎位异常

一、持续性枕后位/枕横位（表 12-4）

表 12-4　持续性枕后位/枕横位

项　目	内　　容	
概述	当胎头以枕后位或枕横位衔接，经充分试产胎头枕部仍位于母体骨盆后方或侧方，不能转向前方导致分娩发生困难者	
临床表现	1. 胎头衔接晚，易导致继发性宫缩乏力	
	2. 枕部压迫直肠—孕妇出现排便感—过早使用腹肌收缩力—第二产程腹肌乏力—阴道口见到头发、经过多次宫缩和屏气不见胎头下降	
	3. 腹部前壁容易扪及胎儿肢体、肢体侧容易听到胎心	
	4. 矢状缝与骨盆横径一致，后囟在骨盆左侧，为枕左横位；在右侧为枕右横位。胎头矢状缝位于骨盆左斜径，前囟在骨盆右前方，后囟在骨盆左后方为枕左后位，反之为枕右后位。因胎头俯屈差，前囟常低于后囟	
	5. 超声可以确诊	
分娩机制	无头盆不称的情况下，多数枕后位、枕横位在强有力的宫缩和肛提肌收缩力作用下向前旋转 90°~135°，以枕前位娩出	
影响	产程	导致第二产程胎头下降延缓、停滞、第二产程延长、滞产
	母体	继发性宫缩乏力
	胎儿	胎儿窘迫、新生儿窒息、产伤
处理	第一产程	1. 胎背对侧卧位、催产素提高收缩力、宫口开 3cm 可人工破膜
		2. 如果窘迫应吸氧、必要时剖宫产
	第二产程	1. 第二产程延长时，若双顶径超过坐骨棘水平，手转胎头，胎头吸引器、产钳助产，使胎头转至枕前位分娩
		2. 第二产程延长，双顶径没超过坐骨棘水平或 S≤+2 伴窘迫时，只能剖宫产
	第三产程	1. 做好抢救新生儿复苏准备，胎盘娩出后应立即给予子宫收缩药
		2. 有软产道裂伤者，应及时修补，并给予抗生素预防感染

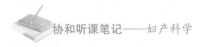

二、胎头高直位（表 12-5）

表 12-5　胎头高直位

项　目	内　容
概述	胎头矢状缝位于骨盆入口前后径上，枕部靠近耻骨联合为高直前位，枕部靠近骶部为高直后位
临床表现	1. 胎头不易衔接，活跃期停滞，耻骨联合上方疼痛较重而子宫上段疼痛较轻
	2. 高直前位（枕耻位）时腹部前壁不易扪及胎儿肢体
	3. 高直后位（枕骶位）时腹壁为胎儿肢体、胎心清晰
	4. 矢状缝位于骨盆入口前后径上，宫口难开全，维持在 3~5cm
处理	1. 高直前位可试产，失败后剖宫产
	2. 高直后位立即剖宫产

主治语录：持续性枕后位、枕横位、高直前位可行阴道试产；持续性额横位、高直后位、肩先露应行剖宫产。

三、前不均倾位（表 12-6）

表 12-6　前不均倾位

项　目	内　容
概述	枕横位入盆的胎头，前顶骨先入盆者，称前不均倾位
临床表现	1. 后顶骨入盆困难，胎头下降停滞、产程延长，膀胱受压于前顶骨和耻骨联合之间导致过早出现排尿困难、尿潴留
	2. 随前顶骨入盆，后顶骨不能入盆，胎头折叠于胎肩之后，耻骨联合上方不易触及胎头
	3. 矢状缝在骨盆入口横径、向后靠近骶岬侧、盆腔后部空虚、宫颈前唇受压水肿
处理	一旦确诊马上剖宫产

四、面先露

1. 胎头以极度仰伸的姿势通过产道，以颜面为先露时称面先露，经常是额先露转变过来的，以颏部为指示点有 6 种方位。

2. 胎头不易入盆，常有第一产程延长。

3. 颏前位时无头盆不称、无胎儿窘迫可以试产。

4. 颏前位伴头盆不称、胎儿窘迫时或持续性颏后位行剖宫产。

5. 颏后位时一律剖宫产。

五、臀先露（表 12-7）

表 12-7 臀先露

项 目	内 容
概述	臀先露以骶骨为指示点有 6 种方位
分类	1. 完全臀先露　胎儿双髋关节和双膝关节屈曲，臀和双足先露
	2. 单臀先露　胎儿双髋关节屈曲双膝关节伸直，只有臀部先露
	3. 不完全臀先露　一足或双足、一膝或双膝、一足一膝
临床表现	1. 胎动时孕妇季肋部胀痛感，继发宫缩乏力、产程延长，足先露时易发生胎膜早破和脐带脱垂
	2. 宫底可扪及圆而硬、有浮球感的胎头、胎心在胎背侧响亮
	3. 阴道检查可扪及胎臀的特征，触诊骶骨对确定胎位重要
影响	1. 产程　影响宫颈扩张，容易发生活跃期延长和停滞
	2. 孕妇　继发宫缩乏力、产后出血、胎膜早破、脐带脱垂、产褥感染增多
	3. 胎儿　脐带受压导致缺氧和酸中毒、产伤增多
矫正方法	1. 妊娠 30 周前　臀先露可自行转为头先露
	2. 30 周后　膝胸卧位、胎背对侧卧位，艾灸
	3. 36~37 周　外转胎位术在可急诊剖宫产的情况下进行，可能诱发胎膜早破、胎盘早剥、早产

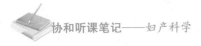

续 表

项 目		内 容
分娩方式	阴道分娩	1. 第一产程 尽可能防止胎膜早破，破膜后如有脐带脱垂、宫口未开全、胎心好应立即剖宫产，为使宫颈充分扩张应充分堵臀 2. 第二产程 常规会阴后-侧切开，自然分娩者极少见、臀助产术最多（胎臀自然娩出到脐部后由助产者协助肩和头娩出）、臀牵引术（胎儿完全被拉出、损伤大，一般禁用）。脐部娩出后应于 8 分钟内结束分娩，避免脐带受压，牵引胎头不能用力过猛
	剖宫产	骨盆狭窄或软产道异常、>3500g、双顶径>9.5cm、胎头仰伸、足先露、高龄初产、既往难产史和新生儿产伤史、胎儿窘迫、脐带脱垂+宫口开全+胎心好

六、肩先露（表 12-8）

表 12-8 肩先露

项 目	内 容
概述	胎体纵轴和母体纵轴垂直，胎体横卧于骨盆入口之上，先露部为肩。以肩胛骨为指示点分为肩左前、肩左后、肩右前、肩右后
临床表现	1. 子宫呈横椭圆形、长度低于孕周、宫体横径增宽、一侧可扪及胎头 2. 肛门检查很难摸清先露部位内容，握手法判断胎方位遵循前后同原则，肩前位时握的是与胎方位相反的手，肩后位时握的是与胎方位相同的手
影响	1. 产程 宫颈不能开全，产程常停滞于活跃期早期 2. 母体 宫缩乏力、胎膜早破、嵌顿性肩先露时如子宫收缩过强可形成病理性缩复环，有子宫破裂的危险，无论活胎死胎都无法经阴道娩出 3. 胎儿 脐带、上肢脱垂，都需要手术助产

项 目	内 容
处理	1. 妊娠期发现应及时纠正异常的胎位（同臀先露）。若无效，应试行外倒转术，并包扎腹部以固定胎头。若未成功，提前入院待产 2. 初产/经产足月活胎/先兆子宫破裂/子宫破裂，行剖宫产 3. 双胎足月活胎，第二胎变成肩先露时立即行内转胎位术，以臀先露娩出

七、复合先露

1. 胎头或胎臀伴有上肢或下肢作为先露同时进入骨盆入口称为复合先露，胎头和手或前臂先露比较多见。

2. 发现复合先露时，首先应除外头盆不称。确认无头盆不称后，让产妇向脱出肢体的对侧侧卧，肢体常可自然回缩。

若复合先露部分均已入盆，可待宫口近开全或开全后上推肢体还纳，然后宫底加压助胎头下降经阴道助产分娩；若还纳失败阻碍胎头下降时，宜行剖宫产分娩。

若胎臀并手复合先露，一般不影响分娩，无须特殊处理。若有明显的头盆不称或伴有胎儿窘迫征象，应尽早行剖宫产。

第四节 肩 难 产

胎头娩出后，胎儿前肩被嵌顿于耻骨联合上方，用常规助产方法不能娩出胎儿双肩者称为肩难产。以胎头-胎体娩出时间间隔定义肩难产证据不足。超过50%的肩难产发生于正常体重新生儿，因此无法准确预测和预防。

一、高危因素

1. 产前高危因素

（1）巨大胎儿。

（2）肩难产史。

（3）妊娠期糖尿病。

（4）过期妊娠。

（5）孕妇骨盆解剖结构异常。

2．产时高危因素

（1）第一产程活跃期延长。

（2）第二产程延长伴"乌龟征"（胎头娩出后胎头由前冲状态转为回缩）。

（3）使用胎头吸引器或产钳助产。

二、对母儿影响

1．对母体影响

（1）产后出血和严重会阴裂伤最常见。

（2）阴道、宫颈裂伤、子宫破裂、生殖道瘘和产褥感染等其他并发症。

2．对新生儿影响

（1）臂丛神经损伤最常见，多为一过性损伤。

（2）新生儿锁骨、肱骨骨折、新生儿窒息，严重时可导致新生儿颅内出血、神经系统异常，甚至死亡。

三、诊断

一旦胎头娩出后，胎颈回缩，胎儿颏部紧压会阴，胎肩娩出受阻，除外胎儿畸形，即可诊断为肩难产。

四、处理

1．请求援助和会阴切开　诊断肩难产后请求产科医师、麻醉医师、助产士和儿科医师援助。同时进行会阴切开或加大切口。

2. 主要方法　屈大腿法（McRoberts 法）、耻骨上加压法、旋肩法（Woods 法）、牵后臂娩后肩法和四肢着地法。

3. 当以上方法均无效时，严格掌握适应证谨慎使用胎头复位法、耻骨联切开、断锁骨法。

 主治语录：缩短胎头－胎体娩出间隔，是新生儿能否存活的关键。

历年真题

1. 对于缩宫素静脉滴注，下面哪一项是恰当的
   A. 用于低张性宫缩乏力以加强宫缩
   B. 用于轻度胎儿窘迫，需加快结束分娩
   C. 难产时（如产钳术时），不宜应用
   D. 足月引产时，需大剂量方有效
   E. 用于经产妇引产更敏感

2. 第一产程中肥皂水灌肠，下面哪一项不应列入禁忌证
   A. 胎膜早破
   B. 见红
   C. 心功能Ⅲ～Ⅳ级的心脏病
   D. 胎位异常
   E. 初产妇宫口扩张 4cm 以上

3. 诊断产力性难产与以下哪项无关
   A. 子宫收缩乏力
   B. 病理缩复环
   C. 子宫痉挛性狭窄环
   D. 子宫收缩过强
   E. 子宫收缩不协调

4. 临产时，下面哪种情况可以灌肠
   A. 胎膜已破，先露－2，胎心音正常
   B. 阴道出血，量较多
   C. 臀先露，胎心好
   D. 胎膜未破，宫口开 2cm，先露＋1，胎心音正常，血压 143/101mmHg
   E. 产程顺利，估计 1 小时内胎儿即可娩出

5. 对于中期妊娠的诊断与监护，下面哪一项是不恰当的

A. 从孕早期至孕中期，胎动逐渐增多

B. 从孕 18～20 周起孕妇自觉胎动

C. 孕 20 周左右利用听诊器即可听到胎心音

D. 孕 20 周可经腹壁触及宫内胎体

E. 孕 22 周起胎头双顶径每周增加约 0.22cm

6. 孕 39^{+2} 周，胎儿估计 3800g，临产 10 小时，宫口开 2cm，5%葡萄糖+缩宫素 3U 静脉点滴 4 小时后，宫口开全，但产妇烦躁不安，疼痛难忍。腹部检查：脐上三指处，呈环状凹陷，下段有压痛，胎心佳，导尿呈粉红色，其最正确处理方法

A. 停止静脉滴注缩宫素，待自然分娩

B. 立即产钳术助产

C. 会阴切开后头皮钳牵引助产

D. 会阴切开后胎头吸引器助产

E. 立即停用缩宫素，并做剖宫产术

7. 女，26 岁。第一胎分娩中，宫口开全 2 小时 10 分，先露+2，胎位 LOT，宫缩由强转为中 40 分钟，宫缩间隔也由 2.5 分钟延长为 4～5 分钟，诊断为第二产程延长。造成这种情况最常见的原因是下面哪一项

A. 宫缩乏力

B. 产妇衰竭

C. 中骨盆平面狭窄

D. 骨盆出口狭窄

E. 胎儿过大

参考答案：1. A　2. B　3. B
　　　　　4. D　5. A　6. A
　　　　　7. C

第十三章　　分娩并发症

核心问题

1. 产后出血的处理原则。

2. 羊水栓塞的临床表现及诊断依据（临床特点、典型胸部X线平片表现等）。

3. 子宫破裂的分类，临床表现及诊断。

4. 子宫破裂的防治措施。

内容精要

在分娩过程中可出现一些严重威胁母婴生命安全的并发症，如产后出血、羊水栓塞、子宫破裂等是导致孕产妇死亡的主要原因。

第一节　产　后　出　血

一、定义

产后出血是指胎儿娩出后24小时内失血量超过500ml，剖宫产者超过1000ml，是分娩期严重并发症，是我国孕产妇死亡的首要原因。

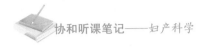

二、临床表现

胎儿娩出后阴道流血、严重者出现失血性休克、严重贫血等相应症状。

1. 阴道流血

（1）胎儿娩出后立即发生阴道流血，色鲜红，应考虑软产道裂伤。

（2）胎儿娩出后数分钟出现阴道流血，色暗红，应考虑胎盘因素。

（3）胎盘娩出后阴道流血较多，应考虑子宫收缩乏力或胎盘、胎膜残留。

（4）胎儿或胎盘娩出后阴道持续流血，且血液不凝，应考虑凝血功能障碍。

（5）失血导致的临床表现明显，伴阴道疼痛而阴道流血不多，应考虑隐匿性软产道损伤，如阴道血肿。

剖宫产时主要表现为胎儿胎盘娩出后胎盘剥离面的广泛出血，亦有子宫切口出血严重者。

2. 低血压症状　患者头晕、面色苍白，出现烦躁、皮肤湿冷、脉搏细数等。

三、产后出血的病因及处理（表 13-1）

表 13-1　产后出血的病因及处理原则

主要原因	具体病因	处理原则
子宫收缩乏力	1. 全身因素　精神过度紧张；临产后镇静药、麻醉药或子宫收缩抑制药过多使用 2. 产科因素　产程延长，体力消	1. 按摩子宫 2. 子宫收缩药物应用　常用药物包括缩宫素、麦角新碱、前列腺素类药物（前列腺素氨丁三

续　表

主要原因	具体病因	处理原则
	耗过长、产科并发症（前置胎盘、胎盘早剥、妊娠期高血压疾病、合并贫血、宫腔感染、盆腔炎） 3. 子宫因素　多胎妊娠，羊水过多，巨大胎儿；子宫肌壁损伤（剖宫产史，肌瘤剔除手术后，产次过多、过频造成子宫肌纤维损伤）；子宫肌肉发育不良或病变（子宫畸形或肌瘤等）	醇或卡前列甲酯、米索前列醇） 3. 压迫法　双手压迫法、宫纱填塞法（24~48 小时取出，同时配合强有力的子宫收缩药） 4. 手术止血　结扎或栓塞子宫动脉或髂内动脉；切除子宫 5. 介入治疗
胎盘因素	1. 胎盘滞留、胎盘嵌顿、胎盘剥离不全 2. 胎盘粘连或植入 3. 胎盘部分残留	1. 胎盘已剥离　立即取出胎盘 2. 胎盘粘连　徒手剥离胎盘 3. 植入性胎盘　手术切除子宫 4. 残留胎盘和胎膜　钳刮或刮宫术
软产道损伤	1. 阴道手术助产（如产钳助产、臀牵引术等） 2. 巨大儿分娩、急产	1. 彻底止血，缝合撕伤，宫颈裂伤<1cm 且无活动性出血无须缝合，反之，不留无效腔 2. 软产道血肿、切开引流，必要时置橡皮片引流
凝血功能障碍	任何原发或继发的凝血功能异常均可引起 1. DIC　胎盘早剥、死胎、羊水栓塞、先兆子痫 2. 合并血液系统疾病　原发性血小板减少、再障 3. 重症肝炎	尽快输新鲜全血，补充血小板、凝血因子 I 或凝血酶原复合物、其他凝血因子。若并发 DIC 可按 DIC 处理

✎ **主治语录**：子宫收缩乏力是产后出血最常见的病因。处理原则包括针对出血原因、迅速止血、补充血容量、纠正失血性休克、防止感染。

251

第二节　羊水栓塞

羊水栓塞是指在分娩过程中羊水突然进入母体血循环引起急性肺栓塞、休克、DIC、肾衰竭或突发死亡的分娩严重并发症。发生于足月妊娠时产妇死亡率高达70%~80%；妊娠早、中期流产亦可发生，但病情较轻，死亡少见。

一、病因

高龄初产、经产妇宫颈裂伤、子宫破裂、羊水过多、过强宫缩、急产、胎膜早破、前置胎盘、胎盘早剥、子宫破裂、剖宫产和刮宫术等可能诱发羊水栓塞，可能与羊膜腔压力过高、血窦开放、胎膜破裂有关。

二、病理生理

羊水成分进入母体循环是羊水栓塞发生的先决条件。可能发生的病理生理变化包括过敏样反应（羊水中的抗原成分可引起 I 型变态反应）、肺动脉高压、炎症损伤和 DIC（是羊水栓塞的临床特点之一，甚至是唯一的临床表现，也常是最终死亡的主要原因）。

三、临床表现

1. 典型羊水栓塞　以骤然出现的低氧血症、低血压（血压与失血量不符合）和凝血功能障碍为特征，又称羊水栓塞三联征。部分患者会出现非特异性的前驱症状，如呼吸急促、胸痛、憋气、寒战、胎心减速、胎心基线变异消失等。

2. 不典型羊水栓塞　仅出现低血压、心律失常、呼吸急促、抽搐、急性胎儿窘迫、心脏骤停、产后出血、凝血功能障碍或典型羊水栓塞的前驱症状。

四、诊断要点

1. 临床表现　①血压骤降或心脏骤停。②急性缺氧表现。③凝血功能障碍或无法解释的严重出血。

2. 诱发因素　以上临床表现发生在阴道分娩、剖宫产、刮宫术或产后短时间内。

3. 以上临床表现不能用其他疾病来解释。

4. 辅助检查　血常规、凝血功能、血气分析、心肌酶谱、心电图、胸部 X 线平片、超声心动图、血栓弹力图、血流动力学监测等。

　　主治语录：羊水栓塞的诊断是临床诊断，母血涂片或器官病理检查找到羊水有形成分不是诊断必须依据。

五、治疗与预后

处理原则为维持生命体征和保护器官功能。

1. 增加氧合　保持呼吸道通畅，立即行面罩给氧或气管插管正压给氧，必要时行气管切开。

2. 血流动力学支持　保证心排血量和血压稳定，避免过度输液。

（1）维持血流动力学稳定：羊水栓塞初始阶段表现为肺动脉高压和右心功能不全。多巴酚丁胺、磷酸二酯酶-5 抑制药可强心、扩张肺动脉，是治疗的首选药物。低血压时应予升压，如多巴酚丁胺、磷酸二酯酶-5 抑制药、去甲肾上腺素。

（2）缓解肺动脉高压：推荐磷酸二酯酶-5 抑制药、一氧化氮（NO）及内皮素受体阻断药等。也可用盐酸罂粟碱、阿托品、氨茶碱和酚妥拉明。

3. 抗过敏　应用大剂量糖皮质激素尚存在争议。基于临床实践的经验，早期使用大剂量糖皮质激素或有价值。

4. 防治 DIC

（1）积极处理产后出血。

（2）及时补充凝血因子。

（3）DIC 早期不推荐肝素治疗。

5. 产科处理 羊水栓塞发生于分娩前时，考虑立即终止妊娠，心脏骤停者应实施心肺复苏，复苏后仍无自主心跳可考虑紧急剖宫产。出现凝血功能障碍时，应迅速实施子宫切除术。

6. 全面监测，做好器官功能受损的对症支持治疗。

第三节 子宫破裂

子宫破裂是指在分娩期或妊娠晚期子宫体部或子宫下段发生破裂，是产科极严重的并发症。若未及时诊治可导致胎儿及产妇死亡。

一、病因

1. 子宫手术史（瘢痕子宫） 是近年来导致子宫破裂的常见原因，如剖宫产、子宫肌瘤剔除术、宫角切除术、子宫成形术等术后形成瘢痕，在妊娠晚期或分娩期由于宫腔内压力增高可使瘢痕破裂。前次手术后伴感染、切口愈合不良、剖宫产后间隔时间过短而再次妊娠者，临产后发生子宫破裂的风险更高。

2. 先露部下降受阻 骨盆狭窄、头盆不称、软产道梗阻、胎位异常、巨大胎儿或胎儿畸形（如连体双胎等）等均可导致胎先露下降受阻，子宫下段过分伸展变薄发生子宫破裂。

3. 子宫收缩药物使用不当 胎儿娩出前缩宫素或其他子宫收缩药物的剂量、使用方法或应用指征不当，或孕妇对药物敏感性个体差异，导致子宫收缩过强所致。

4. **产科手术损伤** 宫颈口未开全时行产钳助产、中高位产钳牵引或臀牵引术等可造成宫颈裂伤延及子宫下段；毁胎术、穿颅术可因器械、胎儿骨片损伤子宫导致破裂；肩先露行内转胎位术或强行剥离植入性胎盘或严重粘连胎盘，也可引起子宫破裂。

5. **其他** 子宫发育异常或多次宫腔操作等，局部肌层菲薄导致子宫自发破裂。

二、临床表现

子宫破裂多发生于分娩期，为逐渐发展过程。可分为完全和不完全破裂、自发性破裂和损伤性破裂、宫体部破裂和子宫下段破裂。子宫破裂的临床表现和处理，见表13-2。

表13-2 子宫破裂的临床表现和处理

分类		临床表现	处理
先兆子宫破裂		主要表现：子宫病理缩复环形成，下腹部压痛，胎心率改变，排尿困难及血尿	抑制子宫收缩（肌内注射哌替啶100mg或静脉全身麻醉），立即行剖宫产
子宫破裂	不完全性破裂	浆膜层完整，缺乏先兆破裂症状，不全破裂处有明显压痛，腹痛等急性破裂症状体征不明显	1. 输液、输血、吸氧、抗休克、手术、术后予抗生素
	完全性子宫破裂	1. 子宫肌壁全层破裂，先兆子宫破裂症状，下腹撕裂样剧痛，子宫收缩停止或消失。腹痛稍缓和后，可出现全腹持续性疼痛伴休克的症状和体征。全腹压痛、反跳痛，腹壁下可清楚扪及胎体，子宫位于侧方，胎心、胎动消失 2. 阴道检查有鲜血流出，胎先露升高，宫口缩小	2. 修补术。破口整齐、距破裂时间短、无明显感染或不能承受大手术者 3. 子宫次全切除术。破口大、不整齐、有明显感染者 4. 全子宫切除术。破口大、撕伤超过宫颈者

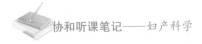

三、鉴别诊断

1. 胎盘早剥　常有妊娠期高血压疾病病史；子宫呈板状硬，胎位不清，无病理缩复环；超声检查可见胎盘后血肿。

2. 难产并发腹腔感染　产程长、多次阴道检查史，腹痛及腹膜炎体征；检查胎先露部无上升，宫颈口无回缩；查体及超声检查，胎儿位于宫腔内，子宫无缩小。

四、处理

1. 先兆子宫破裂　应立即抑制子宫收缩：肌内注射哌替啶100mg，或静脉全身麻醉，尽快手术。

2. 子宫破裂　在抢救休克的同时，无论胎儿是否存活均应尽快手术治疗。

（1）子宫破口整齐、距破裂时间短、无明显感染者，可行破口修补术。子宫破口大、不整齐、有明显感染者，应行次全子宫切除术。破口大、裂伤累及宫颈者，应行全子宫切除术。

（2）手术前后足量足疗程使用广谱抗生素控制感染。

严重休克者应尽可能就地抢救，若必须转院，应输血、输液、抗休克后方可转送。

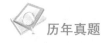历年真题

1. 下列哪种胎位易致子宫破裂
　　A. 枕横位
　　B. 枕后位
　　C. 单臀位
　　D. 颏前位
　　E. 横位
2. 有关子宫破裂的处理，正确的是

A. 子宫破裂后胎儿死亡尚未娩出者，如宫口已开全，应首先经阴道娩出胎儿

B. 破裂时间较久有感染者，如无子女，应行裂伤修补术，并加用抗生素

C. 子宫破裂除可行修补术外，均应行子宫次切除术

D. 先兆破裂应行剖宫产

E. 子宫破裂后，立即应用缩宫素

3. 关于羊水栓塞的处理，哪项是正确的

    A. 解除肺动脉高压是主要措施之一

    B. 肾上腺皮质激素必须慎用

    C. 立即终止妊娠，可提高治愈率

    D. 对出血不止的患者，可在休克状态下，行子宫切除术

    E. 休克早期用低分子右旋糖酐将加重休克

4. 病理性缩复环最常见于

    A. 女型骨盆

    B. 高张性宫缩乏力

    C. 软产道损伤

    D. 头盆不称

    E. 枕后位

5. 下面哪一项不是抢救羊水栓塞的措施

    A. 抗循环衰竭

    B. 抗呼吸衰竭

    C. 纠正 DIC 及继发纤溶

    D. 第一产程发生者应加强缩宫素应用，促使其尽早分娩

    E. 第二产程发生者可根据情况经阴道助产

参考答案：1. E 2. D 3. A

            4. D 5. D

第十四章 产褥期与产褥期疾病

核心问题

产褥期的处理与保健。

内容精要

从胎盘娩出至产妇全身各器官除乳腺外恢复或接近正常未孕状态所需的一段时期，称产褥期，一般为6周。产褥期为女性一生生理及心理发生急剧变化的时期之一，多数产妇恢复良好，少数可能发生产褥期疾病。

第一节 正常产褥

一、产褥期母体变化

产褥期母体的变化包括全身各个系统，以生殖系统变化最为显著。

1. **子宫复旧** 胎盘娩出后的子宫逐渐恢复至未孕状态的过程。产褥期子宫变化最大，其主要变化为子宫体肌纤维缩复和子宫内膜的再生，同时还有子宫血管变化、子宫下段和宫颈的复原等。

（1）子宫体肌纤维缩复：胎盘娩出后，宫体逐渐缩小，于产后 1 周子宫缩小至约妊娠 12 周大小，在耻骨联合上方可扪及。于产后 10 天子宫降至骨盆腔内，直至产后 6 周，子宫恢复到正常非孕期大小。子宫重量也逐渐减少，分娩结束时约为 1000g，产后 1 周时约为 500g，产后 2 周时约为 300g，产后 6 周恢复至 50~70g。

（2）子宫内膜再生：胎盘、胎膜从蜕膜海绵层分离并娩出后，遗留的蜕膜分为两层，表层发生变性、坏死、脱落，形成恶露的一部分自阴道排出；接近肌层的子宫内膜基底层逐渐再生新的功能层，内膜缓慢修复。约于产后第 3 周，宫腔表面由新生内膜修复。胎盘附着部位全部修复需至产后 6 周。

（3）宫颈变化：胎盘娩出后的宫颈外口呈环状如袖口。于产后 2~3 天，宫口仍可容纳两指。产后 1 周后宫颈内口关闭，宫颈管复原。产后 4 周宫颈恢复至非孕时形态。

分娩时宫颈外口常发生轻度裂伤，使初产妇的宫颈外口由产前圆形（未产型），变为产后"一"字形横裂（已产型）。

2. 阴道 产褥期阴道壁肌张力逐渐恢复，阴道腔逐渐缩小，约产后 3 周重新出现黏膜皱襞，但阴道于产褥期结束时尚不能完全恢复至未孕时的紧张度。

3. 外阴 分娩后的外阴轻度水肿，于产后 2~3 天逐渐消退。会阴部若有轻度撕裂或会阴切口缝合后，均能在 3~4 天愈合。

4. 乳汁分泌 依靠催乳素、吸吮刺激、乳房排空。不同阶段乳汁的特点，见表 14-1。

（1）随着胎盘剥离排出，产妇血中雌激素、孕激素、胎盘催乳素水平急剧下降，产后呈低雌激素、高催乳素水平，乳汁开始产生。

（2）婴儿吸吮及不断排空乳房是保持乳腺不断泌乳的重要

条件。

（3）保证产妇休息、足够睡眠和营养丰富饮食并避免精神刺激。

（4）若此期乳汁不能正常排空，可出现乳汁淤积，导致乳房胀痛及硬结形成；若乳汁不足可出现乳房空软。

> 主治语录：产后3~4天出现乳房血管、淋巴管极度充盈，乳房胀大，伴体温升高，称为泌乳热，一般持续4~6小时不属病态。

表14-1　不同阶段乳汁的特点

阶　段	时　间	颜　色	特　点
初乳	产后7天内	淡黄色	含胡萝卜素，蛋白质及矿物质较多，尤其是SIgA
过渡乳	产后7~14天		蛋白质渐减少，脂肪和乳糖渐增多
成熟乳	产后14天以后	白色	含大量免疫抗体

5. 盆底组织　在分娩过程中，由于胎儿先露部长时间的压迫，使盆底肌肉和筋膜过度伸展致弹性降低，且常伴有盆底肌纤维的部分撕裂，产褥期应避免过早进行重体力劳动。

若能于产褥期坚持做产后康复锻炼，盆底肌可能在产褥期内即恢复至接近未孕状态。

若盆底肌及其筋膜发生严重撕裂造成盆底松弛加之产褥期过早参加重体力劳动；或者分娩次数过多，且间隔时间短，盆底组织难以完全恢复正常，成为导致盆腔器官脱垂的重要原因。

6. 月经复潮　不哺乳产妇产后6~10周月经复潮，平均在产后10周左右恢复排卵。哺乳产妇的月经复潮延迟，有的在哺乳期月经一直不来潮，在产后4~6个月恢复排卵。

7. 其他系统的变化

（1）产后72小时内，血容量增加15%~25%，原有心脏病产妇，容易发生心力衰竭。

（2）产褥早期血液仍处于高凝状态，有利于胎盘剥离面形成血栓，减少产后出血量。

（3）凝血因子 I、凝血酶、凝血因子 II 于产后2~4周内降至正常。

（4）红细胞计数及血红蛋白值逐渐增多。

（5）白细胞总数于产褥早期仍较多。

（6）妊娠期体内潴留的多量水分主要经肾排出，故产后最初1周尿量增多。

8. 腹壁的变化　妊娠期出现的下腹正中线色素沉着，在产褥期逐渐消退。初产妇腹壁紫红色妊娠纹变成银白色陈旧妊娠纹。腹壁皮肤受增大的妊娠子宫影响部分弹力纤维断裂，腹直肌出现不同程度分离，产后腹壁明显松弛，腹壁紧张度需在产后6~8周恢复。

二、产褥期临床表现

产妇在产褥期的临床表现为生理性变化。

1. 子宫复旧　胎盘娩出后，子宫圆而硬，宫底在脐下一指。产后第1天因宫颈外口升至坐骨棘水平，致使宫底稍升至平脐，以后每天下降1~2cm，至产后10天子宫降入盆腔内。

2. 产后宫缩痛　在产褥早期因宫缩引起下腹部阵发性剧烈疼痛称产后宫缩痛，于产后1~2天出现，持续2~3天自然消失。多见于经产妇。哺乳时反射性缩宫素分泌增多使疼痛加重，无须特殊用药。

　　主治语录：哺乳时反射性缩宫素分泌增多，使疼痛加重。可予以子宫按摩。

3. 恶露　产后随子宫蜕膜（特别是胎盘附着处蜕膜）脱落，含有血液、坏死蜕膜等组织经阴道排出，称恶露。正常恶露有血腥味，无臭味，持续 4~6 周，总量为 250~500ml。类型及特点见表 14-2。

表 14-2　恶露的类型及特点

恶露类型	性　　状	持续时间
血性恶露	色鲜红，量多，有时有小血块	3~4 天
浆液恶露	含多量浆液，色淡红	10 天左右
白色恶露	含大量白细胞，色泽较白，质黏稠	3 周

三、产褥期处理及保健

产褥期母体各系统变化很大，虽属生理范畴，但若处理和保健不当可转变为病理情况。

1. 产后 2 小时内的处理　产后 2 小时内极易发生严重并发症，如产后出血，故应在产室严密地观察产妇，若有异常，及时处理。严密观察血压、脉搏、子宫收缩情况及阴道流血量，并注意宫底高度及膀胱充盈与否等。最好用计量方法评估阴道出血量的变化，尤其是产后出血的高危孕产妇。

（1）若发现子宫收缩乏力，应按摩子宫并同时使用子宫收缩剂。

（2）阴道出血量不多，但子宫收缩不良、宫底上升者，提示宫腔内有可能积血，应挤压宫底排出积血，并持续给予子宫收缩剂。

（3）若产妇自觉肛门坠胀，提示有阴道后壁血肿的可能，应进行肛查或阴道肛门联合检查确诊后及时给予处理。在此期间还应协助产妇首次哺乳。

（4）若产后 2 小时一切正常，将产妇连同新生儿送回病室，仍需勤巡视。

2. 饮食 产后 1 小时可让产妇进流食或清淡半流食，食物应富有营养、足够热量和水分。若哺乳，应多进食富含蛋白质和汤汁的食物，并适当补充维生素和铁剂，推荐补充铁剂 3 个月。

3. 排尿与排便 产后 5 天内尿量明显增多，应鼓励产妇尽早自解小便。产后 4 小时即应让产妇排尿。若排尿困难除鼓励产妇起床排尿，解除怕排尿引起疼痛的顾虑外，可选用以下方法。

（1）用热水熏洗外阴，用温开水冲洗尿道外口周围诱导排尿。热敷下腹部，按摩膀胱，刺激膀胱肌收缩。

（2）针刺关元、气海、三阴交、阴陵泉等穴位。

（3）肌内注射甲硫酸新斯的明，兴奋膀胱逼尿肌促其排尿，但注射此药前要排除其用药禁忌。若使用上述方法均无效时应予留置导尿。

产后因卧床休息、食物缺乏纤维素，加之肠蠕动减弱，产褥早期腹肌、盆底肌张力降低容易发生便秘。应多吃蔬菜并早日下床活动。若发生便秘，可口服缓泻剂。

4. 观察子宫复旧及恶露 每天应在同一时间手测宫底高度，以了解子宫逐天复旧过程。每天应观察恶露数量、颜色及气味。若合并感染，恶露有臭味且有子宫压痛，应给予广谱抗生素控制感染。

5. 会阴处理 擦洗外阴，每天 2~3 次，平时应尽量保持会阴部清洁及干燥。产后 4 周内禁止坐浴。会阴部有水肿者，可用 50%硫酸镁溶液湿热敷。会阴部有缝线者，应每天检查伤口周围有无红肿、硬结及分泌物。于产后 3~5 天拆线。若伤口感染，应提前拆线引流或行扩创处理，并定时换药。

6. 乳房护理　推荐母乳喂养，按需哺乳。于产后半小时内开始哺乳，哺乳的时间及频率取决于婴儿的需要及乳母感奶胀等情况。让新生儿吸空一侧乳房后，再吸吮另一侧乳房。哺乳期以 10 个月至 1 年为宜。

主治语录：产褥期保健的目的是防止产后出血、感染等并发症发生，促进产后生理功能的恢复。

7. 计划生育指导　产褥期内禁忌性交。于产后 42 天起应采取避孕措施，因为此时子宫内膜全部修复。原则是哺乳者以工具避孕为宜，不哺乳者可选用药物避孕。顺产 3 个月后、剖宫产 6 个月后可以上避孕环。

8. 产后检查　产妇出院后，可由社区医疗保健人员在产妇出院后 3 天内、产后 14 天、产后 28 天分别做 3 次产后访视，内容如下。

（1）了解产妇饮食、睡眠、大小便情况。

（2）检查两乳房，了解哺乳情况。

（3）观察子宫复旧及恶露。

（4）观察会阴伤口、剖宫产腹部伤口等，若发现异常应给予及时指导。

产妇应于产后 42 天去医院做产后健康检查，包括全身检查及妇科检查。

第二节　母乳喂养

世界卫生组织已将帮助母亲在产后 1 小时内开始哺乳、实施 24 小时母婴同室，坚持纯母乳喂养 6 个月，提倡母乳喂养 2 年以上等纳入促进母乳喂养成功的措施之中。

1. 母乳喂养

（1）对婴儿可提供满足其发育所需的营养，提高免疫力，促进婴儿牙齿及颜面部的发育，增加母婴感情等。

（2）对母亲可促进子宫复旧，推迟月经复潮及排卵的时间，降低母亲患乳腺癌、卵巢癌的风险等。

2. 母乳喂养的时间及方法　每次一般为 20~30 分钟。哺乳前，母亲应洗手并用温开水清洁乳房及乳头。哺乳时用手扶托乳房，防止乳房堵住新生儿鼻孔。让新生儿吸空一侧乳房后，再吸吮另一侧乳房。哺乳后佩戴合适棉质乳罩。每次哺乳后，应将新生儿抱起轻拍背部 1~2 分钟，排出胃内空气以防吐奶。乳汁确实不足时，应及时补充配方乳。如遇下列问题应及时处理。

（1）乳胀：多因乳房过度充盈及乳腺管阻塞所致。哺乳前湿热敷 3~5 分钟，并按摩乳房，频繁哺乳、排空乳房。

（2）催乳：若出现乳汁不足，鼓励乳母树立信心，指导哺乳方法，按需哺乳、夜间哺乳，适当调节饮食，喝营养丰富的肉汤。

（3）退奶：产妇不能哺乳，应尽早退奶。最简单的退奶方法是停止哺乳，必要时可辅以药物。常用的退奶药如下。①生麦芽 60~90g，水煎当茶饮，每天 1 剂，连服 3~5 天。②芒硝 250g 分装两纱布袋内，敷于两乳房并包扎，湿硬时更换。③维生素 B_6 200mg，每天 3 次连服 3~5 天。甾体激素、溴隐亭等退奶药物不推荐作为一线药。

（4）乳头皲裂：轻者可继续哺乳。哺乳前湿热敷 3~5 分钟，挤出少许乳汁，使乳晕变软，以利新生儿含吮乳头和大部分乳晕。哺乳后挤少许乳汁涂在乳头和乳晕上，短暂暴露和干燥，加强护理。皲裂严重者应停止哺乳，可挤出或用吸乳器将乳汁吸出后喂给新生儿判断乳汁分泌量是否充足。判断母乳充足的主要标准。

1）每天满意的母乳喂养 8 次左右。

2）婴儿每天排尿 5~6 次，排便 2~4 次。

3）婴儿体重增长及睡眠情况良好。

3. 母乳储存的条件　无法直接哺乳，可将乳汁吸出，储存于储奶袋中，20~30℃ 保存不超过 4 小时，4℃ 不超过 48 小时，−15~−5℃ 可保存至 6 个月。

4. 不宜或暂停母乳喂养的指征　母亲患传染病急性期、严重器官功能障碍性疾病、严重的产后心理障碍和精神疾病、婴儿患有乳糖不耐受症等不宜进行母乳喂养的疾病。另外，母亲酗酒暴怒、服用对婴儿有影响的特殊药物等。

第三节　产褥感染

一、定义

1. 产褥感染指分娩及产褥期生殖道受病原体侵袭，引起局部或全身的感染。

2. 产褥病率指分娩 24 小时以后的 10 天内，用口表每天测量体温 4 次，有 2 次 ≥38℃。常由产褥感染引起，也可由生殖道以外感染所致。

二、病因

1. 诱因　包括产妇体质虚弱、营养不良、孕期贫血、妊娠晚期性生活、胎膜早破、羊膜腔感染、慢性疾病、外科手术操作、产程延长、产前产后出血过多等。

2. 病原体种类　厌氧性链球菌和杆菌是最常见的细菌。溶血性链球菌和金黄色葡萄球菌常引起严重的感染。

（1）需氧菌：①链球菌。以乙型溶血性链球菌致病性最强。发热早，寒战，体温>38℃，心率快，腹胀，子宫复旧不良，子宫或附件区触痛，甚至并发脓毒血症。②大肠埃希菌等杆菌和葡萄球菌。

（2）厌氧菌：①革兰阳性球菌，消化链球菌和消化球菌。②脆弱类杆菌等厌氧菌。③芽胞梭菌，主要是产气荚膜梭菌。

（3）支原体与衣原体：解脲支原体、人型支原体、沙眼衣原体、淋球菌。

3. 感染途径　①内源性感染。②外源性感染。

三、临床表现及诊断

1. 发热、疼痛、异常恶露，为产褥感染三大主要症状。

（1）急性外阴、阴道、宫颈炎。

（2）急性子宫内膜炎、子宫肌炎：最常见。子宫内膜炎致子宫内膜充血、坏死，阴道内有大量脓性分泌物且有臭味。子宫肌炎致腹痛，恶露增多呈脓性，子宫压痛明显，子宫复旧不良，可伴发高热、寒战、头痛、白细胞明显增多等全身感染症状。

（3）急性盆腔结缔组织炎、急性输卵管炎：病原体沿宫旁淋巴和血行达宫旁组织，出现急性炎性反应而形成炎性包块，同时波及输卵管，形成输卵管炎。产妇表现为寒战、高热、腹胀、下腹痛，严重者侵及整个盆腔形成"冰冻骨盆"。

淋球菌沿生殖道黏膜上行感染，达输卵管与盆腹腔，形成脓肿后，高热不退。

（4）急性盆腔腹膜炎及弥漫性腹膜炎。

（5）血栓静脉炎（股白肿），治疗需抗凝。

（6）脓毒血症及败血症。

2. 体征　全身及局部检查仔细检查腹部、盆腔及会阴伤口，确定感染的部位和严重程度。

3. 辅助检查

（1）超声、彩色超声多普勒、CT、MRI 等检测手段：能够对感染形成的炎性包块、脓肿做出定位及定性诊断。

（2）血清 C 反应蛋白：CRP＞8mg/L（速率散射浊度法），有助于早期诊断感染。

（3）病原体培养、分泌物涂片检查、病原体抗原和特异抗体检测：确定病原体及疾病原体的鉴定。

✎ 主治语录：对产后发热者，首先考虑产褥感染，再排除引起产褥病率的其他疾病。

四、鉴别诊断

主要与上呼吸道感染、急性乳腺炎、泌尿系统感染、血栓静脉炎相鉴别。

五、治疗

1. 支持疗法　加强营养，增强全身抵抗力，纠正水电解质失衡。病情严重或贫血者，少量多次输新鲜血或血浆。

2. 胎盘、胎膜残留处理　急性感染常伴发高热，控制感染的同时清除宫内感染组织，待感染控制、体温正常后，再彻底清宫。

3. 抗生素的应用　按药敏试验选用广谱高效抗生素，注意需氧菌、厌氧菌及耐药菌株问题。中毒症状严重者，短期加用肾上腺皮质激素，提高机体应激能力。

4. 抗凝治疗　对于血栓静脉炎，可加用肝素、尿激酶，用药期间监测凝血功能。或口服双香豆素、阿司匹林等，也可用活血化瘀中药治疗。

5. 手术治疗　会阴伤口或腹部切口感染，应及时切开引流；盆腔脓肿可经腹或后穹隆穿刺或切开引流；子宫严重感染，经积极治疗无效，炎症继续扩展，出现不能控制的出血、脓毒血症或及感染性休克时，应及时行子宫切除术，清除感染源，挽救患者生命。

六、预防

加强孕期卫生宣传，临产前2个月避免性生活及盆浴，加强营养，增强体质。及时治疗外阴阴道炎及宫颈炎等慢性疾病和并发症，避免胎膜早破、滞产、产道损伤与产后出血。消毒产妇用物，接产严格无菌操作，正确掌握手术指征，保持外阴清洁。必要时给予广谱抗生素预防感染。

第四节 晚期产后出血

分娩24小时后，在产褥期内发生的子宫大量出血，称晚期产后出血。以产后1~2周发病最常见，亦有迟至产后2个月余发病者。阴道出血多为少量或中等量，持续或间断；亦可表现为大量出血，同时有血凝块排出。产妇可伴有寒战、低热，且常因失血过多导致贫血或失血性休克。

主治语录： 胎儿娩出后24小时内失血量超过500ml，剖宫产者超过1000ml为产后出血；分娩24小时后发生的子宫大出血为晚期产后出血。

一、病因与临床表现

1. 胎盘、胎膜残留 为阴道分娩后晚期产后出血最常见的原因，多发生于产后10天左右，黏附在宫腔内的残留胎盘组织发生变性、坏死、机化，当坏死组织脱落时，暴露基底部血管，引起大量出血。临床表现为血性恶露持续时间延长，以及反复

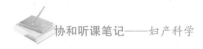

出血或突然大量流血。检查发现子宫复旧不全，宫口松弛，有时可见有残留组织。

2. 蜕膜残留 蜕膜多在产后1周内脱落，并随恶露排出。若蜕膜剥离不全，长时间残留，影响子宫复旧，继发子宫内膜炎症，引起晚期产后出血。临床表现与胎盘残留不易鉴别，宫腔刮出物病理检查可见坏死蜕膜，混以纤维素、玻璃样变的蜕膜细胞和红细胞，但不见绒毛。

3. 子宫胎盘附着面复旧不全 胎盘娩出后其附着面迅速缩小，附着部位血管即有血栓形成，继而血栓机化，出现玻璃样变，血管上皮增厚，管腔变窄、堵塞。胎盘附着部边缘有内膜向内生长，底蜕膜深层残留腺体和内膜重新生长，子宫内膜修复，此过程需6~8周。若胎盘附着面复旧不全可引起血栓脱落，血窦重新开放，导致子宫出血。多发生在产后2周左右，表现为突然大量阴道出血，检查发现子宫大而软，宫口松弛，阴道及宫口有血凝块。

4. 感染 以子宫内膜炎症多见。感染引起胎盘附着面复旧不良和子宫收缩欠佳，血窦关闭不全导致子宫出血。

5. 剖宫产术后子宫切口愈合不良 造成出血的原因如下。

（1）子宫下段横切口两端切断子宫动脉向下斜行分支，造成局部供血不足。术中止血不良，形成局部血肿或局部感染组织坏死，致使切口不愈合。多次剖宫产切口处菲薄，瘢痕组织多造成局部供血不足，影响切口愈合。因胎头位置过低，取胎头时造成切口向下延伸撕裂，因伤口对合不好而影响愈合。

（2）横切口选择过低或过高

1）横切口过低，宫颈侧以结缔组织为主，血供较差，组织愈合能力差，且靠近阴道，增加感染机会。

2）横切口过高，切口上缘宫体肌组织与切口下缘子宫下段肌组织厚薄相差大，缝合时不易对齐，愈合不良。

（3）缝合不当：组织对位不佳；手术操作粗暴；出血血管缝扎不紧；切口两侧角部未将回缩血管缝扎形成血肿；缝扎组织过多过密，切口血液循环供应不良等，均可导致切口愈合不良。

（4）切口感染：因子宫下段横切口与阴道靠近，术前有胎膜早破、产程延长、多次阴道检查、前置胎盘、术中出血多或贫血，易发生切口感染。

上述因素均可导致子宫切口愈合不良，缝线溶解脱落后血窦重新开放，出现大量阴道流血，甚至休克。

6. 其他　产后子宫滋养细胞肿瘤、子宫黏膜下肌瘤、子宫颈癌等，均可引起晚期产后出血。

二、诊断

1. 病史　若为阴道分娩，应注意产程进展及产后恶露变化，有无反复或突然阴道出血病史；若为剖宫产，应了解手术指征、术式及术后恢复情况。

2. 症状和体征

（1）阴道出血：胎盘胎膜残留、蜕膜残留引起的阴道出血多在产后 10 天内发生。胎盘附着部位复旧不良常发生在产后 2 周左右，可以反复多次阴道出血，也可突然大量阴道出血。剖宫产子宫切口裂开或愈合不良所致的阴道出血，多在术后 2~3 周发生，常是子宫突然大量出血，可导致失血性休克。

（2）腹痛和发热：常合并感染，伴发恶露增加，恶臭。

（3）全身症状：继发性贫血，严重者因失血性休克危及生命。

（4）体征：子宫复旧不良可扪及子宫增大、变软，宫口松

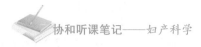

弛，有时可触及残留组织和血块，伴有感染者子宫明显压痛。

3. 辅助检查

（1）血常规：了解贫血和感染情况。

（2）超声检查：了解子宫大小、宫腔有无残留物、子宫切口愈合及切口周围血肿等情况。

（3）病原体和药敏试验：宫腔分泌物培养、发热时行血培养，选择有效广谱抗生素。

（4）血 hCG 测定：有助于排除胎盘残留及绒毛膜癌。

（5）病理检查：宫腔刮出物或子宫切除标本，应送病理检查。

三、处理

针对病因进行处理。

1. 少量或中等量阴道出血，应给予广谱抗生素、子宫收缩剂及支持疗法。

2. 疑有胎盘、胎膜、蜕膜残留者，静脉输液、备血及准备手术的条件下清宫术，操作应轻柔，以防子宫穿孔。刮出物应送病理检查，以明确诊断。术后继续给予抗生素及子宫收缩药。

3. 疑剖宫产子宫切口裂开者，仅少量阴道出血也应住院给予广谱抗生素及支持疗法，密切观察病情变化。

（1）若阴道出血量多，可行剖腹探查或腹腔镜检查。

（2）若切口周围组织坏死范围小、炎症反应轻微，可行清创缝合及髂内动脉、子宫动脉结扎止血。

（3）若为切口假性动脉瘤形成，首选髂内动脉或选择性子宫动脉栓塞术。

（4）若组织坏死范围大，酌情行次全子宫切除术或全子宫切除术。

4. 肿瘤引起的阴道出血，应按肿瘤性质、部位做相应处理。

四、预防

1. 产后应仔细检查胎盘、胎膜，注意是否完整，若有残缺应及时取出。在不能排除胎盘残留时应行宫腔探查。

2. 剖宫产时合理选择切口位置；避免子宫下段横切口两侧角部撕裂并合理缝合。

3. 严格无菌操作，术后应用抗生素预防感染。

第五节 产褥期抑郁症

一、定义

产褥期抑郁症是指产妇在产褥期内出现抑郁症状，是产褥期精神综合征中最常见的一种类型。

二、临床表现

通常在产后 2 周出现症状。主要表现如下。

1. 情绪改变 心情压抑、沮丧、情绪淡漠，甚至焦虑、恐惧、易怒，夜间加重；有时表现为孤独、不愿见人或伤心、流泪。

2. 自我评价降低 自暴自弃、自罪感，对身边的人充满敌意，与家人、丈夫关系不协调。

3. 创造性思维受损，主动性降低。

4. 对生活缺乏信心，觉得生活无意义，出现厌食、睡眠障碍、易疲倦、性欲减退。严重者甚至绝望、有自杀或杀婴倾向，有时还会陷入错乱或嗜睡状态。

三、诊断要点

美国精神学会（1994 年）在《精神疾病的诊断与统计手

册》一书中，制定了产褥期抑郁症的诊断标准，具体如下。

1. 在产后 2 周内出现下列 5 条或 5 条以上的症状，必须具备①②2 条：①情绪抑郁。②对全部或多数活动明显缺乏兴趣或愉悦。③体重显著下降或增加。④失眠或睡眠过度。⑤精神运动性兴奋或阻滞。⑥疲劳或乏力。⑦遇事皆感毫无意义或自罪感。⑧思维力减退或注意力涣散。⑨反复出现死亡想法。

2. 在产后 4 周内发病。

四、治疗与预后

1. 心理治疗　为重要的治疗手段。包括心理支持、咨询与社会干预等。通过心理咨询，解除致病的心理因素（如婚姻关系紧张、想生男孩却生女孩、既往有精神障碍史等）。对产妇多加关心和无微不至照顾，尽量调整好家庭关系，指导其养成良好睡眠习惯。

2. 药物治疗　应用抗抑郁症药，主要是选择 5-羟色胺再吸收抑制药、三环类抗抑郁药等。如帕罗西汀。这类药物不进入乳汁，可用于产褥期抑郁症。

3. 预防　加强对孕妇的精神关怀，利用孕妇学校等多种渠道普及有关妊娠、分娩常识，减轻孕妇对妊娠、分娩的紧张、恐惧心情，完善自我保健。

4. 预后　产褥期抑郁症预后良好，约 70% 患者于 1 年内治愈，仅极少数患者持续 1 年以上。再次妊娠约有 20% 复发率。

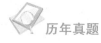 历年真题

1. 产褥感染中，易导致感染性休克的细菌种类是
   A. 肺炎链球菌
   B. 大肠埃希菌
   C. 葡萄球菌
   D. 乙型溶血性链球菌
   E. 厌氧性球菌

2. 在产褥感染处理中错误的是

A. 选用有效的抗生素

B. 纠正全身一般情况

C. 半卧位

D. 禁用肾上腺皮质激素，避免感染扩散

E. 胎盘残留者，在控制感染后清宫

3. 关于正常产褥的叙述，哪项是错误的

A. 出汗较多，睡眠和初醒时更为明显

B. 产后约 2 周经腹部检查不易摸到子宫底

C. 子宫复旧主要是肌细胞数目减少及体积缩小

D. 浆液性恶露内含细菌

E. 一般在产后 24 小时内体温轻度升高，不超过 38℃

4. 胎盘附着面的子宫内膜完全修复需在产后

A. 4 周

B. 5 周

C. 6 周

D. 7 周

E. 8 周

5. 关于恶露的特点，正确的是

A. 白色恶露含少量胎膜

B. 浆液恶露持续 3 天

C. 正常恶露持续 4~6 周

D. 血性恶露持续 7 天

E. 血性恶露含有蜕膜和细菌

参考答案：1. B　2. D　3. C
　　　　　　4. C　5. C

第十五章 妇科病史及检查

核心问题

1. 有关妇科病史的采集方法及检查技术。
2. 妇科疾病常见症状的鉴别要点。

内容精要

病史采集和体格检查是诊断疾病的主要依据，也是妇科临床实践的基本技能。妇科检查是妇科特有的检查方法。不仅要熟悉有关妇科病史的采集方法，还要通过不断临床实践，逐步掌握妇科检查技术。

一、妇科病史

（一）病史采集

1. 询问病史应有目的性，勿遗漏关键性内容，采用启发式提问。

2. 对不能口述的危重患者，询问其家属或亲友了解病情，在初步了解病情后，应立即抢救。

3. 对外院转诊者，应索阅病情介绍以作为参考。

4. 注意考虑患者的隐私。

（二）病史内容

包括一般项目、主诉、现病史、月经史、婚育史、既往史、个人史和家族史。

二、体格检查

包括全身检查腹部检查和妇科检查。除病情危急外应按下列先后顺序进行。

（一）全身检查

全身检查包括：①体温、脉搏、呼吸及血压，必要时测体重和身高。②其他。神志、精神状态、面容、体态、发育及毛发分布、皮肤、浅表淋巴结、头颈部、乳房情况、心、肺、脊柱及四肢。

（二）腹部检查

腹部检查在妇科检查前进行。包括视诊、触诊（有无压痛、反跳痛和肌紧张，能否扪到包块等）、叩诊（有无移动性浊音等）和听诊检查。合并妊娠者检查腹围、子宫底高度、胎位、胎心及胎儿大小等。

（三）妇科检查

妇科检查包括外阴、阴道宫颈、宫体及双侧附件检查。

1. 基本要求

（1）除尿失禁患者外，检查前应排空膀胱，排便或灌肠后检查。

（2）患者取膀胱截石位，垫单或纸单一次性使用。

（3）应避免经期检查。若为阴道异常出血则必须检查。注

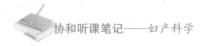

意无菌操作。

（4）对无性生活史者，应行直肠-腹部诊。必要时征得同意后，做阴道窥器检查或双合诊检查。

（5）双合诊检查不满意时，必要时行超声检查。

2. 检查方法

（1）外阴检查

1）观察外阴发育及阴毛情况，有无畸形、皮炎、溃疡、赘生物或肿块，注意皮肤和黏膜色泽或色素减退及质地变化，有无增厚、变薄或萎缩。

2）尿道口周围黏膜色泽及有无赘生物。

3）无性生活的阴道口勉强可容示指。已有性生活的阴道口能容两指。经产妇的处女膜仅余残痕或可见会阴后-侧切瘢痕。

4）让患者用力向下屏气，观察有无阴道前后壁膨出、子宫脱垂或尿失禁等。

（2）阴道窥器检查：使用阴道窥器检查阴道和宫颈时，要注意阴道窥器的结构特点。若拟做宫颈细胞学检查或取阴道分泌物做涂片检查时，不应用润滑剂，改用生理盐水润滑，以免影响涂片质量。可检查阴道和宫颈情况，同时可采集宫颈外口鳞柱交接部脱落细胞做宫颈细胞学检查和 HPV 检测。

（3）双合诊：在妇科检查中最重要。目的在于检查阴道、宫颈、宫体、输卵管、卵巢、宫旁结缔组织以及骨盆腔内壁有无异常。

子宫位置一般是前倾略前屈。扪清子宫后，将阴道内两指由宫颈后方移至一侧穹隆部，尽可能往上向盆腔深部扪触；与此同时，另一手从同侧下腹壁髂嵴水平开始，由上往下按压腹壁，与阴道内手指相互对合，以触摸该侧附件区有无肿块、增厚或压痛。正常卵巢偶可扪及，触后稍有酸胀感，正常输卵管不能扪及。

（4）三合诊：在生殖器肿瘤、结核、子宫内膜异位症、炎症的检查时尤显重要。

（5）直肠-腹部诊：适用于无性生活史、阴道闭锁或有其他原因不宜行双合诊的患者。

主治语录：行双合诊、三合诊或直肠-腹部诊时，若患者腹肌紧张，可边检查边与患者交谈，使其张口呼吸而使腹肌放松。当无法查明盆腔内解剖关系时，应停止检查。待下次检查时，多能获得满意结果。

3. 记录　妇科检查结束后，应将检查结果按解剖部位先后顺序记录，见表15-1。

表15-1　妇科检查记录

项　目	内　容
外阴	发育情况及婚产式（未婚、已婚未产或经产）。有异常发现时，应详加描述
阴道	是否通畅，黏膜情况，分泌物量、色、性状及有无气味
宫颈	大小、硬度，有无糜烂样改变、撕裂、息肉、腺囊肿，有无接触性出血、举痛及摇摆痛等
宫体	位置、大小、硬度、活动度，表面是否平整、有无突起，有无压痛等
附件	有无块物、增厚或压痛。若扪及块物，记录其位置、大小、硬度、表面光滑与否，活动度，有无压痛以及与子宫及盆壁关系。左右两侧情况分别记录
实验室和特殊检查	摘录已有的实验室和特殊检查结果，外院检查结果应注明医院名称和检查日期

三、妇科疾病常见症状的鉴别要点

妇科疾病的常见症状有阴道出血、白带异常、下腹疼痛、外阴瘙痒及下腹肿块等，掌握这些症状的鉴别要点对妇科疾病

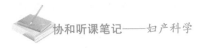

的诊治极为重要。

（一）阴道出血

为最常见的主诉之一。女性生殖道任何部位，包括阴道、宫颈、宫体及输卵管均可发生出血。

1. 原因

（1）与妊娠有关的子宫出血：流产、异位妊娠、葡萄胎、产后胎盘部分残留和子宫复旧不全等。

（2）生殖器炎症：阴道炎、急性子宫颈炎等。

（3）生殖器良性病变：子宫腺肌病、子宫内膜异位症等。

（4）生殖器肿瘤：子宫肌瘤、卵巢肿瘤、阴道癌、子宫颈癌等。

（5）损伤、异物和外源性性激素。

（6）全身疾病：如血小板减少性紫癜、白血病、肝功能损害等。

（7）卵巢内分泌功能失调：无排卵性和排卵性异常子宫出血、子宫内膜局部异常等。

2. 临床表现

（1）包括经量增多、周期不规则的阴道出血、无任何周期可辨的长期持续阴道出血、停经后阴道出血、阴道出血伴白带增多、接触性出血、经间出血、经前或经后点滴出血、绝经多年后阴道出血、间歇性阴道排出血性液体和外伤后阴道出血。

（2）特点：见表15-2。

表 15-2　阴道出血的特点

阴道出血人群	特　　点
新生女婴	出生后数天有少量阴道出血，系因离开母体后雌激素水平骤然下降，子宫内膜脱落所致

阴道出血人群	特　点
幼女	考虑性早熟或生殖道恶性肿瘤的可能
青春期少女	多为无排卵性异常子宫出血
生育期妇女	考虑与妊娠相关的疾病
围绝经期	以无排卵性异常子宫出血最多见，应首先排除生殖道恶性肿瘤

（二）白带异常

正常白带呈白色稀糊状或蛋清样，黏稠、量少，无腥臭味，称为生理性白带。生殖道炎症，如阴道炎和急性子宫颈炎或发生癌变时，白带量显著增多且有性状改变，称为病理性白带，见表 15-3。

表 15-3　病理性白带

类　型	特　点	常见疾病或情况
透明黏性白带	与正常白带相似，但量显著增多	卵巢功能失调、阴道腺病或宫颈高分化腺癌等疾病的可能
灰黄色或黄白色泡沫状稀薄白带	可伴外阴瘙痒	滴虫阴道炎
凝乳块状或豆渣样白带	常伴严重外阴瘙痒或灼痛	外阴阴道假丝酵母菌病
脓性白带	色黄或黄绿，黏稠，多有臭味	淋球菌阴道炎、急性子宫颈炎及子宫颈管炎，阴道癌或子宫颈癌并发感染、宫腔积脓或阴道内异物残留
血性白带	白带中混有血液，血量多少不一	子宫颈癌、子宫内膜癌、宫颈息肉、宫颈炎或子宫黏膜下肌瘤等，放置宫内节育器

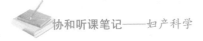

续　表

类　型	特　点	常见疾病或情况
水样白带	持续流出淘米水样白带且具奇臭者	晚期子宫颈癌、阴道癌或黏膜下肌瘤伴感染。间断性排出清澈、黄红色或红色水样白带，考虑输卵管癌的可能

（三）下腹疼痛

下腹疼痛多为妇科疾病所引起。临床特点，见表15-4。

表 15-4　下腹疼痛的临床特点

特　点	常见疾病
起病缓急	1. 起病缓慢而逐渐加剧　多为内生殖器炎症或恶性肿瘤 2. 急骤发病　考虑卵巢囊肿蒂扭转或破裂，或子宫浆膜下肌瘤蒂扭转 3. 反复隐痛后突然出现撕裂样剧痛　输卵管妊娠破裂型或流产型的可能
疼痛部位	1. 下腹正中疼痛　多为子宫病变，较少见 2. 一侧下腹痛　考虑为卵巢囊肿蒂扭转、输卵管卵巢急性炎症、异位妊娠等患侧附件病变，右侧下腹痛注意急性阑尾炎 3. 双侧下腹痛　盆腔炎性病变。卵巢囊肿破裂、输卵管妊娠破裂或盆腔腹膜炎时，可引起整个下腹痛甚至全腹疼痛
疼痛性质	1. 持续性钝痛　多为炎症或腹水 2. 顽固性疼痛难以忍受　常为晚期生殖器肿瘤 3. 阵发性绞痛　子宫或输卵管等空腔器官收缩可致 4. 撕裂性锐痛　输卵管妊娠或卵巢肿瘤破裂可致 5. 下腹坠痛　宫腔内积血或积脓不能排出可致

特 点	常见疾病
疼痛时间	1. 月经周期中间出现一侧下腹隐痛 考虑排卵性疼痛
	2. 经期腹痛 或为原发性痛经，或有子宫内膜异位症的可能
	3. 周期性下腹痛但无月经来潮 多为经血排出受阻所致，见于先天性生殖道畸形或术后宫腔、宫颈管粘连等
	4. 与月经周期无关的慢性下腹痛 见于下腹部手术后组织粘连、子宫内膜异位症、盆腔炎性疾病后遗症、盆腔静脉淤血综合征及妇科肿瘤等
放射部位	1. 至肩部 考虑腹腔内出血
	2. 至腰骶部 多为宫颈、子宫病变
	3. 至腹股沟及大腿内侧 多为该侧附件病变
伴随症状	1. 同时有停经史 多为妊娠合并症
	2. 伴恶心、呕吐 考虑卵巢囊肿蒂扭转的可能
	3. 伴畏寒、发热 常为盆腔炎性疾病
	4. 伴休克 考虑腹腔内出血
	5. 伴肛门坠胀 常为直肠子宫陷凹积液所致
	6. 伴恶病质 常见于生殖器晚期癌肿

（四）外阴瘙痒

1. 原因 包括局部原因和全身原因，见表15-5。

2. 临床表现

（1）部位：外阴瘙痒多位于阴蒂、小阴唇、大阴唇、会阴甚至肛周等。长期搔抓可出现抓痕、血或继发毛囊炎。

（2）症状与特点：外阴瘙痒常为阵发性，也可为持续性，通常夜间加重。瘙痒程度有明显差异。

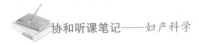

表 15-5　外阴瘙痒的原因

病　因	特　点
外阴阴道假丝酵母菌病、滴虫阴道炎	以外阴瘙痒、白带增多为主要症状
外阴色素减退性疾病	以外阴奇痒为主要症状，伴外阴皮肤色素脱失
蛲虫病	外阴瘙痒以夜间为甚
糖尿病	尿糖对外阴皮肤刺激，特别是并发外阴阴道假丝酵母菌病时，外阴瘙痒特别严重
无原因的外阴瘙痒	一般仅发生在生育期或绝经后妇女，外阴瘙痒症状严重，甚至难以忍受但局部皮肤和黏膜外观正常，或仅有抓痕和血痂
慢性疾病	黄疸、维生素 A 缺乏、B 族维生素缺乏、重度贫血、白血病等患者外阴瘙痒时，常为全身瘙痒的一部分。妊娠期肝内胆汁淤积症也可出现包括外阴在内的全身皮肤瘙痒

（五）下腹部肿块

根据肿块质地不同，分为囊性和实性。囊性肿块多为良性病变，如卵巢囊肿、输卵管卵巢囊肿、输卵管积水等或为充盈膀胱。实性肿块除妊娠子宫为生理情况，子宫肌瘤、卵巢纤维瘤、盆腔炎性包块等为良性病变外，其他实性肿块均应首先考虑为恶性肿瘤。

下腹部肿块可以是子宫增大、附件肿块、肠道或肠系膜肿块、泌尿系肿块、腹腔肿块、腹壁或腹膜后肿块。

1. 子宫增大　位于下腹正中且与宫颈相连，可能的原因是妊娠子宫、子宫肌瘤、子宫腺肌病、子宫恶性肿瘤、子宫畸形、宫腔阴道积血或宫腔积脓。

2. 附件肿块　临床常见输卵管妊娠肿块、附件炎性肿块、卵巢子宫内膜异位囊肿、卵巢非赘生性囊肿、卵巢赘生性肿块。

3. 肠道及肠系膜肿块　包括粪块嵌顿，阑尾脓肿，腹部手术或感染后继发的肠管、大网膜粘连，肠系膜肿块，结肠癌等。

4. 泌尿系肿块　包括充盈膀胱、异位肾等。

5. 腹腔肿块　可见于腹水、盆腔结核包裹性积液、直肠子宫陷凹脓肿等。

6. 腹壁及腹膜后肿块　可见于腹壁血肿或脓肿、腹膜后肿瘤或脓肿。

 历年真题

1. 一女性婚育史如为足月产 2 次，早产 1 次，流产 1 次，现有子女 2 人。可简写为
   A. 3-1-0-2
   B. 1-1-2-2
   C. 1-2-2-1
   D. 2-1-1-2
   E. 2-0-3-1

2. 关于双合诊检查，下列描述正确的是

   A. 双合诊不是盆腔检查的主要方法
   B. 检查前不必排空膀胱
   C. 正常情况下均可摸到卵巢
   D. 正常情况下可摸到卵巢
   E. 方法是一手入阴道，另一手按下腹部，双手配合进行

参考答案：1. D　2. E

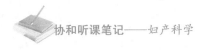

第十六章　外阴色素减退性疾病

> ## 核心问题
>
> 妇科临床常见的白色病变。

内容精要

外阴色素减退性疾病是一组以瘙痒为主要症状、外阴皮肤色素减退为主要体征的外阴皮肤疾病。依据 2011 年国际外阴阴道疾病研究学会（ISSVD）分类，外阴色素减退性疾病临床表现分类属于白色病变，但病理组织学分类包括棘层细胞增生型、苔藓样型、均质化或硬化型，为外阴部位的非肿瘤性皮肤病变之一。

第一节　外阴慢性单纯性苔藓

一、病理

巨检可见皮损为红色或白色斑块，或苔藓样。组织学形态缺乏特异性，主要表现为鳞状上皮表层细胞的角化过度和角化不全，棘层细胞增生，真皮浅层纤维化并伴有不等量炎症细胞浸润。上皮细胞层次排列整齐，极性保持，细胞的大小和核形态、染色均正常。

二、临床表现

1. 症状　主要为外阴瘙痒，多难耐受而搔抓，搔抓进一步加重皮损，形成所谓的"痒抓"恶性循环。

2. 体征　病损常位于大阴唇阴唇间沟、阴蒂包皮及阴唇后联合等处，可为孤立、多发或左右形态对称性病灶。病损早期表现为皮肤暗红或粉红色，加重后则为白色病变。后期则表现为皮肤增厚色素沉着，皮肤纹理明显，呈苔藓样改变。可有抓痕、皲裂、溃疡等。

三、诊断

根据症状及体征可以作出初步诊断，确诊靠组织学检查。活检应在色素减退区、皲裂、溃疡、硬结隆起或粗糙处进行，选择不同部位多点取材。活检前先用 1% 甲苯胺蓝涂抹局部皮肤，干燥后 1% 醋酸液擦洗脱色，在不脱色区活检。

四、治疗

1. 一般治疗　保持局部皮肤清洁干燥，不食辛辣、过敏食物。不用刺激性药物或肥皂清洗外阴，忌穿不透气的化纤内裤。对瘙痒症状明显以致紧张失眠者，可加用镇静、安眠和抗过敏药物。

2. 药物治疗　局部应用皮质激素药物控制瘙痒，可选用0.025% 氟轻松软膏、0.01% 曲安奈德软膏，涂搽病变部位，每天 3~4 次。长期使用类固醇药物可使局部皮肤萎缩，故当瘙痒症状缓解后，停用高效类固醇药物，改用作用轻微的 1%~2% 氢化可的松软膏，每天 1~2 次，维持治疗 6 周。

局部用药前可先用温水坐浴，每天 2~3 次，每次 10~15

分钟，可使皮肤软化、促进药物吸收、缓解瘙痒症状，症状控制后，增厚的皮肤仍需较长时间才能有明显改善或恢复正常。

3. 物理治疗　局部物理治疗是通过去除局部异常上皮组织和破坏真皮层神经末梢，从而阻断瘙痒和搔抓所引起的恶性循环，适用于对症状严重或药物治疗无效者。

常用方法如下。

（1）聚焦超声。

（2）CO_2激光或氦氖激光。

（3）其他：波姆光、液氮冷冻等。激光治疗有破坏性小、愈合后瘢痕组织较少的优点，但其远期复发率仍与手术切除相当。

4. 手术治疗　外阴慢性单纯性苔藓的恶变率很低，手术治疗影响外观及局部功能，且有远期复发可能，故一般不采用手术治疗，仅适用于：①反复药物、物理治疗无效。②出现不典型增生或有恶变可能者。

第二节　外阴硬化性苔藓

一、病理

巨检皮损呈白色。镜下可见表皮变薄、过度角化及黑色素细胞减少，上皮脚变钝或消失。真皮浅层水肿，胶原纤维化形成均质化带，其下伴带状淋巴细胞浸润。基底层细胞水肿，黑色素细胞减少。少数病例伴炎症和溃疡。部分病例有恶变可能。

二、临床表现

硬化性苔藓可发生于任何年龄，但以40岁左右妇女多见，

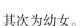

其次为幼女。

1. 症状 主要为病损区瘙痒、性交痛及外阴烧灼感，晚期可出现性交困难。幼女患者可在排尿或排便后感外阴或肛周不适。

2. 体征 病损区常位于大阴唇、小阴唇、阴蒂包皮、阴唇后联合及肛周，多呈对称性。一般不累及阴道黏膜。

（1）皮肤红肿，出现粉红、象牙白色或有光泽的多角形小丘疹，丘疹融合成片后呈紫癜状。

（2）外阴萎缩，常伴皲裂及脱皮，病变常对称，并可累及会阴及肛周而呈蝴蝶状。

（3）病变皮肤菲薄、皱缩似卷烟纸或羊皮纸，阴道口挛缩狭窄。

幼女病变检查见局部皮肤呈珠黄色或与色素沉着点相间形成花斑样，外阴及肛周病变可呈现锁孔状白色病损坏。多数患者的病变在青春期可自行消失。

三、治疗

1. 一般治疗 同慢性单纯性苔藓。

2. 药物治疗 局部药物治疗只能改善症状而不能痊愈，且需长期用药。常用药物有丙酸睾酮、黄体酮、糖皮质激素类和免疫抑制药。幼女硬化性苔藓，一般不用丙酸睾酮油膏治疗。局部涂 1% 氢化可的松软膏或 0.5% 黄体酮油膏，症状多能缓解，但应随访。

3. 全身用药 阿维 A 用于严重的外阴硬化性苔藓。必要时给予镇静、安眠、抗过敏药物。

4. 物理治疗 同慢性单纯性苔藓。

5. 手术治疗 对病情严重或药物治疗无效者，可行表浅外阴切除。

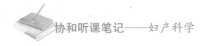

第三节　其他外阴色素减退性疾病

一、扁平苔藓

扁平苔藓属于 2006 年 ISSVD 分类中的苔藓样型，为细胞免疫异常介导的皮肤病损。可伴随艾滋病、恶性肿瘤、肝硬化、消化性溃疡、乙型病毒性肝炎、丙型病毒性肝炎、溃疡性结肠炎等病。

40 岁以上女性常见，主要症状为外阴瘙痒，烧灼感，部分病例无症状。病损外观高度可变，从纤细网格状丘疹到侵蚀性脱屑均可，常出现在外阴和阴道。病变后期，可出现小阴唇和阴蒂包皮的粘连、色素沉着、阴道口狭窄。

确诊依靠组织学检查。局部应用皮质激素，症状缓解率可达 94%。口服环孢素也有一定的缓解作用。

二、贝赫切特综合征

1. 本病又称眼-口-生殖器综合征，属于 2006 年 ISSVD 分类中的脉管源性病损。

（1）以反复发作的口腔黏膜溃疡、外阴溃疡、眼炎或其他皮肤损害为主要特征，可伴有心血管关节甚至中枢神经系统损害。

（2）病因不清，基本病理改变为多系统性血管炎。

（3）临床上以 20~40 岁年轻妇女多见，先出现口腔溃疡，然后外阴溃疡，最后出现眼部病变。溃疡为单个或多个，边界清楚，溃疡愈合后可形成瘢痕。溃疡初发时局部疼痛显著，急性期可有发热、乏力、头痛等全身症状。眼部病变最初表现结膜炎、视网膜炎，晚期可出现眼前房积脓，最后可发生视神经萎缩等，甚至失明。

2. 具备两个主要症状或伴有其他系统症状，并且反复发作，可作出诊断。皮肤穿刺试验阳性有助于确诊。急性期内，白细胞中度增多，红细胞沉降率加快，但溃疡局部病理检查无特异性。治疗主要是对症处理。若溃疡疼痛剧烈，可给予镇静剂或局部麻醉剂镇痛。

急性期内，给予皮质激素可促进溃疡愈合，若为预防复发，可给予小剂量长期应用。

三、外阴白癜风

外阴白癜风是黑色素细胞被破坏所引起的疾病。病因不明，可能与自身免疫有关。

表现为外阴大小不等、形态不一、单发或多发的白色斑片区，外阴白色区周围皮肤往往有色素沉着，故界限分明。病变区皮肤光滑润泽，弹性正常，除外阴外，身体其他部位也可伴发白癜风。患者一般无不适。故除伴发皮炎应按炎症处理外，通常无须治疗。

四、继发性外阴色素减退性疾病

伴发于各种慢性外阴病变，包括糖尿病外阴炎、外阴阴道假丝酵母菌病、外阴擦伤、外阴湿疣等患者多有局部瘙痒、灼热甚至疼痛等自觉症状。

检查可见外阴表皮过度角化，角化表皮常脱屑而呈白色，临床上时常误诊为外阴单纯性苔藓。但通常在原发疾病治愈后，白色区随之消失。若在表皮脱屑区涂以油脂，白色也可减退，可以鉴别诊断。

治疗应针对原发疾病进行治疗。注意个人卫生，经常保持外阴干燥、清洁。不宜常用肥皂、清洁剂、药物擦洗外阴。

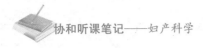

历年真题

1. 外阴硬化性苔藓的临床表现不正确的是
   A. 以 40 岁左右多见
   B. 主要症状为外阴瘙痒
   C. 幼女患者瘙痒症状明显
   D. 病变区皮肤瘙痒较鳞状上皮增生轻
   E. 晚期可导致阴道口挛缩狭窄

（2~3 题共用备选答案）
   A. 乳头层水肿，血管扩大充血
   B. 胶原纤维玻璃样变，均质化带下有淋巴细胞和浆细胞浸润
   C. 角化过度或角化不全
   D. 浅层有淋巴细胞和少量浆细胞浸润
   E. 层次排列整齐，极性保持

2. 外阴硬化性苔藓真皮层早期变化
3. 外阴硬化性苔藓晚期变化

参考答案：1. C　2. A　3. B

第十七章　外阴及阴道炎症

核心问题

1. 滴虫阴道炎的诊断、治疗。
2. 外阴阴道假丝酵母菌病的临床表现、治疗。
3. 细菌性阴道病、萎缩性阴道炎的诊断、治疗。

内容精要

外阴及阴道炎症是妇科最常见疾病。外阴阴道与尿道、肛门毗邻，局部潮湿易受污染；生育期妇女性活动较频繁，且外阴阴道是分娩、宫腔操作的必经之道，易受损伤及外界病原体的感染；绝经后妇女及婴幼儿雌激素水平低，局部抵抗力下降，也易感染。外阴及阴道炎可单独存在，也可两者同时存在。

第一节　非特异性外阴炎

一、病因

1. 经血、阴道分泌物刺激。
2. 尿瘘患者的尿液刺激。
3. 糖尿病患者的尿糖刺激。

4. 外阴皮肤不洁。

5. 长期穿紧身化纤内裤或经期长时间使用卫生用品所导致的物理化学刺激，如皮肤黏膜摩擦、局部潮湿、透气性差等。

二、临床表现

外阴皮肤瘙痒、疼痛或灼热感，于活动、性交、排尿及排便时加重。

1. 急性炎症期检查见外阴充血、肿胀、糜烂，常有抓痕。严重者可发生溃疡或湿疹，导致双侧小阴唇粘连，引起排尿疼痛或困难。

2. 慢性炎症时检查可见皮肤增厚、粗糙、皲裂，甚至苔藓样变。有时也可引起体温升高及白细胞增多。

三、治疗与预后

1. 防治　注意外阴清洁干燥，养成良好的个人卫生习惯。

2. 病因治疗　寻找并积极消除病因，改善局部卫生。若发现糖尿病应及时治疗，若有尿瘘、粪瘘应及时修补。

3. 局部治疗　外阴部可用 0.1% 聚维酮碘液或用 1∶5000 高锰酸钾液坐浴，每天 2 次，每次 15~30 分钟。坐浴后局部涂以抗生素软膏或中成药药膏。也可选用中药水煎熏洗外阴部，每天 1~2 次。有发热及白细胞增多者，可口服或肌内注射抗生素。

第二节　前庭大腺炎症

一、病因

多为混合性细菌感染。主要病原体为葡萄球菌、大肠埃希菌、链球菌、肠球菌。随着性传播疾病发病率的升高，淋球菌及沙眼衣原体也成为常见病原体。

病原体侵犯腺管，初期导致前庭大腺导管炎，腺管开口往往因肿胀或渗出物凝聚而阻塞，分泌物积存不能外流，感染进一步加重则形成前庭大腺脓肿。

若脓肿消退后，腺管阻塞，脓液吸收后被黏液分泌物所替代，形成前庭大腺囊肿。前庭大腺囊肿可继发感染，形成脓肿，并反复发作。

二、临床表现

1. 前庭大腺炎　起病急，多为一侧。

（1）初时局部产生肿胀、疼痛、灼热感，检查见局部皮肤红肿、压痛明显，患侧前庭大腺开口处有时可见白色小点。

（2）若感染进一步加重，脓肿快速增大，直径可达 3~6cm，患者疼痛剧烈，行走不便，脓肿成熟时局部可触及波动感。

（3）少数患者可能出现发热等全身症状，腹股沟淋巴结可呈不同程度增大。

（4）当脓肿内压力增大时，表面皮肤黏膜变薄，脓肿可自行破溃。

（5）若破孔大，可自行引流，炎症较快消退而痊愈。

（6）若破孔小，引流不畅，则炎症持续存在，并反复发作。

2. 前庭大腺囊肿　多为单侧，也可为双侧。

（1）若囊肿小且无急性感染，患者一般无自觉症状，往往于妇科检查时方被发现。

（2）若囊肿大，可感到外阴坠胀或性交不适。

（3）检查见患侧阴道前庭窝外侧肿大，在外阴部后下方可触及无痛性囊性肿物，多呈圆形、边界清楚。

三、治疗

1. 药物治疗　急性炎症发作时，需保持局部清洁，可取前庭大腺开口处分泌物做细菌培养，确定病原体。常选择使用喹诺酮或头孢菌素与甲硝唑联合抗感染。也可口服清热、解毒中药，或局部坐浴。

2. **手术治疗** 前庭大腺脓肿需尽早切开引流，以缓解疼痛。切口应选择在波动感明显处，尽量靠低位以便引流通畅，原则上在内侧黏膜面切开，并放置引流条，脓液可送细菌培养。无症状的前庭大腺囊肿可随访观察；对囊肿较大或反复发作者可行囊肿造口术。

第三节　滴虫阴道炎

一、病因

滴虫阴道炎，是常见的阴道炎，由阴道毛滴虫引起。适宜滴虫生长的温度为 25~40℃、pH 为 5.2~6.6 的潮湿环境。隐藏在腺体及阴道皱襞中的滴虫于月经前后常得以繁殖，引起炎症的发作。

滴虫不仅寄生于阴道，还常侵入尿道或尿道旁腺，甚至膀胱、肾盂以及男方的包皮皱褶、尿道或前列腺中。

二、临床表现

1. **典型症状**

（1）潜伏期为 4~28 天。

（2）滴虫阴道炎的主要症状是稀薄的泡沫状白带增多及外阴瘙痒，若有其他细菌混合感染则分泌物呈脓性，可有臭味。

（3）瘙痒部位主要为阴道口及外阴，间或有灼热、疼痛、性交痛等。

（4）阴道毛滴虫能吞噬精子，并能阻碍乳酸生成，影响精子在阴道内的存活，可致不孕。

（5）若尿道口有感染，可有尿频、尿痛，有时可见血尿。

2. 临床体征　检查时见阴道黏膜充血，严重者有散在出血斑点，后穹隆有多量白带，呈灰黄色、黄白色稀薄液体或黄绿色脓性分泌物，常呈泡沫状。带虫者阴道黏膜常无异常改变。

3. 传播方式

（1）滴虫可寄生于男性的包皮皱褶、尿道或前列腺中，男性由于感染滴虫后常无症状，易经性交直接传播。

（2）经公共浴池、浴盆、浴巾、游泳池、坐式便器、衣物等间接传播。

（3）医源性传播，通过污染的器械及敷料传播。

三、诊断要点

1. 典型病例容易诊断，若在阴道分泌物中找到滴虫即可确诊。检查滴虫最简便的方法是悬滴法。在有症状的患者中，其阳性率可达 60%～70%。取分泌物前 24～48 小时避免性交阴道灌洗或局部用药。取分泌物时阴道窥器不涂润滑剂，分泌物取出后应及时送检并注意保暖，否则滴虫活动力减弱，造成辨认困难。

具体方法：加温生理盐水 1 小滴滴于玻片上，于阴道后穹隆处取少许分泌物混于生理盐水中，立即在低倍光镜下寻找滴虫。若有滴虫，可见其呈波状运动而移动位置，亦可见到周围白细胞被推移。

2. 本病应与需氧菌性阴道炎（AV）相鉴别，两者阴道分泌物性状相似，稀薄、泡沫状、有异味。主要通过实验室检查鉴别。滴虫阴道炎湿片检查可见滴虫，而 AV 常见的病原菌为 B 群链球菌、葡萄球菌、大肠埃希菌及肠球菌等需氧菌，镜下可见大量中毒白细胞和大量杂菌，乳杆菌减少或消失，阴道分泌物中凝固酶和葡萄糖醛酸苷酶可呈阳性。

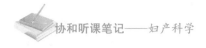

四、治疗与预后

1. 做好卫生宣传　积极开展普查普治工作,消灭传染源。

2. 全身用药

(1) 初次治疗可选择甲硝唑 2g,单次口服。

(2) 或替硝唑 2g,单次口服。

(3) 或甲硝唑 400mg,每天 2 次,连服 7 天。

口服药物的治愈率达 90% ~ 95%。服用甲硝唑者,服药后 12 ~ 24 小时内避免哺乳;服用替硝唑者,服药后 3 天内避免哺乳。

3. 性伴侣的治疗　滴虫阴道炎主要由性行为传播,性伴侣应同时进行治疗,并告知患者及性伴侣治愈前应避免无保护性行为。

4. 治愈标准　滴虫阴道炎常于月经后复发,故治疗后检查滴虫阴性时,仍应每次月经后复查白带,若经 3 次检查均阴性,方可称为治愈。

5. 随访及治疗失败的处理　由于滴虫阴道炎患者再感染率很高,最初感染 3 个月内需要追踪复查。若治疗失败对甲硝唑 2g 单次口服者,可重复应用甲硝唑 400mg,每天 2 次,连服 7 天;或替硝唑 2g,单次口服。对再次治疗后失败者,可给予甲硝唑 2g,每天 1 次,连服 5 天或替硝唑 2g,每天 1 次连服 5 天。

为避免重复感染,内裤及洗涤用的毛巾,应煮沸 5 ~ 10 分钟以消灭病原体。

第四节　外阴阴道假丝酵母菌病（VVC）

一、病因

80% ~ 90% 的病原体为白假丝酵母菌（俗称白念珠菌）。白念珠菌是真菌，为条件致病菌，当阴道内糖原增加、酸度增高、局部细胞免疫力下降时，即适合念珠菌的繁殖而发生炎症，故多见于孕妇、糖尿病患者及接受大量雌激素治疗者。

1. 长期应用抗生素，改变了阴道内微生物之间的相互制约关系。

2. 皮质类固醇激素或免疫缺陷综合征，使机体的抵抗力降低。

3. 穿紧身化纤内裤、肥胖可使会阴局部的温度及湿度增加，也易使念珠菌得以繁殖而引起感染。

二、传播途径

主要为内源性传染，念珠菌除寄生阴道外，还可寄生于人的口腔、肠道，这三个部位的念珠菌可互相自身传染，当局部环境条件适合时易发病。此外，少部分患者可通过性交直接传染或接触感染的衣物间接传染。

三、临床表现

主要表现为外阴瘙痒、灼痛，持续时间长，严重时坐立不安，异常痛苦，以夜晚更加明显，还可伴有尿频、尿痛及性交痛。急性期白带增多，白带特征是白色稠厚呈凝乳或豆渣样。

检查见阴道黏膜红肿、外阴红斑、水肿，可伴有抓痕，严重者可见皮肤皲裂、表皮脱落，小阴唇内侧及阴道黏膜附有白色膜状物，擦除后露出红肿黏膜面，急性期还可能见到糜烂及浅表溃疡。

外阴阴道假丝酵母菌病可分为单纯性 VVC 和复杂性 VVC，后者占 10%~20%。

1. 单纯性 VVC　包括非孕期妇女发生的散发性、白假丝酵母菌所致的轻或中度 VVC。

2. 复杂性 VVC　包括非白假丝酵母菌所致的 VVC、重度 VVC、复发性 VVC、妊娠期 VVC 或其他特殊患者如未控制的糖尿病、免疫低下者所患 VVC。

VVC 临床评分标准，见表 17-1，评分<7 分为轻、中度 VVC；评分≥7 分为重度 VVC。

表 17-1　VVC 临床评分标准

评分项目	0	1	2	3
瘙痒	无	偶有发作，别忽略	引起重视	持续发作，坐立不安
疼痛	无	轻	中	重
阴道黏膜充血、水肿	无	轻	中	重
外阴抓痕、皲裂、糜烂	无	/	/	有
分泌物重	无	较正常稍多	量多，无溢出	量多，有溢出

四、诊断要点

1. 典型病例不难诊断。若在分泌物中找到白念珠菌孢子和假菌丝即可确诊。方法是加温 10%氢氧化钾或生理盐水一小滴滴于玻片上，取少许阴道分泌物混于其中，在光镜下寻找孢子和假菌丝。

2. VVC 合并细菌性阴道病、滴虫阴道炎是常见的阴道混合性感染的类型，实验室检查可见到两种以上致病微生物。pH 测定具有鉴别意义，若 VVC 患者阴道分泌物 pH>4.5，需要特别注意存在混合感染的可能性，尤其是合并细菌性阴道病的混合感染。

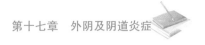

本病症状及分泌物性状与细胞溶解性阴道病（CV）相似，应注意鉴别。

五、治疗与预后

1. 消除诱因 若有糖尿病应积极治疗，及时停用广谱抗生素、雌激素、皮质类固醇激素。勤换内裤，用过的内裤、盆及毛巾均应用开水烫洗。

2. 单纯性 VVC 常采用唑类抗真菌药物。

（1）局部用药：可选用下列药物放置于阴道深部。

1）克霉唑制剂，1 粒（500mg），单次用药；或每晚 1 粒（150mg），连用 7 天。

2）咪康唑制剂，每晚 1 粒（200mg），连用 7 天；或每晚1 粒（400mg），连用 3 天；或 1 粒（1200mg），单次用药。

3）制霉菌素制剂，每晚 1 粒（10 万 U），连用 10~14 天。

（2）全身用药：对未婚妇女及不宜采用局部用药者，可选用口服药物。常用药物：氟康唑 150mg 顿服。

3. 复杂性 VVC

（1）重度 VVC：在单纯性 VVC 治疗的基础上延长多一个疗程的治疗时间。若为口服或局部用药日疗法的方案，则在72 小时后加用 1 次；若为局部用药 3~7 天的方案，则延长为7~14 天。

（2）复发性外阴阴道假丝酵母菌病（RVVC）：1 年内有症状并经真菌学证实的 VVC 发作 4 次或以上，称为 RVVC。

1）治疗重点在于积极寻找并去除诱因，预防复发。

2）抗真菌治疗方案分为强化治疗与巩固治疗，根据培养和药物敏感试验选择药物。在强化治疗达到真菌学治愈后，给予巩固治疗半年。①强化治疗方案即在单纯性 VVC 治疗的基础上延长多 1~2 个疗程的治疗时间。②巩固治疗目前国内外尚无成

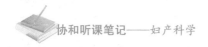

熟方案，可口服氟康唑 150mg，每周 1 次，连续 6 个月；也可根据复发规律，每个月给予 1 个疗程局部用药，连续 6 个月。

3）在治疗前建议做阴道分泌物真菌培养同时行药敏试验。

4）治疗期间定期复查监测疗效，并注意药物副作用，一旦出现肝功能异常等副作用，立即停药，待副作用消失更换其他药物。

（3）妊娠期 VVC：以局部用药为主，以小剂量长疗程为佳，禁用口服唑类抗真菌药物。

4. 注意事项　无须对性伴侣进行常规治疗。有龟头炎症者，需要进行假丝酵母菌检查及治疗以预防女性重复感染。男性伴侣包皮过长者，需要每天清洗，建议择期手术。症状反复发作者，需考虑阴道混合性感染及非白假丝酵母菌病的可能。

5. 随访　在治疗结束的 7～14 天，建议追踪复查。若症状持续存在或治疗后复发，可做真菌培养同时行药敏试验。对 RVVC 患者在巩固治疗的第 3 个月及 6 个月时，建议进行真菌培养。

第五节　细菌性阴道病

一、病因

细菌性阴道病（BV）为阴道内正常菌群失调所致的一种混合感染性疾病，但临床及病理特征无炎症改变。正常阴道内以产生过氧化氢的乳酸杆菌占优势。

发生 BV 时，阴道内产生过氧化氢的乳酸杆菌减少而其他细菌大量繁殖。

促使阴道菌群发生变化的原因仍不清楚，推测可能与频繁性交、多个性伴侣或阴道灌洗使阴道碱化有关。

二、临床表现

细菌性阴道病患者常见的症状如下。

1. 白带稀薄增多，有鱼腥臭味，呈灰白色。
2. 阴道灼热感、瘙痒，性交后加重。
3. 分泌物在阴道壁上易于擦干，阴道黏膜无充血、无红肿。

三、诊断要点

本病在没有临床症状时易被忽视。临床诊断主要依据：阴道分泌物涂片加生理盐水后可见线索细胞；匀质、稀薄、灰白色阴道分泌物，常黏附于阴道壁；阴道分泌物 pH>4.5；胺试验阳性。本病应与其他常见的阴道炎相鉴别，见表 17-2。

表 17-2　滴虫阴道炎、假丝酵母菌外阴阴道炎、
细菌性阴道病、萎缩性阴道炎的比较

	滴虫阴道炎	假丝酵母菌外阴阴道炎	细菌性阴道病	老年性阴道炎
病因	阴道毛滴虫	假丝酵母菌	正常菌群失调	致病菌
传染方式	性交传播、衣物、浴池、器械等接触传播	内源性传染、接触感染		
症状	分泌物增多，外阴瘙痒	重度瘙痒、灼痛	分泌物增多，伴轻度瘙痒	分泌物增多，外阴瘙痒、灼热感
分泌物特点	稀薄脓性、黄绿色、泡沫状、有臭味	白色稠厚呈凝乳或豆腐渣样	灰白色稀薄匀质，腥臭味	稀薄，淡黄色，严重者呈脓血性白带
阴道黏膜	散在出血点	红斑，水肿，糜烂	正常	皱襞消失，黏膜充血，散在出血点或溃疡

续　表

	滴虫阴道炎	假丝酵母菌 外阴阴道炎	细菌性 阴道病	老年性 阴道炎
阴道 pH	5~6.5	<4.5	>4.5	
胺试验	-	-	+	-
显微镜检查	阴道毛滴虫， 多量白细胞	孢子及假菌丝， 少量白细胞	线索细胞， 几乎无白 细胞	
治疗	全身用药，甲 硝唑	消除诱因，局 部或全身用抗 真菌药物	抗厌氧菌药 物（甲硝唑、 克林霉素等）	1% 乳酸或 0.5% 醋酸液 冲洗，抗生 素，雌激素

四、治疗与预后

　　甲硝唑可抑制厌氧菌生长而不影响乳杆菌生长，是较理想的治疗药物。还可以选用替硝唑、克林霉素等抗厌氧菌药物。哺乳期以选择局部用药为宜。细菌性阴道病复发者可选择与初次治疗不同的抗厌氧菌药物，也可试用阴道乳杆菌制剂恢复及重建阴道的微生态平衡。

　　主治语录：①准备进行宫腔手术操作或子宫切除的患者即使无症状也需要接受治疗。②有症状的妊娠期患者均应接受治疗。

第六节　萎缩性阴道炎

一、病因

　　绝经后妇女因卵巢功能衰退或缺失，雌激素水平降低，阴道壁萎缩，黏膜变薄，上皮细胞内糖原减少，阴道内 pH 升高（多为 5.0~7.0），嗜酸的乳杆菌不再为优势菌，局部抵抗力降低，以需氧菌为主的其他致病菌过度繁殖，从而引起炎症。

二、临床表现

主要症状为外阴灼热不适、瘙痒，阴道分泌物稀薄，呈淡黄色；感染严重者阴道分泌物呈脓血性可伴有性交痛。检查时见阴道皱襞消失、萎缩、菲薄。阴道黏膜充血，有散在小出血点或点状出血斑有时见浅表溃疡。

三、诊断

1. 根据绝经、卵巢手术史、盆腔放射治疗史及临床表现，排除其他疾病，可以诊断。

2. 阴道分泌物镜检见大量白细胞而未见滴虫、假丝酵母菌等致病菌。

3. 萎缩性阴道炎患者因受雌激素水平低落的影响，阴道上皮脱落细胞量少且多为基底层细胞。

4. 对有血性阴道分泌物者，应与生殖道恶性肿瘤进行鉴别。

5. 对出现阴道壁肉芽组织及溃疡情况者，需行局部活组织检查，与阴道癌相鉴别。

四、治疗

治疗原则为补充雌激素，增加阴道抵抗力；使用抗生素抑制细菌生长。

1. 补充雌激素　主要是针对病因的治疗，以增加阴道抵抗力。雌激素制剂可局部给药，也可全身给药。局部涂抹雌三醇软膏，每天 1~2 次，连用 14 天。口服替勃龙 2.5mg，每天 1 次，也可选用其他雌孕激素制剂连续联合用药。

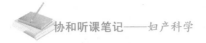

2. 抑制细菌生长　阴道局部应用抗生素如诺氟沙星制剂100mg，放于阴道深部，每天 1 次，7～10 天为 1 个疗程。对阴道局部干涩明显者，可应用润滑剂。

第七节　婴幼儿外阴阴道炎

一、病因

由于婴幼儿的解剖、生理特点，其外阴阴道容易发生炎症。

1. 婴幼儿外阴尚未完全发育好，不能遮盖尿道口及阴道前庭，细菌容易侵入。

2. 婴幼儿阴道环境与成年人不同，新生儿出生后 2～3 周，母体来源的雌激素水平下降，自身雌激素水平低，阴道上皮薄糖原少，pH 升至 6.0～8.0，乳酸杆菌没有成为优势菌阴道抵抗力差，易受其他细菌感染。

3. 婴幼儿卫生习惯不良，外阴不洁尿液及粪便污染、外阴损伤或蛲虫感染，均可引起炎症。

4. 阴道内误放异物，造成继发感染。

常见病原体有大肠埃希菌及葡萄球菌、链球菌等，淋球菌、阴道毛滴虫、白假丝酵母菌也为常见病原体。病原体常通过患病成年人的手、衣物、毛巾、浴盆等间接传播。

二、临床表现

主要症状为阴道分泌物增多，呈脓性。临床上多由监护人发现婴幼儿内裤有脓性分泌物而就诊大量分泌物刺激引起外阴痛痒，患儿哭闹、烦躁不安或用手搔抓外阴。部分患儿伴有下泌尿道感染出现尿急、尿频、尿痛。

检查可见外阴、阴蒂、尿道口、阴道口黏膜充血、水肿，有时可见脓性分泌物自阴道口流出。病情严重者，外阴表面可

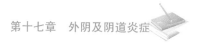

见溃疡，小阴唇可发生粘连。粘连的小阴唇有时遮盖阴道口及尿道口，粘连的上下方各有一裂痕，尿自裂隙排出。

三、诊断

婴幼儿语言表达能力差，采集病史常需详细询问患儿监护人。结合症状及查体所见，通常可做出初步诊断。可用细棉拭子或吸管取阴道分泌物做病原学检查，以明确病原体；必要时做细菌及真菌培养。必要时还应做肛诊排除阴道异物及肿瘤。对有小阴唇粘连者，应注意与外生殖器畸形鉴别。

四、治疗

1. 保持外阴清洁、干燥，减少摩擦。

2. 针对病原体选择相应口服抗生素治疗，或用吸管将抗生素溶液滴入阴道。

3. 对症处理

（1）有蛲虫者，给予驱虫治疗。

（2）若阴道内有异物，应及时取出。

（3）小阴唇粘连者外涂雌激素软膏后，多可松解，严重者应分离粘连，并涂以抗生素软膏。

 历年真题

1. 有关外阴阴道假丝酵母菌病，错误的是

　　A. 病原体为白假丝酵母菌

　　B. 患者的阴道 pH 一般在 5.0~6.7

　　C. 阴道、口腔、肠道之间的病菌可相互传染

　　D. 多见于孕妇、糖尿病及接受大剂量抗生素治疗者

　　E. 治疗可用咪康唑栓塞入阴道

2. 关于阴道炎的治疗不正确的是

　　A. 外阴阴道假丝酵母菌病反复发作应查尿糖、血糖，以了解是否患有糖尿病

B. 滴虫阴道炎治愈标准为滴虫转阴后每次月经后复查白带，3 次阴性

C. 阴道炎的治疗必须在局部用药外加全身抗感染治疗

D. 老年性阴道炎的治疗原则是增加阴道抵抗力及抑制细菌生长

E. 阴道炎患者除应用药物控制炎症外，还应宣传个人卫生，防止交叉感染

3. 患者，女，24 岁。因外伤感染入院，应用大剂量抗生素 2 周，自觉外阴瘙痒，阴道分泌物增多。应首先考虑

A. 细菌性阴道病

B. 滴虫阴道炎

C. 慢性阴道炎

D. 非特异性阴道炎

E. 外阴阴道假丝酵母菌病

4. 患者，女，31 岁，诉白带不多但外阴奇痒。妇检：阴道黏膜充血，分泌物稠厚，呈白色豆渣样，最可能的诊断是

A. 滴虫阴道炎

B. 外阴阴道假丝酵母菌病

C. 慢性宫颈炎

D. 萎缩性阴道炎

E. 急性宫颈炎

参考答案：1. B 2. C 3. E
　　　　　4. B

第十八章　子宫颈炎症

> ## 核心问题
>
> 1. 急性宫颈炎的病因、病原体、病理、临床表现、诊断、治疗。
> 2. 慢性宫颈炎的病理、临床表现、诊断、治疗原则。

内容精要

宫颈炎症是妇科常见疾病之一。临床多见急性宫颈炎，若未经及时诊治或病原体持续存在，可导致慢性宫颈炎。

第一节　急性宫颈炎

一、概述

急性宫颈炎指由多种病原体引起子宫颈发生急性炎症。可引起局部充血、水肿，上皮变性、坏死，黏膜、黏膜下组织、腺体周围大量中性粒细胞浸润，腺腔存在脓性分泌物。

二、病因

性传播疾病病原体为淋病奈瑟菌、沙眼衣原体；内源性病

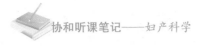

原体为细菌性阴道病病原体、生殖支原体。

三、临床表现

大部分患者无症状。有症状者主要表现为阴道分泌物增多，呈黏液脓性，阴道分泌物的刺激可引起外阴瘙痒，伴有腰酸及下腹部坠痛。此外，常有下泌尿道症状，如尿急、尿频、尿痛。沙眼衣原体感染还可出现月经量增多、经间期出血、性交后出血等症状。

妇科检查见宫颈充血、水肿、糜烂，有黏液脓性分泌物从宫颈管流出。衣原体宫颈炎可见宫颈红肿、黏膜外翻、宫颈触痛，且常有接触性出血。淋病奈瑟菌感染还可见到尿道口、阴道口黏膜充血、水肿以及多量脓性分泌物。

四、诊断要点

1. 白细胞检测

（1）子宫颈管脓性分泌物革兰染色涂片，中性粒细胞>30 个/高倍视野。

（2）阴道分泌物湿片检查白细胞>10 个/高倍视野。

2. 两个特征性体征

（1）子宫颈管或子宫颈管棉拭子标本，肉眼可见脓性或黏液脓性分泌物。

（2）用棉拭子擦拭子宫颈管时，易诱发子宫颈管内出血。

3. 明确病原体　是诊断的关键。

（1）淋病奈瑟菌的检查方法：宫颈分泌物革兰染色涂片（在多个中性粒细胞内找到典型肾形革兰阴性双球菌）、分泌物培养、核酸检测。

（2）沙眼衣原体的检查方法：直接培养法（方法复杂，临床少用）；酶联免疫吸附试验；核酸检测。

五、治疗与预后

主要为抗生素治疗。可根据情况采用经验性抗生素治疗（常用阿奇霉素或多西环素）及针对病原体的抗生素治疗。

1. 单纯急性淋病奈瑟菌性宫颈炎，选用头孢菌素及头霉素等药物，同时治疗性伴侣，伴衣原体感染者常需应用抗衣原体感染药物。

2. 沙眼衣原体感染所致的子宫颈炎，选用四环素类、红霉素类及喹诺酮类，同时治疗性伴侣。

主治语录：合并细菌性阴道病者需同时治疗。

第二节　慢性宫颈炎

一、概述

慢性宫颈炎指子宫颈间质内有大量淋巴细胞、浆细胞等慢性炎细胞浸润，可伴有子宫颈腺上皮及间质的增生和鳞状上皮化生。多由急性宫颈炎转变而来，常因急性宫颈炎治疗不彻底，病原体隐藏于宫颈黏膜内形成慢性炎症，多见于分娩、流产或手术损伤宫颈后，病原体侵入而引起感染。也有患者无急性宫颈炎症状，直接发生慢性宫颈炎。慢性宫颈炎的病原体与急性宫颈炎相似。

二、病理

慢性子宫颈管黏膜炎、子宫颈息肉、子宫颈肥大。

三、临床表现

慢性子宫颈炎多无症状，少数患者可有持续或反复发作的阴道分泌物增多，淡黄色或脓性，性交后出血，经间期出血，偶有分泌物刺激引起外阴瘙痒或不适。

妇科检查可发现黄色分泌物覆盖子宫颈口或从子宫颈口流出，或在糜烂样改变的基础上同时伴有子宫颈充血、水肿、脓性分泌物增多或接触性出血，也可表现为子宫颈息肉或子宫颈肥大。

四、诊断要点

根据临床表现作出慢性宫颈炎的诊断并不困难，但应注意宫颈糜烂与宫颈上皮内瘤样病变或早期宫颈癌从外观上难以鉴别，须常规做宫颈刮片、宫颈管吸片，必要时做阴道镜检查及活体组织检查以明确诊断。

1. 子宫颈柱状上皮异位和子宫颈鳞状上皮内病变　除慢性子宫颈炎外，子宫颈的生理性柱状上皮异位、子宫颈鳞状上皮内病变，甚至早期子宫颈癌也可表现为宫颈糜烂样改变。

2. 子宫颈腺囊肿　绝大多数情况下是子宫颈的生理性变化。

子宫颈转化区内鳞状上皮取代柱状上皮过程中，新生的鳞状上皮覆盖子宫颈腺管口或伸入腺管，将腺管口阻塞，导致腺体分泌物引流受阻，潴留形成囊肿。子宫颈局部损伤或子宫颈慢性炎症使腺管口狭窄，也可导致子宫颈腺囊肿形成。

镜下见囊壁被覆单层扁平、立方或柱状上皮。

浅部的子宫颈腺囊肿检查见子宫颈表面突出单个或多个青白色小囊泡，容易诊断。子宫颈腺囊肿通常无须处理，但深部的子宫颈腺囊肿，子宫颈表面无异常，表现为子宫颈肥大，应与子宫颈腺癌鉴别。

3. 子宫恶性肿瘤　子宫颈息肉应与子宫颈的恶性肿瘤以及子宫体的恶性肿瘤相鉴别，因后两者也可呈息肉状，从子宫颈口突出，鉴别方法行子宫颈息肉切除，病理组织学检查确诊。

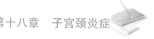

　　除慢性炎症外，内生型子宫颈癌尤其腺癌也可引起子宫颈肥大，因此对子宫颈肥大者，需行子宫颈细胞学检查，必要时行子宫颈管搔刮术进行鉴别。

五、治疗与预后

　　1. 预防　积极治疗急性宫颈炎；定期做妇科检查，发现宫颈炎症予以积极治疗；避免分娩时或器械损伤宫颈；产后发现宫颈裂伤应及时缝合。

　　2. 治疗　慢性子宫颈管黏膜炎对持续性子宫颈管黏膜炎症，需了解有无沙眼衣原体及淋病奈瑟菌的再次感染、性伴侣是否已进行治疗、阴道微生物群失调是否持续存在，针对病因给予治疗。对病原体不清者，尚无有效治疗方法。对子宫颈呈糜烂样改变、有接触性出血且反复药物治疗无效者，可试用物理治疗。

　　（1）物理治疗注意事项

　　1）治疗前应常规行子宫颈癌筛查。

　　2）有急性生殖道炎症列为禁忌证。

　　3）治疗时间应选在月经干净后 3~7 天内进行。

　　4）物理治疗后有阴道分泌物增多，甚至有大量水样排液，术后 1~2 周脱痂时可有少许出血。

　　5）在创面尚未愈合期间（4~8 周）禁盆浴、性交和阴道冲洗。

　　6）物理治疗有引起术后出血、子宫颈狭窄、不孕、感染的可能，治疗后应定期复查，观察创面愈合情况直到痊愈，同时注意有无子宫颈管狭窄。

　　（2）药物治疗：局部药物治疗适用于糜烂面积小和炎症浸润较浅的病例。

　　（3）手术治疗：有宫颈息肉者行息肉摘除术。

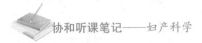

 历年真题

慢性宫颈炎最常用的治疗方法是

A. 药物治疗

B. 物理治疗

C. 手术治疗

D. 全身应用抗生素

E. 阴道冲洗

参考答案：B

第十九章　盆腔炎性疾病及生殖器结核

> ### 核心问题
>
> 1. 盆腔炎性疾病的病因、病理及不同发展过程的临床表现及治疗的原则。
> 2. 盆腔炎性疾病后遗症的病理变化、临床表现及治疗原则。

内容精要

盆腔炎性疾病（PID）是常见的女性上生殖道感染性疾病，处理不好将严重影响妇女的生殖健康。生殖器结核的发病率有上升趋势，需引起重视。

第一节　盆腔炎性疾病

一、女性生殖道的自然防御功能

女性生殖道的解剖、生理、生化及免疫学特点具有比较完善的自然防御功能，健康妇女阴道内虽有某些微生物存在，但通常保持生态平衡状态，不引起炎症。

1. 解剖生理特点

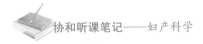

（1）两侧大阴唇自然合拢，遮掩阴道口、尿道口。

（2）阴道口闭合，阴道前后壁紧贴。阴道正常微生物群尤其是乳酸杆菌，可抑制其他细菌生长。

（3）子宫颈内口紧闭，子宫颈管黏膜为分泌黏液的单层高柱状上皮所覆盖黏膜形成皱褶、嵴突或陷窝，从而增加黏膜表面积；子宫颈管分泌大量黏液形成胶冻状黏液栓。

（4）生育期妇女子宫内膜周期性剥脱，有利于消除宫腔感染。

（5）输卵管黏膜上皮细胞的纤毛向宫腔方向摆动、输卵管的蠕动，有利于阻止病原体侵入。

2. 生化特点　子宫颈黏液栓、子宫内膜与输卵管分泌液均含乳铁蛋白、溶菌酶，可抑制或清除病原体。

3. 生殖道黏膜免疫系统　生殖道黏膜有 T 细胞、B 细胞等淋巴细胞，中性粒细胞、巨噬细胞、补体以及一些细胞因子，均在局部有重要的免疫功能。

二、病原体及其致病特点

盆腔炎性疾病通常为混合感染，可能是感染造成输卵管损伤后，继发内源性感染。外源性病原体主要为性传播疾病的病原体，有沙眼衣原体、淋球菌及支原体。内源性病原体包括需氧菌及厌氧菌。厌氧菌感染易形成盆腔脓肿、感染性血栓静脉炎。

三、感染途径

1. 经淋巴系统蔓延　是产褥感染、流产后感染及放置宫内节育器后感染的主要感染途径。链球菌、大肠埃希菌、厌氧菌多沿此途径蔓延。

2. 沿生殖器黏膜上行蔓延　是非妊娠期、非产褥期盆腔炎性疾病的主要感染途径。淋球菌、沙眼衣原体及葡萄球菌等常沿此途径扩散。

3. 经血循环传播　是结核菌感染的主要途径。

4. 直接蔓延　如阑尾炎可引起右侧输卵管炎。

四、高危因素

1. 年龄　据美国资料，盆腔炎性疾病高发于 15~25 岁人群。可能与频繁性活动、子宫颈柱状上皮异位、子宫颈黏液机械防御功能较差有关。

2. 性活动　初次性交年龄小、多个性伴侣、性交过频以及感染性传播疾病者易发生。

3. 下生殖道感染、子宫腔内手术操作后感染、性卫生不良。

4. 邻近器官炎症直接蔓延、慢性盆腔炎急性发作。

五、病理

1. 急性子宫内膜炎及子宫肌炎。

2. 急性输卵管炎、输卵管积脓、输卵管卵巢脓肿。

3. 急性盆腔腹膜炎。

4. 急性盆腔结缔组织炎。

5. 败血症及脓毒血症。

6. 肝周围炎。

六、临床表现

1. 症状

（1）轻者：无症状或症状轻微。常见下腹痛、阴道分泌物增多。腹痛为持续性，活动或性交后加重。

（2）病情严重者：可有高热、寒战、头痛、食欲缺乏。月经期发病可出现经量增多、经期延长。若有腹膜炎，可有恶心、呕吐、腹胀、腹泻等。可伴尿急、尿频、尿痛等泌尿系统感染

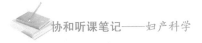

症状。脓肿形成后可有下腹部肿块及局部压迫刺激症状。

（3）有输卵管炎的症状及体征，并同时有右上腹疼痛者，应怀疑有肝周围炎。

2. 体征

（1）轻者：无明显异常。

（2）病情严重者：呈急性病容，体温升高，心率加快，腹胀，下腹部有压痛、反跳痛及肌紧张，肠鸣音减弱或消失。阴道可能充血，有大量脓性分泌物，子宫颈充血、水肿，子宫颈口有脓性分泌物流出，说明宫颈黏膜或宫腔有急性炎症。宫体稍大，有压痛，活动受限。子宫两侧压痛明显，若为单纯输卵管炎，可触及增粗的输卵管，有明显压痛。输卵管积脓或输卵管卵巢脓肿者，可触及包块且压痛明显。宫旁结缔组织炎时，可扪到宫旁有片状增厚，或两侧子宫骶韧带高度水肿、增粗，压痛明显。脓肿形成且位置较低时，可扪及后穹隆或侧穹隆有肿块且有波动感，三合诊能协助了解盆腔情况。

七、诊断要点

根据病史、症状和体征可作出初步诊断。此外，还需做必要的化验，如血尿常规、宫颈管分泌物及后穹隆穿刺物检查。盆腔炎性疾病的诊断标准见表19-1。

表19-1　盆腔炎性疾病的诊断标准（美国CDC诊断标准，2015年）

最低标准	子宫颈举痛或子宫压痛或附件区压痛
附加标准	体温超过38.3℃（口表）
	子宫颈异常黏液脓性分泌物或脆性增加
	阴道分泌物湿片出现大量白细胞
	红细胞沉降率加快
	血C反应蛋白升高
	实验室证实的子宫颈淋病奈瑟菌或衣原体阳性

续　表

特异标准	子宫内膜活检组织学证实子宫内膜炎
	阴道超声或磁共振检查显示输卵管增粗输卵管积液，伴或不伴有
	盆腔积液、输卵管卵巢肿块，腹腔镜检查发现盆腔炎性疾病征象

诊断后，需进一步明确病原体。病原体检查的方法包括子宫颈管分泌物及后穹隆穿刺液的涂片培养及核酸扩增检测病原体、感染部位的分泌物做培养及药敏试验。此外，还可根据病史（如是否为性传播疾病高危人群）、临床症状及体征特点初步判断病原体。

八、鉴别诊断

急性盆腔炎应与急性阑尾炎相鉴别，还应与输卵管妊娠流产或破裂、卵巢囊肿蒂扭转或破裂等急症鉴别。

九、治疗与预后

1. 预防　做好经期、孕期及产褥期的卫生宣传。严格掌握产科、妇科手术指征，做好术前准备；术时注意无菌操作；术后做好护理，预防感染。

✎ **主治语录**：对于急性盆腔炎，应及时治疗、彻底治愈，防止转为盆腔炎性疾病后遗症。注意性生活卫生，减少性传播疾病，经期禁止性交。

2. 治疗

（1）支持疗法：卧床休息。

（2）药物治疗：抗生素的选用根据药敏试验较为合理，但在化验结果获得之前，需根据病史、临床特点推测为何种病原体，并参考发病后用过何种抗生素等选择用药。给药方案见表19-2、表19-3。

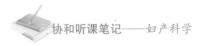

表 19-2 PID 非静脉给药方案

项　目	内　　容
方案 A	1. 头孢曲松钠 250mg，单次肌内注射；或头孢西丁钠 2g，单次肌内注射（也可选用其他三代头孢类抗生素如头孢噻肟、头孢唑肟钠） 2. 为覆盖厌氧菌，加用硝基咪唑类药物甲硝唑 3. 为覆盖沙眼衣原体或支原体，可加用多西环素；或米诺环素；或阿奇霉素
方案 B	氧氟沙星 400mg 口服，每天 2 次，连用 14 天；或左氧氟沙星 500mg 口服，每天 1 次，连用 14 天，同时加用甲硝唑 0.4g，每天 2~3 次，口服，连用 14 天

表 19-3 PID 静脉给药方案

项　目	内　　容
方案 A	1. 头霉素或头孢菌素类药物 2. 头孢替坦 2g，每 12 小时 1 次，静脉滴注；或头孢西丁钠 2g，每 6 小时 1 次，静脉滴注；加多西环素 100mg，每 12 小时 1 次，静脉滴注或口服 3. 临床症状、体征改善至少 24~48 小时后改为口服药物治疗，多西环素 100mg，每 12 小时 1 次，口服 14 天；或米诺环素 0.1g，每 12 小时 1 次，口服 14 天；或阿奇霉素 0.25g，每天 1 次，口服 7 天（首次剂量加倍）。对输卵管卵巢脓肿者需加用克林霉素或甲硝唑从而更有效的抗厌氧菌 4. 其他头孢类药物如头孢噻肟钠、头孢唑肟、头孢曲松钠也可以选择，但这些药物的抗厌氧菌作用稍差，必要时加用抗厌氧菌药物
方案 B	1. 克林霉素与氨基苷类联合方案 2. 克林霉素 900mg，每 8 小时 1 次，静脉滴注；或林可霉素剂量 0.9g，每 8 小时 1 次，静脉滴注；加用硫酸庆大霉素，首次负荷剂量为 2mg/kg，每 8 小时 1 次静脉滴注或肌内注射，维持剂量 1.5mg/kg，每 8 小时 1 次 3. 临床症状、体征改善后继续静脉应用 24~48 小时，克林霉素改为口服 450mg，每天 4 次，连用 14 天；或多西环素 100mg，口服，每 12 小时 1 次，口服 14 天

项　目	内　容
方案 C	青霉素类与四环素类联合方案
方案 D	氟喹诺酮类药物与甲硝唑联合方案

（3）手术指征

1）药物治疗无效：盆腔脓肿形成经药物治疗 48~72 小时，体温持续不降，患者中毒症状加重或包块增大者，应及时手术，以免发生脓肿破裂。

2）输卵管积脓或输卵管卵巢脓肿，经药物治疗病情有好转，继续控制炎症数天（2~3 周），肿块仍未消失但已局限化，应行手术切除，以免日后再次急性发作仍需手术。

3）脓肿破裂，突然腹痛加剧、寒战、高热、恶心、呕吐、腹胀，检查腹部拒按或有中毒性休克表现，均应怀疑为脓肿破裂，需立即剖腹探查。

手术可根据情况选择经腹手术或腹腔镜手术、穿刺引流。手术范围应根据病变范围、患者年龄、一般状态等考虑。原则以切除病灶为主。盆腔脓肿位置低、突向阴道后穹窿时，可经阴道切开排脓，同时注入抗生素。

（4）中药治疗。

十、盆腔炎性疾病后遗症

盆腔炎性疾病后遗症的主要病理改变为组织破坏、广泛粘连、增生及瘢痕形成，导致：①输卵管增生、增粗，输卵管阻塞。②输卵管卵巢粘连，形成输卵管卵巢肿块。③形成输卵管积水或积脓，或输卵管卵巢脓肿的脓液吸收，被浆液性渗出物代替形成输卵管积水或输卵管卵巢囊肿。④盆腔结缔组织表现为子宫主韧带、子宫骶韧带增生、变厚，病变广泛者子宫固定。

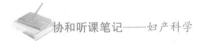

1. 临床表现

（1）症状：不孕、异位妊娠、慢性盆腔痛、盆腔炎症疾病反复发作。

（2）体征：输卵管炎时在子宫一侧或两侧触到呈索条状的增粗输卵管，有轻度压痛。输卵管积水或输卵管卵巢囊肿，则在盆腔一侧或两侧触及囊性肿物，活动多受限。盆腔结缔组织炎时，子宫常呈后倾后屈，活动受限或粘连固定，子宫一侧或两侧有片状增厚、压痛，子宫骶韧带常增粗、变硬，有触痛。

2. 治疗　根据具体情况选择治疗方案，如不孕患者，多需辅助生殖技术协助受孕。对慢性盆腔痛，尚无有效的治疗方法，可给予综合治疗。盆腔炎性疾病反复发作者，可给予抗生素治疗、手术治疗。输卵管积水者需手术治疗。

3. 预防

（1）注意性生活卫生，减少性传播疾病。

（2）及时治疗下生殖道感染。

（3）加强公共卫生教育。

（4）严格掌握妇科手术指征，做好术前准备，术时注意无菌操作，预防感染。

（5）及时治疗盆腔炎性疾病。

第二节　生殖器结核

一、概述

结核分枝杆菌感染引起的女性生殖器炎症，称为生殖器结核，又称结核性盆腔炎。多见于 20~40 岁妇女，也可见于绝经后的老年妇女。近年发病率有升高趋势。一旦确诊为生殖器结核，应转诊至结核病专科医院治疗。

二、传播途径

生殖器结核是全身结核的表现之一，常继发于身体其他部位结核如肺结核、肠结核、腹膜结核等，约10%肺结核患者伴有生殖器结核。生殖器结核潜伏期很长，可达1~10年，多数患者在日后发现生殖器结核时，其原发病灶多已痊愈。生殖器结核常见的传染途径如下。

1. 血行传播　为最主要的传播途径。青春期时正值生殖器发育，血供丰富，结核菌易借血行传播。结核杆菌感染肺部后，约1年内可感染内生殖器，由于输卵管黏膜有利于结核菌的潜伏感染，结核杆菌首先侵犯输卵管，然后依次扩散到子宫内膜、卵巢，侵犯子宫颈、阴道、外阴者较少。

2. 直接蔓延　腹膜结核、肠结核可直接蔓延到内生殖器。

3. 淋巴传播　较少见。消化道结核可通过淋巴管传播感染内生殖器。

4. 性交传播　极罕见。男性患泌尿系结核，通过性交传播上行感染。

三、病理

1. 输卵管结核　占女性生殖器结核的90%~100%，双侧性居多，但双侧的病变程度可能不同。

（1）输卵管增粗肥大，其伞端外翻，如烟斗嘴状是输卵管结核的特有表现。

（2）也可表现为伞端封闭，管腔内充满干酪样物质。

（3）有的输卵管增粗，管壁内有结核结节。

（4）有的输卵管僵直变粗，峡部有多个结节隆起。

（5）输卵管浆膜面可见多个粟粒结节，有时盆腔腹膜、肠管表面及卵巢表面也布满类似结节，或并发腹水型结核性腹

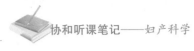

膜炎。

在输卵管管腔内见到干酪样物质,有助于同非结核性炎症相鉴别。输卵管常与其邻近器官如卵巢、子宫、肠曲广泛粘连。

2. 子宫内膜结核 常由输卵管结核蔓延而来,占生殖器结核的 50%~80%。输卵管结核患者约 50%同时有子宫内膜结核。早期病变出现在宫腔两侧角,子宫大小、形状无明显变化,随着病情进展子宫内膜受到不同程度结核病变破坏,最后代以瘢痕组织,可使宫腔粘连变形、缩小。

3. 卵巢结核 占生殖器结核的 20%~30%,主要由输卵管结核蔓延而来,因有白膜包围,通常仅有卵巢周围炎,侵犯卵巢深层较少。少部分卵巢结核由血液循环传播而致,可在卵巢深部形成结节及干酪样坏死性脓肿。

4. 子宫颈结核 常由子宫内膜结核蔓延而来或经淋巴或血液循环传播,较少见,占生殖器结核的 10%~20%。病变可表现为乳头状增生或为溃疡,这时外观易与子宫颈癌混淆。

5. 盆腔腹膜结核 盆腔腹膜结核多合并输卵管结核。根据病变特征不同分两型。

(1)渗出型:以渗出为主,特点为腹膜及盆腔脏器浆膜面布满无数大小不等的散在灰黄色结节,渗出物为浆液性草黄色澄清液体,积聚于盆腔,有时因粘连形成多个包裹性囊肿。

(2)粘连型:以粘连为主,特点为腹膜增厚,与邻近脏器之间发生紧密粘连,粘连间的组织常发生干酪样坏死,易形成瘘管。

四、临床表现

1. 不孕 多数生殖器结核因不孕而就诊。在原发性不孕患者中生殖器结核为常见原因之一。

(1)由于输卵管黏膜破坏与粘连,常使管腔阻塞。

(2)或因输卵管周围粘连,有时管腔尚保持部分通畅,但黏膜纤毛被破坏，输卵管僵硬、蠕动受限，丧失运输功能。

（3）子宫内膜结核妨碍受精卵的着床与发育，也可致不孕。

2. 月经失调　早期因子宫内膜充血及溃疡，可有经量过多；晚期因子宫内膜遭不同程度破坏而表现为月经稀少或闭经。多数患者就诊时已为晚期。

3. 下腹坠痛　由于盆腔炎性疾病和粘连，可有不同程度的下腹坠痛，经期加重。

4. 全身症状　若为活动期，可有结核病的一般症状，如发热、盗汗、乏力、食欲缺乏、体重减轻等。轻者全身症状不明显，有时仅有经期发热，但症状重者可有高热等全身中毒症状。

5. 全身及妇科检查

（1）由于病变程度与范围不同而有较大差异，较多患者因不孕行诊断性刮宫、输卵管碘油造影及腹腔镜检查才发现患有盆腔结核，而无明显体征和其他自觉症状。

（2）严重盆腔结核常合并腹膜结核，检查腹部时有柔韧感或腹水征，形成包裹性积液时，可触及囊性肿块，边界不清，不活动，表面因有肠管粘连，叩诊空响。

（3）子宫一般发育较差，往往因周围有粘连使活动受限。若附件受累，在子宫两侧可触及条索状的输卵管或输卵管与卵巢等粘连形成的大小不等及形状不规则的肿块，质硬、表面不平，呈结节状突起，或可触及钙化结节。

五、诊断

1. 子宫内膜病理检查

（1）诊断子宫内膜结核最可靠的依据。由于经前子宫内膜较厚，若有结核菌，此时阳性率高，故应选择在经前1周或月经来潮6小时内行刮宫术。

（2）术前3天及术后4天应每天肌内注射链霉素0.75g及

口服异烟肼0.3g，以预防刮宫引起结核病灶扩散。刮宫时应注意刮取子宫角部内膜，并将刮出物送病理检查，在病理切片上找到典型结核结节，诊断即可成立，但阴性结果并不能排除结核的可能。

（3）若有条件应将部分刮出物或分泌物做结核菌培养。遇有宫腔小而坚硬，无组织物刮出，结合临床病史及症状，也应考虑为子宫内膜结核并做进一步检查。若子宫颈可疑结核，应做活组织检查确诊。

2. X线检查

（1）胸部X线平片：必要时行消化道或泌尿系统X线检查，以便发现原发病灶。

（2）盆腔X线平片：发现孤立钙化点，提示曾有盆腔淋巴结结核病灶。

（3）子宫输卵管碘油造影

1）宫腔呈不同形态和不同程度狭窄或变形，边缘呈锯齿状。

2）输卵管管腔有多个狭窄部分，呈典型串珠状或显示管腔细小而僵直。

3）在相当于盆腔淋巴结、输卵管、卵巢部位有钙化灶。

4）若碘油进入子宫一侧或两侧静脉丛，应考虑有子宫内膜结核的可能。造影前后应肌内注射链霉素及口服异烟肼等抗结核药物。

3. 腹腔镜检查　能直接观察子宫、输卵管浆膜面有无粟粒结节，并可取腹水行结核菌培养，或在病变处做活组织检查。注意避免肠道损伤。

4. 结核菌检查　取月经血或宫腔刮出物或腹水做结核菌检查，常用方法如下。

（1）涂片抗酸染色查找结核菌。

（2）结核菌培养，此法准确但结核菌生长缓慢，通常 1~2 个月才能得到结果。

（3）分子生物学方法，如 PCR 技术，方法快速、简便，但可能出现假阳性。

5. 结核菌素试验　试验阳性说明体内曾有结核分枝杆菌感染，若为强阳性说明目前仍有活动性病灶，但不能说明病灶部位，若为阴性一般情况下表示未有过结核分枝杆菌感染。

6. γ-干扰素释放实验　诊断结核病的新方法，具有很高的敏感性和特异性。

主治语录：临床诊断较为困难，主要依靠结核病史、临床表现及辅助检查进行诊断。子宫内膜病理检查是诊断子宫内膜结核最可靠的依据。

六、治疗

1. 抗结核药物　抗结核药物治疗对 90% 女性生殖器结核有效。遵循早期、联合、规律、适量、全程的原则。采用异烟肼、利福平、乙胺丁醇及吡嗪酰胺等抗结核药物联合治疗 6~9 个月，可取得良好疗效。

推荐两阶段短疗程药物治疗方案，前 2~3 个月为强化期，后 4~6 个月为巩固期。2010 年世界卫生组织结核病诊疗指南指出生殖器结核的抗结核药物的选择、用法疗程参考肺结核病。

常用的治疗方案如下。

（1）强化期 2 个月，每日异烟肼、利福平、吡嗪酰胺及乙胺丁醇四种药物联合应用，后 4 个月巩固期每天连续应用异烟肼、利福平；或巩固期每周 3 次间歇应用异烟肼、利福平。

（2）强化期每日异烟肼、利福平、吡嗪酰胺、乙胺丁醇四种药联合应用 2 个月，巩固期每天应用异烟肼、利福平、乙胺

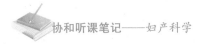

丁醇连续 4 个月；或巩固期每周 3 次应用异烟肼、利福平、乙胺丁醇连续 4 个月。

（3）第一个方案可用于初次治疗的患者，第二个方案多用于治疗失败或复发的患者。

2. 支持疗法　急性患者至少应休息 3 个月，慢性患者可从事部分工作和学习，注意劳逸结合，加强营养适当参加体育锻炼，增强体质。

3. 手术治疗

（1）手术指征

1）盆腔包块经药物治疗后缩小，但不能完全消退。

2）治疗无效或治疗后又反复发作者，或难以与盆腹腔恶性肿瘤鉴别者。

3）盆腔结核形成较大的包块或较大的包裹性积液者。

4）子宫内膜结核严重，内膜破坏广泛，药物治疗无效者。

手术前后需应用抗结核药物治疗。

（2）手术范围根据患者年龄病变部位而定

1）年龄大患者手术以全子宫及双侧附件切除术为宜。

2）对年轻妇女应尽量保留卵巢功能。

3）对病变局限于输卵管，而又迫切希望生育者，可行双侧输卵管切除术保留卵巢及子宫。

由于生殖器结核所致的粘连常较广泛而紧密，术前应做好肠道清洁准备，术时应注意解剖关系，避免损伤。

（3）虽然生殖器结核经药物治疗取得良好疗效，但治疗后的妊娠成功率极低，对部分希望妊娠者，可行辅助生殖技术助孕。

历年真题

1. 最常见的盆腔炎症是

A. 子宫内膜炎

B. 输卵管卵巢炎

C. 盆腔结缔组织炎

D. 盆腔腹膜炎

E. 子宫肌炎

2. 关于急性盆腔炎的治疗，下列哪项是错误的

　　A. 主要为抗生素药物治疗

　　B. 根据药敏试验选用抗生素

　　C. 高热时采用物理降温

　　D. 应随时进行妇科检查

　　E. 抗生素控制不满意的盆腔脓肿可采取手术治疗

3. 对于盆腔炎的传染途径，下面哪一项是恰当的

　　A. 产褥及流产后感染主要是由血行播散

　　B. 结核性盆腔炎主要是沿黏膜上行性感染

　　C. 沙眼衣原体是沿生殖器黏膜上行蔓延

　　D. 阑尾炎等消化道炎症可通过淋巴系统蔓延到盆腔内生殖器

　　E. 淋球菌是通过性接触先入侵泌尿系统后再蔓延到生殖道

4. 慢性盆腔炎病变主要存在于

　　A. 子宫肌层

　　B. 子宫内膜及输卵管

　　C. 子宫旁结缔组织及输卵管

　　D. 子宫旁结缔组织、卵巢及输卵管

　　E. 盆腔腹膜及卵巢和输卵管

参考答案：1. B　2. D　3. E
　　　　　　　4. D

第二十章　子宫内膜异位症与子宫腺肌病

> ## 核心问题
>
> 1. 子宫内膜异位症的病理及临床分期。
> 2. 子宫内膜异位症的临床特征、诊断及治疗原则。
> 3. 子宫腺肌病的病因、病理、临床特征及治疗原则。

内容精要

子宫内膜异位症和子宫腺肌病都属子宫内膜异位性疾病，两者均由具有生长功能的异位子宫内膜所致，临床上常可并存。但两者的发病机制、组织发生、临床表现及其对卵巢激素的敏感性都有差异。

第一节　子宫内膜异位症

一、概念

子宫内膜组织（腺体和间质）出现在子宫体以外部位称为子宫内膜异位症。异位内膜可侵犯全身任何部位，如脐、膀胱、肾、输尿管、肺、胸膜、乳腺，甚至手臂、大腿等处，但绝大多数位于盆腔脏器和壁腹膜，以卵巢、子宫骶韧带最常见，其次为子宫及其他脏腹膜、直肠阴道隔等部位，故有盆腔子宫内膜异位症之称。

二、病理

内异症的基本病理变化：异位子宫内膜随卵巢激素变化而发生周期性出血，导致周围纤维组织增生和囊肿、粘连形成，在病变区出现紫褐色斑点或小泡，最终发展为大小不等的紫褐色实质性结节或包块。内异症根据发生的部位不同，分为不同病理类型。

1. 大体病理

（1）卵巢型内异症：分为微小病变型和典型病变型。典型病变型又称囊肿型，在典型情况下，陈旧性血液聚集在囊内形成咖啡色黏稠液体，似巧克力样，俗称卵巢巧克力囊肿。手术时囊壁极易破裂。

（2）腹膜型内异症：以子宫骶韧带、直肠子宫陷凹和子宫后壁下段浆膜最常见。分为色素沉着型和无色素沉着型。

（3）深部浸润型内异症：病灶浸润深度≥5mm。

（4）其他：瘢痕内异症（如腹壁切口、会阴切口等）、远处内异症（如肺、胸膜等部位的内异症）。

2. 镜下检查

（1）典型异位内膜组织可见子宫内膜腺体、间质、纤维素及出血等成分。

（2）无色素型早期异位病灶一般可见到典型内膜组织，但异位内膜反复出血后，出现临床表现极典型而组织学特征极少的不一致现象。

（3）间质内血管出血，镜下见少量内膜间质细胞即可确诊

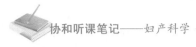

内异症。

（4）临床表现和术中所见很典型，即使镜下仅能在卵巢囊壁中发现出血证据，亦应视为内异症。

（5）肉眼正常的腹膜组织，镜检时发现子宫内膜腺体及间质，称为镜下内异症。

（6）异位内膜组织可随卵巢周期变化而改变，多表现为增殖期改变。

主治语录：内异症恶变的主要组织类型为透明细胞癌和子宫内膜样癌。

三、临床分期

临床分期多采用美国生育学会提出的"修正子宫内膜异位症分期法"，见表20-1，此分期法需经腹腔镜检查或剖腹探查确诊，并要求详细观察和记录内膜异位症病灶部位、数目、大小、深度和粘连度，最后进行评分。

表 20-1　ASRM 修正子宫内膜异位症分期法（1997）

	异位病灶	病灶大小				粘连范围		
		<1cm	1~3cm	>3cm		<1/3包裹	1/3~2/3包裹	>2/3包裹
腹膜	深	1	2	4				
	浅	2	4	6				
卵巢	右浅	1	2	4	薄膜	1	2	4
	右深	4	16	20	致密	4	8	16
	左浅	1	2	4	薄膜	1	2	4
	左深	4	16	20	致密	4	8	16

			薄膜	1	2	4
输卵管	右		致密	4	8	16
	左		薄膜	1	2	4
			致密	4	8	16
直肠子宫陷凹	部分消失	4	完全消失	40		

注：①若输卵管全部包入应改为16分。②Ⅰ期（微型）：1～5分；Ⅱ期（轻型）：6～15分；Ⅲ期（中型）：16～40分；Ⅳ期（重型）：>40分。

四、临床表现

症状与体征随病变部位与范围不同而异，并与月经周期有密切关系，部分患者无自觉症状。

1. 症状

（1）痛经与疼痛：主要表现为继发性与渐进性痛经，疼痛多位于下腹、腰骶及盆腔中部，有时可放射至会阴部、肛门及大腿，常于月经来潮时出现，并持续至整个经期疼痛程度与病灶大小不成正比。异位内膜累及直肠子宫陷凹及子宫骶韧带时，多有性交疼痛和肛门坠胀感，经期尤甚。

（2）月经失调：部分患者可有经量增多、经期延长或月经淋漓不尽或经前期点滴出血。

（3）不孕：因输卵管与其周围组织有粘连，而致蠕动受限；少数患者输卵管壁呈结节状增厚、管腔可被阻塞；子宫内膜正常代谢及生理功能被破坏、卵巢功能失调等原因，均可导致不孕。

（4）其他

1）肠道内异症：腹痛、腹泻、便秘或周期性少量便血，甚

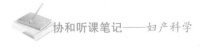

至肠梗阻。

2）膀胱内异症：经期出现尿痛和尿频。

3）异位病灶侵犯和/或压迫输尿管：出现腰痛和血尿，甚至肾盂积水和继发性肾萎缩。

4）手术瘢痕内异症：常在剖宫产或会阴侧切术后数月至数年出现周期性瘢痕处疼痛和包块，并随时间延长而加剧。

（5）卵巢子宫内膜异位囊肿破裂：可发生急腹痛。多发生于经期前后、性交后或其他腹压增加的情况，但无腹腔内出血。

2．体征

（1）卵巢异位囊肿较大时，可扪及与子宫粘连的肿块。囊肿破裂时腹膜刺激征阳性。

（2）子宫后倾固定，直肠子宫陷凹、子宫骶韧带或子宫后壁下方可扪及触痛性结节，一侧或双侧附件处触及囊实性包块，活动度差。

（3）阴道后穹隆可触及病灶、触痛明显，或可见局部隆起的小结节或紫蓝色斑点。

五、辅助诊断方法

1．影像学检查　阴道和腹部超声检查是鉴别卵巢子宫内膜异位症囊肿和直肠阴道隔内异位症的重要手段。

2．CA125测定　中重度内异症患者血清CA125可能升高。

3．腹腔镜检查　是目前诊断内异症的最佳方法。

六、预防及治疗

1．预防　防止经血逆流，药物避孕、避免手术操作引起子宫内膜种植。

2．治疗　根据患者年龄、症状、病变部位及范围及是否有生育要求，加以全面考虑。见表20-2。

表 20-2　子宫内膜异位症的治疗

治疗方式	治疗方法	适应证
药物治疗	服避孕药、孕激素、孕激素受体阻断药（米非司酮）、孕三烯酮、达那唑、GnRH-a、达那唑	有慢性盆腔疼痛、经期痛经症状明显、有生育要求及无卵巢囊肿形成者
手术治疗	金标准：为腹腔镜确诊、手术+药物	
保留生育功能手术	单侧卵巢囊肿切除或卵巢巧克力囊肿剥离术，输卵管周围粘连分离术，盆腔内局部病灶电灼或切除，子宫悬吊术	适用于药物治疗无效、年轻尚未生育和有生育要求者
保留卵巢功能手术	切除全子宫及盆腔内病灶，保留一侧或部分卵巢以维持患者卵巢内分泌功能	适用于 Ⅲ、Ⅳ 期患者、症状明显的 ≤45 岁无生育要求者
根治性手术	行全子宫双附件及分腔内局部病灶切除。术后不用给予性激素治疗，几乎不复发	>45 岁近绝经期或病变严重，且激素疗法无效者
腹腔镜下手术治疗	首选，分电凝、烧灼及电切或激光切除三种	无腹腔镜禁忌证
药物与手术联合治疗	术前药物治疗 3 个月使异位灶缩小软化，手术不彻底或术后疼痛不缓解者术后至少给予 3~6 个月药物治疗	—
疼痛的治疗	性激素	—
不孕的治疗	手术治疗、体外受精、胚胎移植	—

第二节　子宫腺肌病

一、概述

　　具有生长功能的子宫内膜腺体和间质侵入子宫肌层称为子宫腺肌病。往往伴随周围肌层细胞的代偿性肥大和增生。曾称内在性子宫内膜异位症。

二、病因

1. 多次妊娠和分娩时子宫壁创伤和慢性子宫内膜炎可能是导致此病的主要原因。

2. 子宫内膜基膜下缺乏黏膜下层。

3. 子宫腺肌病常合并有子宫肌瘤和子宫内膜增生过长，提示高水平雌孕激素刺激，也可能是促进内膜向基层生长的原因之一。

三、临床表现

1. 症状 主要症状是经量过多（40%～50%，连续数月月经周期中经量增多，一般>80ml）、经期延长和逐渐加重的进行性痛经，疼痛位于下腹正中，常于1周开始，直至月经结束。

2. 体征 子宫呈均匀性增大或有局限性结节隆起（腺肌瘤），质硬有压痛，子宫活动性较差。

四、诊断要点

1. 症状与体征 周期性下腹正中痛、月经量多、经期延长。子宫均匀增大或局部隆起、质硬、压痛（+）。

2. 超声检查 可见子宫肌层由于内膜种植导致的不规则回声增强。

3. 子宫碘油造影 可见碘油从宫腔进入肌层。

4. CT 和 MRI。

五、治疗

1. 药物治疗

（1）给予非甾体类抗炎药对症治疗后症状可缓解或已近绝

经期的患者，可采用非手术治疗。

（2）口服避孕药、孕激素、达那唑和 GnRH-a 均能缓解症状。

（3）注意停药后症状复现，子宫增大。

2. 手术治疗

（1）年轻患者或有生育要求可试行病灶切除，但术后易复发。

（2）症状重、年龄偏大、无生育要求或药物治疗无效者可全子宫切除术。

（3）是否保留卵巢，取决于卵巢有无病变和患者年龄。

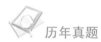 历年真题

1. 子宫内膜异位症最常发生的部位是
   A. 子宫
   B. 输卵管
   C. 直肠子宫陷凹
   D. 阴道
   E. 卵巢

2. 关于子宫内膜异位症，下列哪项是正确的
   A. 诊断子宫内膜异位症必须有病理报告
   B. 子宫内膜异位症的患者都有痛经
   C. 妊娠时，子宫内膜异位症加重
   D. 痛经与病变的大小不成比例，而与病变的部位有关
   E. 子宫内膜异位症患者易受孕但易流产

3. 患者，女，35 岁。5 年前出现痛经并逐渐加重，经量较多。妇科检查子宫如 60 天妊娠大小，质韧，触痛明显，活动好，盆底无触痛结节。考虑诊断为
   A. 子宫肌瘤
   B. 子宫肉瘤
   C. 子宫内膜癌
   D. 子宫腺肌病
   E. 子宫内膜异位症

参考答案：1. E　2. D　3. D

第二十一章 女性生殖器官发育异常

核心问题

女性生殖器官发育异常及其处理。

内容精要

女性生殖器异常主要因染色体（最常见外生殖器性别模糊）、性腺（最常见青春期后性征发育异常）或生殖器发育过程异常（主要表现为解剖结构异常）所致。女性生殖器与泌尿器官，两者的发育可相互影响，在诊断生殖器异常时，要考虑是否伴有泌尿器官异常。

第一节 常见的女性生殖器发育异常

一、外生殖器发育异常

1. 最常见处女膜闭锁，又称无孔处女膜。

2. 阴道分泌物或月经初潮的经血排出受阻积聚在阴道内。有时经血可经输卵管逆流至腹腔。若不及时切开，积血增多发展为子宫腔、输卵管和盆腔积血，输卵管致伞端闭锁，经血逆流至盆腔易发生子宫内膜异位症。少部分处女膜发育异常可表现小孔的筛孔处女膜和纵隔处女膜。

3. 绝大多数患者至青春期发生周期性下腹坠痛，进行性加剧。严重者可引起肛门胀痛和尿频等症状。

（1）检查可见处女膜膨出，表面呈紫蓝色；肛诊可扪及盆腔囊性包块。偶有幼女因大量黏液潴留在阴道内，导致处女膜向外凸出、下腹坠痛而就诊。

（2）盆腔超声检查可见阴道内有积液。

（3）确诊后应及时手术治疗

1）先用粗针穿刺处女膜中部膨隆部，抽出陈旧积血后再进行 X 形切开，排出积血。

2）常规检查宫颈是否正常，切除多余的处女膜瓣，修剪处女膜，再用可吸收缝线缝合切口边缘。

二、阴道发育异常

1. MRKH 综合征　表现为先天性无阴道。几乎均合并无子宫或仅有始基子宫，卵巢功能多正常。

（1）症状：原发性闭经及性生活困难。

（2）检查：患者体格、第二性征及外阴发育正常，但无阴道口，或仅在前庭后部见一浅凹，偶见短浅阴道盲端。可伴有泌尿道发育异常，个别伴有脊椎异常，染色体核型为 46, XX，血内分泌检查为正常女性水平。

（3）治疗：建议 18 岁后治疗。

1）非手术治疗：有顶压法，用阴道模具压迫阴道凹陷，使其扩张并延伸到接近正常阴道的长度。

2）手术治疗：可行阴道成形术，即采用各种方法在膀胱直肠间造穴，如生物补片法阴道成形术、腹膜法阴道成形术、乙状结肠法阴道成形术等。

2. 阴道闭锁　见表 21-1。

表21-1 阴道闭锁

分 型	阴道下段闭锁（Ⅰ型）	阴道完全闭锁（Ⅱ型）
特点	阴道上段及宫颈、子宫体均正常	多合并宫颈发育不良，子宫体发育不良或子宫畸形
临床表现及相关检查	1. 主要表现为阴道上段扩张，严重时可合并宫颈、宫腔积血 2. 妇科检查发现包块位置较低，位于直肠前方，无阴道开口，闭锁处黏膜表面色泽正常，亦不向外隆起，肛诊可扪及凸向直肠包块，位置较处女膜闭锁高。较少由于盆腔经血逆流引发子宫内膜异位症	1. 多合并宫颈发育不良，子宫体发育不良或子宫畸形 2. 子宫内膜功能异常，经血易逆流至盆腔，常发生子宫内膜异位症 3. 磁共振成像和超声检查可助诊断
治疗原则	一经诊断，应尽早手术切除。手术以解除阴道阻塞，使经血引流通畅为原则	
治疗方法	手术与处女膜闭锁手术相似，术后定期扩张阴道以防挛缩	应充分评价宫颈发育不良状况，手术方法有子宫切除术、子宫阴道贯通术、宫颈端端贯通术

3. 阴道横隔　很少伴有泌尿系统和其他器官异常，以横隔位于阴道上、中段交界处多见。

（1）不全性横隔：指阴道横隔有小孔。位于阴道上段者多无症状，位置偏低者可影响性生活，阴道分娩时影响胎先露部下降。

（2）完全性横隔：指阴道横隔无孔。有原发性闭经伴周期性腹痛，并呈进行性加剧。妇科检查见阴道较短或仅见盲端，横隔中部可见小孔，肛诊时可扪及宫颈及宫体。完全性横隔由于经血潴留，可在相当于横隔上方部位触及块物。

4. 阴道纵隔　常伴有双子宫、双宫颈、同侧肾脏发育不良。

（1）分类

1）阴道完全纵隔：指下端达阴道口。患者无症状，性生活和阴道分娩无影响。

2）阴道不全纵隔：指下端未达阴道口。患者可有性生活困难或不适，分娩时胎先露下降可能受阻。阴道检查可见阴道被一纵形黏膜壁分为两条纵形通道，黏膜壁上端近宫颈。

（2）治疗

1）阴道纵隔影响性生活者，应将纵隔切除。

2）若阴道分娩时发现阴道纵隔，可当先露下降压迫纵隔时先切断纵隔的中部，待胎儿娩出后再切除纵隔。

5. 阴道斜隔综合征

（1）分型

1）Ⅰ型：为无孔斜隔，隔后的子宫与外界及另侧子宫完全隔离，宫腔积血聚积在隔后腔。

2）Ⅱ型：为有孔斜隔，隔上有小孔，隔后子宫与另侧子宫隔绝，经血通过小孔滴出，引流不畅。

3）Ⅲ型：为无孔斜隔合并宫颈瘘管，在两侧宫颈间或隔后腔与对侧宫颈之间有小瘘管，有隔侧子宫经血可通过另一侧宫颈排出，但引流亦不通畅。

（2）临床表现

1）发病年龄较轻，月经周期正常，3型均有痛经：①Ⅰ型较重，平时一侧下腹痛。②Ⅱ型月经间期有少量出血。③Ⅲ型经期延长，也有月经间期少量出血。④Ⅱ型和Ⅲ型若合并感染，可有脓性分泌物。

2）妇科检查一侧穹隆或阴道壁可触及囊性肿物，Ⅰ型肿物较硬，伴增大子宫及附件肿物；Ⅱ型和Ⅲ型囊性肿物张力较小，压迫时有陈旧血流出。

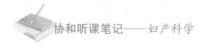

3）局部消毒后在囊肿下部穿刺，抽出陈旧血，即可诊断。超声检查可见一侧宫腔积血，阴道旁囊肿，同侧肾缺如。必要时应做泌尿系造影检查。

（3）治疗：手术时机以经期为宜。做最大范围的隔切除，术后不需放置阴道模具。

三、宫颈及子宫发育异常（表21-2）

表21-2　宫颈及子宫发育异常

先天性宫颈发育异常	1. 主要包括宫颈缺如、宫颈闭锁、先天性宫颈管狭窄、宫颈角度异常、先天性宫颈延长症伴宫颈管狭窄、双宫颈等，临床上罕见
	2. 若患者子宫内膜有功能，则青春期后可出现周期性腹痛，还可引起盆腔子宫内膜异位症。磁共振和超声检查有助于诊断
	3. 可手术穿通宫颈，建立人工子宫阴道通道，但成功率低，建议直接进行子宫切除术
子宫未发育或发育不良	包括：①先天性无子宫：常合并无阴道。②始基子宫：子宫极小，多数无宫腔或为一实体肌性子宫。③幼稚子宫：可有宫腔和内膜。三者卵巢发育均正常。先天性无子宫或实体性始基子宫无症状，常因青春期后无月经就诊，经检查诊断。具有宫腔和内膜的幼稚子宫，若宫颈发育不良或无阴道可因经血潴留或经血逆流出现周期性腹痛；幼稚子宫月经稀少或初潮延迟，常伴痛经。检查可见子宫体小，宫颈相对较长。先天性无子宫、实体性始基子宫可不予处理；幼稚子宫有周期性腹痛或宫腔积血者需手术切除；幼稚子宫主张雌激素加孕激素序贯周期治疗
单角子宫与残角子宫	1. 单角子宫。仅一侧副中肾管正常发育形成单角子宫，同侧卵巢功能正常；另一侧副中肾管完全未发育或未形成管道，未发育侧卵巢、输卵管和肾脏亦往往同时缺如。常无症状。不予处理
	2. 残角子宫。系一侧副中肾管发育，另一侧副中肾管中下段发育缺陷，形成残角子宫有正常输卵管和卵巢，但常伴有同侧泌尿器官发育畸形。可分为：
	（1）残角子宫有宫腔，并与单角子宫腔相通
	（2）残角子宫有宫腔，但与单角子宫腔不相通
	（3）残角子宫为无宫腔实体，仅以纤维带与单角子宫相连

	1）残角子宫若内膜有功能，但其宫腔与单角宫腔不相通者，常因月经血逆流或宫腔积血出现痛经，也可发生子宫内膜异位症。子宫输卵管碘油造影、超声和磁共振检查有助于诊断
	2）残角子宫确诊后，应切除残角子宫及同侧输卵管切除，避免输卵管妊娠的发生。妊娠的残角子宫，若在早、中期妊娠时发现，应及时切除，避免子宫破裂；若在晚期妊娠时发现，则在剖宫产分娩后，切除残角子宫
双子宫	1. 双子宫可伴有阴道纵隔或斜隔。患者多无自觉症状。伴有阴道纵隔者可有相应症状
	2. 检查可扪及子宫呈分叉状。宫腔探查或子宫输卵管碘油造影可见两个宫腔。一般不予处理
	3. 当有反复流产，应除外染色体、黄体功能以及免疫等因素后行矫形手术
双角子宫	1. 分为完全双角子宫和不全双角子宫
	2. 一般无症状。有时双角子宫月经量较多并伴有程度不等的痛经
	3. 检查可扪及宫底部有凹陷。超声检查、磁共振显像和子宫输卵管碘油造影有助于诊断
	4. 一般不予处理。若双角子宫出现反复流产时，可行子宫整形术
纵隔子宫	1. 最常见子宫畸形。①完全纵隔子宫：纵隔末端到达或超过宫颈内口，外观似双宫颈。②不全纵隔子宫：纵隔末端终止在内口以上水平
	2. 一般无症状。临床上主要表现反复流产（最常见）、早产、胎膜早破等表现。
	3. 经阴道超声检查是目前最常用的诊断方法，表现为两个内膜回声区域，子宫底部无明显凹陷切迹。子宫输卵管碘油造影（HSG）有助于了解宫腔形态，评估双侧输卵管通畅与否。宫腹腔镜联合检查是诊断纵隔子宫的金标准
	4. 影响生育可手术治疗。在腹腔镜监视下通过宫腔镜切除纵隔，通常于术后 3 个月即可妊娠，妊娠结局良好
弓形子宫	指宫底中间有一浅凹陷。一般无症状。检查可扪及宫底部有凹陷。一般不予处理

🖊 **主治语录**：子宫畸形是女性生殖道畸形的主要种类，大多数无症状，无须手术矫正，梗阻型畸形或影响生育者需要手术治疗。

四、输卵管发育异常

本病罕见，是副中肾管头端发育受阻所致，常与子宫发育异常同时存在，几乎均在因其他病因手术时偶然发现。常见的类型有：①输卵管缺失或输卵管痕迹。②输卵管发育不全。③副输卵管。④单侧或双侧双输卵管。若不影响妊娠，无须处理。

五、卵巢发育异常

1. 卵巢未发育或发育不良　其中卵巢发育不良又称条索状卵巢。

2. 异位卵巢　卵巢形成后仍停留在原生殖嵴部位，未下降至盆腔内。

3. 副卵巢。

第二节　女性性发育异常

一、常见的临床病变

1. 第二性征发育正常的性发育异常　此类病变的性染色体为 XX 型，第二性征发育、卵巢多属正常，但内生殖器发育异常，如 MRKH 综合征。

2. 第二性征发育不全的性发育异常　此组病变多为染色体异常，核型可为（45,XO）、（45,XO）的嵌合型或（47,XXX）等。

（1）特纳综合征：最为常见的性发育异常，其染色体核型异常包括（45, XO）、（45, XO）的嵌合型、X短臂和长臂缺失及（47, XXX）等。

其主要病变为卵巢不发育伴有体格发育异常。临床表现如下。

1）面容呆板、两眼间距宽、身材矮小（不足150cm）蹼颈、盾状胸、肘外翻。

2）第二性征不发育、子宫发育不良及原发性闭经。

特纳综合征治疗原则为促进身高、刺激乳房与生殖器发育及预防骨质疏松。

（2）46, XY单纯性腺发育不全：又称Swyer综合征。染色体核型为46, XY。原始性腺未能分化为睾丸，副中肾管发育不良。两侧性腺呈条索状，合成雌激素能力低下。主要表现为第二性征发育不全与原发性闭经。妇科检查可见发育不良的子宫、输卵管；性腺为条索状或发育不良的睾丸。

3. 女性男性化的性发育异常　染色体核型为46, XX，性腺为卵巢，内生殖器为子宫、输卵管、阴道，但在胚胎或胎儿期暴露于过多的雄激素，故外生殖器可有不同程度的男性化。雄激素过高的原因主要为先天性皮质增生症和其他来源雄激素。

二、分类（表21-3）

表21-3　性发育异常的分类

按染色体核型分类	内　　容
46, XX型DSD	性腺发育异常性腺发育不全
	卵睾型DSD
	睾丸型DSD
	雄激素过多

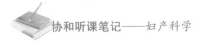

续　表

按染色体核型分类	内　容
	21-羟化酶缺陷
	11β-羟化酶缺陷
	3β-脱氢酶缺陷
	外源性雄激素
	其他
	17α-羟化酶缺陷
	先天性低促性腺激素性性腺功能低下
	米勒管发育异常
	尿生殖窦发育异常
46, XY 型 DSD	性腺发育异常性腺发育不全（完全型或部分型）
	卵睾型 DSD
	睾丸退化
	雄激素合成异常
	5α-还原酶缺陷
	StAR 缺陷
	CYP11A1 缺陷
	3β-HSD 缺陷
	CYP17 缺陷
	17βHSD 缺陷
	雄激素作用异常雄激素不敏感综合征（完全型和部分型）
	其他米勒管持续存在综合征
	先天性低促性腺激素性性腺功能低下
	环境因素
染色体异常型 DSD	Turner 综合征
	Klinefelter 综合征
	45, X/46, XY 综合征
	染色体为 46, XX/46, XY 的卵睾型 DSD

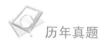 历年真题

关于先天性无阴道患者错误的是

  A. 性生活困难

  B. 卵巢一般正常

  C. 部分患者合并泌尿道畸形

  D. 阴道黏膜向外凸起，紫蓝色

  E. 几乎均合并无子宫或始基子宫

参考答案：D

第二十二章　盆底功能障碍性及生殖器官损伤疾病

核心问题

1. 盆腔器官脱垂分度及治疗。
2. 压力性尿失禁分度及治疗。
3. 生殖道瘘的检查方法及治疗。

内容精要

女性盆底支持组织因退化、创伤等因素导致其支持薄弱，从而发生盆底功能障碍。盆底功能障碍性疾病的治疗与否取决于是否影响患者的生活质量。

当损伤导致女性生殖器与相邻的泌尿道、肠道出现异常通道时，临床上表现为尿瘘和粪瘘。尿瘘和粪瘘的诊断和定位取决于各种检查，手术是主要治疗方法。

第一节　盆腔器官脱垂

一、概论

盆腔器官脱垂（POP）指盆腔器官脱出于阴道内或阴道外。

分类见表 22-1。

表 22-1　盆腔器官脱垂分类

分　类	特　点
阴道前壁膨出	阴道前壁脱垂
膀胱膨出	阴道内 2/3 膀胱区域脱出
尿道膨出	若支持尿道的膀胱宫颈筋膜受损严重，尿道紧连的阴道前壁下 1/3 以尿道口为支点向下膨出
直肠膨出	阴道后壁膨出
肠疝	阴道后壁膨出常伴随直肠子宫陷凹疝，如内容为肠管
子宫脱垂	子宫从正常位置沿阴道下降，宫颈外口达坐骨棘水平以下，甚至子宫全部脱出阴道口以外
阴道穹隆脱垂	子宫切除术后若阴道顶端支持结构缺损

二、病因

1. **妊娠、分娩**　特别是产钳或胎吸下困难的阴道分娩，盆腔筋膜、韧带和肌肉可能因过度牵拉而被削弱其支撑力量。若产后过早参加重体力劳动，将影响盆底组织张力的恢复而发生盆腔器官脱垂。

2. **衰老**　绝经后出现的支持结构的萎缩，在盆底松弛的发生或发展中也具有重要作用。

3. **慢性咳嗽、腹水、腹型肥胖、持续负重或便秘**　造成腹腔内压力增加，可致腹压增加导致脱垂。

4. **医源性原因**　包括没有充分纠正手术时所造成的盆腔支持结构的缺损。

三、临床表现

1. **症状**　重度脱垂韧带筋膜有牵拉，盆腔充血，患者有不同程度的腰骶部酸痛或下坠感，站立过久或劳累后症状明显，卧床休息则症状减轻。

（1）阴道前壁膨出常伴有尿频、排尿困难、残余尿增加，部分患者可发生压力性尿失禁，但随着膨出的加重，其压力性尿失禁症状可消失，甚至需要手助压迫阴道前壁帮助排尿，易并发尿路感染。

（2）阴道后壁膨出常表现为便秘，甚至需要手助压迫阴道后壁帮助排便。

（3）外阴肿物脱出后轻者经卧床休息，能自行回纳，重者则不能还纳。

（4）暴露在外的宫颈和阴道黏膜长期与衣裤摩擦，可致宫颈和阴道壁发生溃疡而出血，如感染则有脓性分泌物。

（5）子宫脱垂不管程度多重一般不影响月经，轻度子宫脱垂也不影响受孕、妊娠分娩。

2. **体征**　阴道内前后壁组织或子宫颈及宫体可脱出阴道口外。

（1）脱垂的阴道前后壁、宫颈黏膜常增厚角化，可有溃疡和出血。

（2）阴道后壁膨出肛门检查手指向前方可触及向阴道凸出的直肠，呈盲袋状。

（3）位于后穹隆部的球形突出是肠膨出，指检可触及疝囊内的小肠。

（4）年轻的子宫脱垂常伴有宫颈延长并肥大。

（5）随脱垂子宫的下移，膀胱输尿管下移与尿道开口形成正三角区。

四、临床分度（表 22-2）

表 22-2　子宫脱垂分度

分　度		特　点
Ⅰ度	轻型	宫颈外口距处女膜缘<4cm，未达处女膜缘
	重型	宫颈已达处女膜缘，阴道口可见子宫颈
Ⅱ度	轻型	宫颈脱出阴道口，宫体仍在阴道内
	重型	部分宫体脱出阴道口
Ⅲ度		宫颈与宫体全部脱出阴道口外
阴道前壁膨出中国传统分度为三度	Ⅰ度	阴道前壁形成球状物，向下突出，达处女膜缘，但仍在阴道内
	Ⅱ度	阴道壁展平或消失，部分阴道前壁突出于阴道口外
	Ⅲ度	阴道前壁全部突出于阴道口外
阴道后壁膨出中国传统分度为三度	Ⅰ度	阴道后壁达处女膜缘，但仍在阴道内
	Ⅱ度	阴道后壁部分脱出阴道口
	Ⅲ度	阴道后壁全部脱出阴道口外

五、治疗

1. 非手术疗法

（1）目标为缓解症状，增加盆底肌肉的强度、耐力和支持力，预防脱垂加重，避免或延缓手术干预。

（2）为盆腔器官脱垂的一线治疗方法，包括应用子宫托、盆底康复治疗和行为指导。

（3）通常用于 POP-Q Ⅰ～Ⅱ度有症状的患者，也适用于希望保留生育功能、不能耐受手术治疗或者不愿意手术治疗的重度（POP-Q Ⅲ～Ⅳ度，或传统Ⅱ度轻及以下）脱垂患者。

1）盆底肌肉锻炼和物理疗法可增加盆底肌肉群的张力。盆底肌肉（肛提肌）锻炼适用于国内分期轻度或 POP-Q 分期Ⅰ度和Ⅱ度的盆腔器官脱垂者。也可作为重度手术前后的辅助治疗方法嘱咐患者行收缩肛门运动，用力收缩盆底肌肉 3 秒以上后放松，每次 10~15 分钟，每天 2~3 次。

2）子宫托有支撑型和填充型。适应证：患者全身状况不适宜做手术；妊娠期和产后；膨出面溃疡手术前促进溃疡面的愈合。

主治语录：子宫托也能造成阴道刺激和溃疡。应间断性取出、清洗重新放置，否则会出现包括瘘的形成、嵌顿、出血和感染等严重后果。

3）中药和针灸：补中益气汤（丸）等有促进盆底肌张力恢复、缓解局部症状的作用。

2. 手术治疗　对脱垂超出处女膜有症状的患者可考虑手术治疗。

手术目的是缓解症状，恢复正常的解剖位置和脏器功能有满意的性功能并能够维持效果。合并压力性尿失禁患者应同时行膀胱颈悬吊手术或阴道无张力尿道悬吊带术。手术分封闭手术和重建手术。

（1）阴道封闭术分阴道半封闭术（又称 LeFort 手术）和阴道全封闭术。该手术后失去性交功能，仅适用于年老体弱不能耐受较大手术者。

（2）盆底重建手术主要针对中盆腔，通过吊带、网片和缝线把阴道穹隆组织或子宫骶韧带悬吊固定于骶骨前、骶棘韧带，也可行自身子宫骶韧带缩短缝合术，子宫可切除或保留。

手术可经阴道或经腹腔镜或开腹完成，目前应用较多的是子宫/阴道骶前固定术、骶棘韧带固定术、高位子宫骶韧带悬吊术和经阴道植入网片盆底重建手术。

1）自身组织修复重建手术：①阴道前后壁修补术，主要针对筋膜修补，为Ⅱ水平重建。②骶棘韧带缝合固定术，通过对顶端悬吊骶棘韧带进行Ⅰ水平重建。③子宫骶韧带悬吊术，通过自身子宫骶韧带缩短缝合达到顶端悬吊，Ⅰ水平重建目的。

2）经腹或腹腔镜阴道/子宫骶骨固定术：通过将顶端悬吊于骶骨前纵韧带达到Ⅰ水平重建。

3）经阴道网片置入手术：顶端植入吊带悬吊至骶棘韧带水平达到Ⅰ水平重建，阴道前后壁植入网片达Ⅱ水平筋膜重建。

4）对于年轻宫颈延长子宫脱垂患者，可行曼氏手术，包括阴道前后壁修补、子宫主韧带缩短及宫颈部分切除术。

3. 术后处理及随诊　绝经后阴道黏膜萎缩者建议术后开始局部使用雌激素制剂，每周2次，至少半年以上。术后3个月内避免增加腹压及负重。禁性生活3个月，或者确认阴道黏膜修复完好为止。术后建议规律随访终身，及时发现复发、处理手术并发症。

第二节　压力性尿失禁

一、概论

压力性尿失禁（SUI）指腹压突然增加导致的尿液不自主流出，但不是由逼尿肌收缩压或膀胱壁对尿液的张力压所引起。

其特点是正常状态下无遗尿，而腹压突然增高时尿液自动流出。

又称真性压力性尿失禁、张力性尿失禁、应力性尿失禁。

二、病因

压力性尿失禁分为两型。

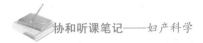

1. 90%以上为解剖型压力性尿失禁，为盆底组织松弛引起。咳嗽时腹压不能被平均地传递到膀胱和近端的尿道，导致增加的膀胱内压力大于尿道内压力而出现漏尿。

2. 不足10%的患者为尿道内括约肌障碍型，为先天发育异常所致。

三、临床表现

几乎所有的下尿路症状及许多阴道症状都可见于压力性尿失禁。腹压增加下不自主溢尿是最典型的症状，而尿急、尿频，急迫性尿失禁和排尿后膀胱区胀满感亦是常见的症状。

80%的压力性尿失禁患者伴有阴道膨出。

四、分度

压力性尿失禁分度有主观分度和客观分度。客观分度主要基于尿垫试验，临床常用简单的主观分度。压力性尿失禁的分级见表22-3。

表22-3　压力性尿失禁分级

分　级	特　　点
Ⅰ级	只发生在剧烈压力下，如咳嗽、打喷嚏或慢跑
Ⅱ级	发生在中度压力下，如快速运动或上下楼梯
Ⅲ级	发生在轻度压力下，如站立时，但患者在仰卧位时可控制尿液

五、治疗

1. 非手术治疗　用于轻、中度压力性尿失禁治疗和手术治疗前后的辅助治疗。

包括盆底肌肉锻炼、盆底电刺激、膀胱训练、α-肾上腺素

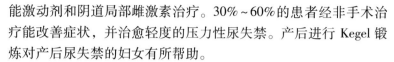

能激动剂和阴道局部雌激素治疗。30%~60%的患者经非手术治疗能改善症状，并治愈轻度的压力性尿失禁。产后进行 Kegel 锻炼对产后尿失禁的妇女有所帮助。

2. 手术治疗

（1）耻骨后膀胱尿道悬吊术：手术操作在腹膜外（Retzius 间隙）进行，缝合膀胱颈和近端尿道两侧的筋膜至耻骨联合或 Cooper 韧带（Burch 手术）而提高膀胱尿道连接处的角度。Burch 手术应用稍多，有开腹途径、腹腔镜途径和缝针法。手术适用于解剖型压力性尿失禁。手术后 1 年治愈率为 85%~90%，随着时间推移会稍有下降。

（2）阴道无张力尿道中段悬吊带术：一线手术治疗方法，手术适应证为解剖型 SUI，尿道内括约肌障碍型 SUI，合并有急迫性尿失禁的混合性尿失禁。

悬吊带术可用自身筋膜或合成材料。合成材料的悬吊带术现已成为一线治疗压力性尿失禁的方法，术后 1 年治愈率在 90%左右，最长术后 11 年随诊的治愈率在 70%以上。

压力性尿失禁的手术治疗一般在患者完成生育后进行。

第三节　生殖道瘘

一、尿瘘

（一）概论

尿瘘可发生在生殖道与泌尿道之间的任何部位，如膀胱阴道瘘、尿道阴道瘘、膀胱尿道阴道瘘、膀胱宫颈瘘、膀胱宫颈阴道瘘、输尿管阴道瘘及膀胱子宫瘘。

（二）病因

1. 产伤　根据发病机制分为坏死型尿瘘和创伤型尿瘘。

2. 妇科手术损伤　经腹手术和经阴道手术损伤均有可能导致尿瘘。

3. 其他　外伤、放射治疗后、膀胱结核、晚期生殖泌尿道肿瘤等均能导致尿瘘。

主治语录：常见尿瘘为产伤和盆腔手术损伤所致的膀胱阴道瘘和输尿管阴道瘘。

（三）临床表现

1. 漏尿　最常见、最典型的症状是产后或盆腔手术后出现阴道无痛性持续性流液。根据瘘孔位置，可表现为持续漏尿、体位性漏尿、压力性尿失禁或膀胱充盈性漏尿。不同原因所致漏尿，其发生时间也不同，如坏死型尿瘘多在产后及手术后3~7天开始漏尿，手术直接损伤者术后即开始漏尿。

2. 外阴瘙痒和疼痛　可见外阴皮炎改变。一侧输尿管下段断裂而致阴道漏尿者，妇科检查可触及局部增厚。

3. 尿路感染　可有尿频、尿急、尿痛及下腹部不适等。

（四）诊断

1. 亚甲蓝试验　若染色液体经阴道壁小孔流出为膀胱阴道瘘。自宫颈口流出为膀胱宫颈瘘或膀胱子宫瘘。海绵无色或黄染提示可能输尿管阴道瘘。未见蓝染又临床怀疑瘘的存在，可重复试验。

2. 靛胭脂试验　见蓝色液体自阴道顶端流出者为输尿管阴道。

3. 膀胱镜、输尿管镜检查　可明确输尿管受阻的部位。

4. 影像学检查　包括静脉肾盂造影、逆行输尿管肾盂造影、64层螺旋CT尿路造影（CTU）。

5. 肾图　有助于了解肾功能和输尿管功能。

（五）治疗

见表 22-4。

表 22-4　尿瘘治疗

项　目	内　容
非手术治疗	仅限于分娩或手术后 1 周内发生的膀胱阴道瘘和输尿管小瘘孔，留置导尿管于膀胱内或在膀胱镜下插入输尿管导管，4 周至 3 个月有愈合可能
	1. 由于长期放置导尿管会刺激尿道黏膜引起疼痛，并且干扰患者的日常活动，影响患者的生活质量，因此，膀胱阴道瘘如采用非手术治疗则建议行耻骨上膀胱造瘘，进行膀胱引流
	2. 长期放置引流管拔除前，应重复诊断检查（如亚甲蓝试验）明确瘘孔是否愈合
	3. 引流期间，要经常对病情进行评价。引流的同时保证患者营养和液体的摄入，促进瘘孔愈合
	4. 治疗中要注意治疗外阴皮炎和泌尿系统感染，改善患者生活质量
	5. 绝经后妇女可以给予雌激素，促进阴道黏膜上皮增生，有利于伤口愈合
	6. 对于术后早期出现的直径仅数毫米的微小尿瘘瘘孔，15%～20% 的患者可以非手术治疗自行愈合
	7. 对于瘘管已经形成并且上皮化者，非手术治疗则通常失败
手术时间	手术修补为主要治疗方法
	1. 直接损伤的尿瘘应尽早手术修补
	2. 其他原因所致尿瘘应等待 3 个月，待组织水肿消退、局部血液供应恢复正常再行手术
	3. 瘘修补失败后至少应等待 3 个月后再次手术由于放疗所致的尿瘘可能需要更长的时间形成结痂，因此有学者推荐 12 个月后再修补
	4. 手术后的瘘孔，需要等待数周，病灶周围炎症反应消退、瘢痕软化并有良好的血供后方可修补。该段时间内需进行抗泌尿系统感染治疗，对绝经后患者可补充雌激素治疗

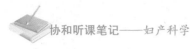

续　表

项　目	内　容
膀胱阴道瘘、 尿道阴道瘘	首选经阴道手术，不能经阴道手术或复杂尿瘘者，应选择经腹或经腹-阴道联合手术
输尿管阴 道瘘	1. 小的瘘孔通常在放置输尿管支架（double J）后能自然愈合，但不适用于放疗后瘘孔 2. 瘘孔接近输尿管膀胱入口处，可行输尿管膀胱植入术 3. 输尿管瘘孔距离膀胱有一定距离，切除含瘘孔的一段输尿管，断端行输尿管端端吻合术 4. 放置输尿管导管者，术后一般留置 3 个月

二、粪瘘

粪瘘中最常见的是直肠阴道瘘。根据瘘孔在阴道的位置，分为低位、中位和高位瘘。

（一）病因

病因包括产伤、盆腔手术损伤、感染性肠病、先天畸形和其他（长期安放子宫托不取、生殖器恶性肿瘤晚期浸润或放疗）。

（二）临床表现

临床表现主要为阴道内排出粪便。瘘孔大者，成形粪便可经阴道排出，稀便时呈持续外流。瘘孔小者，肠内气体自瘘孔经阴道排出，稀便时则从阴道流出。

（三）治疗

手术修补为主要治疗方法。粪瘘手术应掌握手术时机。手术损伤者应术中立即修补。瘘修补术主要是切除瘘管，游离周围组织后进行多层缝合。高位巨大直肠阴道瘘合并尿瘘者、前次手术失败阴道瘢痕严重者，应先行暂时性乙状结肠造瘘，之后再行修补手术。

 历年真题

1. 子宫脱垂患者，子宫颈及部分宫体脱出阴道口，应属
   A. Ⅰ度轻型
   B. Ⅰ度重型
   C. Ⅱ度轻型
   D. Ⅱ度重型
   E. Ⅲ度

2. Manchester 手术适应证是
   A. Ⅰ度子宫脱垂
   B. Ⅱ度子宫脱垂
   C. Ⅲ度子宫脱垂
   D. 子宫脱垂合并膀胱膨出
   E. 年龄较轻、子宫颈延长的Ⅱ

度、Ⅲ度子宫脱垂

3. 患者，女，51 岁。绝经 2 年，阴道脱出肿物 1 年。妇科检查：子宫体全部脱出阴道口外。适宜的处理方法为
   A. 密切观察，暂不处理
   B. Manchester 手术
   C. 阴道纵隔形成术
   D. 使用子宫托
   E. 经阴道子宫切除术

参考答案：1. D　2. E　3. E

第二十三章　外阴肿瘤

核心问题

外阴良性肿瘤、外阴鳞状上皮内病变、外阴恶性肿瘤。

内容精要

外阴肿瘤有良性和恶性。鳞状上皮内病变与外阴鳞状细胞癌关系密切，其中高级别鳞状上皮内病变为癌前病变。

第一节　外阴良性肿瘤

一、平滑肌瘤

平滑肌瘤来源于外阴平滑肌、毛囊竖毛肌或血管平滑肌。多发生在生育年龄。肌瘤常位于大阴唇、阴蒂及小阴唇。有蒂、突出、质硬、表面光滑的块物。镜下见平滑肌细胞排列成束状，与胶原纤维束纵横交错，常伴退行性变。

✎ **主治语录：** 治疗原则为有蒂肌瘤局部切除或深部肌瘤摘除。

二、纤维瘤

纤维瘤由成纤维细胞增生形成。多位于大阴唇，常单发，初为皮下硬结，可增大形成光滑、质硬的带蒂肿块，表面可有溃疡和坏死。切面为致密、灰白色纤维结构。恶变少见。应沿肿瘤根部切除。

三、脂肪瘤

脂肪瘤来自大阴唇或阴阜的脂肪组织。生长缓慢、质软良性肿瘤。位于皮下组织内，呈圆形分叶状，也可形成带蒂块物。镜下见成熟的脂肪细胞间有纤维组织混杂。小脂肪瘤无须处理；肿瘤较大，引起行走不适和性生活困难，需手术切除。

四、乳头瘤

乳头瘤为单个肿块，多发生于阴唇。小乳头状突起，覆有油脂性物质，呈指状，突出于皮肤表面。大乳头瘤表面因反复摩擦可破溃、出血、感染。镜下见指状疏松纤维基质，其上有增生的鳞状上皮覆盖。2%～3%有恶变倾向，应手术切除。术时做冷冻切片，若证实有恶变，应做较广泛的外阴切除。

五、汗腺瘤

汗腺瘤是一种表皮内的汗腺肿瘤。较少见，常见于青春期后，可伴有下眼睑及颧骨部位病灶。呈多发的淡黄色丘疹样隆起，边界清楚，生长缓慢，直径 1～2cm。确诊需活检。小病灶可行激光治疗，较大者可行手术切除。

第二节　外阴鳞状上皮内病变

一、概述

外阴鳞状上皮内病变是指与 HPV 感染相关的临床和病理改变，或有进展为浸润癌潜在风险的局限于外阴鳞状上皮内的一组病变。多见于 45 岁左右妇女。仅 2%～4% 发展为浸润癌，但

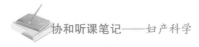

60 岁以上或伴有免疫抑制的年轻患者可能转变为浸润癌。

二、病因

病因不完全清楚，可能与 HPV（16 型）感染、性传播疾病、免疫抑制、吸烟等有关。

三、临床表现

1. 症状　症状无特异性，类似外阴上皮内非瘤变：外阴瘙痒、皮肤破损、烧灼感、溃疡等。部分患者无症状。病变可发生于外阴任何部位。

2. 体征　最常见外阴病变为丘疹或斑点，斑块或乳头状疣，单个或多个，融合或分散，灰白或粉红色。少数为略高出表面的色素沉着斑。

四、诊断

诊断主要依靠活组织检查。采用局部涂抹 3%～5%醋酸或 1%甲苯胺蓝，有助于提高病灶活检的准确率。需与外阴湿疹、外阴白色病变、痣、黑色素瘤、棘皮瘤等疾病相鉴别。生殖道 HPV 检测可协助诊断。

五、治疗

见表 23-1。

表 23-1　外阴鳞状上皮内病变的病理诊断及治疗

分　级	病　理	治　疗
低级别鳞状上皮内病变（LSIL）	轻度不典型增生	1. 无明显症状不予处理 2. 药物：5-氟尿嘧啶软膏，涂抹外阴，每天 1 次 3. 激光治疗

分　级	病　理	治　疗
高级别鳞状上皮内病变（HSIL）	中度不典型增生、重度不典型增生、原位癌、鲍恩病、鲍恩样不典型增生。多发生于绝经前妇女，绝大部分为 HPV16 型感染	1. 外阴病灶局部表浅切除术，切缘位于病灶外至少 0.5cm，若切缘受累，复发率高达 50% 2. 较大融合型病灶或病变较广泛或为多灶性，尤其疑为浸润癌时，可考虑行外阴皮肤切除术 3. 病变累及阴蒂周围或肛周可采用 CO_2 激光消融术
分化型外阴上皮内瘤变	多发生于老年女性，常伴硬化性苔藓、扁平苔藓，有时伴有角化型鳞癌。一旦发生，常在半年以内进展为浸润癌	1. 治疗应行较广泛局部病灶切除或单纯外阴切除 2. 合并浸润癌时，按外阴癌处理

第三节　外阴恶性肿瘤

一、外阴鳞状细胞癌

（一）概述

外阴鳞状细胞癌是最常见的外阴癌，占外阴恶性肿瘤的 80%～90%。多见于 60 岁以上妇女。其发生率近年有所增加。

（二）病因

病因尚不完全清楚。外阴上皮内非瘤变仅 5%～10% 伴不典型增生者有可能发展为外阴癌。乳头瘤、尖锐湿疣、慢性溃疡能增加危险性。单纯疱疹病毒 II 型、人乳头状瘤病毒、巨细胞

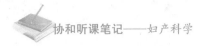

病毒等与外阴癌的发生可能有关。

（三）病理

癌灶为浅表溃疡或硬结节，可伴感染、坏死、出血，周围皮肤可增厚及色素改变。镜下见多数外阴鳞癌分化好，有角化珠和细胞间桥。前庭和阴蒂部位的病灶倾向于分化差或未分化，常有淋巴管和神经周围的侵犯。

（四）临床表现

1. 症状　不易治愈的外阴瘙痒。各种不同形态的肿物，如结节状、菜花状、溃疡状。肿物合并感染或较晚期癌可出现疼痛、渗液和出血。

2. 体征　生长在外阴任何部位，大阴唇最多见，其次为小阴唇、阴蒂、会阴等。早期局部丘疹、结节或小溃疡。晚期不规则肿块，伴或不伴破溃或呈乳头样肿瘤。若癌灶转移至腹股沟淋巴结，可扪及一侧或双侧腹股沟增大、质硬、固定的淋巴结。

（五）转移途径

1. 直接浸润　癌灶逐渐增大，沿皮肤及邻近黏膜浸润至尿道、阴道、肛门，晚期可累及膀胱、直肠等。

2. 淋巴转移　癌细胞通常沿淋巴管扩散，汇入腹股沟浅淋巴结，再至腹股沟深淋巴结，进入髂外、闭孔和髂内淋巴结，最终转移至腹主动脉旁淋巴结和左锁骨下淋巴结。

肿瘤一般向同侧淋巴结转移，但中线部位的癌灶常向两侧转移并可绕过腹股沟浅淋巴结直接至腹股沟深淋巴结，外阴后部及阴道下段癌可避开腹股沟浅层淋巴结而直接转移至盆腔淋巴结。

若癌灶累及尿道、阴道、直肠、膀胱直接转移至盆腔淋巴结。

3. 血行播散　晚期经血行播散至肺、骨等。

（六）诊断要点

1. 病史及症状结合妇科检查　早期可为外阴结节或小溃疡、晚期可累及全外阴伴溃破、出血、感染。应注意病灶部位、大小、质地、活动度、色素改变，与邻近器官关系（尿道、阴道、肛门直肠有无受累）及双侧腹股沟区是否有肿大的淋巴结，并应仔细检查阴道、宫颈以排除有无肿瘤。

2. 组织学检查　确诊外阴癌的唯一方法。对一切外阴赘生物、溃疡和可疑病灶均需尽早做活组织病理检查，取材应有足够的深度，建议包含邻近的正常皮肤及皮下组织，可在阴道镜指引下在可疑病灶部位活检。

（1）采用1%甲苯胺蓝涂抹外阴病变皮肤。干后用1%醋酸液擦洗脱色。蓝染部位做活检。

（2）用阴道镜观察外阴皮肤也有助于定位活检，以提高活检阳性率。

（3）其他。外阴细胞学检查、影像检查（超声、MRI、CT、全身PET-CT）、膀胱镜和直肠镜检查、HPV检测、血清HIV检测等有助于诊断。

（七）临床分期

见表23-2。

表 23-2　外阴鳞状细胞癌的临床分期（2009 年）

FIGO	癌肿累及范围
Ⅰ 期	肿瘤局限于外阴或外阴和会阴，淋巴结无转移
Ⅰ A 期	肿瘤直径≤2cm 伴间质浸润≤1cm*

续　表

FIGO	癌肿累及范围
ⅠB 期	肿瘤直径≤2cm 伴间质浸润>1cm*
Ⅱ期	肿瘤侵犯下 1/3 尿道、下 1/3 阴道、肛门，无淋巴结转移
Ⅲ期	肿瘤有或无侵犯下 1/3 尿道、下 1/3 阴道、肛门，有腹股沟-股淋巴结转移
Ⅳ期	肿瘤侵犯其他区域（上 2/3 尿道、上 2/3 阴道）或远处转移
ⅣA 期	肿瘤浸润膀胱黏膜，或直肠黏膜，或尿道上段黏膜；或固定于骨盆
ⅣB 期	任何远处转移，包括盆腔淋巴结转移

注：浸润深度指肿瘤邻近最表浅真皮乳头的表皮-间质连续处至浸润最深点。

（八）治疗

1. 手术

（1）早期肿瘤（Ⅰ期和小病灶Ⅱ期）：先行病灶活检，根据病变大小及浸润深度分期，然后按分期决定术式。要求手术切缘距离肿瘤边缘至少 1cm，深度应达会阴深筋膜（一般 2~3cm），即位于阔筋膜水平面且覆盖耻骨联合的筋膜层。

1）ⅠA 期行外阴局部扩大切除术，术后随访即可。

2）ⅠB 期者根据病灶位置决定术式。①单侧病变（病灶距外阴中线≥2cm），行局部广泛切除术或改良广泛外阴切除术及单侧腹股沟淋巴结评估（前哨淋巴结绘图活检或单侧腹股沟/股淋巴结切除术）。②中线部位病变（前部或后部），行局部广泛切除术或改良广泛外阴切除术及双侧腹股沟/股淋巴结评估（前哨淋巴结绘图活检或双侧腹股沟/股淋巴结切除术）。

术后均根据原发灶及淋巴结的病理结果决定辅助治疗。

（2）局部晚期肿瘤（病灶>4cm 的Ⅱ期和Ⅲ期）：腹股沟淋巴结和外阴病灶分步处理。先行影像学评估和淋巴结病理检查，再根据结果采取个体化的手术或与放化疗结合的综合治疗。

（3）肿瘤转移超出盆腔：可考虑局部控制或姑息性外照射放疗和/或全身治疗，或者采用最佳的支持治疗。

2. 放射治疗 外阴鳞癌虽对放射线敏感，外阴正常组织对放射线耐受性差，使放疗难以达到最佳放射剂量。放疗可采用体外放疗与组织间插植放疗。

外阴癌放疗常用于以下几方面。

（1）术前辅助治疗。

（2）转移淋巴结区域照射。

（3）术后辅助治疗。

3. 化学药物治疗 多用于同步放化疗及晚期癌或复发癌的综合治疗。①常用化疗药物：铂类、紫杉醇、氟尿嘧啶、丝裂霉素 C、吉西他滨等，常采用静脉注射或局部动脉灌注。②靶向治疗药物：埃罗替尼、帕姆单抗等。

（九）预后

预后与病灶大小、部位、细胞分化程度、有无淋巴结转移、治疗措施等有关。无淋巴结转移的 I 期、II 期手术治愈率＞90%。淋巴结有转移者，治愈率仅为 30%～40%，预后差。

二、外阴恶性黑色素瘤

1. 概述 外阴恶性黑色素瘤占外阴恶性肿瘤的第 2 位（2%～4%）。常来自结合痣或复合痣。肿瘤恶性程度高，预后差。多见于 65～75 岁妇女。

2. 临床表现 外阴恶性黑色素瘤好发于小阴唇，其次阴蒂周围，呈痣样、结节状生长、色素沉着（肿瘤多为棕褐色或蓝黑色）。患者常诉外阴瘙痒、出血、色素沉着范围扩大。

3. 诊断要点 病理检验是确诊的金标准。

4. 治疗

（1）手术：真皮层浸润≤1mm 者，手术切缘距离病变边缘至少 1cm，不必行淋巴结切除术；真皮层浸润>1mm 者，手术切缘应距离病变边缘至少 2~3cm，并切除腹股沟淋巴结。

（2）免疫治疗：可选用 α-干扰素、免疫检测点抑制剂等，后者目前 FDA 批准应用于临床的有 PD-1/PD-L1 抑制剂、CTLA4 基因工程单克隆抗体，可用于术前后辅助治疗或不能手术的晚期患者。

（3）化疗：一般用于晚期患者的姑息治疗。

三、外阴基底细胞癌

1. 概述　外阴基底细胞癌罕见。发病平均年龄 70 岁。

2. 临床表现　病灶多位于大阴唇，其次是小阴唇阴蒂和阴唇系带，可有局部瘙痒或无症状，病灶呈湿疹或癣样改变伴有色素沉着，亦可呈结节状肿物。

3. 诊断要点　因症状不典型，诊断常延误，确诊需做活组织病理检查。应检查全身皮肤有无基底细胞癌。

4. 治疗　较广的局部病灶切除，手术切缘应距离病变边缘至少 1cm。不必做外阴根治术及腹股沟淋巴结清扫术。单纯局部切除后，约 20% 局部复发须再次手术。

 历年真题

1. 外阴癌Ⅱ期术式应为

　　A. 单侧外阴切除

　　B. 外阴广泛切除

　　C. 外阴广泛切除及同侧腹股沟淋巴结清扫术

　　D. 外阴广泛切除术及双侧腹股

沟淋巴结清扫术

　　E. 外阴广泛切除术及双侧腹股沟、盆腔淋巴结清扫术

2. 关于外阴基底细胞癌的治疗正确的是

　　A. 单纯局部病灶切除

B. 较广的局部病灶切除

C. 外阴根治术

D. 外阴根治术+腹股沟淋巴结清扫术

E. 外阴根治术+腹股沟、盆腔淋巴结清扫术

3. 外阴癌较少见，占女性恶性肿瘤的

　　A. 1%～2%

　　B. 3%～5%

　　C. 6%～8%

　　D. 9%～10%

　　E. 11%～12%

4. 外阴基底细胞癌的临床表现为

　　A. 大阴唇的大包块

　　B. 大阴唇的小包块

　　C. 小阴唇的大包块

　　D. 小阴唇的小包块

E. 外阴包块，表面破溃

5. 外阴恶性肿瘤最多见的类型是

　　A. 恶性黑色素瘤

　　B. 基底细胞癌

　　C. 鳞状细胞癌

　　D. 前庭大腺癌

　　E. 肉瘤

6. 外阴恶性黑色素瘤的好发部位为

　　A. 小阴唇、阴蒂

　　B. 大阴唇、阴蒂

　　C. 大小阴唇

　　D. 阴阜

　　E. 大阴唇、阴阜

参考答案：1. E　2. B　3. B
　　　　　4. B　5. C　6. A

第二十四章　子宫颈肿瘤

核心问题

1. 子宫颈癌的病理类型。

2. 宫颈癌的早期诊断方法和临床分期、转移途径及临床表现。

3. 子宫颈癌的治疗原则。

内容精要

宫颈肿瘤有良恶性之分。宫颈癌是最常见的妇科恶性肿瘤，起源于宫颈上皮内病变。

第一节　子宫颈鳞状上皮内病变

一、概述

子宫颈鳞状上皮内病变（SIL）与宫颈浸润癌密切相关的一组癌前病变，常发生于 25～35 岁妇女。反映宫颈癌发生发展中的连续过程。通过筛查发现 SIL，及时治疗高级别病变，是预防子宫颈浸润癌行之有效的措施。具有两种不同的生物学行为。

1. 大部分低级别鳞状上皮内病变，由病毒诱发的病变，常自然消退，很少发展为浸润癌。

2. 高级别鳞状上皮内病变，多因素（包括病毒）诱发的病变，具有癌变潜能，可能发展为浸润癌。

主治语录：SIL 可分为低级别和高级别病变，高级别病变为癌前病变。

二、病因

1. 人乳头瘤病毒（HPV）感染。目前已知 HPV 共有 160 多个型别，有 40 余种与生殖道感染有关，其中 13～15 种与 SIL 和子宫颈癌发病密切相关。

已在接近 90%以上的 SIL 和 99%宫颈癌组织发现有高危型 HPV 感染，SIL 主要与 HPV6、HPV11、HPV31 和 HPV35 型有关。SIL Ⅱ 和 SIL Ⅲ 主要与 HPV16、HPV18 和 HPV33 型有关。HPV 感染多不能持久，常自然被抑制或消失。

当 HPV 感染持久存在时，在一些其他因素（如吸烟、使用避孕药、性传播疾病等）作用下，可诱发 SIL。

2. 在移行带区形成过程中，柱状上皮逐渐被鳞状上皮所替代。

（1）鳞状上皮化生：当鳞-柱交接位于宫颈阴道部时，暴露于阴道的柱状上皮受阴道酸性影响。柱状上皮下未分化储备细胞开始增生，并逐渐转化为鳞状上皮。继之柱状上皮脱落，被复层扁平细胞所替代。

（2）鳞状上皮化：宫颈阴道部鳞状上皮直接长入柱状上皮与其基膜之间。柱状上皮完全脱落而被鳞状上皮替代。多见于宫颈糜烂愈合过程。

3. 未成熟的化生鳞状上皮在 HPV 等刺激物的作用下，可发生细胞增生异常，最后形成 SIL。

4. 其他因素。性生活紊乱、吸烟、性生活过早（<16 岁）、早年分娩、多产与子宫颈癌发生有关。STD、经济状况低下、口服避孕药。与有阴茎癌、前列腺癌或其性伴侣曾患子宫颈癌的高危男子性接触的妇女，也易患子宫颈癌。

主治语录：发病与高危型 HPV 持续感染密切相关，转化区是子宫颈鳞状上皮内病变及子宫颈癌的好发部位。

三、临床表现

1. **症状** 宫颈鳞状上皮内病变无特殊症状。偶有阴道排液增多，伴或不伴臭味。可有接触性出血（性生活或妇科检查后）。

2. **体征** 可无明显病灶，宫颈光滑。可仅见局部红斑、白色上皮。可有子宫颈糜烂样表现。

四、诊断要点和分级

1. **诊断依据**

（1）宫颈刮片细胞学检查：是最简单的 SIL 及早期宫颈癌筛查的辅助检查方法。细胞学特异性高，但敏感性较低。可选用巴氏涂片或液基细胞涂片法。筛查应在性生活开始 3 年后开始，或 21 岁以后开始，并定期复查。约有 20%假阴性率。炎症可导致宫颈鳞状上皮不典型改变，故应按炎症治疗 3～6 个月后再重复检查。若发现异常细胞，可做阴道镜检查以明确诊断。

（2）阴道镜检查：可了解病变区血管情况。在下列病变区域活检，可以提高诊断的准确性：①醋酸白色上皮。②毛细血管形成的极细红点。③异形血管。④由血管网围绕的镶嵌白色或黄色的上皮块。

对于阴道镜不能了解的宫颈管病变情况，可行如下检查：①刮取宫颈管内组织。②用宫颈管刷取材。

（3）宫颈活组织检查：为确诊宫颈鳞状上皮内瘤变最可靠方法。任何肉眼可见病灶均应作单点或多点活检。如无明显病灶，可选择宫颈移行带区约 3 点、6 点、9 点、12 点处活检。也可在碘试验（Schiller test）不染色区取材，提高确诊率。

（4）HPV 检测（HC2）：敏感性较高，特异性较低。

1）可与细胞学检查联合应用于 25 岁以上女性的子宫颈癌筛查。

2）也可用于 21~25 岁女性细胞学初筛为轻度异常的分流，当细胞学为意义未明的不典型鳞状细胞（ASCUS）时进行高危型 HPV 检测，阳性者行阴道镜检查，阴性者 12 个月后行细胞学检查。

3）也可作为 25 岁以上女性的子宫颈癌初筛，阳性者用细胞学分流，阴性者常规随访。

2. 病理分级　SIL 既往称为子宫颈上皮内瘤变（CIN），分为三级。

世界卫生组织女性生殖器肿瘤分类（2014 年）建议采用与细胞学分类相同的二级分类法（即 LSIL 和 HSIL）（表 24-1），LSIL 相当于 CIN1，HSIL 包括 CIN3 和大部分 CIN2。

CIN2 可用 p16 免疫组化染色进行分流，p16 染色阴性者按 LSIL 处理，阳性者按 HSIL 处理。二级分类法简便实用，提高了病理诊断的可重复性，较好地反映了 HPV 相关病变的生物学过程，能更好地指导临床处理及判断预后。

表 24-1　宫颈上皮内瘤变的病理分级

分　级	病理所见
LSIL	鳞状上皮基底及副基底样细胞增生，细胞核极性轻度紊乱，有轻度异型性，核分裂象少，局限于上皮下 1/3 层，p16 染色阴性或在上皮内散在点状阳性

续 表

分 级	病理所见
HSIL	细胞核极性紊乱，核质比例增加，核分裂象增多，异型细胞扩展到上皮下 2/3 层甚至全层，p16 在上皮>2/3 层面内呈弥漫连续阳性

五、治疗

1. LSIL 约 60% 会自然消退，细胞学检查为 LSIL 及以下者可仅观察随访。在随访过程中病变发展或持续存在 2 年者宜进行治疗。

细胞学为 HSIL，阴道镜检查充分者可采用冷冻和激光等消融治疗；若阴道镜检查不充分，或不能排除 HSIL，或 ECC 阳性者采用子宫颈锥切术。

2. HSIL 可发展为浸润癌，需要治疗。阴道镜检查充分者可用子宫颈锥切术或消融治疗；阴道镜检查不充分者宜采用子宫颈锥切术，包括子宫颈环形电切除术（LEEP）和冷刀锥切术。

经子宫颈锥切确诊、年龄较大、无生育要求、合并有其他妇科良性疾病手术指征的 HSIL 也可行筋膜外全子宫切除术。

六、妊娠合并宫颈鳞状上皮内病变

妊娠期间，增高的雌激素使柱状上皮外移至子宫颈阴道部，转化区的基底细胞出现不典型增生改变；妊娠期免疫功能可能低下，易感染 HPV。

诊断时应注意妊娠时转化区的基底细胞可有核增大、深染等表现，细胞学检查易误诊，但产后 6 周可恢复正常。

大部分妊娠期患者为 LSIL，仅约 14% 为 HSIL。妊娠期 SIL 仅做观察，产后复查后再处理。

第二节　子宫颈癌

一、概述

子宫颈癌是最常见的妇科恶性肿瘤。患者高发年龄为50~55岁。宫颈癌有较长癌前病变阶段。宫颈细胞学检查可使宫颈癌得到早期诊断与早期治疗。由于宫颈癌筛查的普及，得以早期发现和治疗宫颈癌的癌前病变，其发病率和死亡率明显下降。发病相关因素同子宫颈鳞状上皮内病变。

二、临床表现

1. 症状

（1）阴道出血

1）常表现为接触性出血。

2）也可表现为不规则阴道出血，或经期延长、经量增多。老年患者常为绝经后不规则阴道出血。

3）若侵蚀大血管可为大出血。一般外生型癌出血较早，量多；内生型癌出血较晚。

（2）阴道排液

1）多数患者有白色或血性、稀薄如水样或米泔状、有腥臭味的阴道排液。

2）晚期合并感染可有大量泔水样或脓性恶臭白带。

（3）晚期症状

1）邻近器官或神经受累，出现尿频、便秘、下肢肿胀、疼痛等症状。

2）压迫或累及输尿管，出现少尿或无尿、尿毒症的症状。

3）全身症状，如贫血、恶病质等全身衰竭症状。

2. 体征

（1）早期无明显病灶，宫颈光滑或糜烂。

（2）病变进展可出现不同体征。

1）外生型宫颈可见息肉状、菜花状赘生物，质脆易出血。

2）内生型宫颈肥大、质硬、颈管膨大。

（3）晚期可见溃疡或空洞伴恶臭。

（4）阴道壁受累可见阴道挛缩、穹隆消失。

（5）宫旁受累行三合诊检查可扪及宫旁增厚、结节状、质硬或冰冻骨盆。

三、诊断要点

1.诊断依据

（1）根据症状和体征。

（2）宫颈涂片细胞学检查（TCT）：仅作为筛查的手段。巴氏分级3级以上，TBS分类有上皮细胞异常都应进行活检。

（3）阴道镜和靶向活检：活检是确诊的依据。阴道镜下观察可疑病变区域：①碘液染色不着色（病变细胞缺乏糖原）区。②3%醋酸染色为白色的区域。③激光继发后的紫红色区域。无明显病灶时3，6，9，12点位置进行活检。

（4）宫颈管搔刮：涂片阳性活检阴性时进行，刮出物送病理检查。

（5）锥切活检

1）适应证：①宫颈刮片多次检查为阳性，而宫颈活检为阴性。②活检为原位癌，但不能排除浸润癌时。

2）锥切方式：①手术直接切除。②LEEP。③冷凝电刀切除。④宫颈组织应做连续病理切片。

（6）其他检查：确定了宫颈癌后，应通过其他检查进行临床分期。包括胸部X线平片、淋巴造影、膀胱镜、直肠镜检查、静脉肾盂造影。

2. 病理诊断 病理类型见表 24-2。

表 24-2 子宫颈癌的病理类型

病理类型	比 例	特 点
浸润鳞状细胞癌	75%~80%	1. 巨检 外生型（最常见）；内生型；溃疡型；颈管型
		2. 显微镜检 微小浸润性鳞状细胞癌；浸润性鳞状细胞癌
		3. 根据细胞分化程度分3级
		(1) 角化性大细胞型：高（Ⅰ级），细胞体积大，有明显角化珠形成，可见型性较轻，无核分裂或核分裂罕见
		(2) 非角化性大细胞型：中（Ⅱ级）、低（Ⅲ级），细胞体积大或较小，可有单细胞角化但无角化珠，细胞间桥不明显，细胞异型性常明显，核分裂象多见
		4. 除上述最常见的两种亚型外还有以下多种亚型：乳头状鳞状细胞癌、基底细胞样鳞状细胞癌、湿疣样癌、疣状癌、鳞状移行细胞癌和淋巴上皮样瘤样癌
腺癌	20%~25%	1. 巨检 来自子宫颈管内，浸润管壁；或自子宫颈管内向子宫颈外口突出生长；常可侵犯宫旁组织；病灶向子宫颈管内生长时，子宫颈外观可正常，但因子宫颈管膨大，形如桶状
		2. 显微镜检 黏液腺癌；普通型宫颈腺瘤（最常见）
其他		少见类型如腺鳞癌、腺样基底细胞癌、绒毛状管状腺癌、内膜样癌等上皮性癌，神经内分泌肿瘤，间叶性肿瘤等

3. 转移途径 见表 24-3。

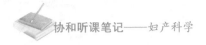

表 24-3　宫颈癌的转移途径

转移途径	特　点
直接蔓延	1. 最常见，常向下累及阴道壁
	2. 极少向上累及宫颈管和宫腔
	3. 两侧可累及子宫主韧带及子宫颈旁、阴道旁组织直至骨盆壁
	4. 晚期可累及直肠、膀胱、输尿管
淋巴转移	1. 1 级包括宫颈旁、闭孔、髂内、髂外、髂总、骶前淋巴结
	2. 2 级包括腹股沟深浅淋巴结、腹主动脉旁淋巴结
血行转移	很少见。晚期可转移至肺、肝或骨骼

4. 分期　临床分期见表 24-4，分期应在治疗前进行，治疗后分期不变。

表 24-4　子宫颈癌的临床分期（FIGO，2009 年）

期　别	肿瘤范围
Ⅰ期	癌灶局限在子宫颈（扩展至宫体应被忽略）
Ⅰ A 期	镜下浸润癌。间质浸润深度<5mm，宽度≤7mm
Ⅰ A1 期	间质浸润深度≤3mm，宽度≤7mm
Ⅰ A2 期	间质浸润深度>3mm 且<5mm，宽度≤7mm
Ⅰ B 期	肉眼可见癌灶局限于子宫颈，或者镜下病灶>Ⅰ A
Ⅰ B1 期	肉眼可见癌灶≤4cm
Ⅰ B2 期	肉眼可见癌灶>4cm
Ⅱ期	肿瘤超越子宫，但未达骨盆壁或未达阴道下 1/3
Ⅱ A 期	肿瘤侵犯阴道上 2/3，无明显宫旁浸润
Ⅱ B 期	有明显宫旁浸润，但未达到盆壁
Ⅲ期	肿瘤已扩展到骨盆壁，在进行直肠指检时，在肿瘤和盆壁之间无间隙。肿瘤累及阴道下 1/3。为肿瘤引起的肾盂积水或肾无功能的所有病例，除非已知为其他原因所引起
Ⅲ A 期	肿瘤累及阴道下 1/3，没有扩展到骨盆壁
Ⅲ B 期	肿瘤扩展到骨盆壁，或引起肾盂积水或肾无功能
Ⅳ期	肿瘤超出了真骨盆范围，或侵犯膀胱和/或直肠黏膜

期　别	肿瘤范围
ⅣA 期	肿瘤侵犯邻近的盆腔器官
ⅣB 期	远处转移

四、鉴别诊断

1. 宫颈良性病变　子宫颈柱状上皮异位、子宫颈息肉、子宫颈子宫内膜异位症和子宫颈结核性溃疡等。

2. 子宫颈良性肿瘤　子宫颈管肌瘤、子宫颈乳头瘤等。

3. 子宫颈转移性癌等。

五、治疗（表 24-5）

表 24-5　子宫颈癌的治疗

治　疗		适应证
手术治疗	ⅠA1 期	1. 无淋巴脉管间隙浸润者行筋膜外全子宫切除术，有淋巴脉管间隙浸润者按ⅠA2 期处理
		2. 未绝经、<45 岁的鳞癌患者可保留卵巢。要求保留生育功能的年轻患者，ⅠA1 期无淋巴脉管间隙浸润者可行子宫颈锥形切除术（至少 3mm 阴性切缘）
		3. ⅠA1 期有淋巴脉管间隙浸润可行子宫颈锥形切除术加盆腔淋巴结切除术或考虑前哨淋巴结绘图活检，或与ⅠB1 期处理相同
	ⅠA2 期	行改良广泛性子宫切除术及盆腔淋巴结清扫或考虑前哨淋巴结绘图活检，卵巢正常应保留
	ⅠB1 期和ⅡA1 期	一般推荐肿瘤直径<2cm 的ⅠB1 期行广泛性子宫切除术及盆腔淋巴结切除术或考虑前哨淋巴结绘图活检，必要时行腹主动脉旁淋巴取样，但若经腹或腹腔镜途径手术，肿瘤直径也可扩展至 2~4cm

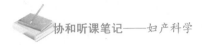

续　表

治　疗		适应证
	部分 I B2 期和 II A2 期	行广泛性子宫切除术及盆腔淋巴结切除术和选择性腹主动脉旁淋巴结取样；或同期放、化疗后行全子宫切除术；也有采用新辅助化疗后行广泛性子宫切除术及盆腔淋巴结切除术和选择性腹主动脉旁淋巴结取样
放射治疗	根治性放疗	适用于部分 I B2 期和 II A2 期和 II B～IV A 期患者和全身情况不适宜手术的 I A1～ I B/ II A1 期患者
	辅助放疗	适用于手术后病理检查发现有中、高危因素的患者
	姑息性放疗	适用于晚期患者局部减瘤放疗或对转移病灶姑息放疗
	1. 放射治疗包括体外照射和腔内放疗。外照射放疗以三维适形放疗及调强放疗为主，主要针对子宫、宫旁及转移淋巴结 2. 腔内放疗多采用铱-192（^{192}Ir）高剂量率腔内及组织间插值放疗，主要针对宫颈、阴道及部分宫旁组织给以大剂量照射 3. 外照射和腔内放疗的合理结合，使病变部位的剂量分布更符合肿瘤生物学特点，可提高局部控制率	
全身治疗	1. 适用于宫颈较大病灶，术前先放疗，待癌灶缩小后再手术。或术后证实淋巴结或宫旁组织有转移或切除残端有癌细胞残留，放疗作为术后的补充治疗 2. 化疗主要用于晚期或复发转移者的患者。或作为手术或放疗的辅助治疗，用以治疗局部巨大肿瘤。顺铂疗效较好，一般采用联合化疗 3. 靶向药物主要是贝伐珠单抗，常与化疗联合应用。方案如顺铂/紫杉醇/贝伐珠单抗、顺铂/紫杉醇、拓扑替康/紫杉醇/贝伐珠单抗、卡铂/紫杉醇方案等免疫治疗如 PD-1/PD-L1 抑制剂等也已在临床试用中	

　　主治语录：根据 FIGO 临床分期选择治疗方法。一般早期采用手术治疗，晚期采用放射治疗。

六、预后

1. 与临床期别、病理类型及治疗方法有关。

2. 早期时手术与放疗效果相近，腺癌放疗效果不如鳞癌。

3. 淋巴结无转移者，预后好。

4. 晚期病例的主要死因

（1）尿毒症：肿瘤压迫双侧输尿管引起。

（2）出血：癌灶侵犯大血管而引起。

（3）感染：局部或全身感染。

（4）恶病质：全身重要器官转移或全身衰竭而死亡。

七、预防

1. 一级预防　推广 HPV 预防性疫苗接种。加强知识宣教，提高预防性疫苗注射率，建立健康的生活方式。

2. 二级预防　普及、规范子宫颈癌筛查，早期发现 SIL。提高筛查率。

3. 三级预防　及时治疗高级别病变。

八、子宫颈癌合并妊娠

妊娠期出现阴道流血时，应做详细的妇科检查，必要时行子宫颈活检明确诊断。治疗方案应个体化。

1. 不要求维持妊娠者，和非妊娠期子宫颈癌的治疗原则基本相同。

2. 对要求维持妊娠者，妊娠 20 周之前经锥切确诊的 Ⅰ A1 期可以延迟治疗；妊娠 20 周之前诊断的 Ⅰ A2 期及其以上患者应终止妊娠并立即接受治疗。

3. 妊娠 28 周后诊断的子宫颈癌可延迟至胎儿成熟再行治疗。

4. 妊娠 20~28 周诊断的患者，可根据患者及家属的意愿采用延迟治疗或终止妊娠立即接受治疗，延迟治疗至少不明显影响ⅠA2 期及ⅠB1 期子宫颈癌的预后。

ⅠB2 期及以上期别决定延迟治疗者，建议采用新辅助化疗。在延迟治疗期间，如肿瘤进展，应及时终止妊娠。除ⅠA1期外，延迟治疗应在妊娠 34 周前终止妊娠。分娩方式一般采用子宫体部剖宫产。

 历年真题

1. 下列哪种病毒目前认为与子宫颈癌发病有关

   A. 单纯疱疹病毒Ⅰ型

   B. 单纯疱疹病毒Ⅱ型

   C. 人乳头瘤病毒

   D. 单纯疱疹病毒Ⅰ型+乳头瘤病毒

   E. 单纯疱疹病毒Ⅱ型+乳头瘤病毒

2. 对于子宫颈癌，下面说法中哪一项是不恰当的

   A. 宫颈上皮内瘤样病变是宫颈浸润癌的癌前病变

   B. 扁平上皮化生是宫颈原位癌的前期病变

   C. 宫颈不典型增生和宫颈原位癌称为宫颈上皮内瘤样病变

   D. 宫颈原位癌的癌变细胞突破基膜称浸润癌

   E. 宫颈原位癌的异型细胞累及

宫颈腺体时仍称原位癌

3. 下列哪项是早期子宫颈癌的症状

   A. 阴道大量排液

   B. 反复阴道出血

   C. 接触性阴道出血

   D. 大腿及腰骶部疼痛

   E. 恶病质

4. 对于子宫颈癌的癌前病变，下面哪一项是不恰当的

   A. 宫颈上皮内瘤样变是宫颈癌的癌前病变

   B. 宫颈原位癌是指宫颈上皮细胞发生癌变，但癌变未突破基膜

   C. 宫颈不典型增生分轻度（Ⅰ级）、中度（Ⅱ级）和重度（Ⅲ级）

   D. 宫颈上皮内瘤样病变分为 SILⅠ级、SILⅡ级、SILⅢ级

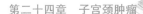

E. 宫颈不典型增生分级和上皮内瘤样病变分级相等

5. 关于子宫颈和子宫颈管活检，下列哪项不对
　A. 是确诊宫颈癌最可靠方法
　B. 宫颈刮片Ⅲ级以上应活检

C. 活检深度要尽量浅
D. 应多点活检
E. 可在碘试验基础上活检

参考答案：1. E　2. B　3. C
　　　　　4. E　5. C

第二十五章　子宫肿瘤

核心问题

1. 子宫肌瘤的类型、临床表现、肌瘤变性、治疗原则。
2. 子宫内膜癌的临床表现、诊断方法和治疗原则。

内容精要

子宫肿瘤有良性和恶性之分。常见的良性肿瘤为子宫平滑肌瘤，常见的恶性肿瘤为子宫内膜癌和子宫肉瘤。

第一节　子宫肌瘤

一、概述

1. 子宫肌瘤是女性生殖器最常见的良性肿瘤。
2. 主要由平滑肌细胞增生而成，其间有少量纤维结缔组织。
3. 多见于 30~50 岁妇女。

二、病因

确切病因尚不明了。可能有关的因素是：细胞遗传学及分子生物学异常；激素异常，肌瘤组织局部对雌激素有高敏感性，孕激素可刺激子宫肌瘤有丝分裂，促进肌瘤生长。

三、临床表现

1. 症状　多无明显症状，仅在体检时发现。

（1）经量增多及经期延长：是子宫肌瘤最常见的症状。多见于大的肌壁间肌瘤及黏膜下肌瘤，长期经量增多可导致失血性贫血、乏力、心悸等。

（2）下腹部肿块：实性、活动、无压痛、生长缓慢，质硬。肌瘤较小时在腹部摸不到肿块，达妊娠 12 周大小时可在下腹部触及肿块。

（3）白带增多：多见于较大肌壁间肌瘤和黏膜下肌瘤。如有感染，则产生脓性白带。如有破溃、坏死、出血时，则产生血性或脓血性、伴有恶臭的白带。

（4）压迫症状：①前壁下段肌瘤压迫膀胱可出现尿急、尿频。②宫颈肌瘤表现为排尿困难、尿潴留。③后壁肌瘤可引起下腹坠胀不适、便秘。④阔韧带肌瘤或巨大宫颈肌瘤压迫输尿管时可出现输尿管扩张、肾盂积水。

（5）其他：下腹坠胀、腰酸背痛、不孕、流产。

2. 体征　与肌瘤大小、位置、数目以及有无变性有关。

（1）肌壁间肌瘤子宫常增大，表面不规则、单个或多个结节状突起。

（2）浆膜下肌瘤可扪及质硬、球状块物与子宫有细蒂相连，活动。

（3）黏膜下肌瘤子宫多为均匀增大。有时宫颈管口扩张，肌瘤位于宫颈管内或脱出在阴道内，粉红色、实质、表面光滑。伴感染则表面有渗出液覆盖或溃疡形成，排液有臭味。

主治语录：临床症状与肌瘤的类型、大小和有无变性相关，最常见的症状是月经改变。

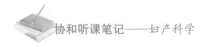

四、诊断要点

1. 诊断依据

（1）症状与体征。

（2）超声能区分子宫肌瘤与其他盆腔肿块。

（3）宫腔镜。

（4）腹腔镜。

（5）子宫输卵管造影。

（6）CT 及 MRI 可准确判断肌瘤大小、数目和位置。诊断多无困难。

2. 分类　见表 25-1。

表 25-1　子宫肌瘤的类型

分类依据	类　型	比　例	特　　点
按部位分	宫体肌瘤	90%	
	宫颈肌瘤	10%	
按肌瘤与子宫肌壁的关系分	肌壁间肌瘤	60%~70% 最常见	肌瘤位于子宫肌壁内，周围均被肌层包围
	浆膜下肌瘤	20%	肌瘤向子宫浆膜面生长，突起在子宫表面。形成带蒂浆膜下肌瘤、游离性肌瘤、阔韧带肌瘤
	黏膜下肌瘤	10%~15%	肌瘤向子宫黏膜方向生长，突出于宫腔，仅由黏膜层覆盖，易形成蒂

各种类型的肌瘤可发生在同一子宫，称多发性子宫肌瘤。

3. 病理诊断

（1）巨检：肌瘤为实质性球形结节，与周围肌组织有明显

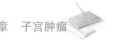

界限。肌瘤周围的子宫肌层受压形成假包膜，手术时容易剥出。血管由外穿入假包膜供给肌瘤营养，受压后易引起循环障碍使肌瘤发生各种退行性变。肌瘤呈白色，质硬，切面呈旋涡状结构。

肌瘤颜色与硬度因纤维组织多少而变化：①含平滑肌多，色略黄，质较软。②纤维组织多则色较白，质较硬。

（2）镜检：子宫肌瘤由来自子宫肌层的平滑肌细胞或肌层血管壁的平滑肌细胞组成。条纹状排列的平滑肌纤维相互交叉组成旋涡状或栅状，核为杆状。掺有不等量的纤维结缔组织。细胞大小均匀，呈卵圆形或杆状，核染色较深。

4. 肌瘤变性

（1）玻璃样变：又称透明变性，最多见。肌瘤剖面旋涡状结构消失，被均匀的透明样物质取代。

主治语录：镜下见病变区域肌细胞消失，为均匀透明无结构区，与无变性区边界明显。

（2）囊性变：常继发于玻璃样变。组织坏死、液化形成多个囊腔，其间有结缔组织相隔，也可融合成一个大囊腔。囊内含清澈无色液体，也可自然凝固成胶冻状。

主治语录：镜下见囊腔壁由玻璃样变的肌瘤组织构成，内壁无上皮覆盖。

（3）红色变性：多见于妊娠期或产褥期，其发生原因尚不清楚。肌瘤体积迅速改变，发生血管破裂，出血弥散于组织内。患者主诉急性腹痛、发热，检查肌瘤迅速增大。肌瘤剖面呈暗红色，腥臭，质软，旋涡状结构消失。

主治语录：镜下见假包膜内大静脉及瘤体内小静脉有栓塞，肌细胞减少，有较多脂肪小球沉积。

（4）肉瘤样变：肌瘤的恶变少见，发病率为 0.4%～0.8%。多见于绝经后子宫肌瘤伴疼痛和出血的患者。肌瘤恶变后，组织变软且脆，切面灰黄色，似生鱼肉状，与周围组织界限不清。

（5）钙化：多见于蒂部狭小、血供不足的浆膜下肌瘤及绝经后妇女的肌瘤。常在脂肪变之后进一步分解成三酰甘油，再与钙盐结合，沉积在肌瘤内。X 线平片可清楚看到钙化阴影。

> **主治语录：**镜下见钙化区为层状沉积，呈圆形或不规则形，苏木精染色有深蓝色微细颗粒浸润。

五、鉴别诊断

1. **妊娠子宫**　肌瘤囊性变时质地较软，应注意与妊娠子宫相鉴别。妊娠时有停经史、早孕反应。子宫随停经月份增大、质软。尿或血 hCG 测定、超声、多普勒超声检查可确诊。

2. **卵巢肿瘤**　一般无月经改变。多为偏于一侧的囊性肿块，能与子宫分开。注意实质性卵巢肿瘤与带蒂浆膜下肌瘤鉴别。应详细询问病史，仔细行三合诊检查，注意肿块与子宫的关系。探测宫腔长度及方向。超声、腹腔镜检查可确诊。

3. **子宫腺肌病及腺肌瘤**　子宫腺肌病时，子宫常均匀性增大，子宫肌瘤则表现子宫有局限性、质硬的结节状突起。腺肌病及腺肌瘤患者多有继发性痛经，进行性加重。子宫很少超过妊娠 3 个月大小。经期子宫增大、经后缩小。

4. **盆腔炎性肿物**　常有盆腔感染病史。肿物边界不清，与子宫粘连或不粘连，有压痛。抗感染治疗后症状、体征好转。超声检查可协助鉴别。

5. **子宫畸形双子宫或残角子宫**　子宫畸形自幼即有，无月经改变。超声检查、腹腔镜检查、子宫输卵管造影可协助诊断。

6. 子宫恶性肿瘤

（1）子宫肉瘤：多有腹痛、腹部肿块及不规则阴道出血，超声及磁共振检查有助于鉴别。

（2）子宫内膜癌：以绝经后阴道出血为主要症状，诊刮或宫腔镜检查有助于鉴别。

（3）子宫颈癌：超声、宫颈脱落细胞学检查、HPV 检测、宫颈活检、宫颈管搔刮等有助于鉴别。

六、治疗

必须根据患者年龄、生育要求、症状、肌瘤大小等情况全面考虑。

1. 随访观察　若肌瘤小且无症状，通常无须治疗，尤其近绝经年龄患者，雌激素水平低落，肌瘤可自然萎缩或消失，每 3~6 个月随访 1 次；随访期间若发现肌瘤增大或症状明显时，再考虑进一步治疗。

2. 药物治疗　症状不明显或较轻，近绝经年龄及全身情况不能手术者，均可给予药物对症治疗。

（1）促性腺激素释放激素类似物（GnRH-a）：可抑制垂体、卵巢功能，降低雌激素水平，适用于缩小肌瘤以利于妊娠；术前用药控制症状、纠正贫血；术前用药缩小肌瘤，降低手术难度，或使经阴道或腹腔镜手术成为可能；对近绝经妇女，提前过渡到自然绝经，避免手术。常用亮丙瑞林。使用后患者经量减少或闭经，肌瘤缩小，但停药后又逐渐增大，恢复其原来大小。

> 主治语录：促性腺激素释放激素类似物的不良反应为围绝经期综合征症状，如潮热、出汗、阴道干燥等。GnRH-a 不宜长期持续使用，长期应用可使雌激素缺乏导致骨质疏松。

（2）米非司酮：口服用药，可作为术前用药或提前绝经使用。但不宜长期使用，因其拮抗孕激素后，子宫内膜长期受雌激素刺激，增加子宫内膜病变的风险。

3. **手术治疗** 手术指征：①严重腹痛、性交痛或慢性腹痛、有蒂肌瘤扭转引起的急性腹痛。②月经过多继发贫血。③有膀胱、直肠压迫症状或肌瘤生长较快。④疑有肉瘤变。⑤不孕或反复流产排除其他原因。手术方式见表25-2。

表25-2 子宫肌瘤的手术方式及适应证

手术方式	手术适应证
子宫肌瘤剔除术	1. 希望保留生育功能的患者，包括肌瘤经腹剔除，黏膜下肌瘤和突向宫腔的肌壁间肌瘤宫腔镜下切除，以及突入阴道的黏膜下肌瘤阴道内摘除 2. 术后有残留或复发可能
子宫切除术	1. 不要求保留生育功能或疑有恶变者，可行子宫切除术，包括全子宫切除和次全子宫切除 2. 术前应行宫颈细胞学检查，排除子宫颈鳞状上皮内病变或子宫颈癌。发生于围绝经期的子宫肌瘤要注意排除合并子宫内膜癌

手术可经腹、经阴道或经宫腔镜及腹腔镜进行。若选择腹腔镜手术，术前应尽可能排除子宫肉瘤或合并子宫内膜癌，并向患者及家属说明其风险。

七、子宫肌瘤合并妊娠

黏膜下肌瘤可影响受精卵着床导致早期流产。肌壁间肌瘤过大因机械压迫、宫腔变形或内膜供血不足也可导致流产。位置较低的肌瘤可致妊娠后期胎位异常、胎盘低置或前置、产道梗阻时。子宫肌瘤合并妊娠容易导致产后出血。肌瘤红色变时常用非手术治疗，阻碍胎儿下降应行剖宫产。

第二节 子宫内膜癌

一、概述

子宫内膜发生的癌，绝大多数为腺癌。为女性生殖道三大恶性肿瘤之一。高发年龄为 58~61 岁。约占女性癌症总数的 7%，占女性生殖道恶性肿瘤的 20%~30%。

二、病因

病因不十分清楚。通常将子宫内膜癌分为两型。

1. Ⅰ型是雌激素依赖型，发生可能是在无孕激素拮抗的雌激素长期作用下，发生子宫内膜增生、不典型增生，继而癌变。

（1）子宫内膜增生主要分为两类。不伴有不典型的增生（良性病变）和不典型增生（癌前病变，可能发展为癌）。

（2）Ⅰ型子宫内膜癌多见，均为子宫内膜样癌，患者较年轻，常伴有肥胖、高血压、糖尿病（子宫内膜癌三联征）、不孕或不育及绝经延迟，或伴有无排卵性疾病、功能性卵巢肿瘤、长期服用单一雌激素或他莫昔芬等病史，肿瘤分化较好，雌、孕激素受体阳性率高，预后好。

2. Ⅱ型子宫内膜癌是非雌激素依赖型，发病与雌激素无明确关系。病理形态少见，如子宫内膜浆液性癌、透明细胞癌、癌肉瘤等。

多见于老年妇女，在癌灶周围可以是萎缩的子宫内膜，肿瘤恶性度高，分化差，雌、孕激素受体多呈阴性或低表达，预后不良。大多数子宫内膜癌为散发性，但约有 5% 与遗传有关。

三、临床表现

1. 症状 约90%患者出现阴道出血或阴道排液症状。

（1）阴道出血：绝经后阴道流血量一般不多，或为持续性或为间歇性出血。尚未绝经者经量增多、经期延长或月经紊乱。

（2）阴道排液：排液增多。早期多为浆液性或浆液血性排液。晚期合并感染则有脓血性排液，并有恶臭。因异常阴道排液就诊者约占 25%。

（3）下腹疼痛：通常不引起疼痛。晚期癌瘤浸润周围组织或压迫神经引起下腹及腰骶部疼痛，并向下肢及足部放射。

✎ **主治语录**：癌灶堵塞宫颈管导致宫腔积脓时，出现下腹部胀痛及痉挛样疼痛。

（4）全身症状：晚期可出现贫血、消瘦、恶病质、发热、全身衰竭等相应症状。

2. **体征**

（1）早期子宫正常大、活动，双侧附件软、无肿块。

（2）晚期可有子宫增大，合并宫腔积脓时可有明显压痛，宫颈管内偶有癌组织脱出，触之易出血。

（3）癌灶浸润周围组织时，子宫固定或在宫旁或盆腔内扪及不规则结节状块物。

四、诊断要点

1. **诊断依据**

（1）病史及体征：对于绝经后阴道流血、绝经过渡期月经紊乱，均应排除子宫内膜癌后再按良性疾病处理。对有以下情况的异常阴道流血妇女要警惕子宫内膜癌。①有子宫内膜癌发病高危因素如肥胖、不育、绝经延迟者。②有长期应用雌激素、他莫昔芬或雌激素增高疾病史者。③有乳腺癌、子宫内膜癌家族史者。

（2）分段诊刮：指征如下。①绝经后阴道流血。②围绝经期月经紊乱。③青年女性月经过多或紊乱。④有高危因素者分段诊刮可以区别子宫内膜腺癌和宫颈管腺癌，同时了解内膜癌是否累及宫颈管。

（3）经阴道超声：子宫增大、腔内实质不均回声。内膜线不连续，内膜增厚。肌层内有回声紊乱区。

（4）宫腔镜：直视下诊断，活检提高诊断率。

（5）其他检查：①血 CA125，子宫外转移者升高。②宫颈管诊刮及子宫内膜活检。③细胞学检查。④CT、MRI。

2. 病理诊断　子宫内膜癌的巨检、镜检病理类型，见表 25-3、表 25-4。

表 25-3　子宫内膜癌的巨检病理类型

病理类型	特　　点
弥漫型	子宫内膜大部或全部为癌组织侵犯。癌灶常呈菜花样物从内膜表层长出并突向宫腔内。癌组织灰白或淡黄色，表面有出血、坏死，有时形成溃疡。较少浸润肌层，晚期可侵犯肌壁全层并扩展至宫颈管
局限型	癌灶局限于宫腔某部位，多见于宫底部或宫角部。呈息肉或小菜花状，表面有溃疡，易出血。易侵犯肌层

表 25-4　子宫内膜癌的镜下病理类型

病理类型	比　例	特　　点
内膜样腺癌	80%～90%	内膜腺体高度异常增生，上皮复层，形成筛孔状结构，癌细胞异型明显，核大、不规则、深染，核分裂活跃，分化差的内膜样癌腺体少，腺结构消失，成实性癌块，分级如下： 1 级：高分化腺癌 2 级：中度分化腺癌 3 级：低分化腺癌，低分化肿瘤的恶性程度高

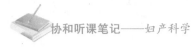

续　表

病理类型	比　例	特　　点
浆液性腺癌	1%~9%	1. 乳头样结构，裂隙样腺体，细胞复层和芽状结构形成，核异型性大，1/3患者伴砂粒体 2. 恶性程度高，常见于年老的晚期患者
透明细胞癌	不足5%	1. 癌细胞呈实性片状、腺管状或乳头状排列，细胞质丰富、透亮，核异型居中，或由靴钉状细胞组成 2. 恶性程度较高，易早期转移
癌肉瘤	较少见	1. 常见于绝经后妇女。肿瘤体积可以很大，并侵犯子宫肌层，伴出血坏死 2. 镜下见恶性上皮成分通常为米勒管型上皮，间叶成分分为同源性和异源性，后者常见恶性软骨、横纹肌成分，恶性程度高

3. **转移途径**　大多生长缓慢，长时间局限于宫腔内。转移途径见表 25-5。

表 25-5　子宫内膜癌的转移途径

转移途径	特　　征
直接蔓延	癌灶初期沿子宫内膜蔓延生长，向上经宫角至输卵管，向下至宫颈管、阴道。也可经肌层浸润至子宫浆膜面而延至输卵管、卵巢。并可广泛种植在盆腔腹膜、直肠子宫陷凹及大网膜
淋巴转移	主要转移途径并与癌灶生长部位有关 1. 宫底部癌灶沿子宫阔韧带上部淋巴管网，经骨盆漏斗韧带至卵巢 2. 向上至腹主动脉旁淋巴结 3. 子宫角部癌灶沿子宫圆韧带至腹股沟淋巴结 4. 子宫下段及宫颈管癌灶与宫颈癌淋巴转移途径相同，可至宫旁、髂内、髂外、髂总淋巴结 5. 子宫后壁癌灶可沿子宫骶韧带扩散到直肠淋巴结 6. 内膜癌也可向子宫前方扩散到膀胱，通过逆行引流到阴道前壁
血行转移	晚期经血行转移至肺、肝、骨等处

4. 手术分期　见表 25-6。

表 25-6　子宫内膜癌手术-病理分期（FIGO，2009 年）

分　　期	肿瘤范围
Ⅰ期	肿瘤局限于宫体
Ⅰ A 期	肿瘤侵犯肌层<1/2
Ⅰ B 期	肿瘤侵犯肌层≥1/2
Ⅱ期	肿瘤侵犯宫颈间质，但无宫体外蔓延
Ⅲ期	肿瘤局部和/或区域转移
Ⅲ A 期	肿瘤浸润至浆膜和/或附件，或腹水含癌细胞，或腹腔冲洗液阳性
Ⅲ B 期	肿瘤扩散至阴道
Ⅲ C 期	肿瘤转移至盆腔和/或腹主动脉旁淋巴结
Ⅲ C1 期	盆腔淋巴结转移
Ⅲ C2 期	腹主动脉旁淋巴结转移伴或不伴盆腔淋巴结转移
Ⅳ期	
Ⅳ A 期	肿瘤浸润膀胱黏膜和/或直肠黏膜
Ⅳ B 期	远处转移，包括腹腔内和/或腹股沟淋巴结转移

五、鉴别诊断

1. **绝经过渡期功能失调性子宫出血**　经量增多、经期延长、经间期出血或不规则出血。妇科检查无异常发现。分段诊刮可辨别。

2. **萎缩性阴道炎**　血性白带，阴道壁充血或黏膜下散在出血点。老年妇女须注意两种情况并存的可能。

3. **子宫黏膜下肌瘤或内膜息肉**　月经过多及经期延长。分段刮宫、宫腔镜检查及超声检查可帮助确诊。

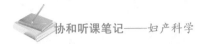

4. **原发性输卵管癌** 表现为阴道排液、阴道出血、下腹部疼痛。分段刮宫阴性。超声检查有助于鉴别。

5. **内生型子宫颈管癌、子宫肉瘤** 不规则阴道出血及排液增多。宫颈管癌病灶位于宫颈管内，宫颈管扩大形成桶状宫颈。子宫肉瘤一般多在宫腔内导致子宫增大。分段刮宫及宫颈活检即能鉴别。

六、治疗

手术治疗为首选的治疗方法，尤其对早期病例（表25-7）。

表25-7 子宫内膜癌的治疗

治疗方法		适应证
手术治疗（首选）		1. Ⅰ期 扩大（筋膜外）子宫全切术及双侧附件切除术
		2. Ⅱ期 广泛子宫切除术及双侧盆腔淋巴结清扫术
手术加放射治疗		1. Ⅰ期腹水中见癌细胞、深肌层已浸润、淋巴结可疑已转移：术后放射治疗
		2. Ⅱ期、Ⅲ期患者病灶大小，术前1~2周腔内照射、术前4周腔外照射
放射治疗	单纯放疗	1. 仅用于有手术禁忌证的患者或无法手术切除的晚期患者。近距离照射总剂量按低剂量率计算为40~50Gy。体外照射总剂量40~45Gy
		2. 对Ⅰ期、高分化者选用单纯腔内近距离照射，其他各期均应采用腔内联合体外照射治疗
	放疗联合手术	1. Ⅱ期、ⅢC和伴有高危因素的Ⅰ期（深肌层浸润、G3）患者，术后应辅助放疗，可降低局部复发，改善无瘤生存期
		2. 对Ⅲ期和Ⅳ期病例，通过手术、放疗和化疗联合应用，可提高疗效

治疗方法	适应证
孕激素治疗	1. 晚期、复发、不能手术切除，年轻、早期、要求保留生育功能者 2. 以高效、大剂量、长期应用为宜，至少应用 12 周以上方可评定疗效。孕激素受体（PR）阳性者有效率可达 80%。常用药物及用法：醋酸甲羟孕酮每天 250～500mg 口服；甲地孕酮每天 160～320mg 口服；己酸孕酮 500mg 肌内注射，每周 2 次 3. 长期使用可有水钠潴留或药物性肝炎等副作用，停药后可恢复。有血栓性疾病史者慎用
化疗	1. 用于晚期不能手术、治疗后复发者，也可用于术后有复发高危因素患者的治疗，以期减少盆腔外的远处转移 2. 常用化疗药物有顺铂、多柔比星、紫杉醇等。可单独或联合应用，也可与孕激素合并应用 3. 子宫浆液性癌术后应常规给予化疗，方案同卵巢上皮性癌

七、预后

影响预后的因素有三方面：①癌瘤的恶性程度和病变范围。②患者全身状况。③治疗方案选择。

八、预防

1. 普及防癌知识，定期行防癌检查。

2. 正确掌握使用雌激素的指征。

3. 绝经过渡期妇女月经紊乱或不规则阴道出血者应先除外内膜癌。

4. 绝经后妇女出现阴道出血警惕内膜癌可能。

5. 注意高危因素的人群，如肥胖、不育绝经延迟、长期应用雌激素及他莫昔芬等，应密切随访和监测。

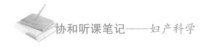

第三节　子宫肉瘤

一、概述

子宫肉瘤罕见，占子宫恶性肿瘤 2%~4%。恶性程度高。来源于子宫肌层或肌层内结缔组织和子宫内膜间质。好发于围绝经期妇女，多发年龄为 40~60 岁以上。

二、临床表现

1. 症状　无特异性。早期症状不明显，随着病情发展可出现下列表现。

（1）阴道不规则出血：最多见，量多少不等。

（2）腹痛：肉瘤生长快，子宫迅速增大或瘤内出血、坏死、子宫肌壁破裂引起急性腹痛。

（3）腹部肿块：常生长迅速。

（4）压迫症状及转移症状：可压迫膀胱或直肠，出现尿频、尿急、尿潴留、排便困难等症状。晚期患者全身消瘦、贫血、低热或出现肺、脑转移相应症状。宫颈肉瘤或肿瘤自宫腔脱出至阴道内，常有大量恶臭分泌物。

2. 体征

（1）子宫增大，外形不规则。

（2）宫颈口可有息肉或瘤样组织物脱出，呈紫红色，极易出血，继发感染后有坏死及脓性分泌物。

（3）晚期肉瘤可累及骨盆侧壁，子宫固定不活动，可转移至肠管及腹腔，但腹水少见。

三、诊断要点

1. 诊断依据

（1）病史、症状、体征。

（2）分段刮宫是有效的辅助诊断方法，刮出物送病理检查可确诊。

（3）超声及 CT 等检查可协助诊断，但最后确诊必须根据病理切片检查结果。

（4）手术切除的子宫肌瘤标本也应逐个详细检查。

（5）子宫肉瘤易转移至肺部，故应常规行胸部 X 线平片。

2. 组织发生及病理诊断　见表 25-8。

表 25-8　子宫肉瘤的病理类型

病理类型		特　　点
子宫平滑肌肉瘤	原发性	原发性平滑肌肉瘤是指由具有平滑肌分化的细胞组成的恶性肿瘤，是子宫最常见的恶性间叶性肿瘤。呈弥漫性生长，与子宫壁之间无明显界限，无包膜
	继发性	1. 继发性平滑肌肉瘤为原已存在的平滑肌瘤恶变，很少见。肌瘤恶变常自肌瘤中心部分开始，向周围扩展直到整个肌瘤发展为肉瘤，可侵及包膜
		2. 通常肿瘤体积较大，切面为均匀一致的黄色或红色结构，呈鱼肉状或豆渣样
		3. 镜下平滑肌肉瘤细胞呈梭形，细胞大小不一致，形态各异，排列紊乱，有核异型，染色质深，核仁明显，细胞质呈碱性，有时有巨细胞出现。核分裂象>10 个/10HPF，有凝固性坏死
		4. 子宫平滑肌肉瘤易发生血性转移，如肺转移。继发性平滑肌肉瘤预后比原发性好

续　表

病理类型		特　点
子宫内膜间质肉瘤	低级别子宫内膜间质肉瘤	1. 大体见肿瘤呈息肉状或结节状，突向宫腔或侵及肌层，但边界欠清 2. 镜下见子宫内膜间质细胞侵入肌层肌束间，细胞形态大小一致，无明显的不典型和多形性，核分裂象一般<10 个/10HPF，无坏死或坏死不明显。有向宫旁组织转移倾向，较少发生淋巴及肺转移。复发，平均在初始治疗后 5 年复发
	高级别子宫内膜间质肉瘤	1. 大体见宫壁有多发性息肉状赘生物，侵入宫腔 2. 镜下见肿瘤细胞缺乏均匀一致，具有渗透样浸润性生长方式，肿瘤细胞大，核异型明显，核分裂象通常>10 个/10HPF 易子宫外转移，预后差
	未分化子宫肉瘤	1. 大体见侵入宫腔内息肉状肿块，伴有出血坏死 2. 肿瘤细胞分化程度差，细胞大小不一致，核异型明显，核分裂活跃，多伴脉管
腺肉瘤		含有良性腺上皮成分及肉瘤样间叶成分的恶性肿瘤 1. 多见于绝经后妇女，也可见于青春期或育龄期女性 2. 腺肉瘤呈息肉样生长，突入宫腔，较少侵犯肌层，切面常呈灰红色，伴出血坏死，可见小囊腔 3. 镜下可见被间质挤压呈裂隙状的腺上皮成分，周围间叶细胞排列密集，细胞轻度异型，核分裂不活跃（2~4 个/10HPF）

3. 分期　见表 25-9。

表 25-9　子宫肉瘤手术-病理分期（FIGO，2009 年）

临床分期		肿瘤范围
平滑肌肉瘤、内膜间质肉瘤	Ⅰ期	肿瘤局限于宫体
	Ⅱ期	肿瘤浸润至宫颈

续　表

临床分期		肿瘤范围
	Ⅲ期	肿瘤超出子宫范围，侵犯盆腔其他脏器及组织，但仍局限于盆腔
	Ⅳ期	肿瘤超出盆腔范围，侵犯上腹腔或远处转移
腺肉瘤	Ⅰ期	肿瘤局限于子宫体
	Ⅱ期	肿瘤侵及盆腔
	Ⅲ期	肿瘤侵及腹腔组织（不包括子宫肿瘤突入腹腔）
	Ⅳ期	膀胱和/或直肠或有远处转移

4. 转移方式　直接蔓延、血行转移、淋巴转移。

四、治疗与预后

1. 治疗

（1）手术为主：范围为全子宫双附件切除术，必要时切除盆腔和腹主动脉旁淋巴结。

（2）化疗为辅助治疗：常用三药联合方案：顺铂+阿霉素+异环磷酰胺。

2. 预后　子宫肌瘤肉瘤变的恶性程度较低，预后较好。恶性中胚叶混合瘤恶性程度高，预后差。子宫肉瘤的 5 年存活率仅为 20%～30%。

 历年真题

1. 较大的子宫肌壁间肌瘤合并妊娠，出现发热伴腹痛，检查肌瘤迅速增大，应想到是肌瘤发生
   A. 玻璃样变
   B. 囊性变
   C. 红色变
   D. 肉瘤变
   E. 钙化
2. 下述哪项与子宫肌瘤无关

A. 黄体囊肿

B. 子宫内膜增生过长

C. 月经过多

D. 绝经后瘤体可减小

E. 服米非司酮后瘤体可缩小

3. 女性生殖器最常见的良性肿瘤是

　　A. 子宫肌瘤

　　B. 阴道腺病

　　C. 输卵管内膜异位病灶

　　D. 卵巢皮样囊肿

　　E. 卵巢浆液性囊腺瘤

4. 患者，女，26岁。婚后3年未孕，普查发现子宫肌瘤，无任何不适。妇检：子宫后壁峡部突出一约8cm大小之质硬肿块，子宫被顶向前上方，正常大小，附件区未及肿块。下列哪一项处理最为恰当

　　A. 肌瘤有恶变之可能，一旦确诊宜尽快手术

　　B. 只能做全子宫切除，可保留双附件

　　C. 做肌瘤挖出术，保留子宫及双附件

　　D. 暂不手术治疗，宜门诊随

访，待生育后再手术

　　E. 做子宫次全切除术保留双侧附件

5. 对于子宫肌瘤的临床表现，下列哪一项是不恰当的

　　A. 黏膜下子宫肌瘤以月经过多、经期延长为主要表现

　　B. 浆膜下肌瘤常无症状，以偶然摸到盆腔肿块而诊断

　　C. 多发性子宫肌瘤最早出现症状且症状最多

　　D. 肌壁间型子宫肌瘤呈均匀性增大时必须与妊娠相鉴别

　　E. 子宫肌瘤红色变性好发于妊娠期和产褥期

6. 属于子宫内膜癌前期病变的是

　　A. 萎缩型子宫内膜

　　B. 增生期子宫内膜

　　C. 子宫内膜腺瘤型增生

　　D. 子宫内膜腺瘤型增生过长伴细胞不典型增生

　　E. 子宫内膜腺囊型增生过长

参考答案：1. C　2. A　3. A

　　　　　4. C　5. C　6. D

第二十六章　卵巢肿瘤、输卵管肿瘤及原发性腹膜癌

核心问题

1. 良性卵巢肿瘤与恶性卵巢肿瘤的鉴别诊断。
2. 卵巢恶性肿瘤的临床分期及治疗原则。
3. 卵巢肿瘤的常见并发症及其诊断与处理原则。

内容精要

卵巢肿瘤是常见的妇科肿瘤，可发生于任何年龄。其中恶性肿瘤早期病变不易发现，晚期病例缺乏有效的治疗手段，致死率居妇科恶性肿瘤首位。

第一节　卵巢肿瘤概论

一、病因

卵巢肿瘤的病因至今不明，主要与以下因素有关：①持续排卵。②遗传因素。③环境污染及其他致癌因素。

二、病理分类

见表 26-1。

表 26-1　卵巢肿瘤病理分类

病理分类	比　例	表　现
上皮性肿瘤	50%~70%（占恶性肿瘤的 85%~90%）	1. 向输卵管上皮分化，形成浆液性肿瘤 2. 向宫颈黏膜分化，形成黏液性肿瘤 3. 向子宫内膜分化，形成子宫内膜样肿瘤 4. 透明细胞 5. 移行细胞 6. 依据生物学进一步分类：良性肿瘤、交界性肿瘤（不典型增生肿瘤）、癌
生殖细胞肿瘤	20%~40%	未分化者为无性细胞瘤，胚胎多能者为胚胎性癌，向胚胎结构分化为畸胎瘤，非妊娠性绒毛膜癌，卵黄囊癌，混合型生殖细胞肿瘤
性索－间质肿瘤	5%~8%	1. 性索向上皮分化形成颗粒细胞瘤或支持细胞瘤；向间质分化形成卵泡膜细胞瘤或间质细胞瘤 2. 性索间质肿瘤常有内分泌功能（如分泌雌激素、引起子宫内膜增生），故又称功能性卵巢肿瘤
转移性肿瘤	少见	原发部位常为胃肠道、乳腺及生殖器官

三、转移途径

直接蔓延、腹腔种植和淋巴转移是卵巢恶性肿瘤的主要转移途径。其转移特点是盆、腹腔内广泛转移灶，包括横膈、大网膜腹腔脏器表面、壁腹膜等，以及腹膜后淋巴结转移。即使原发部位外观为局限的肿瘤，也可发生广泛转移，其中以上皮性癌表现最为典型。

1. 直接蔓延及腹腔种植 直接侵犯包膜，累及邻近器官。广泛种植于腹膜及大网膜表面。

2. 淋巴道转移途径有三种方式 ①沿卵巢血管走行，从卵巢淋巴管向上达腹主动脉旁淋巴结。②从卵巢门淋巴管达髂内、髂外淋巴结，经髂总淋巴结至腹主动脉旁淋巴结。③沿子宫圆韧带入髂外及腹股沟淋巴结。

主治语录：横膈为转移的好发部位。

3. 血行转移 少见。终末期时可转移至胸膜、肝及肺。

四、临床分期

见表 26-2。

表 26-2 卵巢癌、输卵管癌、原发性腹膜癌的
手术-病理分期（FIGO，2014 年）

分 期	肿瘤范围
Ⅰ 期	病变局限于卵巢或输卵管
Ⅰ A 期	肿瘤局限于单侧卵巢（包膜完整）或输卵管，卵巢和输卵管表面无肿瘤；腹水或腹腔冲洗液未找到癌细胞
Ⅰ B 期	肿瘤局限于双侧卵巢（包膜完整）或输卵管，卵巢和输卵管表面无肿瘤；腹水或腹腔冲洗液未找到癌细胞
Ⅰ C 期	肿瘤局限于单侧或双侧卵巢或输卵管，并伴有如下任何一项
Ⅰ C1 期	手术导致肿瘤破裂
Ⅰ C2 期	手术前包膜已破裂或卵巢、输卵管表面有肿瘤
Ⅰ C3 期	腹水或腹腔冲洗液发现癌细胞
Ⅱ期	肿瘤累及单侧或双侧卵巢并有盆腔内扩散（在骨盆入口平面以下）或原发性腹膜癌
Ⅱ A 期	肿瘤蔓延或种植到子宫和/或输卵管和/或卵巢
Ⅱ B 期	肿瘤蔓延至其他盆腔内组织

续　表

分　期	肿瘤范围
Ⅲ期	肿瘤累及单侧或双侧卵巢、输卵管或原发性腹膜癌，伴有细胞学或组织学证实的盆腔外膜转移或证实存在腹膜后淋巴结转移
Ⅲ A1 期	仅有腹膜后淋巴转移（细胞学或组织学证实）
Ⅲ A1（ⅰ）期	淋巴结转移最大直径≤10mm
Ⅲ A1（ⅱ）期	淋巴结转移最大直径>10mm
Ⅲ A2 期	显微镜下盆腔外腹膜受累，伴或不伴腹膜后淋巴结转移
Ⅲ B 期	肉眼盆腔外腹膜转移，病灶最大直径≤2cm，伴或不伴腹膜后淋巴结转移
Ⅲ C 期	肉眼盆腔外腹膜转移，病灶最大直径>2cm，伴或不伴腹膜后淋巴结转移（包括肿瘤蔓延至肝包膜和脾，但未转移到脏器实质）
Ⅳ期	超出腹腔外的远处转移
Ⅳ A 期	胸水细胞学阳性
Ⅳ B 期	腹膜外器官实质转移（包括肝实质转移和腹股沟淋巴结和腹腔外淋巴结转移）

五、临床表现

1. **良性肿瘤**　肿瘤较小时多无症状，常在妇科检查时偶然发现。肿瘤增大时，感腹胀或腹部扪及肿块。肿瘤长大占满盆、腹腔时，可出现尿频、便秘、气短、心悸等压迫症状。检查见腹部膨隆，叩诊实音，无移动性浊音。双合诊和三合诊检查可在子宫一侧或双侧触及圆形或类圆形肿块，多为囊性，表面光滑，活动，与子宫无粘连。

2. **恶性肿瘤**　早期常无症状。晚期主要症状为腹胀、腹部肿块、腹水及其他消化道症状；部分患者可有消瘦、贫血等恶病质表现；功能性肿瘤可出现不规则阴道出血或绝经后出血。妇科检查可扪及肿块多为双侧，实性或囊实性，表面凹凸不平，活动差，常伴有腹水。三合诊检查可在直肠子宫陷凹处触及质硬结节或肿块。有时可扪及上腹部肿块，及腹股沟、腋下或锁骨上肿大的淋巴结。

六、诊断要点

1. 根据患者年龄、病史特点及局部体征初步诊断。

2. 影像学检查

（1）超声检查：检测盆腔肿块部位、大小、形态及性质，对肿块来源作出定位。提示肿瘤性质，囊性或实性，良性或恶性。鉴别卵巢肿瘤、腹水和结核性包裹性积液。直径<1cm 的实性肿瘤不易测出。彩色多普勒超声扫描，测定卵巢及其新生组织血流变化。

（2）CT 检查：提示肿瘤性质，良性肿瘤多呈均匀性形态，囊壁薄，光滑；恶性肿瘤轮廓不规则，向周围浸润或伴腹水。还可诊断盆腔肿块合并肠梗阻，可显示肝、肺结节及腹膜后淋巴结转移。

3. 肿瘤标志物

（1）CA125：80% 卵巢上皮性癌患者 CA125 水平高于正常值。90% 以上患者 CA125 水平的消长与病情缓解或恶化相一致。

（2）AFP：对卵巢内胚窦瘤有特异性价值。未成熟型畸胎瘤、混合性无性细胞瘤中含卵黄囊成分者有协助诊断意义。

（3）hCG：对原发性卵巢绒癌有特异性。

（4）性激素：颗粒细胞瘤、卵泡膜细胞瘤产生较高水平雌激素。浆液性、黏液性或纤维上皮瘤有时也分泌一定量雌激素。

4. 腹腔镜检查　直接看到肿块大体情况，并对整个盆、腹腔进行观察。可窥视横膈部位。可在可疑部位进行多点活检，抽吸腹水行细胞学检查。巨大肿块或粘连性肿块禁忌行腹腔镜检查。

主治语录：腹腔镜检查无法观察腹膜后淋巴结。

5. 细胞学检查

（1）阴道脱落细胞涂片：找癌细胞以诊断卵巢恶性肿瘤。阳性率不高，诊断价值小。

（2）腹水或腹腔冲洗液：寻找癌细胞对Ⅰ期患者进一步确定临床分期及选择治疗方法有意义。可用以随访观察疗效。

七、鉴别诊断

1. 良性肿瘤与恶性肿瘤的鉴别　见表26-3。

表26-3　良性肿瘤与恶性肿瘤的鉴别

鉴别内容	良性肿瘤	恶性肿瘤
病史	病程长，逐渐增大	病程短，迅速增大
体征	多为单侧，活动，囊性，表面光滑，常无腹腔积液	多为双侧，固定；实性或囊实性，表面不平，结节状；常有腹水，多为血性，可查到癌细胞
一般情况	良好	恶病质
超声	为液性暗区，可有间隔光带，边缘清晰	液性暗区内有杂乱光团、光点，或囊实性，肿块边界不清

2. 卵巢良性肿瘤的鉴别诊断

（1）卵巢瘤样病变：滤泡囊肿和黄体囊肿最常见。多为单侧，直径≤8cm，壁薄。暂行观察或口服避孕药，观察或口服避孕药2~3个月内自行消失，若持续存在或长大，应考虑为卵巢肿瘤。

（2）输卵管卵巢囊肿：炎性囊块，常有不孕或盆腔感染史。两侧附件区形成囊性块物。边界清或不清，活动受限。

（3）子宫肌瘤：浆膜下肌瘤或肌瘤囊性变易与卵巢实质性肿瘤或囊肿相混淆。肌瘤常为多发性。伴月经异常症状。检查时肿瘤随宫体及宫颈移动。探针检查子宫大小及方向、超声检查等方法能有效地鉴别肿块与子宫关系。

（4）腹水：大量腹水应与巨大卵巢囊肿鉴别。腹水常有肝病、心脏病史。平卧时腹部两侧突出如蛙腹，叩诊腹部中间鼓音，两侧实音，移动性浊音阳性。

主治语录：超声检查见不规则液性暗区，其间有肠曲光团浮动，液平面随体位改变，无占位性病变。巨大卵巢囊肿有不同的体征及超声检查结果。

3. 卵巢恶性肿瘤的鉴别诊断

（1）子宫内膜异位症：内异症形成的粘连性肿块及直肠子宫陷凹结节与卵巢恶性肿瘤很难鉴别。内异症有进行性痛经、月经过多、经前不规则阴道出血等。孕激素治疗有效。超声检查、腹腔镜检查是有效的辅助诊断方法。

（2）结核性腹膜炎：常合并腹水，多发生于年轻、不孕妇女。多有肺结核史，全身症状有消瘦、乏力、低热、盗汗、食欲缺乏、月经稀少或闭经。妇检肿块位置较高，形状不规则，界限不清，固定不动。叩诊时鼓音和浊音分界不清。超声检查、X 线胃肠检查多可协助诊断。必要时行腹腔镜探查确诊。

（3）生殖道以外的肿瘤：需与腹膜后肿瘤、直肠癌、乙状结肠癌等鉴别。腹膜后肿瘤固定不动，位置低者使子宫或直肠移位。肠癌多有典型消化道症状，超声检查、钡剂灌肠等助于鉴别。

八、并发症

1. 蒂扭转　为常见的妇科急腹症，发生率约为 10%。

（1）好发于瘤蒂长、中等大小、活动度好、重心偏于一侧的肿瘤（如畸胎瘤）。

（2）常在体位突然改变，或妊娠期、产褥期子宫大小、位置改变时发生蒂扭转。卵巢肿瘤扭转的蒂由骨盆漏斗韧带、卵巢固有韧带和输卵管组成。

（3）发生急性扭转后，因静脉回流受阻，瘤内充血或血管破裂致瘤内出血，导致瘤体迅速增大。若动脉血流受阻，肿瘤可发生坏死、破裂和继发感染。

（4）典型症状为体位改变后突发一侧下腹剧痛，常伴恶心、呕吐等。

（5）妇科检查扪及张力大、压痛的肿物，压痛以蒂部最明显。有时不全扭转可自然复位，腹痛随之缓解。

（6）治疗原则是一经诊断立即手术。

2. 破裂　发生率约为3%。

（1）自发性破裂：常因肿瘤浸润性生长穿破囊壁所致。

（2）外伤性破裂：在腹部受重击、分娩、性交、盆腔检查及穿刺后引起。症状轻重取决于破裂口大小、流入腹腔囊液的量和性质。小的囊肿或单纯浆液性囊腺瘤破裂时，患者仅有轻度腹痛；大囊肿或畸胎瘤破裂后，患者常有剧烈腹痛伴恶心呕吐。破裂也可导致腹腔内出血、腹膜炎及休克。体征有腹部压痛、腹肌紧张，可有腹水征，盆腔原存在的肿块消失或缩小。

诊断肿瘤破裂后应立即手术，术中尽量吸净囊液，并涂片行细胞学检查；彻底清洗盆腔、腹腔。切除的标本送病理学检查。

3. 感染　少见。常继发于肿瘤扭转或破裂，也见于邻近器官感染扩散，如阑尾脓肿。腹痛、发热，体检腹部压痛、反跳痛、腹部肿块和肌紧张。实验室检查血白细胞增多。

主治语录：治疗以抗感染治疗为主，待炎症控制后再行手术，抗炎疗效差者有发生感染性休克的风险，应立即手术。

4. 恶变 早期无症状，肿瘤生长迅速尤其双侧性时需怀疑，并应尽早手术。

九、治疗与预后

1. 治疗原则 卵巢肿瘤一经发现，应行手术。

（1）手术目的。①明确诊断。②切除肿瘤。③恶性肿瘤进行手术-病理分期。④解除并发症。术中应剖检肿瘤，必要时做冷冻切片组织学检查以明确诊断。

（2）良性肿瘤可在腹腔镜下手术，而恶性肿瘤一般经腹手术，部分经选择的早期患者也可在腹腔镜下完成分期手术。

（3）恶性肿瘤患者术后根据卵巢肿瘤的性质、组织学类型、分期、细胞分化程度、手术病理分期和残余灶大小等因素决定是否采用辅助治疗，化疗是主要的辅助治疗。

2. 恶性肿瘤的预后 预后与临床分期、组织学分类及分级、患者年龄及治疗方式有关。

（1）低度恶性肿瘤疗效较恶性程度高者佳。

（2）对化疗药物敏感者，疗效较好。

（3）期别越早、残存灶越小、预后越好，上皮性癌的预后最差。

（4）老年患者预后不如年轻患者。

恶性肿瘤易复发，应长期随访和监测。一般在治疗后第1年，每3个月随访1次；第2年后每4~6个月1次；第5年后每年随访1次。

随访内容包括询问病史、体格检查、肿瘤标志物检测和影像学检查。血清 CA125、AFP、hCG 等肿瘤标志物测定根据组织

学类型选择。超声是首选的影像学检查，发现异常进一步选择
CT、MRI 和/或 PET-CT 检查等。

十、妊娠合并卵巢肿瘤

妊娠合并卵巢肿瘤较常见，但合并恶性肿瘤较少。合并良
性肿瘤以成熟囊性畸胎瘤及浆液性囊腺瘤居多，占妊娠合并卵
巢肿瘤的 90%，合并恶性肿瘤者以无性细胞瘤及浆液性囊腺癌
居多。妊娠合并卵巢肿瘤若无并发症一般无明显症状。

早期妊娠时可通过妇科检查发现，中期妊娠以后主要靠超
声诊断。中期妊娠时易并发肿瘤蒂扭转，晚期妊娠时肿瘤可引
起胎位异常，分娩时肿瘤位置低者可阻塞产道导致难产，或肿
瘤破裂。妊娠时因盆腔充血，肿瘤迅速增大，并有肿瘤扩散的
风险。

合并良性卵巢肿瘤的处理原则是：发现于早期妊娠者可等
待至妊娠 12 周后手术，以免引起流产；发现于妊娠晚期者，可
等待至妊娠足月行剖宫产，同时切除肿瘤。诊断或考虑为卵巢
恶性肿瘤，应尽早手术，处理原则同非妊娠期。

第二节 卵巢上皮性肿瘤

一、概述

最常见的卵巢肿瘤，占原发性卵巢肿瘤 50%~70%，占卵巢
恶性肿瘤 85%~90%。多见于中老年妇女，很少发生在青春期前
和婴幼儿。恶性发展迅速、不易诊断、死亡率高。

根据组织学和生物学行为特征，分为良性、恶性和交界性。
交界性肿瘤的镜下特征为上皮细胞增生活跃、无明显间质浸润，
临床特征为生长缓慢、复发迟。

二、病因

病因尚不清楚。根据临床病理和分子遗传学特征，卵巢上皮性癌可分成Ⅰ型和Ⅱ型两类。

Ⅰ型肿瘤生长缓慢，预后较好；Ⅱ型肿瘤生长迅速，预后不良，以 *p53* 基因突变为主要分子遗传学特征。

三、病理

1. **浆液性肿瘤** 包括浆液性囊腺瘤、交界性浆液性肿瘤以及浆液性癌（占卵巢癌的 75%）。

2. **黏液性肿瘤** 包括黏液性囊腺瘤、黏液性交界性肿瘤、黏液性癌以及腹膜假黏液瘤（PMP）。

3. **子宫内膜样肿瘤** 良性肿瘤较少见。子宫内膜样癌多为高分化腺癌，常伴鳞状分化。

四、治疗

1. **良性肿瘤** 一经确诊为卵巢良性肿瘤，应手术治疗。若卵巢肿块直径<5cm，疑为卵巢瘤样病变，可做短期观察。必须完整取出肿瘤，以防囊液流出及瘤细胞种植于腹腔。巨大囊肿可穿刺放液，待体积缩小后取出。

根据患者年龄、生育要求及对侧卵巢情况决定手术范围：①年轻、单侧良性肿瘤应行患侧附件或卵巢切除术或卵巢肿瘤剔除术。②绝经后期妇女应行全子宫及双侧附件切除术。术中除剖开肿瘤肉眼观察区分良、恶性外，必要时做冷冻切片组织学检查以确定手术范围。

2. **交界性肿瘤**

（1）早期（Ⅰ期和Ⅱ期）：全子宫双附件切除术。年轻、希望保留生育功能的Ⅰ期患者可行患侧附件切除术或卵巢肿瘤

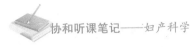

剔除术，术后不必加用放疗或化疗。

（2）晚期（Ⅲ期和Ⅳ期）：治疗方法同晚期卵巢癌。

3. 卵巢癌　治疗原则是手术为主，加用化疗、放疗的综合治疗。

（1）手术

1）治疗卵巢癌的主要手段。初次手术的彻底性与预后密切相关。

2）早期患者应行全面手术分期。对于年轻、希望保留生育功能的早期患者需考虑其生育问题，指征为临床Ⅰ期、所有分级者。手术方式为全面手术分期的基础上行患侧附件切除（适用于ⅠA和ⅠC期患者）或双侧附件切除（适用ⅠB期患者）。

3）晚期患者行肿瘤细胞减灭术，又称减瘤术。对于经评估无法达到满意肿瘤细胞减灭术的ⅢC、Ⅳ期患者，在获得明确的细胞学或组织学诊断后可先行最多3个疗程的新辅助化疗，再行中间型减瘤术，手术后继续化疗。

（2）化疗：为主要的辅助治疗。主要用于初次手术后辅助化疗、新辅助化疗、不能耐受手术者的治疗。常用顺铂、卡铂、紫杉醇和环磷酰胺等，多联合应用，以铂类药物为基础。其中以铂类联合紫杉醇为"金标准"一线化疗方案。

> **主治语录**：腹腔化疗不良反应较全身用药为轻。主要是用于早期病例、腹水和小的腹腔内残余种植癌灶。

（3）放射治疗：为手术和化疗的辅助治疗。生殖细胞肿瘤（无性细胞瘤、未成熟畸胎瘤、内胚窦瘤）对放疗最敏感，颗粒细胞瘤中度敏感，上皮性癌有一定敏感性。

（4）靶向治疗：为辅助治疗手段之一。

4. 复发性癌　一经复发，预后很差。手术治疗的作用有限，主要用于：①解除并发症。②铂敏感复发、孤立复发灶。化疗是主要的治疗手段。

第三节　卵巢生殖细胞肿瘤

一、病理（表26-4）

表26-4　卵巢生殖细胞肿瘤的病理分类

病理分类		特　点
畸胎瘤	成熟畸胎瘤	良恶性取决于组织分化程度，不取决于肿瘤质地
		1. 又称为皮样囊肿，为良性肿瘤，占卵巢肿瘤10%~20%、生殖细胞肿瘤85%~97%、卵巢畸胎瘤95%以上
		2. 可发生于任何年龄，以20~40岁居多
		3. 多为单侧，双侧占10%~17%。中等大小，呈圆形或卵圆形，壁光滑、质韧。多为单房，腔内充满油脂和毛发，有时可见牙齿或骨质。囊壁内层为复层鳞状上皮，囊壁常见小丘样隆起向腔内突出，称为头节。肿瘤可含外、中、内胚层组织。偶见向单一胚层分化，形成高度特异性畸胎瘤，如卵巢甲状腺肿，分泌甲状腺激素，可出现甲亢症状
		4. 成熟囊性畸胎瘤恶变率2%~4%，多见于绝经后妇女；头节的上皮细胞易恶变，形成鳞状细胞癌，预后差
	未成熟畸胎瘤	1. 恶性，占卵巢畸胎瘤1%~3%
		2. 多见于年轻患者，年龄11~19岁，5年生存率仅20%
		3. 肿瘤多为实性，可有囊性区域。含2~3胚层，由分化程度不同的未成熟胚胎组织构成，主要为原始神经组织。肿瘤恶性程度根据未成熟组织所占比例、分化程度及神经上皮含量而定
		4. 该肿瘤复发及转移率均高，但复发后再次手术可见到未成熟肿瘤组织向成熟转化，即恶性程度逆转现象，这是其独有的特征

续 表

病理分类	特 点
无性细胞瘤	1. 恶性，占卵巢恶性肿瘤 1%～2%。好发于青春期及生育期妇女，纯无性细胞瘤 5 年生存率 90% 2. 中度恶性，单侧居多，右侧多于左侧。肿瘤为圆形或椭圆形，中等大，实性，触之如橡皮样。表面光滑或呈分叶状，切面淡棕色 3. 镜下见圆形或多角形大细胞，细胞核大，胞质丰富，瘤细胞呈片状或条索状排列，有少量纤维组织相隔，间质中常有淋巴细胞浸润。对放疗敏感
卵黄囊瘤	1. 恶性，较罕见，占卵巢恶性肿瘤 1%。来源于胚外结构卵黄囊，其组织结构与大鼠胎盘的内胚窦特殊血管周围结构相似，又称内胚窦瘤 2. 常见于儿童及年轻妇女。多为单侧，较大，圆形或卵圆形。切面部分囊性，组织质脆，多有出血坏死区，呈灰红或灰黄色，易破裂 3. 镜下见疏松网状和内皮窦样结构。瘤细胞扁平、立方、柱状或多角形，分泌甲胎蛋白（AFP），故患者血清 AFP 升高，是诊断及病情监测的肿瘤标志物 4. 恶性程度高，生长迅速，易早期转移，但该肿瘤对化疗十分敏感，现经手术及联合化疗，生存期明显延长

二、治疗及预后

（一）治疗

1. 良性生殖细胞肿瘤

（1）单侧肿瘤：行卵巢肿瘤剥除或患侧附件切除。

（2）双侧肿瘤：争取行卵巢肿瘤剥除术。

（3）围绝经期妇女：可考虑全子宫双附件切除术。

2. 恶性生殖细胞肿瘤

（1）手术治疗

1）无论期别早晚，只要对侧卵巢和子宫未累及，均应仅切除患侧附件。

2）若患者为儿童或青春期少女，行全面分期探查。

3）对于复发的卵巢生殖细胞肿瘤应积极手术。

（2）化疗

1）除Ⅰ期无性细胞瘤和Ⅰ期 G1 的未成熟畸胎瘤外，其他患者均需化疗。

2）恶性生殖细胞肿瘤对化疗十分敏感。

3）根据肿瘤分类及分期的不同，术后可采取 3~6 个疗程的联合化疗。

（3）放疗：无性细胞瘤对放疗最敏感，但放疗会破坏患者卵巢功能，故已极少应用。

（二）预后

由于有效的化疗方案，卵巢恶性生殖细胞肿瘤的存活率从 10% 提高到 90%。

第四节　卵巢性索间质肿瘤

一、概述

卵巢性索间质肿瘤占卵巢肿瘤 5%~8%。由性索演化形成的肿瘤为颗粒细胞瘤或支持细胞瘤，由间质演化形成的肿瘤为卵泡膜细胞瘤或间质细胞瘤。

肿瘤可以由单一细胞构成，也可由不同细胞混合构成。此类肿瘤常有内分泌功能，故又称卵巢功能性肿瘤。

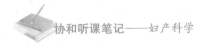

二、病理（表 26-5）

表 26-5　卵巢性索间质肿瘤的病理分类

病理分类		特　点
颗粒细胞-间质细胞瘤	颗粒细胞瘤	低度恶性肿瘤，可发生于任何年龄，高峰为 45~55 岁 1. 肿瘤能分泌雌激素，青春期前患者可出现性早熟，生育年龄患者出现月经紊乱，绝经后患者则有不规则阴道出血，常合并子宫内膜增生，甚至子宫内膜癌。肿瘤多为单侧，圆形或椭圆形，呈分叶状，表面光滑，实性或部分囊性；切面组织脆而软，伴出血坏死灶。镜下见颗粒细胞环绕成小圆形囊腔，菊花样排列、中心含嗜伊红物质及核碎片（Call-Exner 小体）。瘤细胞呈小多边形，偶呈圆形或圆柱形，胞质嗜淡伊红或中性，细胞膜界限不清，核圆，核膜清楚。预后较好，5 年生存率达 80% 以上，但有晚期复发倾向 2. 幼年型颗粒细胞瘤罕见。主要发生在青少年，98% 为单侧。多数患者在初诊时为早期，肿瘤局限于一侧卵巢，故预后良好。若肿瘤破裂、腹水细胞学阳性或肿瘤生长突破卵巢，则术后复发风险较高。镜下见肿瘤呈卵泡样结构、结节或弥散状生长，肿瘤细胞胞质丰富，缺乏核纵沟，核分裂常见，明显的核异型占 10%~15%
	卵泡膜细胞瘤	1. 常与颗粒细胞瘤同时存在，但也可单一成分，多为良性，能分泌雌激素，有女性化作用，良性多为单侧，圆形、卵圆形或分叶状，表面被覆薄的有光泽的纤维包膜。切面为实性、灰白色 2. 镜下见瘤细胞短梭形，胞质富含脂质，细胞交错排列呈旋涡状，瘤细胞团为结缔组织分隔。常合并子宫内膜增生，甚至子宫内膜癌。恶性少见，预后比卵巢上皮性癌好
	纤维瘤	1. 良性，占卵巢肿瘤 2%~5%，多见于中年妇女，单侧居多，中等大小，实性、坚硬表面光滑或结节状，切面灰白色 2. 镜下见由梭形瘤细胞组成，排列呈编织状。纤维瘤伴有腹水和/或胸腔积液者，称为梅格斯综合征，手术切除肿瘤后，胸腔积液、腹水自行消失

病理分类	特 点
支持细胞－间质细胞瘤	1. 又称为睾丸母细胞瘤，罕见，多发生于 40 岁以下妇女 2. 单侧居多，通常较小，可局限在卵巢门区或皮质区，实性，表面光滑而滑润，有时呈分叶状，切面灰白色伴囊性变，囊内壁光滑，含血性浆液或黏液 3. 镜下见不同分化程度的支持细胞及间质细胞。高分化者属良性，中低分化为恶性，占 10%。可具有男性化作用，少数无内分泌功能者雌激素升高，5 年生存率 70%~90%

三、临床表现

除良恶性卵巢肿瘤的一般症状、体征外，患者常有内分泌失调症状，如男性化、肥胖等。

四、治疗

1. 良性性索间质肿瘤

（1）年轻患者

1）单侧卵巢行卵巢肿瘤剥除或患侧附件切除术。

2）双侧肿瘤争取行卵巢肿瘤剥除术。

（2）围绝经期妇女：全子宫双附件切除术。

2. 恶性性索间质肿瘤

（1）手术治疗：参照卵巢上皮性癌。ⅠA、ⅠC 期有生育要求的患者，可实施保留生育能力，手术推荐全面分期手术；但对肉眼观察肿瘤局限于卵巢者，可考虑不进行淋巴结切除术。复发患者也可考虑手术。不希望生育者应行全子宫双附件切除术和确定分期手术。

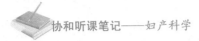

（2）术后辅助治疗：Ⅰ期低危患者术后随访，不需辅助治疗；Ⅰ期高危患者（肿瘤破裂、G3、肿瘤直径超过 10～15cm）术后可选择随访，也可选择化疗。Ⅱ～Ⅳ期患者术后应给予化疗，方案为铂类为基础的联合化疗，首选 BEP 或紫杉醇/卡铂方案。对局限型病灶可进行放疗。

第五节　卵巢转移性肿瘤

一、概述

由其他器官或组织转移至卵巢形成的肿瘤均称为卵巢转移性肿瘤或卵巢继发性肿瘤，占卵巢肿瘤的 5%～10%。其中常见的卵巢转移性肿瘤是库肯勃瘤。

二、病理

大体见库肯勃瘤以双侧为常见，中等大小占多数，一般均保持卵巢原状或呈肾形或长圆形，包膜完整，无粘连，切面实性，胶质样。

镜下见肿瘤细胞为黏液细胞，呈小圆形、多角型或不规则形，核染色质浓染，胞质内含大量黏液。典型者表现为细胞核被黏液挤向一侧而贴近胞膜呈半月形，形如印戒，故又称印戒细胞癌。

三、临床表现

临床表现缺乏特异性。可在诊断原发肿瘤的同时发现卵巢转移，也可以盆腔肿块伴腹痛、腹胀和腹水为首发症状，而原发肿瘤的表现并不明显。部分患者表现为妇科疾病的症状：如月经紊乱、阴道不规则出血，或者男性化表现。体格检查可发现盆腔肿块，活动度好，常为双侧，合并腹水。可伴有贫血、恶病质等晚期肿瘤征象。

四、转移途径

最常见的原发部位是胃和结肠。确切的转移途径尚不明确，目前较认可的有以下几种。

1. 血行转移 卵巢转移多发生于绝经前血供丰富的卵巢，且卵巢转移常是原发肿瘤全身转移的一部分。

2. 淋巴转移 双侧卵巢丰富的网状淋巴循环引流入腰淋巴结内，当原发灶癌细胞浸润时转移至腰淋巴结，可能因逆流入卵巢内造成播散。

3. 种植转移 这是最早提出的一种途径，认为原发灶肿瘤细胞可突破浆膜层并脱落到腹腔或腹水中，借助肠蠕动和/或腹水种植于卵巢表面而浸润生长，但有很多早期胃癌也可发生卵巢转移，且病理证实很多卵巢转移灶存在于卵巢深部，被膜并未累及。

各种转移途径并非孤立存在，可能通过多种方式转移至卵巢。

五、治疗及预后

1. 治疗 治疗原则是有效地缓解和控制症状。若原发瘤已经切除且无其他转移和复发迹象，转移瘤仅局限于盆腔，可进行全子宫及双附件切除术，并尽可能切除盆腔转移灶，需要多科协作。术后依据原发肿瘤性质给予化疗或放疗。

2. 预后 大部分卵巢转移性肿瘤的治疗效果不好，预后很差。

 历年真题

1. 卵巢囊肿发生蒂扭转时，其蒂的组成是

A. 骨盆漏斗韧带、输卵管、卵巢固有韧带、子宫圆韧带

B. 骨盆漏斗韧带、输卵管、卵巢固有韧带

C. 骨盆漏斗韧带、输卵管、子宫圆韧带

D. 骨盆漏斗韧带、卵巢韧带、子宫圆韧带

E. 输卵管、卵巢韧带

2. 卵巢恶性肿瘤的 5 年生存率为

A. 15%～20%

B. 25%～30%

C. 35%～40%

D. 45%～50%

E. 50%～60%

3. 关于卵巢肿瘤蒂扭转，错误的是

A. 约 10% 卵巢肿瘤发生

B. 一经确诊，应尽快剖腹手术

C. 术时应在蒂根下方钳夹

D. 易破裂和继发感染

E. 钳夹前可回复扭转

4. 关于妊娠合并卵巢肿瘤，不正确的是

A. 卵巢恶性肿瘤很少妊娠

B. 早期妊娠时手术可引起流产

C. 中期妊娠易并发蒂扭转

D. 若疑为恶性肿瘤，等待至足月手术

E. 合并卵巢囊肿以等待至妊娠 3 个月后进行手术为宜

5. 患者，女，34 岁。普查发现卵巢肿瘤来门诊咨询，下列哪一项回答是不恰当的

A. 卵巢肿瘤恶变率高，一旦确诊宜尽快手术

B. 卵巢瘤样病变不是肿瘤，不急需手术

C. 库肯勃瘤的原发部位在胃肠道，预后不好

D. 麦格综合征是伴胸腔积液、腹水的卵巢实质性肿瘤，恶性程度最高

E. 卵巢恶性肿瘤中，体腔上皮来源占首位，经术后化疗，5 年生存率明显提高

参考答案：1. B　2. B　3. E
　　　　　4. D　5. D

第二十七章　妊娠滋养细胞疾病

内容精要

妊娠滋养细胞疾病是一组来源于胎盘滋养细胞的增生性疾病。在组织学上可分为：①妊娠滋养细胞肿瘤，包括绒毛膜癌（简称绒癌）、胎盘部位滋养细胞肿瘤和上皮样滋养细胞肿瘤。②葡萄胎妊娠包括完全性葡萄胎、部分性葡萄胎和侵蚀性葡萄胎。③非肿瘤病变。④异常（非葡萄胎）绒毛病变。

第一节　葡　萄　胎

一、概述

胎盘绒毛滋养细胞增生、间质水肿，而形成大小不一的水疱，水疱间借蒂相连成串，形如葡萄，又称水泡状胎块。葡萄

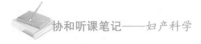
胎分为完全性葡萄胎和部分性葡萄胎两类，大多数为前者。

二、病因

1. 完全性葡萄胎

（1）种族因素。

（2）饮食中缺乏维生素 A 及其前体胡萝卜素和动物脂肪者发生葡萄胎的概率显著升高。

（3）年龄因素，大于 35 岁和 40 岁妇女的葡萄胎发生率分别是年轻妇女的 2 倍和 7.5 倍，而大于 50 岁的妇女妊娠时约 1/3 可能发生葡萄胎。相反小于 20 岁妇女的葡萄胎发生率也显著升高。

（4）既往葡萄胎史，有过 1 次和 2 次葡萄胎妊娠者，再次发生率分别为 1% 和 15%~20%。

（5）流产和不孕史。

2. 部分性葡萄胎　迄今对部分性葡萄胎高危因素的了解较少，可能相关的因素有不规则月经和口服避孕药等，但与饮食因素及母亲年龄无关。

主治语录：完全性葡萄胎的染色体核型为二倍体，全部染色体来自父方。部分性葡萄胎的染色体核型为三倍体，多余一套染色体也来自父方。

三、病理

1. 完全性葡萄胎　大体检查水泡状物大小不一，直径自数毫米至数厘米不等，其间有纤细的纤维素相连，常混有血块蜕膜碎片。水泡状物占满整个宫腔，胎儿及其附属物缺如。

镜下见：①可确认的胚胎或胎儿组织缺失。②绒毛水肿。③弥漫性滋养细胞增生。④种植部位滋养细胞呈弥漫和显著的异型性。

2. 部分性葡萄胎 仅部分绒毛呈水泡状，合并胚胎或胎儿组织胎儿多已死亡，且常伴发育迟缓或多发性畸形，合并足月儿极少。

镜下见：①有胚胎或胎儿组织存在。②局限性滋养细胞增生。③绒毛大小及其水肿程度明显不一。④绒毛呈显著的扇贝样轮廓、间质内可见滋养细胞包涵体。⑤种植部位滋养细胞呈局限和轻度的异型性。完全性葡萄胎和部分性葡萄胎的核型和病理特征鉴别要点见表27-1。

表 27-1 完全性葡萄胎与部分性葡萄胎的比较

特 征	完全性葡萄胎	部分性葡萄胎
核型	2n	3n
病理特征		
胎儿组织	缺乏	存在
绒毛水肿	弥漫	局限
滋养细胞增生	弥漫、轻至重度增生	局限、轻至中度增生
羊膜、胎儿红细胞	缺乏	存在
诊断	葡萄胎妊娠	易误诊为流产
子宫大小	50%大于停经月份	小于停经月份
黄素化囊肿	15%~25%	少
并发症	<25%	少
GTN 发生率	6%~32%	<5%

四、临床表现

1. 完全性葡萄胎

（1）停经后阴道出血：最常见，常于停经 8~12 周出现，量多少不定。若大血管破裂，可造成大出血和休克，甚至死亡。葡萄胎组织有时可自行排出，但排出前和排出时常伴有大出血。

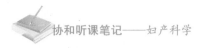

反复阴道出血若不及时治疗，可继发贫血和感染。

（2）子宫异常增大、变软：见于 50% 以上患者，伴有血清 hCG 水平升高。但部分患者的子宫可与停经月份相符或小于停经月份，可能与水疱退行性变有关。

（3）腹痛：为阵发性下腹痛，一般不剧烈，可忍受。常发生在阴道出血之前，若发生卵巢黄素化囊肿扭转或破裂，可发生急腹痛。

（4）妊娠高血压疾病征象：多发生于子宫异常增大者，可在妊娠 24 周前出现高血压、蛋白尿和水肿，但子痫罕见。若早期妊娠发生子痫前期，要考虑葡萄胎可能。

（5）卵巢黄素化囊肿：常为双侧，大小不等，最小仅在光镜下可见，最大可在直径 20cm 以上。囊肿表面光滑、活动度好、多房性，囊壁薄，囊液清亮或琥珀色。光镜下见囊壁为内衬 2～3 层黄素化卵泡膜细胞。黄素化囊肿一般无症状。由于子宫异常增大，在葡萄胎排空前一般较难通过妇科检查发现，多由超声检查作出诊断。黄素化囊肿常在葡萄胎清宫后 2～4 个月自行消退。

🖊 **主治语录：黄素化囊肿也可像其他卵巢囊肿一样发生蒂扭转，巨大黄素化囊肿可引起患者腹胀，甚至囊肿破裂导致腹腔内出血而引起急腹症。**

（6）甲亢征象：心动过速、皮肤潮湿和震颤，血清游离 T_3 和 T_4 水平升高。

（7）妊娠呕吐剧烈：可能导致水电解质平衡紊乱。

2. 部分性葡萄胎　可有完全性葡萄胎的大多数症状，但是一般程度较轻。

五、诊断要点

1. 症状、病史、体征。

2. 辅助检查

（1）hCG 测定：血清 hCG 测定是诊断葡萄胎的另一项重要辅助检查。正常妊娠时，随孕周增加，血清 hCG 滴度逐渐升高，停经 8～10 周达高峰，持续 1～2 周后逐渐下降。

但在葡萄胎时，血清 hCG 滴度常明显高于正常孕周的相应值，而且在停经 8～10 周以后继续持续上升。约 45% 的完全性葡萄胎患者的血清 hCG 水平在 100 000U/L 以上，最高可达 240 万 U/L。大于 8 万 U/L 支持诊断。

但也有少数葡萄胎，尤其部分性葡萄胎因绒毛退行性变，hCG 升高不明显。临床上常用抗 hCG 抗体或抗 hCG-β 亚单位单克隆抗体检测血清或尿 hCG 水平。

近年发现，hCG 并不是单一分子，除规则 hCG 外，还有其他结构变异体，包括高糖化 hCG（hCG-H）、hCG 游离 β 亚单位等。

正常妊娠时 hCG 的主要分子为规则 hCG，而在滋养细胞疾病时则产生更多的 hCG 结构变异体，因此同时测定规则 hCG 及其结构变异体，有助于滋养细胞疾病的诊断和鉴别诊断。

（2）超声检查：是常用的辅助检查，最好采用经阴道彩超。

完全性葡萄胎的典型超声图像为子宫大于相应孕周，无妊娠囊或胎心搏动，宫腔内充满不均质密集状或短条状回声，呈"落雪状"，水泡较大时则呈"蜂窝状"。常可测到双侧或一侧卵巢囊肿。

彩超检查可见子宫动脉血流丰富，但子宫肌层内无血流或仅稀疏血流信号。部分性葡萄胎可在胎盘部位出现由局灶性水泡状胎块引起的超声图像改变，有时还可见胎儿或羊膜腔，胎儿通常畸形。早期葡萄胎妊娠的超声征象常不典型，容易误诊。

（3）染色体核型分析：完全性葡萄胎的染色体核型为二倍体，部分性葡萄胎为三倍体。

六、鉴别诊断（表27-2）

1. 流产　先兆流产有停经、阴道流血及腹痛等症状，妊娠试验阳性。葡萄胎时多数子宫大于相应孕周的正常妊娠，hCG水平持续高值，超声图像不见胎囊及胎心搏动，而显示葡萄胎特征。

2. 双胎妊娠　子宫大于相应孕周的正常单胎妊娠，hCG水平略高于正常，无阴道流血。超声检查可以确诊。

3. 剖宫产瘢痕部位妊娠　是剖宫产术后的一种并发症，胚囊着床于子宫切口瘢痕部位，表现为停经后阴道出血，容易与葡萄胎相混淆，超声检查有助于鉴别。

表27-2　葡萄胎的鉴别诊断

鉴　别	停经史	子宫大小	阴道出血	血hCG水平	超声检查（确诊）
葡萄胎	有	大于相应孕周	有	持续高值	葡萄胎特点；不见胎囊及胎心搏动
流产	有	小于相应孕周	有	高，进行性下降	不见胎囊及胎心搏动
双胎妊娠	有	大于相应孕周	无	略高于正常	2个胎囊、胎心搏动

七、自然转归

在正常情况下，葡萄胎排空后血清hCG逐渐下降，首次降至正常的平均时间约9周，最长不超过14周。若葡萄胎排空后hCG持续异常要考虑妊娠滋养细胞肿瘤。完全性葡萄胎发生子宫局部侵犯和/或远处转移的概率约分别为15%和4%。

当出现下列高危因素之一时应视为高危葡萄胎：①hCG >

100 000U/L。②子宫明显大于相应孕周。③卵巢黄素化囊肿直径>6cm。另外，也有认为年龄>40岁和重复葡萄胎是高危因素。

部分性葡萄胎发生子宫局部侵犯的概率约为4%，一般不发生转移。与完全性葡萄胎不同，部分性葡萄胎缺乏明显的临床或病理高危因素。

八、治疗

1. 清宫 葡萄胎诊断一经成立，应及时清宫。但清宫前首先应注意有无休克、子痫前期、甲亢及贫血等合并症，出现时应先对症处理，稳定病情。清宫应由有经验的妇科医师操作。

（1）停经大于16周的葡萄胎清宫术应在超声引导下进行。一般选用吸刮术，其具有手术时间短、出血少、不易发生子宫穿孔等优点。由于葡萄胎清宫时出血较多，子宫大而软，容易穿孔，所以清宫应在手术室内进行，在输液、备血准备下，充分扩张宫颈管，选用大号吸管吸引。

（2）待葡萄胎组织大部分吸出、子宫明显缩小后，改用刮匙轻柔刮宫。为减少出血和预防子宫穿孔，可在充分扩张宫颈管和开始吸宫后静脉滴注缩宫素，应用缩宫素一般不增加发生滋养细胞转移和肺栓塞的风险。

（3）通常一次刮宫即可刮净葡萄胎组织。若有持续子宫出血或超声提示有妊娠物残留，需要第二次刮宫。子宫<12周可一次刮净，>12周的可以于1周后再次清宫。先吸后刮，大部分葡萄组织排出后可以加用缩宫素以减少出血。如提前使用缩宫素可能导致滋养细胞进入血窦发生肺栓塞或转移。

（4）在清宫过程中，若发生滋养细胞进入子宫血窦造成肺动脉栓塞，甚至出现急性呼吸窘迫、急性右心衰时，要及时给予心血管及呼吸功能支持治疗，一般在72小时内恢复。急性呼吸窘迫也可由甲亢、子痫前期等合并症引起。为安全起见，建

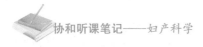

议子宫大于妊娠 16 周或有合并症者应转送至有治疗经验的医院进行清宫。

（5）组织学是葡萄胎的最终诊断依据，所以葡萄胎每次刮宫的刮出物，必须送组织学检查。取材应注意选择近宫壁种植部位、新鲜无坏死的组织送检。

2. 子宫切除　只能预防侵入子宫肌层，不能预防远处转移，不是常规方法。大于 40 岁、有高危因素的、无生育要求的患者可以切除子宫。

3. 预防性化疗　有高危因素、随访有困难的完全性葡萄胎患者才进行化疗。常用药物包括 MTX、氟尿嘧啶、放线菌 D。单一药物，疗程多少视情况而定。

4. 卵巢黄素囊肿　一般不需处理可自行吸收。发生扭转后可穿刺吸液。发生坏死须做患侧附件切除术。

第二节　妊娠滋养细胞肿瘤

一、概述

侵蚀性葡萄胎继发于葡萄胎之后，具有恶性肿瘤行为，但恶性程度一般不高。绒毛膜癌是一种继发于正常或异常妊娠之后的滋养细胞肿瘤，恶性程度极高。近年绒癌患者的预后已得到极大改善。

二、临床表现

1. 无转移性滋养细胞肿瘤

（1）多为侵蚀性葡萄胎或葡萄胎后绒癌，仅少数为流产或足月产后绒癌。

（2）阴道出血：葡萄胎排空、流产或足月产后可有持续的阴道不规则出血，量不定。也可表现为一段时间的正常月经后再停经，然后再出现阴道出血。可继发贫血。

（3）子宫复旧不全或不均匀性增大。

（4）卵巢黄素化囊肿：滋养细胞肿瘤可分泌 hCG，葡萄胎排空、流产或足月产后，卵巢黄素化囊肿可持续存在。

（5）腹痛：当子宫病灶穿破浆膜层时可引起急性腹痛及腹腔内出血症状。子宫病灶坏死继发感染可引起腹痛及脓性白带。黄素化囊肿发生扭转或破裂时可出现急性腹痛。

（6）假孕症状：乳房增大，乳头及乳晕着色。外阴、阴道、宫颈着色，生殖道质地变软。

2. 转移性滋养细胞肿瘤　多为绒癌，尤其是继发于非葡萄胎妊娠后绒癌。肿瘤主要经血行播散，转移发生早且广泛。转移部位是肺（80%）、阴道（30%）、盆腔（20%）、肝（10%）、脑（10%）等。转移灶有局部出血症状。

（1）肺转移：胸痛、咳嗽、咯血及呼吸困难。可急性发作，也可呈慢性持续状态。肺动脉滋养细胞瘤栓造成急性肺梗死，出现肺动脉高压和急性肺功能衰竭。

（2）阴道转移：转移灶常位于阴道前壁，呈紫蓝色结节。破溃时引起不规则阴道出血，甚至大出血。一般认为系宫旁静脉逆行性转移所致。

（3）肝转移：表现上腹部或肝区疼痛。若病灶穿破肝包膜可出现腹腔内出血。多同时伴有肺转移。

（4）脑转移：预后凶险，为主要的致死原因。脑转移的形成可分为 3 期。

1）瘤栓期：可表现为一过性脑缺血症状如猝然跌倒、暂时性失语、失明等。

2）脑瘤期：即瘤组织增生侵入脑组织形成脑瘤，出现头痛、喷射样呕吐、偏瘫、抽搐直至昏迷。

3）脑疝期：因脑瘤增大及周围组织出血、水肿，造成颅内压进一步增高，脑疝形成，压迫生命中枢、最终死亡。一般同时伴有肺转移和/或阴道转移。

（5）其他转移：脾、肾、膀胱、消化道、骨等，症状各异。

主治语录：无转移滋养细胞肿瘤的主要表现为异常阴道出血，多继发于葡萄胎妊娠。转移性滋养细胞肿瘤易继发于非葡萄胎妊娠，常经血行播散，肺转移最常见。肝、脑转移者预后不良。

三、诊断要点

1. 诊断依据

（1）症状、体征、病史：葡萄胎排空后或流产、足月分娩、异位妊娠后出现阴道出血和/或转移灶及其相应症状和体征。

（2）辅助检查

1）血 β-hCG 测定：hCG 水平异常是主要的诊断依据。影像学证据支持诊断，但不是必需的。

在葡萄胎清宫后 hCG 随访过程中，符合下列一项且排除妊娠物残留或再次妊娠即可诊断为妊娠滋养细胞肿瘤：①hCG 测定 4 次呈高水平平台状态（±10%），并持续 3 周或更长时间。②hCG 测定 3 次上升（>10%），并至少持续 2 周或更长时间。③hCG 异常达 6 个月或更长。

2）胸部 X 线平片：肺转移典型征象为棉球状或团块状阴影，转移灶以右侧及中下部较多见。

3）超声检查：子宫正常大或不同程度增大，肌层内可见高回声团块，边界清但无包膜。肌层内有回声不均区域或团块，边界不清且无包膜。整个子宫呈弥漫性增高回声，内部伴不规则低回声或无回声。彩色多普勒超声主要显示丰富的血流信号和低阻力型血流频谱。

4）CT 和 MRI 检查：CT 可发现肺部较小病灶和脑、肝等部位的转移灶。MRI 主要诊断脑和盆腔病灶。

5）组织学诊断：子宫肌层内或子宫外转移灶中见到绒毛或退化的绒毛阴影，为侵蚀性葡萄胎。仅见成片滋养细胞浸润及坏死出血，未见绒毛结构者，诊断为绒癌。

2. 临床分期　见表 27-3。

表 27-3　滋养细胞肿瘤解剖学分期

分　期	病变范围
Ⅰ 期	病变局限于子宫
Ⅱ 期	病变扩散，但仍局限于生殖器官（附件、阴道、子宫阔韧带）
Ⅲ 期	病变转移至肺，有或无生殖系统病变
Ⅳ 期	所有其他转移

3. 预后评分系统　见表 27-4。

表 27-4　预后评分系统（FIGO/WHO，2000 年）

评　分	0	1	2	4
年龄（岁）	<40	≥40	—	—
前次妊娠	葡萄胎	流产	足月产	—
距前次妊娠时间（月）	<4	4~7	7~12	>12
治疗前血 hCG（mU/ml）	$\leq 10^3$	$>10^3 \sim 10^4$	$>10^4 \sim 10^5$	$>10^5$
最大肿瘤大小（包括子宫）	—	3~5cm	≥5cm	—
转移部位	肺	脾、肾	胃肠道	肝、脑
转移病灶数目	—	1~4	5~8	>8
先前化疗失败	—	—	单药	两种或两种以上联合化疗

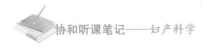

四、治疗及预后

1. 治疗　化疗为主，手术和放疗为辅。

（1）化疗：常用药物 MTX、放线菌素 D、5-FU、CTX、VCR、VP-16。Ⅰ期低危用单一药物化疗；Ⅰ期高危和Ⅱ期、Ⅲ期用联合化疗；Ⅳ期强烈联合化疗。

1）治疗有效：每疗程结束至 18 天内 hCG 下降至少一个对数为有效。

2）停药指征：症状体征消失，hCG 正常后，低危患者至少巩固 1 个疗程，通常 2~3 疗程；高危患者继续化疗 3 个疗程。

3）联合化疗：应用比较普遍的是以氟尿嘧啶为主的方案和 EMA-CO 方案。

（2）手术

1）子宫切除：对无生育要求的无转移患者在初次治疗时可选择全子宫切除术，并在术中给予辅助化疗。有生育要求，发生病灶穿孔出血者，可行病灶切除加子宫修补术；单个子宫耐药病灶且血 hCG 水平不高，可考虑做病灶剜出术。

2）肺叶切除：对多次化疗未能吸收的孤立性耐药病灶，血 hCG 水平不高，可考虑肺切除。

（3）放射治疗：应用较少，主要用于肝、脑转移和肺部耐药病灶的治疗。

2. 随访　治疗结束后应严密随访。随访内容同葡萄胎，随访期间严格避孕，一般于化疗停止≥12 个月后方可妊娠。

第三节　胎盘部位滋养细胞肿瘤

一、概述

胎盘部位滋养细胞肿瘤（PSTT）是起源于胎盘种植部位的

一种特殊类型的滋养细胞肿瘤。临床罕见，多数呈良性临床经过，一般不发生转移，预后良好。

二、临床表现

1. 绝大多数发生于生育年龄（31~35 岁），前次妊娠可为流产、足月产、早产或葡萄胎，后者少见。

2. 症状。闭经后不规则阴道出血或月经过多。

3. 体征。子宫增大，均匀增大或不规则增大。

4. 少数病理发生转移，受累部位包括肺、阴道、脑、肝、肾及盆腔和腹主动脉旁淋巴结，出现相应的临床表现。一旦发生转移，预后不良。

三、诊断要点

1. 症状、病史、体征不典型，容易误诊。

2. 辅助检查

（1）血 β-hCG 测定：多数阴性或轻度升高。

（2）HPL 测定：一般轻度升高或阴性，但免疫组化染色通常阳性。

（3）超声检查：子宫和病灶血流丰富，见低阻血流。

（4）组织学诊断：确诊的依据。部分患者可依据诊刮病理确诊，但多数需依靠子宫切除的标本确诊。

四、治疗

1. 手术　首选的治疗方法，原则是切除一切病灶，手术范围为全子宫及双侧附件切除，年轻妇女若病灶局限于子宫、卵巢外观正常可保留卵巢。

2. 辅助性化疗　对于高危 PSTT 患者应考虑给予辅助性化疗。

主治语录：高危因素如下。①肿瘤细胞有丝分裂指数>5个/10HPF。②距先前妊娠时间>2年。③有子宫外转移病灶。

3. 首选的化疗方案　EMA-CO。而对于无高危因素的患者一般不主张辅助性化疗。

4. 对于年轻、希望保留生育功能的低危患者　可用锐性刮匙反复刮宫、宫腔镜或局部病灶切除等方法后，给予化疗。

5. 恶性滋养细胞肿瘤的分类及特点　见表27-5。

表27-5　恶性滋养细胞肿瘤的分类及特点

	侵蚀性葡萄胎	绒毛膜癌	胎盘部位滋养细胞肿瘤
共同特点	转移途径：血行转移 肺最常见，其次是阴道、子宫旁，脑转移少见 治疗：对化疗敏感，为首选治疗方法 治疗原则：全身化疗为主，手术为辅 随访5年无复发者称为治愈		手术是首选的治疗方法
继发于	葡萄胎	正常或异常妊娠	足月产、流产和葡萄胎
发病时间	多在葡萄胎清除6个月内发生	一般在葡萄胎排除清除1年后内发生	起源于胎盘种植部位
病理特点	镜下有绒毛结构	镜下无绒毛结构	镜下无绒毛结构
标志物	hCG升高	hCG升高	AFP，hCG，HPL轻度升高
超声	宫壁局灶性或弥漫性强光点或光团与暗区相间的蜂窝样病灶		似子宫肌瘤或其他滋养细胞肿瘤
良恶性	恶性度不高，预后较好	恶性度极高	预后良好
转移	多数局部侵犯，4%远处转移	血行播散，远处转移	一般不发生转移
转移途径	转移途径：血行转移。肺最常见，其次是阴道、子宫旁，脑转移少见		

	侵蚀性葡萄胎	绒毛膜癌	胎盘部位滋养细胞肿瘤
治疗	对化疗敏感，为首选治疗方法。以全身化疗为主，手术为辅		手术是首选的治疗方法
随访	严密随访（随访内容重点同葡萄胎）：第 1 年内每月随访 1 次，1 年后每 3 个月随访 1 次，持续至 3 年，以后每年 1 次共 5 年。随访 5 年无复发者称为治愈		

 历年真题

1. 对于侵蚀性葡萄胎的治疗原则，下面哪一项是不恰当的
   A. 化疗为主要治疗手段
   B. 手术切除子宫并辅以化疗
   C. 化疗原则是临床治愈后再巩固治疗 2~3 个疗程
   D. 手术用于切除残存或耐药病灶
   E. 当转移灶发生大出血时应考虑手术治疗

2. 下面哪一项是葡萄胎最可靠的辅助诊断手段
   A. β-hCG 定量
   B. 腹部 X 线平片
   C. 胸部 X 线平片
   D. 超声检查
   E. 宫腔镜检查

3. 完全性葡萄胎的高危因素不

包括
   A. 饮食中缺乏维生素 A
   B. 饮食中缺乏动物脂肪
   C. 年龄大于 40 岁
   D. 年龄小于 20 岁
   E. 葡萄胎史

4. 对于绒毛膜促性腺激素，下面哪一项是不恰当的
   A. 是由合体滋养叶细胞产生
   B. 是一种甾体激素
   C. 检测时可因与黄体生成素有交叉反应而呈假阳性
   D. 妊娠 8~10 周时达高峰
   E. 葡萄胎妊娠在孕 12 周后 hCG继续上升

参考答案：1. B 2. D 3. B
          4. B

第二十八章 生殖内分泌疾病

核心问题

1. 异常子宫出血的临床类型、病理特点、临床表现、诊断方法及治疗措施。
2. 黄体功能不足的临床表现、诊断和治疗。
3. 闭经部位的分类、诊断和治疗原则。
4. 多囊卵巢综合征的临床表现。
5. 痛经的临床表现与治疗。

内容精要

女性生殖内分泌疾病是妇科常见病，通常由下丘脑-垂体-卵巢轴功能异常或靶器官效应异常所致，部分还涉及遗传因素、女性生殖器发育异常等。

第一节 异常子宫出血

异常子宫出血（AUB）是妇科常见的症状和体征，具体介绍如下。

一、无排卵性异常子宫出血

（一）子宫内膜病理改变

1. 增殖期子宫内膜　在月经周期后半期甚至月经期仍表现为增殖期形态。

2. 子宫内膜增生

（1）不伴有不典型的增生：包括既往所称的单纯型增生和复杂型增生，是长期雌激素作用而无孕激素拮抗所致，发生子宫内膜癌的风险极低。

（2）不典型增生（AH）/子宫内膜上皮内瘤变（EIN）：发生子宫内膜癌的风险较高，属于癌前病变。

3. 萎缩型子宫内膜　内膜萎缩菲薄，腺体少而小，腺管狭而直，腺上皮为单层立方形或矮柱状细胞，间质少而致密，胶原纤维相对增多。

（二）临床表现

少数无排卵妇女可有规律的月经周期，临床上称无排卵月经，但多数不排卵女性表现为月经紊乱，出血量多少不一，出血量多者可导致贫血或休克。

主治语录：无排卵性异常子宫出血患者出血的类型取决于血雌激素水平及其下降速度、雌激素对子宫内膜持续作用的时间及子宫内膜的厚度。

（三）诊断

诊断前必须首先除外生殖道或全身器质性病变所致。

1. 详细询问病史，确认出血模式。

2. 进行妇科检查和全身检查，妇科检查应排除阴道、宫颈及子宫结构异常和器质性病变，确定出血来源。

3. 辅助检查

（1）全血细胞计数、凝血功能检查。

（2）尿妊娠试验或血 hCG 检测。

（3）超声检查：了解有无宫腔占位性病变及其他生殖道器质性病变等。

（4）基础体温测定（BBT）：是诊断无排卵性 AUB 最常用的手段，无排卵性基础体温呈单相型。

（5）生殖内分泌测定：可了解有无排卵及其病因。

（6）刮宫或子宫内膜活组织检查：可明确子宫内膜病理诊断，刮宫兼有诊断和止血双重作用。年龄>35 岁、药物治疗无效或存在子宫内膜癌高危因素的异常子宫出血患者，可行此检查。

（7）宫腔镜检查。

（8）宫颈黏液结晶检查：月经前仍可见羊齿状结晶表示无排卵。

（四）治疗

青春期少女以止血、调整月经周期为主。生育期妇女以止血、调整月经周期和促排卵为主。绝经过渡期妇女则以止血、调整月经周期、减少经量防止子宫内膜癌变为主。

1. 止血

（1）首选性激素，尽量使用最低有效剂量。

1）孕激素：适用于体内已有一定水平雌激素，血红蛋白>80g/L、生命体征稳定的患者。不适用于严重贫血者。

2）雌激素：又称子宫内膜修复法。适用于血红蛋白<80g/L 的青春期患者。首选口服药物。所有雌激素疗法在患者血红蛋

白增加为 80～90g/L 以上后均必须加用孕激素，使子宫内膜转化，并在与雌孕激素同时撤退后同步脱落。

3）复方短效口服避孕药：适用于长期而严重的无排卵出血。严重持续无规律出血建议连续用复方短效口服避孕药 3 个月等待贫血纠正。

4）孕激素内膜萎缩法：高效合成孕激素可使内膜萎缩，达到止血目的，不适用于青春期患者。

5）雄激素：大出血时雄激素不能立即改变内膜脱落过程，也不能使其立即修复，单独应用止血效果不佳。

6）GnRH-a：也可用于止血。

（2）刮宫术：适用于大量出血且药物治疗无效需立即止血或需要子宫内膜组织学检查的患者。可了解内膜病理，除外恶性病变，对于绝经过渡期及病程长的生育期患者应首先考虑刮宫术，对无性生活史的青少年除非要排除子宫内膜癌，否则不行刮宫术。

2. 调节周期　调整月经周期是治疗的根本。

（1）孕激素：适用于体内有一定雌激素水平的各年龄段的患者。

（2）口服避孕药：可很好控制周期，尤其适用于有避孕需求的患者。

（3）雌、孕激素序贯法：常用于青春期患者。

（4）左炔诺孕酮宫内缓释系统：适用于生育期或围绝经期、无生育需求的患者。

3. 促排卵

（1）用于生育期、有生育需求者，尤其是不孕患者。常用氯米芬、hCG 和 hMG。

（2）青春期患者不应采用促排卵药物来控制月经周期。

4. 手术治疗　适用于药物治疗无效、不愿或不适合子宫切

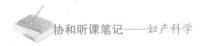

除术、无生育要求而药物治疗的患者尤其是不易随访的年龄较大者，应考虑手术治疗。若刮宫诊断为癌前病变或癌变者，按相关疾病处理。手术方法包括子宫内膜去除术和子宫切除术。

二、排卵性异常子宫出血

排卵性异常子宫出血又称排卵性月经失调，多发生于生育期女性。

（一）黄体功能不足

1. 临床表现　月经周期缩短。有时月经周期正常，但卵泡期延长、黄体期缩短，以致患者不易受孕或在妊娠早期流产。

2. 诊断　无引起异常子宫出血的生殖器器质性病变，基础体温双相型，但高温相小于 11 天；子宫内膜活检显示分泌反应至少落后 2 天。根据病史、妇科检查、子宫内膜活检等诊断。

3. 治疗

（1）促进卵泡发育：①卵泡期使用低剂量雌激素。②氯米芬。

（2）促进月经中期 LH 峰形成：在卵泡成熟后，给予绒毛膜促性腺激素肌内注射。

（3）黄体功能刺激疗法：于基础体温上升后开始，隔天肌内注射绒促性素。

（4）黄体功能补充疗法：一般选用天然黄体酮制剂。

（5）口服避孕药：尤其适用于有避孕需求的患者。

（二）子宫内膜不规则脱落

1. 临床表现　月经周期正常，但经期延长，且出血量多。

2. 诊断　①临床表现。②基础体温呈双相型，但下降缓慢。

③在月经第 5~7 天行诊断性刮宫，病理检查作为确诊依据。

3. 治疗　可选用孕激素、绒毛膜促性腺激素和复方短效口服避孕药。

主治语录：黄体功能不足和子宫内膜不规则脱落的治疗以性激素周期性给药为主。

（三）子宫内膜局部异常所致异常子宫出血（AUBE）

原发于子宫内膜局部异常引起的异常子宫出血。目前尚无特异方法诊断子宫内膜局部异常，主要基于在有排卵月经的基础上排除其他明确异常后而确定。建议先行药物治疗，刮宫术仅用于紧急止血及病理检查。对无生育要求者，可考虑保守性手术。

【附】子宫内膜息肉

1. 概述　子宫内膜息肉是子宫局部内膜过度生长所致，可分无蒂和有蒂。息肉由子宫内膜腺体、间质和血管组成。部分子宫内膜息肉可引起 AUB。确诊需在宫腔镜下摘除行病理检查。

2. 治疗

（1）非手术治疗：直径＜1cm 的息肉若无症状，可观察随诊。

（2）宫腔镜息肉摘除术：对体积较大、有症状的息肉推荐宫腔镜下息肉摘除或刮宫，但盲目刮宫容易遗漏。有生育要求者，也建议手术后再试孕。对已完成生育或近期内无生育计划者可考虑使用短效口服避孕药或左炔诺孕酮宫内缓释系统。对无生育要求、多次复发者，建议行子宫内膜切除术。

（3）根治性手术：40 岁以上，恶变风险大者可考虑子宫切除术。

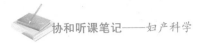

第二节 闭 经

一、闭经的分类及病因

1. 原发性闭经 ≥16 岁、女性第二性征已发育、月经还未来潮，或≥14 岁尚无女性第二性征者。遗传学原因或先天性发育缺陷引起多见。较少见，多为遗传原因或先天性发育缺陷引起的。

（1）第二性征存在的原发性闭经：见表 28-1。

表 28-1　第二性征存在的原发性闭经

项　目	内　容
MRKH 综合征（米勒管发育不全综合征）	约占青春期原发性闭经的 20%。染色体核型正常，为 (46, XX)
	主要异常表现为始基子宫或无子宫无阴道。约 15% 伴肾异常（肾缺如、盆腔肾或马蹄肾），40% 有双套尿液集合系统，5%~12% 伴骨骼畸形
雄激素不敏感综合征（睾丸女性化完全型）	1. 为男性假两性畸形，染色体核型为 (46, XY)，但 X 染色体上的雄激素受体基因缺陷
	2. 性腺为睾丸，位于腹腔内或腹股沟。睾酮水平在正常男性范围，靶细胞睾酮受体缺陷，不发挥生物学效应，睾酮能转化为雌激素，故表型为女型，致青春期乳房隆起丰满，但乳头发育不良，乳晕苍白，阴毛、腋毛稀少，阴道为盲端，较短浅，子宫及输卵管缺如
对抗性卵巢综合征或称卵巢不敏感综合征	其特征有： 1. 卵巢内多数为始基卵泡及初级卵泡 2. 内源性促性腺激素，特别是 FSH 升高 3. 卵巢对外源性促性腺激素不敏感 4. 临床表现为原发性闭经，女性第二性征存在
生殖道闭锁	任何生殖道闭锁引起的横向阻断，均可导致闭经，如阴道横隔、无孔处女膜等

项　目	内　容
真两性畸形	很少见，同时存在男性和女性性腺，染色体核型可为（XX, XY）或嵌合体。女性第二性征存在

（2）第二性征缺乏的原发性闭经：见表28-2。

表28-2　第二性征缺乏的原发性闭经

项　目	内　容
低促性腺激素性腺功能减退	1. 多因下丘脑分泌 GnRH 不足或垂体分泌促性腺激素不足 2. 最常见为体质性青春发育延迟。其次为嗅觉缺失综合征，为下丘脑 GnRH 先天性分泌缺乏，同时伴嗅觉丧失或减退 3. 临床表现为原发性闭经，女性第二性征缺如，嗅觉减退或丧失，但女性内生殖器分化正常
高促性腺激素性腺功能减退	原发于性腺衰竭所致的性激素分泌减少可引起反馈性 LH 和 FSH 升高，常与生殖道异常同时出现 1. 特纳综合征　属于性腺先天性发育不全。性染色体异常，核型为（45, XO）或（45, XO）/（46, XX）或（45, XO）/（47, XXX）。表现为原发性闭经，卵巢不发育，身材矮小，第二性征发育不良，常有蹼颈、盾胸、后发际低、腭高耳低、鱼样嘴、肘外翻等临床特征，可伴主动脉缩窄及肾、骨骼畸形、自身免疫性甲状腺炎、听力下降及高血压等 2.（46, XX）单纯性腺发育不全　体格发育无异常，卵巢呈条索状无功能实体，子宫发育不良，女性第二性征发育差，但外生殖器为女性型 3. Swyer综合征［（46, XY）单纯性腺发育不全］　主要表现为条索状性腺及原发性闭经。具有女性生殖系统，但无青春期发育，女性第二性征发育不良。因存在 Y 染色体，患者在10~20 岁时易发生性腺母细胞瘤或无性细胞瘤，故诊断确定后应切除条索状性腺

2. 继发性闭经 正常月经建立后月经停止 6 个月，或按自身原来月经周期计算停经 3 个周期以上者。下丘脑闭经最常见，依次为垂体、卵巢及子宫性闭经。发生率明显高于原发性闭经。

（1）下丘脑性闭经：中枢神经系统及下丘脑各种功能和器质性疾病引起的闭经，以功能性原因为主。此类闭经的特点是下丘脑合成和分泌 GnRH 缺陷或下降导致垂体促性腺激素（Gn），即促卵泡激素（FSH），特别是黄体生成素（LH）的分泌功能低下，故属低促性腺激素性闭经，治疗及时尚可逆。见表 28-3。

表 28-3 下丘脑性闭经

项 目	内 容
精神应激性	1. 突然或长期精神压抑、紧张、忧虑、环境改变、过度劳累、情感变化、寒冷等，均可能引起神经内分泌障碍而导致闭经
	2. 其机制可能与应激状态下下丘脑分泌的促肾上腺皮质激素释放激素和皮质激素分泌增加，进而刺激内源性阿片肽和多巴胺分泌，抑制下丘脑分泌促性腺激素释放激素和垂体分泌促性腺激素有关
体重下降和神经性厌食	1. 中枢神经对体重急剧减轻极敏感，1 年内体重减轻 10% 左右，即使仍在正常范围也可引发闭经。若体重减轻 10% ~ 15%，或体脂丢失 30% 时将出现闭经。饮食习惯改变也是原因之一
	2. 严重的神经性厌食在内在情感剧烈矛盾或为保持体型强迫节食时发生，临床表现为厌食、极度消瘦、低 Gn 性闭经、皮肤干燥，低体温、低血压、各种血细胞计数及血浆蛋白低下，重症可危及生命，其死亡率达 9%
	3. 持续进行性消瘦还可使 GnRH 降至青春期前水平，使促性腺激素和雌激素水平低下。因过度节食，导致体重急剧减轻，最终导致下丘脑多种神经激素分泌降低，引起垂体前叶多种促激素包括 LH、FSH、促肾上腺皮质激素（ACTH）等分泌下降

项　目	内　　容
运动性闭经	1. 长期剧烈运动或芭蕾舞、现代舞等训练易致闭经，与患者的心理背景、应激反应程度及体脂下降有关。肌肉/脂肪比率增加或总体脂肪减少，均可使月经异常 2. 运动剧烈后，GnRH 释放受抑制使 LH 释放受抑制，也可引起闭经。目前认为体内脂肪减少和营养不良引起瘦素水平下降，是生殖轴功能受抑制的机制之一
药物性闭经	1. 长期应用甾体类避孕药及某些药物，如吩噻嗪衍生物（奋乃静、氯丙嗪）、利血平等，可引起继发性闭经，其机制是药物抑制下丘脑分泌 GnRH 或通过抑制下丘脑多巴胺，使垂体分泌催乳素增多 2. 药物性闭经通常可逆，停药后 3~6 个月月经多能自然恢复
颅咽管瘤	瘤体增大可压迫下丘脑和垂体柄引起闭经、生殖器萎缩、肥胖、颅内压增高、视力障碍等症状，又称肥胖生殖无能营养不良症

（2）垂体性闭经，见表28-4。

表 28-4　垂体性闭经

项　目	内　　容
垂体梗死（希恩综合征常见）	由于产后大出血休克，导致垂体尤其是腺垂体促性腺激素分泌细胞缺血坏死，引起腺垂体功能低下而出现一系列症状：闭经、无泌乳、性欲减退、毛发脱落等，第二性征衰退，生殖器萎缩，以及肾上腺皮质、甲状腺功能减退，出现畏寒、嗜睡、低血压，可伴有严重而局限的眼眶后方疼痛、视野缺损及视力减退等症状，基础代谢率
垂体肿瘤	1. 位于蝶鞍内的腺垂体各种腺细胞均可发生肿瘤。最常见的是分泌 PRL 的腺瘤，闭经程度与 PRL 对下丘脑 GnRH 分泌的抑制程度有关 2. 其他的还包括生长激素腺瘤、促甲状腺激素腺瘤、促肾上腺皮质激素腺瘤以及无功能的垂体腺瘤，可出现闭经及相应症状

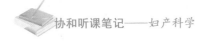

续 表

项　目	内　容
空蝶鞍综合征	1. 蝶鞍膈因先天性发育不全、肿瘤或手术破坏，使脑脊液流入蝶鞍的垂体窝，使蝶鞍扩大，垂体受压缩小，称空蝶鞍 2. 垂体柄受脑脊液压迫而使下丘脑与垂体间的门脉循环受阻时，出现闭经和高催乳素血症 3. X线检查仅见蝶鞍稍增大，CT 或 MRI 检查精确显示在扩大垂体窝中见萎缩的垂体和低密度的脑脊液

（3）卵巢性闭经：卵巢分泌的性激素水平低下，子宫内膜不发生周期性变化而导致闭经。这类闭经促性腺激素升高，属高促性腺激素闭经。见表 28-5。

表 28-5　卵巢性闭经

项　目	内　容
卵巢早衰	1. 40 岁前，由于卵巢内卵泡耗竭或医源性损伤发生卵巢功能衰竭 2. 以低雌激素高促性腺激素为特征，表现为继发性闭经，常伴围绝经期症状。激素特征为高促性腺激素，特别是 FSH 升高，FSH>40U/L，伴雌激素水平下降 3. 早发性卵巢功能不全（POI）是指女性在 40 岁以前出现卵巢功能减退，主要表现为闭经、月经稀发或频发、促性腺激素升高>25IU/L、雌激素缺乏 4. POF 是 POI 的终末阶段
卵巢功能性肿瘤	分泌雄激素的卵巢支持间质细胞瘤，产生过量雄激素抑制下丘脑-垂体-卵巢轴功能而闭经。分泌雌激素的卵巢颗粒卵泡膜细胞瘤，持续分泌雌激素抑制排卵，使子宫内膜持续增生而闭经
多囊卵巢综合征	以长期无排卵及高雄激素血症为特征。临床表现为闭经、不孕、多毛和肥胖

（4）子宫性闭经：继发性子宫性闭经的病因包括感染、创伤导致宫腔粘连引起的闭经。月经调节功能正常，第二性征发育也正常。

1）Asherman 综合征：为子宫性闭经最常见原因。多因人工流产刮宫过度或产后、流产后出血刮宫损伤子宫内膜，导致宫腔粘连而闭经。流产后感染、产褥感染、子宫内膜结核感染及各种宫腔手术所致的感染，也可造成闭经。宫颈锥切手术所致的宫颈管粘连、狭窄也可致闭经。当仅有宫颈管粘连时有月经产生而不能流出，宫腔完全粘连时则无月经。

2）手术切除子宫或放疗：破坏子宫内膜也可闭经。

（5）内分泌功能异常：甲状腺、肾上腺、胰腺等功能紊乱也能引起闭经。

二、诊断要点

（一）病史

详细询问月经史。发病前有无导致闭经的诱因，如精神因素、环境改变、体重增减、饮食习惯、剧烈运动、各种疾病及用药情况、职业或学习成绩等。已婚妇女需询问生育史及产后并发症史。原发性闭经应询问第二性征发育情况，了解生长发育史，有无先天缺陷或其他疾病及家族史。

（二）体格检查

体格检查智力、身高、体重，第二性征发育情况，有无体格发育畸形，甲状腺有无肿大，乳房有无溢乳，皮肤色泽及毛发分布。测量体重、身高，四肢与躯干比例，五官特征原发性闭经伴性征幼稚者还应检查嗅觉有无缺失。观察精神状态、智力发育、营养和健康状况。

妇科检查应注意内外生殖器发育，有无先天缺陷、畸形，已有性生活妇女可通过检查阴道及宫颈黏液了解体内雌激素的水平。腹股沟区有无肿块，第二性征如毛发分布、乳房发育是否正常，乳房有无乳汁分泌等。其中第二性征检查有助于鉴别原发性闭经的病因，缺乏女性第二性征提示从未受过雌激素刺激。多数解剖异常可以通过体格检查发现，但无阳性体征仍不能排除有解剖异常。

（三）辅助检查

生育期妇女闭经首先需排除妊娠。通过病史及体格检查，对闭经病因及病变部位有初步了解，再通过有选择的辅助检查明确诊断。

1. 功能试验

（1）孕激素试验：常用黄体酮、地屈孕酮或醋酸甲羟孕酮，停药后出现撤药性出血（阳性反应），提示子宫内膜已受一定水平雌激素影响。停药后无撤药性出血（阴性反应），应进一步行雌孕激素序贯试验。见表28-6。

表28-6 孕激素试验用药方法

药　物	剂　量	用药时间
黄体酮针	20毫克/次，1次/天，肌注	3～5天
醋酸甲羟孕酮	10毫克/次，1次/天，口服	8～10天
地屈孕酮	10～20毫克/次，1次/天，口服	8～10天
微粒化黄体酮	100毫克/次，2次/天，口服	10天
黄体酮凝胶	90毫克/次，1次/天，阴道	10天

（2）雌孕激素序贯试验：适用于孕激素试验阴性的闭经患者。每晚睡前戊酸雌二醇2mg或结合雌激素1.25mg，连服

20天，最后10天加用地屈孕酮或醋酸甲羟孕酮，两药停药后发生撤药性出血者为阳性，提示子宫内膜功能正常，可排除子宫性闭经，引起闭经的原因是患者体内雌激素水平低落，应进一步寻找原因。

主治语录：无撤药性出血者为阴性，应重复一次试验，若仍无出血，提示子宫内膜有缺陷或被破坏，可诊断为子宫性闭经。

（3）垂体兴奋试验：又称GnRH刺激试验。注射LHRH后LH升高，说明垂体功能正常，病变在下丘脑；经多次重复试验，LH无升高或升高不显著，说明垂体功能减退，如希恩综合征。

2. 激素测定　建议停用雌孕激素药物至少2周后行FSH、LH、PRL、促甲状腺激素（TSH）等激素测定，以协助诊断。

（1）血甾体激素测定。包括雌二醇、孕酮及睾酮测定。血孕酮水平升高，提示排卵。雌激素水平低，提示卵巢功能不正常或衰竭；睾酮水平高，提示可能为多囊卵巢综合征或卵巢支持间质细胞瘤等。

（2）催乳素（PRL）及垂体促性腺激素测定。PRL升高，TSH升高，为甲减所致闭经；PRL显著升高，TSH正常，应行头部CT或MRI；PRL正常，测定促性腺激素。

促性腺激素测定。孕激素试验阴性，FSH<5U/L，提示病变环节在下丘脑或垂体；孕激素试验阴性，FSH>30U/L，提示病变环节在卵巢，应行染色体检查；孕激素试验阳性，LH大于FSH，可能存在多囊卵巢综合征。

（3）肥胖、多毛、痤疮患者还需行胰岛素、雄激素（血睾酮、硫酸脱氢表雄酮，尿17酮等）测定、口服葡萄糖耐量试验（OGTT）、胰岛素释放试验等，以确定是否存在胰岛素抵抗、高雄激素血症或先天性 21-羟化酶功能缺陷等。库欣（Cushing）综合征可测定 24 小时尿皮质醇或 1mg 地塞米松抑制试验排除。

3. 影像学检查

（1）盆腔超声检查：观察盆腔有无子宫，子宫形态、大小及内膜厚度，卵巢大小、形态、卵泡数目等。

（2）子宫输卵管造影：了解有无宫腔病变和宫腔粘连。

（3）CT 或 MRI：用于盆腔及头部蝶鞍区检查，了解盆腔肿块和中枢神经系统病变性质，诊断卵巢肿瘤、下丘脑病变、垂体微腺瘤、空蝶鞍等。

（4）静脉肾盂造影：怀疑米勒管发育不全综合征时，用以确定有无肾脏畸形。

4. 宫腔镜检查　能精确诊断宫腔粘连。

5. 腹腔镜检查　能直视下观察卵巢形态、子宫大小，对诊断多囊卵巢综合征等有价值。

6. 染色体检查　对原发性闭经病因诊断及鉴别性腺发育不全病因，指导临床处理有重要意义。

7. 其他检查　如靶器官反应检查，包括基础体温测定（了解卵巢排卵功能）、子宫内膜取样（了解子宫内膜有无病变、卵巢排卵功能）等。怀疑结核或血吸虫病，应行内膜培养。

（四）诊断流程（图 28-1）

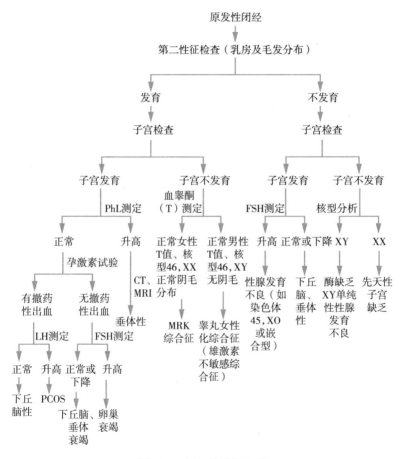

图 28-1　闭经的诊断步骤

三、治疗与预后

1. 全身治疗　占重要地位，包括积极治疗全身性疾病，增

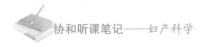

强体质，供给足够营养，保持标准体重。

（1）运动性闭经者应适当减少运动量。

（2）应激或精神因素所致闭经，应进行耐心的心理治疗，消除患者的紧张、焦虑和应激状态。

（3）低体重或因节制饮食消瘦致闭经者应调整饮食，加强营养。

（4）肿瘤、多囊卵巢综合征等引起的闭经，应对因治疗。

（5）全身性疾病引起闭经者应积极治疗基础病。

2. 内分泌药物治疗　根据闭经病因，补充机体激素不足或拮抗其过多。

（1）性激素补充治疗：目的是维持女性全身健康及生殖健康，包括心血管系统、骨骼及骨代谢神经系统等；促进和维持第二性征和月经。主要治疗方法如下。

1）雌激素补充治疗：适用于无子宫者。戊酸雌二醇 1mg/d，妊马雌酮 0.625mg/d 或微粒化 17-β 雌二醇 1mg/d，连用 21 天，停药 1 周后重复给药。

2）雌、孕激素人工周期疗法：适用于有子宫者。上述雌激素连服 21 天，最后 10 天同时给予地屈孕酮每天 10~20mg 或醋酸甲羟孕酮每天 6~10mg。

3）孕激素疗法：适用于体内有一定内源性雌激素水平的 I 度闭经患者，可于月经周期后半期（或撤药性出血第 16~25 天）口服地屈孕酮每天 10~20mg 或每天醋酸甲羟孕酮 6~10mg。

（2）诱发排卵：见功能失调性子宫出血部分。促排卵，适用于有生育要求的患者。

对于低 Gn 闭经患者，在采用雌激素治疗促进生殖器发育，子宫内膜已获得对雌孕激素的反应后，可采用 hMG 联合 hCG 促进卵泡发育及诱发排卵，使用促性腺激素诱发排卵必须由有经验的医师在有超声和激素水平监测的条件下用药。

对于 FSH 和 PRL 正常的闭经患者，可首选氯米芬作为促排卵药物。

对于 FSH 升高的闭经患者，不建议采用促排卵药物治疗。

1）氯米芬：最常用的促排卵药物。适用于有一定内源性雌激素水平的无排卵者。①给药方法。月经第 5 天始，每天 50~100mg，连用 5 天。②治疗剂量。根据体重或 BMI、女性年龄和不孕原因，卵泡或孕酮监测不增加治疗妊娠率。③不良反应。黄体功能不足、对宫颈黏液的抗雌激素影响、黄素化未破裂卵泡综合征（LUFS）及卵子质量欠佳。

2）促性腺激素：适用于低促性腺激素闭经及氯米芬促排卵失败者，促卵泡发育的制剂有：①尿促性素（hMG），内含 FSH 和 LH 各 75U。②促卵泡激素，包括尿提取 FSH、纯化 FSH、基因重组 FSH。促成熟卵泡排卵的制剂为 hCG。常用 hMG 或 FSH 和 hCG 联合用药促排卵。

hMG 或 FSH 一般每日剂量 75~150U，于撤药性出血第 3~5 天开始，卵巢无反应，每隔 7~14 天增加半支（37.5U），直至超声下见优势卵泡，最大 225U/d，待优势卵泡达成熟标准时，再使用 hCG 5 000~10 000U 促排卵。并发症为多胎妊娠和 OHSS。

3）促性腺激素释放激素（GnRH）：利用其天然制品促排卵，用脉冲皮下注射或静脉给药，适用于下丘脑性闭经。

（3）溴隐亭：为多巴胺受体激动药。通过与垂体多巴胺受体结合，直接抑制垂体 PRL 分泌，恢复排卵；溴隐亭还可直接抑制分泌 PRL 的垂体肿瘤细胞生长。单纯高 PRL 血症患者，每天 2.5~5.0mg，一般在服药的第 5~6 周能使月经恢复。垂体催乳素瘤患者，每天 5.0~7.5mg，敏感者在服药 3 个月后肿瘤明显缩小，较少采用手术。

3. 手术治疗

（1）生殖道畸形：如处女膜闭锁、阴道横隔或阴道闭锁，均可通过手术切开或成形，使经血流畅，子宫发育不良若无法手术矫正，则应行子宫切除术。

（2）卵巢肿瘤：卵巢肿瘤一经确诊，应予手术治疗。对于催乳素瘤，常采用药物治疗，手术多用于药物治疗无效或巨腺瘤产生压迫症状者。

其他中枢神经系统肿瘤，多采用手术和/或放疗。

含 Y 染色体的高促性腺激素闭经者，性腺易发生肿瘤，应行手术治疗。

（3）Asherman 综合征：多采用宫腔镜直视下分离粘连，随后加用大剂量雌激素和放置宫腔内支撑的治疗方法。术后宫腔内支撑放置 7~10 天，每天口服妊马雌酮 2.5mg，第 3 周始用醋酸甲羟孕酮每天 10mg，共 7 天，根据撤药出血量，重复上述用药 3~6 个月。宫颈狭窄和粘连可通过宫颈扩张治疗。

第三节　多囊卵巢综合征

一、病因

内分泌特征有：①雄激素过多。②雌酮过多。③黄体生成激素/促卵泡激素（LH/FSH）比值增大。④胰岛素过多。产生这些变化的可能机制如下。

1. 下丘脑-垂体-卵巢轴调节功能异常　PCOS 患者兼有高雄激素和高雌激素，但以雄激素过多占优势。

2. 高胰岛素血症和胰岛素抵抗　肥胖的 PCOS 患者中有 30%~45% 存在胰岛素抵抗和高胰岛素血症。严重的胰岛素抵抗患者可发生雄激素过多、胰岛素抵抗和黑棘皮症综合征，表现为高睾酮和高胰岛素状态，黑棘皮症是胰岛素抵抗的标志。

3. 肾上腺内分泌功能异常。

二、临床表现

主要是各种内分泌、代谢障碍所致，表现出高度的异质性。生育期以无排卵、不孕和肥胖、多毛等临床表现为主，到中老年则出现因长期代谢障碍导致的糖尿病、心血管疾病。

1. 月经失调和不孕　主要表现为月经稀发、经量少或闭经，少数患者表现为月经过多或不规则出血。由于持续不排卵导致不孕，即使妊娠也易发生流产。

2. 多毛、痤疮　多毛以阴毛和腋毛浓密为主，也可分布于乳周、面部口周。多毛程度与血中雄激素升高并不平行。痤疮以面、颊部为主，也可发生在胸前及背部。

3. 肥胖和黑棘皮症　50%的多囊卵巢综合征患者体重指数>25，表现为向心性肥胖。10%的患者在颈后、腋下、外阴部出现棕灰色或黑色、表面粗糙呈柔软苔藓状或小乳头瘤样丘疹，称黑棘皮症。

4. 远期合并症　易引起高血压、冠心病、糖尿病，子宫内膜癌和乳腺癌发病率增加。

三、辅助检查

1. 基础体温　多囊卵巢综合征患者基础体温呈单相表现。

2. 超声检查　双侧卵巢对称性增大，可达正常卵巢的2~3倍，皮质内一个平面下可有 10 个以上直径 2~3cm 的卵泡。连续监测未见排卵迹象。

3. 激素水平测定　血清游离睾酮、双氢睾酮、雄烯二酮水平升高。血清 LH 升高，FSH 正常或偏低。约95%患者 LH/FSH 升高。10%~30%的患者 PRL 轻度升高。肥胖患者胰岛素水平升高。

4. 诊断性刮宫　超声检查子宫内膜增厚，或年龄>35 岁表现月经紊乱，或经量多难以控制的患者应做诊断性刮宫，以及

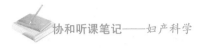

早发现子宫内膜增生甚至子宫内膜癌。

5. 糖耐量试验和血脂检查　糖耐量试验异常，高密度脂蛋白水平降低，低密度脂蛋白水平升高。

6. 腹腔镜检查　镜下单侧或双侧卵巢增大，卵巢包膜增厚，无排卵痕迹、血体或黄体。

四、诊断

我国原卫生部（现称国家卫生健康委员会）颁布了《多囊卵巢综合征诊断》（WS 330—2011），具体如下：月经稀发、闭经或不规则子宫出血是诊断的必需条件；同时符合下列两项中的一项，并排除其他可能引起高雄激素和排卵异常的疾病即可诊断为 PCOS：①高雄激素的临床表现或高雄激素血症。②超声表现为 PCO。

五、治疗与预后

1. 调整生活方式　对肥胖型多囊卵巢综合征患者，应控制饮食和增加运动以减轻体重和缩小腰围，可增加胰岛素敏感性，降低胰岛素、睾酮水平，从而恢复排卵及生育功能。

2. 药物治疗

（1）调节月经周期：定期合理应用药物，对控制月经周期非常重要。

1）口服避孕药：为雌孕激素联合周期疗法，孕激素通过负反馈抑制垂体 LH 异常高分泌，减少卵巢产生雄激素，并可直接作用于子宫内膜，抑制子宫内膜过度增生和调节月经周期。雌激素可促进肝脏产生性激素结合球蛋白，减少游离睾酮。常用口服短效避孕药，周期性服用，疗程一般为 3~6 个月，可重复使用。能有效抑制毛发生长和治疗痤疮。

2）孕激素后半周期疗法：可调节月经并保护子宫内膜。对

LH 过高分泌同样有抑制作用。亦可达到恢复排卵效果。

（2）降低血雄激素水平

1）糖皮质类固醇：适用于多囊卵巢综合征的雄激素过多为肾上腺来源或肾上腺和卵巢混合来源者。常用药物为地塞米松，每晚 0.25mg 口服，能有效抑制脱氢表雄酮硫酸盐浓度。剂量不宜超过每天 0.5mg，以免过度抑制垂体肾上腺轴功能。

2）环丙孕酮：为 17 羟孕酮类衍生物，具有很强的抗雄激素作用，能抑制垂体促性腺激素的分泌，使体内睾酮水平降低。与炔雌醇组成口服避孕药，对降低高雄激素血症和治疗高雄激素体征有效。

3）螺内酯：醛固酮受体的竞争性抑制剂，抗雄激素机制是抑制卵巢和肾上腺合成雄激素，增强雄激素分解，并有在毛囊竞争雄激素受体作用。剂量为每天 40~200mg，治疗多毛需用药6~9 个月。出现月经不规则，可与口服避孕药联合应用。

（3）改善胰岛素抵抗：对肥胖或有胰岛素抵抗患者常用胰岛素增敏剂。二甲双胍可抑制肝脏合成葡萄糖，增加外周组织对胰岛素的敏感性。通过降低血胰岛素水平达到纠正患者高雄激素状态，改善卵巢排卵功能，提高促排卵治疗的效果。常用剂量为每次口服 500mg，每天 2~3 次。

（4）诱发排卵：对有生育要求者在生活方式调整、抗雄激素和改善胰岛素抵抗等基础治疗后，进行促排卵治疗。氯米芬为传统一线促排卵药物，氯米芬抵抗患者可给予来曲唑或二线促排卵药物如促性腺激素等。

主治语录：诱发排卵时易发生卵巢过度刺激综合征（OHSS），需严密监测，加强预防措施。

3. 手术治疗

（1）腹腔镜下卵巢打孔术（LOD）：对 LH 和游离睾酮升高

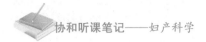

者效果较好。LOD 的促排卵机制为破坏产生雄激素的卵巢间质，间接调节垂体卵巢轴，使血清 LH 及睾酮水平下降，增加妊娠机会，并可能降低流产的风险。

在腹腔镜下对多囊卵巢应用电针或激光打孔，每侧卵巢打孔 4 个为宜，并且注意打孔深度和避开卵巢门，可获得 90% 排卵率和 70% 妊娠率。LOD 可能出现的问题有治疗无效、盆腔粘连及卵巢功能低下。

（2）卵巢楔形切除术：将双侧卵巢各楔形切除 1/3 可降低雄激素水平，减轻多毛症状，提高妊娠率。术后卵巢周围粘连发生率较高，临床已不常用。

第四节　痛　　经

一、概述

痛经为最常见的妇科症状之一，指行经前后或月经期出现下腹部疼痛、坠胀，伴有腰酸或其他不适。症状严重者影响生活和工作。痛经分为原发性和继发性两类，原发性痛经指生殖器无器质性病变的痛经，占痛经 90% 以上；继发性痛经指由盆腔器质性疾病引起的痛经。

二、临床表现

主要特点如下。

1. 原发性痛经在青春期多见，常在初潮后 1~2 年内发病。

2. 疼痛多自月经来潮后开始，最早出现在经前 12 小时，以行经第 1 天疼痛最剧烈，持续 2~3 天后缓解，疼痛常呈痉挛性，通常位于下腹部耻骨上，可放射至腰骶部和大腿内侧。

3. 可伴有恶心、呕吐、腹泻、头晕、乏力等症状，严重时面色发白、出冷汗。

4. 妇科检查无异常发现。

主治语录：严重痛经患者可能"假冒"急腹症患者出现在急诊室，与真正急腹症的鉴别点在于，痛经患者虽然症状严重，但生命体征平稳，妇科检查无异常发现。甚至由于严重疼痛过度换气而出现手脚抽搐的呼吸性碱中毒表现。

三、治疗

1. 一般治疗　应重视心理治疗，说明月经时的轻度不适是生理反应，消除紧张和顾虑可缓解疼痛。足够的休息和睡眠、规律而适度的锻炼、戒烟均对缓解疼痛有一定的帮助。疼痛不能忍受时可辅以药物治疗。

2. 药物治疗

（1）前列腺素合成酶抑制剂：通过抑制前列腺素合成酶的活性，减少前列腺素产生，防止过强子宫收缩和痉挛，从而减轻或消除痛经。该类药物治疗有效率可达 80%。月经来潮即开始服用药物效果佳，连服 2~3 天。

常用的药物有布洛芬、酮洛芬、甲氯芬那酸、双氯芬酸、甲芬那酸、萘普生。布洛芬 200~400mg，每天 3~4 次，或酮洛芬 50mg，每天 3 次。

（2）口服避孕药：通过抑制排卵减少月经血前列腺素含量。适用于要求避孕的痛经妇女，疗效达 90% 以上。

第五节　经前期综合征

一、临床表现

本病多见于 25~45 岁妇女，症状出现于月经前 1~2 周，月经来潮后迅速减轻直至消失。主要症状如下。

1. 躯体症状　头痛、背痛、乳房胀痛、腹部胀满、便秘、肢体水肿、体重增加、运动协调功能减退。

2. 精神症状　易激惹、焦虑、抑郁、情绪不稳定、疲乏以及饮食、睡眠、性欲改变，其中易激惹是其主要症状。

3. 行为改变　注意力不集中、工作效率低、记忆力减退、神经质、易激动等。周期性反复出现为其临床表现特点。

二、治疗

1. 心理治疗　帮助患者调整心理状态，给予心理安慰与疏导，让精神放松，有助于减轻症状。患者症状重者可进行认知行为心理治疗。

2. 调整生活状态　包括合理的饮食及营养戒烟，限制钠盐和咖啡的摄入。适当的身体锻炼，可协助缓解神经紧张和焦虑。

3. 药物治疗

（1）抗焦虑药：适用于有明显焦虑症状者。阿普唑仑经前用药，0.25mg，每天 2~3 次口服，逐渐增量，最大剂量为每天 4mg，用至月经来潮第 2~3 天。

（2）抗抑郁药：适用于有明显抑郁症状者。氟西汀能选择性抑制中枢神经系统 5-羟色胺的再摄取。黄体期用药，20mg，每天 1 次口服，能明显缓解精神症状及行为改变，但对躯体症状疗效不佳。

（3）醛固酮受体的竞争性抑制剂：螺内酯 20~40mg，每天 2~3 次口服，可拮抗醛固酮而利尿，减轻水潴留，对改善精神症状也有效。

（4）维生素 B_6：可调节自主神经系统与下丘脑垂体卵巢轴的关系，还可抑制催乳素合成。10~20mg，每天 3 次口服，可改善症状。

（5）口服避孕药：也可用促性腺激素释放激素类似

物（GnRH-a）抑制排卵。连用 4~6 个周期。

第六节　绝经综合征

一、概述

绝经综合征指妇女绝经前后出现性激素波动或减少所致的一系列躯体及精神心理症状。绝经分两类：自然绝经指卵巢内卵泡生理性耗竭所致的绝经；人工绝经指两侧卵巢经手术切除或放射线照射等所致的绝经，更易发生绝经综合征。

二、内分泌变化

1. 雌激素　卵巢功能衰退的最早征象是卵泡对 FSH 敏感性降低，FSH 水平升高。整个绝经过渡期雌激素水平并非逐渐下降，只是在卵泡完全停止生长发育后，雌激素水平才迅速下降。

绝经后卵巢极少分泌雌激素，但妇女循环中仍有低水平雌激素，主要来自肾上腺皮质和来自卵巢的雄烯二酮经周围组织中芳香化酶转化的雌酮。绝经后妇女循环中雌酮（E_1）高于雌二醇（E_2）。

2. 孕酮　绝经过渡期卵巢尚有排卵功能，仍有孕酮分泌。但因卵泡发育质量下降，黄体功能不良，导致孕酮分泌减少。绝经后无孕酮分泌。

3. 雄激素　绝经后雄激素来源于卵巢间质细胞及肾上腺，总体雄激素水平下降。其中雄烯二酮主要来源于肾上腺，量约为绝经前的 50%。卵巢主要产生睾酮，由于升高的 LH 对卵巢间质细胞的刺激增加，使睾酮水平较绝经前增高。

4. 促性腺激素　绝经过渡期 FSH 水平升高，呈波动型，LH 仍在正常范围，FSH/LH 仍<1。

绝经后雌激素水平降低，诱导下丘脑释放促性腺激素释放激素增加，刺激垂体释放 FSH 和 LH 增加，其中 FSH 升高较 LH 更显著，FSH/LH>1。卵泡闭锁导致雄激素和抑制素水平降低以及 FSH 水平升高，是绝经的主要信号。

5. 促性腺激素释放激素（GnRH）　绝经后 GnRH 分泌增加，并与 LH 相平衡。

6. 抑制素　绝经后妇女血抑制素水平下降，较雌二醇下降早且明显，可能成为反映卵巢功能衰退更敏感的指标。

7. 抗米勒管激素（AMH）　绝经后抗米勒管激素水平下降，较 FSH 升高、雌二醇下降早，能较早反映卵巢功能衰退。

主治语录：绝经前后最明显变化是卵巢功能衰退，随后表现为下丘脑垂体功能退化。

三、临床表现

1. 近期症状

（1）月经紊乱：绝经过渡期的常见症状，由于稀发排卵或无排卵，表现为月经周期不规则、经期持续时间长及经量增多或减少。此期症状的出现取决于卵巢功能状态的波动性变化。

（2）血管舒缩症状：主要表现为潮热，为血管舒缩功能不稳定所致，是雌激素降低的特征性症状，其特点是反复出现短暂的面部和颈部及胸部皮肤阵阵发红，伴有轰热，继之出汗，一般持续 1~3 分钟。

症状轻者每天发作数次，严重者十余次或更多，夜间或应激状态易促发。该症状可持续 1~2 年，有时长达 5 年或更长。潮热严重时可影响妇女的工作、生活和睡眠，是绝经后期妇女需要性激素治疗的主要原因。

（3）自主神经失调症状：常出现如心悸、眩晕、头痛、失眠、耳鸣等自主神经失调症状。

（4）精神神经症状：围绝经期妇女常表现为注意力不易集中，并且情绪波动大，如激动易怒、焦虑不安或情绪低落、抑郁、不能自我控制等情绪症状。记忆力减退也较常见。

2. 远期症状

（1）泌尿生殖器绝经后综合征（GSM）：>50%的绝经期女性会出现该综合征，主要表现为泌尿生殖道萎缩症状，出现阴道干燥、性交困难及反复阴道感染，排尿困难、尿痛、尿急等反复发生的尿路感染。

（2）骨质疏松：绝经后妇女雌激素缺乏使骨质吸收增加，导致骨量快速丢失，而出现骨质疏松 50 岁以上妇女半数以上会发生绝经后骨质疏松，一般发生在绝经后 5~10 年内，最常发生在椎体。

（3）阿尔茨海默病：绝经后期妇女比老年男性患病风险高，可能与绝经后内源性雌激素水平降低有关。

（4）心血管病变：绝经后妇女糖脂代谢异常增加，动脉硬化、冠心病的发病风险较绝经前明显增加，可能与雌激素低下有关。

四、治疗

治疗目标：应能缓解近期症状，并能早期发现、有效预防骨质疏松症、动脉硬化等老年性疾病。

1. 一般治疗　通过心理疏导，使绝经过渡期妇女了解绝经过渡期的生理过程，并以乐观的心态相适应。鼓励建立健康生活方式，包括坚持身体锻炼，健康饮食，增加日晒时间，摄入足量蛋白质及含钙丰富食物，预防骨质疏松。

必要时选用适量镇静药以助睡眠，如睡前服用艾司唑仑 2.5mg。谷维素有助于调节自主神经功能，口服 20mg，每天 3 次。

2. 激素补充治疗（HRT）　见表 28-7。

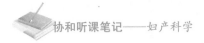

表 28-7 激素补充治疗

项　目	内　容
适应证	1. 绝经相关症状　潮热、盗汗、睡眠障碍、疲倦、情绪障碍如易激动、烦躁、焦虑、紧张或情绪低 2. 泌尿生殖道萎缩相关的问题　阴道干涩、疼痛、排尿困难、性交痛、反复发作的阴道炎、反复泌尿系统感染、夜尿多、尿频和尿急 3. 低骨量及骨质疏松症　有骨质疏松症的危险因素（如低骨量）及绝经后期骨质疏松症
禁忌证	已知或可疑妊娠、原因不明的阴道出血、已知或可疑患有乳腺癌、已知或可疑患有性激素依赖性恶性肿瘤、最近 6 个月内患有活动性静脉或动脉血栓栓塞性疾病、严重肝及肾功能障碍
制剂及剂量	主要药物为雌激素辅以孕激素。单用雌激素治疗仅适用于子宫已切除者，单用孕激素适用于绝经过渡期功能失调性子宫出血。剂量和用药方案应个体化，以最小剂量且有效为佳
用药途径及方案	1. 口服　主要优点是血药浓度稳定，但对肝脏有一定损害，还可刺激产生肾素底物及凝血因子。用药方案如下 （1）单用雌激素：适用于已切除子宫的妇女 （2）雌、孕激素联合：适用于有完整子宫的妇女，包括序贯用药和联合用药，前者模拟生理周期，在用雌激素的基础上，每后半个月加用孕激素 10~14 天 两种用药又分周期性和连续性，前者每周期停用激素 5~7 天，有周期性出血，又称为预期计划性出血，适用于年龄较轻、绝经早期或愿意有月经样定期出血的妇女；后者连续性用药，避免周期性出血，适用于年龄较长或不愿意有月经样出血的绝经后期妇女 2. 胃肠道外途径　能缓解潮热，防止骨质疏松，能避免肝脏首关效应，对血脂影响较小 （1）经阴道给药，常用药物有 E_3 栓和 E_2 阴道环及结合雌激素霜。主要用于治疗下泌尿生殖道局部低雌激素症状 （2）经皮肤给药，包括皮肤贴膜及涂胶，主要药物为 17β-雌二醇，每周使用 1~2 次。可使雌激素水平恒定，方法简便

续　表

项　目	内　容
副作用	1. 子宫出血　性激素补充治疗时的子宫异常出血，多为突破性出血，必须高度重视，查明原因，必要时行诊断性刮宫，排除子宫内膜病变 2. 性激素副作用　①雌激素，剂量过大可引起乳房胀、白带多、头痛、水肿、色素沉着等，应酌情减量，或改用雌三醇；②孕激素，副作用包括抑郁、易怒、乳房痛和水肿，患者常不易耐受；③雄激素，有发生高血脂、动脉粥样硬化、血栓栓塞性疾病危险，大量应用出现体重增加、多毛及痤疮，口服时影响肝功能 3. 子宫内膜癌　长期单用雌激素可使子宫内膜异常增生和子宫内膜癌危险性增加，所以对有子宫者，已不再单用雌激素。联合应用雌孕激素，不增加子宫内膜癌发病风险 4. 卵巢癌　长期应用 HRT，卵巢癌的发病风险可能轻度增加 5. 乳腺癌　应用天然或接近天然的雌孕激素可使增加乳腺癌的发病风险减小，但乳腺癌患者仍是 HRT 的禁忌证 6. 心血管疾病及血栓性疾病　绝经对心血管疾病的发生有负面影响，HRT 对降低心血管病发生有益，但一般不主张 HRT 作为心血管疾病的二级预防。没有证据证明天然雌孕激素会增加血栓风险，但对于有血栓疾病者尽量选择经皮给药 7. 糖尿病　HRT 能通过改善胰岛素抵抗而明显降低糖尿病风险

第七节　高催乳素血症

一、定义

各种原因导致血清催乳素（PRL）异常升高，>1.14nmol/L（25μg/L），称为高催乳素血症。

二、病因

1. 下丘脑疾病　颅咽管瘤、炎症等病变影响催乳素抑制因子（PIF）的分泌，导致催乳素升高。

2. 垂体疾病 引起高催乳素血症最常见的原因，以垂体催乳素瘤最常见。1/3 以上患者为垂体微腺瘤（直径<1cm）。空蝶鞍综合征也可使血清催乳素增高。

3. 原发性甲减 促甲状腺激素释放激素增多，刺激垂体催乳素分泌。

4. 特发性高催乳素血症 血清催乳素增高，多为 2.73 ～ 4.55nmol/L，但未发现垂体或中枢神经系统疾病。部分患者数年后发现垂体微腺瘤。

5. 其他 多囊卵巢综合征、自身免疫性疾病、创伤（垂体柄断裂或外伤）、长期服抗精神病药、抗抑郁药、抗癫痫药、抗高血压药、抗胃溃疡药和阿片类药物均可引起血清催乳素轻度或明显升高。

三、临床表现

1. 月经紊乱及不育 85% 以上患者有月经紊乱。生育期患者可不排卵或黄体期缩短，表现为月经少、稀发甚至闭经。青春期前或青春期早期妇女可出现原发性闭经，生育期后多为继发性闭经。无排卵可导致不育。

2. 溢乳 是本病的特征之一。闭经溢乳综合征患者中约 2/3 存在高催乳素血症，其中有 1/3 为垂体微腺瘤。溢乳通常表现为双乳流出或可挤出非血性乳白色或透明液体。

3. 头痛、视物模糊及视觉障碍 垂体腺瘤增大明显时，由于脑脊液回流障碍及周围脑组织和视神经受压，可出现头痛、视物模糊、呕吐、视野缺损及动眼神经麻痹等症状。

4. 性功能改变 由于垂体 LH 与 FSH 分泌受抑制，出现低雌激素状态，表现为阴道壁变薄或萎缩，分泌物减少，性欲减退。

四、治疗

🖋 主治语录：确诊后应明确病因，及时治疗。

1. 药物治疗

（1）甲磺酸溴隐亭：对功能性或肿瘤引起的催乳素水平升高均能产生抑制作用。治疗后能缩小肿瘤体积，使闭经溢乳妇女月经和生育能力得以恢复。

在治疗垂体微腺瘤时，常用方法为：第 1 周 1.25mg，每晚 1 次；第 2 周 1.25mg，每天 2 次；第 3 周 1.25mg，每天晨服，2.5mg，每晚服；第 4 周及以后 2.5mg，每天 2 次，3 个月为一疗程。主要副作用有恶心、头痛、眩晕、疲劳、嗜睡、便秘、直立性低血压等，用药数天后可自行消失。新型溴隐亭长效注射剂可克服口服造成的胃肠功能紊乱。用法为 50~100mg，每 28 天注射 1 次，起始剂量为 50mg。

（2）喹高利特为作用于多巴胺 D_2 受体的多巴胺激动药。多用于甲磺酸溴隐亭副作用无法耐受时。每天 25μg 连服 3 天，随后每 3 天增加 25μg，直至获得最佳效果。

（3）维生素 B_6 20~30mg，每天 3 次口服。和甲磺酸溴隐亭同时使用起协同作用。

2. 手术治疗　当垂体肿瘤产生明显压迫及神经系统症状或药物治疗无效时，应考虑手术切除肿瘤。手术前短期服用溴隐亭能使垂体肿瘤缩小，术中出血减少，有助于提高疗效。

3. 放射治疗　用于不能坚持或耐受药物治疗者；不愿手术者；不能耐受手术者。放射治疗显效慢，可能引起垂体功能低下、视神经损伤、诱发肿瘤等并发症，不主张单纯放疗。

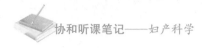

第八节 早发性卵巢功能不全

女性卵巢功能减退是一个逐渐进展的过程，早发性卵巢功能不全（POI）是卵巢功能减退至一定阶段所发生的疾病状态，与之相关的另外两个疾病状态分别是卵巢储备功能减退（DOR）和卵巢早衰（POF）。

DOR 指卵巢内卵母细胞的数量减少和/或质量下降，伴抗米勒管激素水平降低、窦卵泡数减少、FSH 升高，表现为生育能力下降，但不强调年龄、病因和月经改变。

POF 指女性 40 岁以前出现闭经、FSH 大于 40 IU/L 和雌激素水平降低，并伴有不同程度的围绝经期症状，是 POI 的终末阶段。

一、临床表现

1. 症状

（1）月经改变：从卵巢储备功能减退至功能衰竭，患者经历数年不等的过渡期，可先后出现月经频发或稀发、经量减少、闭经。

（2）雌激素水平低下表现：原发性闭经患者表现为女性第二性征不发育或发育差。继发性闭经患者可有潮热出汗、生殖道干涩灼热感、性欲减退、骨质疏松、情绪和认知功能改变、心血管症状等。

（3）不孕、不育：生育力显著下降；在卵巢储备减退的初期，由于偶发排卵，仍有 5% 左右的自然妊娠可能，但自然流产和胎儿染色体异常的风险增加。

（4）其他：因病因而异，如特纳综合征患者可发生心血管系统发育缺陷、智力障碍等异常。

2. 体征　原发性闭经患者常伴发性器官和第二性征发育不良、体态发育和身高异常，继发性闭经患者有乳房萎缩、阴毛和/或腋毛脱落、外阴阴道萎缩等。

二、诊断

根据症状、体征，结合辅助检查作出诊断。诊断标准如下。

（1）年龄<40 岁。

（2）月经稀发或停经至少 4 个月及以上。

（3）至少 2 次血清基础 FSH>25 IU/L（间隔>4 周）。

亚临床期 POI：FSH 15~25 IU/L，属高危人群。

三、治疗

POI 的发病机制尚不明确，目前仍无有效的方法恢复卵巢功能。

1. 激素补充治疗（HRT）　不仅可以缓解低雌激素症状，而且对心血管疾病和骨质疏松症起到一级预防作用。若无禁忌证，POI 女性均应给予 HRT。

由于诊断 POI 后仍有妊娠概率，对有避孕需求者可以考虑 HRT 辅助其他避孕措施，或应用复方短效口服避孕药；有生育要求的女性则应用天然雌激素和孕激素补充治疗。

（1）原发性闭经：从青春期开始至成年期间必须进行持续治疗。因大剂量雌激素可加速骨骼成熟，影响身高，建议从 12~13 岁开始小剂量（成年人剂量的 1/8~1/4）开始补充雌激素，必要时可联合生长激素，促进身高生长。

根据骨龄和身高的变化，在 2~4 年内逐渐增加雌激素剂量，有子宫并出现阴道出血者应开始加用孕激素以保护子宫内膜。

（2）继发性闭经：需长期用药，应遵循以下原则。

1）时机：在无禁忌证、评估慎用证的基础上，尽早开始 HRT。

2）持续时间：鼓励持续治疗至平均自然绝经年龄，之后可参考绝经后激素补充治疗方案继续进行。

3）剂量：使用标准剂量，不强调小剂量，根据需求适当调整。

4）方案：有子宫的女性应添加孕激素，没有子宫或已切除子宫者可单用雌激素。

5）随访：需每年定期随诊，以了解患者用药的依从性、满意度、副作用，必要时调整用药方案、剂量、药物、剂型。

2. 远期健康及并发症管理　POI 女性发生骨质疏松、心血管疾病、认知功能障碍的风险增加，应通过健康生活方式减少危险因素带来的不良影响，包括负重运动避免吸烟以及维持正常体重等。对于存在阴道干涩不适等泌尿生殖系统症状及性交困难者，可局部使用雌激素或阴道润滑剂。

3. 生育相关的管理

（1）辅助生殖技术治疗：赠卵体外受精-胚胎移植是 POI 患者解决生育问题的可选途径，妊娠率可达 40%～50%。亚临床期患者可尝试增加促性腺激素剂量、促性腺激素释放激素拮抗剂方案、激动剂短方案、微刺激及自然周期等方案，但妊娠率低，目前尚无最佳用药方案。

（2）生育力保存：主要针对 POI 高风险人群，或因某些疾病，或接受损伤卵巢功能治疗的女性。根据患者意愿、年龄和婚姻情况，建议采取适当的生育力保存方法，包括胚胎冷冻、卵母细胞冷冻、卵巢组织冷冻、促性腺激素释放激素激动剂等。

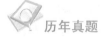
历年真题

1. 关于无排卵性功血患者行子宫内膜切除术的描述，不正确

的是
A. 适用于经量多的绝经过渡期

功血

B. 适用于经激素治疗无效且无生育要求的生育期功血

C. 创伤小

D. 不影响病理诊断

E. 可减少月经量，部分患者可闭经

2. 患者，40 岁，已婚妇女。月经周期正常，经期延长，伴经量增多半年。现月经第 5 天量多来诊，检查：宫颈光，子宫后位，正常大小，活动，无压痛，附件（－），行诊断刮宫。以下哪项病理结果与临床表现符合

A. 分泌期子宫内膜

B. 蜕膜样组织

C. 增生期子宫内膜

D. 早期增生内膜混有分泌内膜

E. 早期分泌期内膜

3. 患者，女，32 岁，已婚。月经周期正常，但经期延长，达 9~10 天，在月经第 5 天行诊断性刮宫，病理报告为"增生期子宫内膜，部分呈分泌期反应"。其诊断应为

A. 有排卵型功血

B. 无排卵型功血

C. 黄体功能不全

D. 黄体萎缩不全

E. 黏膜下子宫出血

参考答案：1. D　2. D　3. D

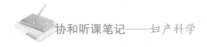

第二十九章 不孕症与辅助生殖技术

核心问题

不孕症的病因。

内容精要

不孕症是一组多种病因导致的生育障碍状态，是育龄夫妇的不良事件。辅助生殖技术帮助许多不孕夫妇有了下一代，但有一些伦理或法律的问题。

第一节 不 孕 症

一、定义及分类（表 29-1）

表 29-1 不孕症的定义及分类

分 类	定 义
不孕症	女性无避孕性生活至少 12 个月而未孕
原发性不孕	从未妊娠，未避孕而未妊娠者
继发性不孕	曾有过妊娠而后未避孕连续 12 个月不孕者

二、病因（表 29-2）

表 29-2　不孕症的病因

不孕因素	病　　因
女性因素	1. 盆腔因素　是我国女性不孕症，特别是继发性不孕症最主要的原因，约占全部不孕因素的 35%。具体病因包括： （1）输卵管病变、盆腔粘连、盆腔炎症及其后遗症，包括盆腔炎症（淋病奈瑟菌、结核分枝杆菌和沙眼衣原体等感染）及盆腔手术后粘连导致的输卵管梗阻、周围粘连、积水和功能受损等 （2）子宫体病变：主要指子宫黏膜下肌瘤、体积较大影响宫腔形态的肌壁间肌瘤、子宫腺肌病、宫腔粘连和子宫内膜息肉等 （3）子宫颈因素：包括宫颈松弛和宫颈病变等 （4）子宫内膜异位症：典型症状为盆腔痛和不孕，与不孕的确切关系和机制目前尚不完全清楚，可能通过盆腔和子宫腔免疫机制紊乱所导致的排卵、输卵管功能受精、黄体生成和子宫内膜容受性多个环节的改变对妊娠产生影响 （5）先天发育畸形：包括米勒管畸形，如纵隔子宫、双角子宫和双子宫、先天性输卵管发育异常等 2. 排卵障碍　占女性不孕的 25%~35%，常见病因包括： （1）下丘脑病变：如低促性腺激素性无排卵 （2）垂体病变：如高催乳素血症 （3）卵巢病变：如多囊卵巢综合征、早发性卵巢功能不全和先天性性腺发育不全等 （4）其他内分泌疾病：如先天性肾上腺皮质增生症和甲状腺功能异常等
男性因素	主要是生精障碍与输精障碍：①精液异常。②性功能异常。③免疫因素

三、诊断要点

1. 男方检查　询问既往是否有结核、腮腺炎等病史。除全

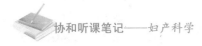

身体格检查外，重点检查外生殖器。精液检查是常规检查项目之一，应多次进行，综合判断。

（1）少精症：精子数量<20×10^6/ml。

（2）弱精症：向前运动精子（a+b）<50%或（a）<25%。

（3）畸形精症：形态正常精子<15%。

（4）无精症：精液常规检查无精子。

2. 女方检查　询问现病史、婚育史、性生活情况、月经史以及既往有无结核、生殖器炎症和其他内分泌疾病。

（1）激素测定：排卵障碍和年龄 35 岁女性均应行基础内分泌测定。

（2）输卵管通畅试验：首选子宫输卵管造影。应在月经干净后 3~7 天无任何禁忌证时进行。

（3）超声影像学检查：推荐使用经阴道超声。

（4）其他检查。①基础体温测定：双相型体温变化提示排卵可能，但不能作为独立的诊断依据。②宫腔镜、腹腔镜检查：可明确病变位置的程度，并行相应治疗。

主治语录：诊断需男女双方同时就诊，根据病史、排卵功能、输卵管通畅性和男方精液检查明确病因。

3. 总体诊断流程　见图 29-1。

四、治疗

（一）纠正盆腔器质性病变

治疗输卵管病变、子宫病变、卵巢肿瘤、子宫内膜异位症和生殖器结核，根据病情选择药物和/或手术治疗。

（二）诱发排卵

用于无排卵的患者，氯米芬为首选促排卵药，适用于下丘

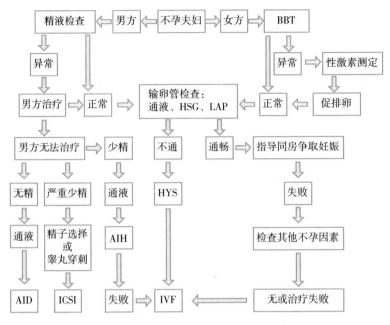

图 29-1　不孕的诊断流程与治疗

脑-垂体-卵巢轴反馈机制健全，体内有一定雌激素水平者。其他药物包括绒毛膜促性素（hCG）、尿促性素（hMG）和来曲唑。

（三）辅助生殖技术

包括人工授精、体外授精-胚胎移植及其衍生技术等。

（四）不明原因性不孕的治疗

对于年轻、卵巢功能良好女性可期待治疗，但一般试孕不超过 3 年；年龄超过 30 岁、卵巢储备开始减退的患者则建议试

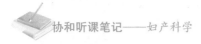

行3~6个周期宫腔内夫精人工授精作为诊断性治疗，若仍未受孕则可考虑体外受精-胚胎移植。

第二节 辅助生殖技术

一、概述

辅助生殖技术（ART）指在体外对配子和胚胎采用显微操作等技术，帮助不孕夫妇受孕的一组方法，包括人工授精、体外受精、胚胎移植及其衍生技术等。

（一）人工授精（AI）

是将精子通过非性交方式注入女性生殖道内，使其受孕的一种技术。包括使用夫精人工授精（AIH）和供精者精液人工授精（AID）。按国家法规，目前AID精子来源一律由国家卫生健康委员会认定的人类精子库提供和管理。

具备正常发育的卵泡、正常范围的活动精子数目、健全的女性生殖道结构、至少一条通畅的输卵管的不孕（育）症夫妇，可以实施人工授精治疗。

根据授精部位可将人工授精分为宫腔内人工授精（IUI）、宫颈管内人工授精（ICI）、阴道内人工授精（IVI）、输卵管内人工授精（ITI）及直接经腹腔内人工授精（DIPI）等，目前临床上以IUI和ICI最为常用。

（二）体外受精胚胎移植

体外受精胚胎移植（IVF-ET）技术指从女性卵巢内取出卵子，在体外与精子发生受精并培养3~5天，再将发育到卵裂球期或囊胚期阶段的胚胎移植到宫腔内，使其着床发育成胎儿的全过程，俗称试管婴儿。1978年英国学者Steptoe和Edwards采用该技术诞生世界第 1 例试管婴儿。Edwards 因此贡献在 2010 年获诺贝尔生理学或医学奖。1988 年我国大陆第 1 例试管婴儿诞生。

1. 适应证　临床上对输卵管性不孕症、原因不明的不孕症、子宫内膜异位症、男性因素不育症、排卵异常及宫颈因素等不孕症患者，在通过其他常规治疗无法妊娠，均为 IVF-ET 的适应证。

2. IVF-ET 的主要步骤　药物刺激卵巢、监测卵泡至发育成熟，经阴道超声介导下取卵，将卵母细胞和精子在模拟输卵管环境的培养液中受精，受精卵在体外培养 3~5 天，形成卵裂球期或囊胚期胚胎，再移植入子宫腔内，并同时进行黄体支持。胚胎移植 2 周后测血或尿 hCG 水平确定妊娠，移植 4~5 周后超声检查确定是否宫内临床妊娠。

3. 控制性超促排卵　用药物在可控制的范围内诱发多卵泡同时发育和成熟，以获得更多高质量卵子，从而获得更多可供移植胚胎，提高妊娠率。

由于治疗目的、反应和使用的药物等各种因素的不同，在超促排卵方案的选择上存在很大差异。因此，应综合考虑以下问题，强调治疗个体化：①年龄。②治疗目的。③各种药物的差异。④病因及其他病理情况。⑤既往用药史。⑥卵巢储备功能等。

4. 并发症

（1）卵巢过度刺激综合征（OHSS）：诱导排卵药物刺激卵巢后，导致多个卵泡发育、雌激素水平过高及颗粒细胞黄素化，引起全身血管通透性增高、血液中水分进入体腔和血液成分浓缩等血流动力学病理改变，hCG 升高会加重病理进程。

轻度仅表现为轻度腹胀、卵巢增大；重度表现为腹胀，大量腹水、胸腔积液，导致血液浓缩、重要脏器血栓形成和功能损害及电解质紊乱等严重并发症，严重者可引起死亡。

在接受促排卵药物的患者中，约 20% 发生不同程度卵巢过度刺激综合征，重症者 1%~4%。治疗原则以增加胶体渗透压扩容为主，防止血栓形成辅以改善症状和支持治疗。

（2）多胎妊娠：多个胚胎移植会导致体外助孕后多胎妊娠发生率增加。多胎妊娠可增加母婴并发症、流产和早产的发生率、围产儿患病率和死亡率。

目前我国《人类辅助生殖技术规范》限制移植的胚胎数目在 2~3 个以内，有些国家已经采用了单胚胎移植的概念和技术，以减少双胎妊娠、杜绝三胎及以上多胎妊娠。对于多胎妊娠（三胎以上的妊娠）者，可在孕早或孕中期施行选择性胚胎减灭术根据不同不孕（育）症病因的治疗需要，IVF-ET 相继衍生一系列相关的辅助生殖技术，包括配子和胚胎冷冻、囊胚培养、卵胞质内单精子注射、胚胎植入前遗传学诊断/筛查及卵母细胞体外成熟等。

（三）卵胞质内单精子注射（ICSI）

1992 年 Palermo 等将精子直接注射到卵细胞质内，获得正常卵子受精和卵裂过程，诞生人类首例单精子卵胞质内注射技术受孕的婴儿。

1. ICSI 的适应证　主要用于严重少、弱、畸精子症、不可逆的梗阻性无精子症、体外受精失败、精子顶体异常以及需行植入前胚胎遗传学诊断/筛查的患者夫妇。

2. ICSI 的主要步骤　刺激排卵和卵泡监测同 IVF 过程，后行经阴道超声介导下取卵，去除卵丘颗粒细胞，在高倍倒置显微镜下行卵母细胞质内单精子显微注射授精，胚胎体外培养、胚胎移植及黄体支持以及并发症同 IVF 技术。

（四）胚胎植入前遗传学诊断查（PGD/PGS）

1990 年该技术首先应用于 X 性连锁疾病的胚胎性别选择。主要用于单基因相关遗传病、染色体病、性连锁遗传病及可能生育异常患儿的高风险人群等。可以使得产前诊断提早到胚胎期，避免了常规中孕期产前诊断可能导致引产对母亲的伤害。目前已经有数百种单基因疾病和染色体核型异常均能在胚胎期得到诊断。

（五）配子移植技术

配子移植技术是将男女生殖细胞取出，并经适当的体外处理后移植入女性体内的一类助孕技术包括经腹部和经阴道两种途径，将配子移入腹腔（腹腔内配子移植）、输卵管（输卵管内配子移植 GIFT）及子宫腔（宫腔内配子移植 GIUT）等部位，其中以经阴道 GIUT 应用较多。其特点是技术简便，主要适于双侧输卵管梗阻、缺失或功能丧失者。

 历年真题

1. 精液常规检查中，下列哪一项是不恰当的
   A. 精液量 2~6ml
   B. 精液 pH 为 7.5~7.8
   C. 精液液化时间在 30 分钟内
   D. 精子数>8000 万/ml
   E. 活动率>50%

2. 为进行性交后精子穿透力试验，下列哪一项是恰当的
   A. 应先测基础体温（BBT），根据基础体温肯定的排卵日进行
   B. 试验前 3 天内应该用消炎药预防生殖道炎症
   C. 试验前 3 天内应进行阴道冲洗，以防感染
   D. 试验前 3 天内禁止性交
   E. 为了解精子穿透力，应在性交后 10 小时取材

3. 患者，女，31 岁。结婚 5 年，

性生活正常，未避孕，未孕，男方无异常。下列哪项检查能准确地预测排卵日

A. 基础体温测定

B. 经期诊断性刮宫

C. 超声

D. 阴道细胞学检查

E. 宫颈评分

4. 促排卵药物不包括

A. 绒毛膜促性腺激素

B. 促卵泡激素

C. 尿促性腺激素

D. 孕激素

E. 氯米芬

参考答案：1. B　2. D　3. C
　　　　　　　 4. D

第三十章 计划生育

核心问题

1. 子宫内节育器及口服避孕药的避孕原理、副作用和临床应用方法。

2. 输卵管绝育术、人工流产的适应证、禁忌证及并发症。

内容精要

人口问题始终是影响社会经济发展的关键因素，人口的增长必须与国民经济的增长相适应。我国常用的女性避孕方法有工具避孕、药物避孕及外用避孕法；男性避孕的主要方法有阴茎套避孕及输精管结扎术。本章主要介绍女性避孕节育的各种方法以及避孕失败后的补救措施。

第一节 避 孕

避孕节育是计划生育工作的重要组成部分。主要通过以下环节达到避孕的目的。①干扰受精卵着床，使子宫内环境不适宜孕卵生长，如使用宫内节育器。②阻止卵子和精子相遇，如使用避孕套、阴道隔膜或行输卵管结扎等。③抑制排卵，如使

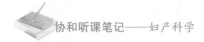

用避孕药物。④改变阴道的环境，不利于精子生存和获能，如使用外用杀精药等。

一、工具避孕

（一）宫内节育器

宫内节育器（IUD）是一种相对安全、有效、简便、经济、可逆、广大妇女易于接受的节育器具，目前已成为我国育龄妇女的主要避孕措施。

1. 种类　见表30-1。

表30-1　宫内节育器的种类

种　类	特　点
惰性宫内节育器（第一代 IUD）	1993 年已停产
活性宫内节育器（第二代 IUD）	其内含有活性物质如金属、激素、药物及磁性物质等，可以提高避孕效果，减少副作用
带铜宫内节育器	1. 带铜 T 形宫内节育器（TCu-IUD）　首选，铜丝放置时间 5~7 年。含铜套放置时间可达 10~15 年 2. 带铜 V 形宫内节育器（VCu-IUD）　较常用。其形状更接近宫腔形态，脱落率低，带器妊娠率低，放置年限 5~7 年 3. 母体乐　呈伞状，放置 5~8 年 4. 宫铜宫内节育器　可放置 20 年左右 5. 含铜无支架宫内节育器　又称吉妮环。可放置 10 年 6. 爱母功能型宫内节育器　呈 V 形
含药宫内节育器	1. 左炔诺孕酮宫内节育器（LNG-IUD）　又称左炔诺孕酮宫内节育系统，以聚乙烯作为 T 形支架。主要副作用为月经变化，表现为点滴出血，经量减少甚至闭经。取器后恢复正常 2. 活性 γ 型宫内节育器　以镍钛记忆合金或不锈钢丝为支架，含有吲哚美辛 3. 宫型和元宫型药铜宫内节育器　内含吲哚美辛的宫内节育器，如宫药 Cu200、元宫药铜

2. 作用机制

（1）对精子和胚胎的毒性作用，使精子不能获能，影响受精卵着床，炎症细胞会吞噬精子及影响胚胎发育。

（2）干扰着床。

（3）左炔诺孕酮宫内节育器的避孕，可使部分妇女抑制排卵。

（4）含吲哚美辛宫内节育器的避孕，吲哚美辛抑制前列腺素合成，减少前列腺素对子宫的收缩作用而减少放置宫内节育器后出现的出血反应。

主治语录：带铜IUD异物反应较重，铜的长期缓慢释放，可以被子宫内膜吸收，局部浓度增高改变内膜酶系统活性（如碱性磷酸酶和碳酸酐酶），并影响糖原代谢、雌激素摄入及DNA合成，使内膜细胞代谢受到干扰，使受精卵着床及囊胚发育受到影响。

3. 宫内节育器放置术　凡育龄妇女无禁忌证，要求放置IUD者均可放置。

（1）禁忌证

1）妊娠或妊娠可疑者。

2）人工流产、分娩或剖宫产后有妊娠组织物残留或感染可能者。

3）生殖道急性炎症。

4）生殖器官肿瘤及生殖器畸形如纵隔子宫、双子宫等。

5）宫颈过松、重度陈旧性宫颈裂伤或子宫脱垂。

6）严重的全身性疾患。

7）宫腔<5.5cm 或>9.0cm。

8）近3个月内有月经失调、阴道不规则出血。

9）有过敏史。

（2）放置时间

1）月经干净 3~7 天无性交者。

2）人工流产后立即放置，但术后宫腔深度应<10cm，为防止吸宫不全，亦可在术后 1 个月，月经干净 3~7 天放置。

3）产后 42 天恶露已净，会阴伤口已愈合，子宫恢复正常者。

4）剖宫产后半年放置，哺乳期放置应先排除早孕。

5）含孕激素 IUD 在月经第 4~7 天放置。

6）自然流产于转经后放置，药物流产 2 次正常月经后放置。

7）性交后 5 天内放置为紧急避孕方法之一。

（3）节育器大小选择：T 型 IUD 依其横臂宽度（mm）分为 26 号、28 号、30 号 3 种。宫腔深度>7cm 者用 28 号，≤7cm 者用 26 号。

（4）放置方法：双合诊检查子宫大小、位置及附件情况。外阴阴道部常规消毒铺巾，窥器暴露宫颈后再次消毒，以宫颈钳夹持宫颈前唇，用子宫探针顺子宫位置探测宫腔深度。一般不需扩张宫颈管，宫颈管较紧者，可用宫颈扩张器依序扩至 6 号。含孕激素 IUD，用放置器将节育器推送入宫腔，TUD 的上缘必须抵达宫底部，带有尾丝者在距宫口 2cm 处剪断。观察无出血即可取出宫颈钳和阴道窥器。

（5）术后注意事项

1）术后休息 3 天，1 周内忌重体力劳动，2 周内忌性交及盆浴，保持外阴清洁。

2）术后随访宫内节育器在宫腔内情况，保证宫内节育器避孕的有效性。

4. 宫内节育器取出术

（1）取器适应证

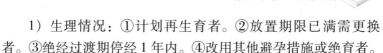

1）生理情况：①计划再生育者。②放置期限已满需更换者。③绝经过渡期停经1年内。④改用其他避孕措施或绝育者。

2）病理情况：①有并发症及副作用，经治疗无效者。②带器妊娠者。

（2）取器时间：月经干净后3~7天为宜，因子宫出血而需取器者，随时可取，带器早期妊娠者在行人工流产时取器，带器异位妊娠者，于术前诊断刮宫时，或在术后出院前取器。取器前应超声、X线检查确定宫腔内是否存在节育器和节育器的类型。

（3）取器方法：常规消毒后，有尾丝者，用血管钳夹住后轻轻牵引取出。多年前放置的金属单环，以取环钩钩住环下缘牵引取出。无尾丝者，先用子宫探针查清IUD位置，再用取环钩或长钳牵引取出，取器困难者可在超声、X线监视下操作或借助宫腔镜取出。

5. 宫内节育器的不良反应 常见不规则阴道流血，主要表现为经量增多、经期延长或少量点滴出血，一般无须处理，3~6个月后逐渐恢复。少数可出现白带增多或伴下腹胀痛，可对症处理。

6. 放置宫内节育器的并发症

（1）节育器异位：确诊后，应在腹腔镜下或经腹将节育器取出。

（2）节育器嵌顿或断裂：由于节育器放置时损伤宫壁或放置时间过长，致部分器体嵌入子宫肌壁或发生断裂。应及时取出。

主治语录：节育器嵌顿或断裂若取出困难，为减少子宫穿孔，应在超声、X线直视下或在宫腔镜下取出。

（3）节育器下移或脱落：多发生在放器第1年，尤其头

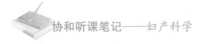

3个月内，常与经血一起排出不易察觉。

（4）带器妊娠：一经确诊，行人工流产同时取出宫内节育器。

二、激素避孕

1. 作用机制　包括抑制排卵、阻碍受精、阻碍着床和改变输卵管的功能。

2. 适应证　健康的生育年龄妇女均可服用。

3. 禁忌证

（1）严重心血管疾病、血栓性疾病不宜应用，如高血压、冠心病、静脉栓塞等。

（2）内分泌疾病：如糖尿病、甲状腺功能亢进症。

（3）部分恶性肿瘤、癌前病变、子宫病变或乳房肿块患者。

（4）精神病生活不能自理者。

（5）急、慢性肝炎或肾炎。

（6）年龄>35岁的吸烟妇女不宜长期服用，以免卵巢功能早衰。

（7）哺乳期、产后未满半年或月经未来潮者。

（8）有严重偏头痛，反复发作者。

4. 药物副作用

（1）类早孕反应：胃黏膜被雌激素刺激引起食欲缺乏、恶心、呕吐，甚至乏力、头晕等似妊娠早期的反应。

（2）不规则阴道出血：服药后可改变月经周期，使经期缩短，经量减少，痛经减轻或消失。

（3）体重增加：避孕药中的孕激素有弱雄激素活性。

（4）面部蝴蝶斑：少数妇女可出现淡褐色的色素沉着，酷似妊娠期蝴蝶斑。

（5）闭经：1%～2%妇女发生闭经，常发生于月经不规则妇

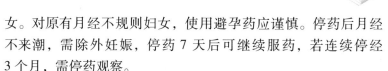

女。对原有月经不规则妇女，使用避孕药应谨慎。停药后月经不来潮，需除外妊娠，停药 7 天后可继续服药，若连续停经 3 个月，需停药观察。

（6）长期服用甾体激素避孕药对人体的影响

1）对机体代谢的影响：部分使用者对胰岛功能有一定影响，可出现糖耐量改变，但无糖尿病征象，停药后恢复正常。

有心血管疾病发生存在潜在因素的妇女（如年龄较大长期吸烟者，有高血压等心血管疾病者）不宜长期用甾体激素避孕药。

2）对心血管系统的影响：增加卒中、心肌梗死的发病概率。目前使用的低剂量甾体激素避孕药对心血管疾病的风险明显降低，尤其是年轻（年龄<35 岁）、无吸烟、无高血压史或服药期间血压不增高的妇女。

3）对凝血功能的影响：雌激素可使凝血因子升高，使用较大剂量的雌激素可发生血栓性疾病。

4）对肿瘤的影响：复方口服避孕药可减少子宫内膜癌、卵巢癌的发病风险。长期用甾体激素避孕药是否增加乳腺癌的发生，尚有待进一步研究。

5）对子代的影响：复方短效口服避孕药停药后妊娠，不增加胎儿畸形的发生率，停药后即可妊娠。长效避孕药停药后 6 个月妊娠较安全。

5. 避孕药的种类　见表 30-2、表 30-3。

表 30-2　常用的女用甾体激素复方短效口服避孕药

名　　称	用　　法
复方炔诺酮片（避孕片 1 号） 复方甲地孕酮片（避孕片 2 号） 复方避孕片（0 号）	于月经第 5 天开始服用第 1 片，连服药 22 天，停药 7 天后服第 2 周期

续　表

名　称	用　法
复方去氧孕烯片 炔雌醇环丙孕酮片 屈螺酮炔雌醇片	于月经第 1 天服药连服 21 天，停药 7 天后服用第 2 周期的药物
屈螺酮炔雌醇片Ⅱ	含 24 片活性药片，4 片不含药的白片。月经第 1 天开始服药，先服活性片，服完 24 片后服空白片。服完 28 天无须停药接着服下周期。若有漏服应及早补服，且警惕有妊娠可能。若漏服 2 片，补服后要同时加用其他避孕措施。漏服 3 片应停药，待出血后开始服用下一周期药物
左炔诺孕酮/炔雌醇三相片 　第一相（1~6 片） 　第二相（7~11 片） 　第三相（12~21 片）	每天 1 片，连服 21 天

复方短效口服避孕药的主要作用为抑制排卵，正确使用避孕药的有效率接近 100%。

表 30-3　其他药物避孕常用类型及用法

避孕方法	有效率	特点与用法
复方长效避孕药	96%~98%	由长效雌激素和人工合成孕激素配伍制成，胃肠道吸收长效雌激素炔雌醚后，储存于脂肪组织内缓慢释放。服药 1 次可避孕 1 个月 最好采用在月经来潮第 5 天服第 1 片，第 10 天服第 2 片，以后按第 1 次服药日期每个月服 1 片；或在月经来潮第 5 天服第 1 片，第 25 天服第 2 片，以后每隔 28 天服 1 片。长效避孕药停药时，为防止体内雌激素蓄积导致的月经失调，应在月经周期第 5 天开始服用短效口服避孕药 3 个月，作为停用长效避孕药的过渡

续　表

避孕方法	有效率	特点与用法
长效避孕针	98%以上	1. 分单纯孕激素类和雌、孕激素混合类。可用于哺乳期避孕，但易并发月经紊乱。月经频发或经量过多者不宜 2. 肌内注射1次可避孕1个月。首次于月经周期第5天和第12天各肌内注射1支；第2个月后在每次月经周期第10~12天肌内注射1支。一般于注射后12~16天月经来潮。用药前3个月可能发生月经周期不规则或经量多，对症用止血药，或用雌激素或短效口服避孕药调整。月经频发或经量过多者不宜用长效避孕针
探亲避孕药		1. 甾体化合物，除双炔失碳酯外均为孕激素类制剂或雌、孕激素复合制剂。服用时间不受经期限制，适于短期探亲夫妇 2. 有抑制排卵、改变子宫内膜形态与功能、宫颈黏液变稠等作用。探亲避孕药的避孕效果可靠。但是由于探亲避孕药的剂量大，现已很少使用
炔诺酮探亲片	99.7%	探亲时间≤14天，于性交当晚及以后每晚口服1片；若已服14天而探亲期未满，改用口服避孕药1号或2号至探亲结束。停药后一般7天内月经来潮
甲地孕酮	99.7%	即探亲避孕片1号。性交前8小时服1片，当晚再服1片，以后每晚服1片，直到探亲结束次晨加服1片
炔诺孕酮		性交前1~2天开始服用，服法同炔诺酮
53号抗孕片		第一次性交后立即服1片，次晨加服1片，以后每天最多1片，每个月不少于12片。如探亲结束还未服完12片，则服满12片
甲醚抗孕丸	99.6%	每丸含甲地孕酮0.55mg，奎孕醇0.88mg。探亲当天中午含服1丸，以后每次性交后服1丸

491

续　表

避孕方法	有效率	特点与用法
缓释避孕药	99%以上	1. 皮下埋植剂：含左炔诺孕酮皮下埋植剂分为左炔诺孕酮硅胶棒Ⅰ型和Ⅱ型，Ⅰ型使用年限5~7年。Ⅱ型使用年限3~5年；含依托孕烯单根埋植剂内含依托孕烯68mg，其放置简单，副作用小，埋植一次放置3年 2. 皮下埋植剂的用法：在月经周期开始的7天内均可放置，硅胶棒埋入左上臂内侧皮下，6根皮埋剂呈扇形放置。放置后24小时起避孕作用。由于其为单孕激素制剂，点滴出血或不规则出血为主要副作用，少数出现闭经，随放置时间延长逐步改善一般无须处理。若流血时间长而不能耐受者，可给予雌激素治疗。少数妇女可出现功能性卵巢囊肿、情绪变化、头痛等
	98%~99%	缓释阴道避孕环，国内研制的硅胶阴道环，又称甲硅环，为直径4mm、具有弹性的空芯软硅橡胶环，空芯内含甲地孕酮200mg或250mg，可连续使用1年，月经期不需取出
		避孕贴片，避孕药放在特殊贴片内，粘贴在皮肤上，每天释放一定剂量避孕药，通过皮肤吸收达到避孕目的。每周1片，连用3周，停用1周，每月共用3片

三、其他避孕

1. 紧急避孕　无防护性性生活后或避孕失败后几小时或几天内，妇女为防止非意愿性妊娠的发生而采用的避孕方法称为紧急避孕或房事后避孕。能阻止或延迟排卵，干扰受精或阻止着床。

（1）适应证

1）避孕失败，包括避孕套破裂、滑脱；未能做到体外排精，错误计算安全期，漏服避孕药，宫内节育器脱落。

2）在性生活中未使用任何避孕方法。

3）遭到性暴力。

（2）禁忌证：已确定怀孕的妇女。妇女要求紧急避孕但不能绝对排除妊娠时，经解释后可以给药，但应说明可能无效。

（3）方法：放置宫内节育器或口服紧急避孕药。

1）宫内节育器：带铜宫内节育器，在无保护性生活后 5 天（120 小时）之内放入，作为紧急避孕方法，有效率可达 99% 以上。特别适合希望长期避孕而且符合放环者。

2）紧急避孕药：有激素类或非激素类两类，在无保护性生活后 3 天（72 小时）之内服用，有效率可达 98%，适用于仅需临时避孕者。

3）激素类药物：为雌、孕激素复方制剂，如复方炔诺孕酮事后避孕片（炔诺孕酮 0.5mg＋炔雌醇 0.05mg），首剂 2 片，12 小时后再服 2 片；单纯孕激素制剂，如炔诺孕酮，首剂半片，12 小时后再服半片；单纯雌激素制剂，如 53 号抗孕片，性交后即服 1 片，次晨加服 1 片。

（4）副作用：可能出现恶心、呕吐、不规则阴道出血，但非激素类药米非司酮的副作用少而轻，一般无须特殊处理。

2. 阴茎套　又称避孕套，性交时男方使用。阴茎套为筒状优质薄型乳胶制品，顶端呈小囊状，筒径规格为 29，31，33，35mm 4 种，排精时精液储留于小囊内，容量为 1.8ml，精子不能进入宫腔，而达到避孕目的。使用前吹气检验证实确无漏孔，同时应排去小囊内空气，套外涂上润滑膏。射精后在阴茎尚未软缩时，即捏住套口和阴茎一起取出，正确使用避孕有效率可达 93%～95%。

3. 外用杀精子药　除醋酸苯汞外，目前临床上广泛应用的为离子型表面活性剂，如壬苯醇醚、孟苯醇醚和烷苯醇醚等。

性交前 5 分钟将药膜揉成团放于阴道深处，溶解后即可性交。正确使用的避孕效果达 95% 以上。一般对局部黏膜有刺激作用，少数妇女自感阴道灼热或阴道分泌物增多。

4. 安全期避孕　对于月经周期正常的妇女，周期为 28～30 天，多在下次月经前 14 天排卵。根据卵子自卵巢排出后可存活 1～2 天，而受精能力最强时间是排卵后 24 小时内；精子进入女性生殖道可存活 2～3 天。因此，从生理的角度看在排卵前后 4～5 天内为易受孕期（其余的时间不易受孕），故称为安全期。

采用安全期进行性生活（而不用药具）能达到避孕目的，称安全期避孕法又称自然避孕法（NFP）。安全期避孕法（自然避孕法）并不十分可靠，失败率达 20%。

第二节　计划生育相关的输卵管手术

计划生育相关的手术包括输卵管绝育术和输卵管吻合术。

一、输卵管绝育术

输卵管是卵子与精子结合受精并将受精卵运送到子宫的通道。任何原因导致输卵管的阻塞均可起不孕。通过输卵管结扎手术阻断精子与卵子相遇而达到绝育，称输卵管绝育术。输卵管绝育术是一种安全、永久性节育措施，绝育方式可经腹、经腹腔镜或经阴道操作。目前常用方法为经腹输卵管结扎或腹腔镜下输卵管绝育。

（一）经腹输卵管结扎术

经腹输卵管结扎术是我国应用最广的绝育方法，具有切口小、组织损伤小、操作简易、安全、方便等优点。

1. 适应证　输卵管绝育术适用于要求接受绝育手术且无禁

忌证者及患有严重全身疾病不宜生育者。

2. 禁忌证

（1）24 小时内 2 次体温达 37.5℃ 或以上者。

（2）全身状况不佳，如心力衰竭、血液病等，不能承受手术者。

（3）患严重的神经官能症者。

（4）各种疾病急性期。

（5）腹部皮肤有感染灶或患有急、慢性盆腔炎。

3. 术前准备　手术时间选择：非孕妇在月经干净后 3~4 天。人工流产或分娩后宜在 48 小时内施术。哺乳期或闭经妇女应排除早孕后再行绝育术。

4. 手术并发症　一般不发生。输卵管绝育术手术并发症如下。

（1）出血或血肿：过度牵拉损伤输卵管或输卵管系膜血管，引起腹腔内积血或血肿。

（2）感染：包括局部感染和全身感染。感染原因为体内原有感染尚未控制，消毒不严或手术操作无菌观念不强。

（3）损伤：解剖关系辨认不清或操作粗暴可致膀胱、肠管损伤。

（4）输卵管再通：绝育有 1%~2% 再通率。操作时手术者思想应高度集中，严防误扎、漏扎输卵管。

5. 术后处理　局部浸润麻醉，不需禁食，及早下床活动。术后 2 周内禁止性交。

（二）经腹腔镜输卵管绝育术

1. 禁忌证　主要为腹腔粘连、心肺功能不全、膈疝等，余同经腹输卵管结扎术。

2. 术后处理　①静卧 4~6 小时后可下床活动。②观察生命

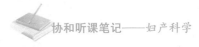

体征有无改变。

经腹腔镜输卵管绝育术优点多，手术时间短，恢复快，但需要设备，费用较高。

二、输卵管吻合术

输卵管吻合术，又称输卵管复通术，指输卵管绝育术后，由于各种原因要求恢复生育功能而行的输卵管手术。

手术将结扎或堵塞部位的输卵管切除，再将两断端修整后重新接通。适应于夫妇双方身体健康具有生育功能的女性。

第三节　避孕失败的补救措施

一、药物流产

药物流产又称药物抗早孕，是用非手术措施终止早孕的一种方法。痛苦小、安全、简便、高效、副作用少或反应轻、效果肯定的药物为米非司酮配伍米索前列醇，完全流产率可达95%～98%。

1. 适应证

（1）早期妊娠≤49天可门诊行药物流产；>49天应酌情考虑，必要时住院流产。

（2）本人自愿，血或尿hCG阳性，超声确诊为宫内妊娠。

（3）人工流产术高危因素者，如瘢痕子宫、哺乳期、宫颈发育不良或严重骨盆畸形。

（4）多次人工流产术史，对手术流产有恐惧和顾虑心理者。

2. 禁忌证

（1）有使用米非司酮禁忌证，如肾上腺及其他内分泌疾病、妊娠期皮肤瘙痒史、血液病、血管栓塞等病史。

（2）有使用前列腺素药物禁忌证，如心血管疾病、青光眼、哮喘、癫痫、结肠炎等。

（3）带器妊娠、异位妊娠。

（4）其他：过敏体质、妊娠剧吐、长期服用抗结核、抗癫痫、抗抑郁、抗前列腺素药等。

3. 用药方法　米非司酮分顿服法和分服法。顿服法为 200mg 一次口服。分服法总量 150mg，米非司酮分两天服用，第 1 天晨服 50mg，8～12 小时再服 25mg；用药第 2 天早晚各服米非司酮 25mg；第 3 天上午 7 时再服 25mg。每次服药前后至少空腹 1 小时。两种方法均于服药的第 3 天早上口服米索前列醇 0.6mg，前后空腹 1 小时。服药后可出现恶心、呕吐、腹痛、腹泻等胃肠道症状。

4. 注意事项

（1）药物流产必须在有正规抢救条件的医疗机构进行。

（2）必须在医护人员监护下使用，严密观察出血及副作用的发生情况。

（3）注意鉴别异位妊娠、葡萄胎等疾病，防止漏诊或误诊。

（4）出血时间长、出血多是药物流产的主要副作用。极少数人可大量出血而需急诊刮宫终止妊娠。

（5）药流后需落实避孕措施，可立即服用复方短效口服避孕药。

二、人工流产术

主治语录：人工流产术按照受孕时间的长短，可分为负压吸引术（妊娠 10 周内）和钳刮术（孕 11～14 周）。

1. 负压吸引术　术前准备详细询问病史，测量体温、脉搏、血压、常规的内科检查。妇科双合诊检查，了解盆腔情况，明确早孕诊断。

（1）辅助检查

1）血常规、血型、凝血象检查。

2）白带常规检查，了解阴道清洁度，有无滴虫、真菌及革兰阴性双球菌感染。

3）尿 hCG 检查及超声检查。

主治语录：手术前应当排空膀胱，手术前后应禁止性生活，以防感染。若阴道分泌物为炎性，逆行宫腔感染风险增加，为禁忌证。

（2）手术步骤

1）受术者取膀胱截石位。

2）常规消毒外阴和阴道，铺消毒巾。施术者再次检查子宫位置、大小及附件等情况。用窥器扩张开阴道，消毒宫颈及阴道。

3）用宫颈钳夹持宫颈前唇中部，不宜夹入宫颈管内。用子宫探针，顺着子宫位置的方向，探测宫腔的深度。

4）用子宫颈扩张器，顺着子宫的方向，扩张子宫颈口。

5）将吸管连接到吸引上。按子宫位置的方向将吸管的头部缓慢送入子宫底部，遇到阻力时稍后退，送入吸管的深度不宜超过子宫探针所测的宫腔深度；吸管的开口处应尽量对准胚胎着床的部位，临床认为，前屈子宫的胚囊附着于子宫前壁；后屈子宫的胚囊附着于子宫后壁。

主治语录：电动吸引操作的过程，先储存负压，使负压上升到 400~500mmHg；将吸管按顺时针吸宫腔 1~2 圈，感到宫壁粗糙，提示组织吸净，此时可将橡皮管折叠，取出吸管。

6）用小号刮匙轻轻搔刮子宫底及两侧子宫角，检查宫腔是否吸净。必要时可重新放入吸管，再次低负压吸宫腔 1 圈。

7）取下宫颈钳后，用棉球拭净宫颈及阴道血迹，子宫收缩欠佳时，可用缩宫素 10U 肌内注射或宫颈注射，观察正常后取下窥器，手术完毕。

8）术后应仔细检查吸出物中有无绒毛及胚胎组织，其大小是否与孕周相符，如无绒毛组织，应送病理检查，并分别测量血液及组织容量。详细填写手术记录。

2. 手术流产后处理

（1）术后应留在医院观察，注意阴道流血等情况，若无异常可回家休息。

（2）术后 1 个月内禁止盆浴及避免性生活，术后应给予抗生素及促进子宫收缩的药物。

（3）指导避孕及落实避孕措施，避免再次意外妊娠。

3. 并发症及处理 见表 30-4。

表 30-4 人工流产术并发症及处理

并发症	处理
出血	1. 妊娠月份较大时，因子宫较大，子宫收缩欠佳，出血量多。可在扩张宫颈后，宫颈注射缩宫素，并尽快取出绒毛组织。吸管过细、胶管过软或负压不足引起出血，应及时更换吸管和胶管，调整负压 2. 近年来由于剖宫产率升高，种植在瘢痕部位的妊娠发生率明显增加，一旦漏诊，术中出血严重甚至危及生命
子宫穿孔	1. 人工流产术的严重并发症。发生率与手术者操作技术以及子宫本身情况（如哺乳期妊娠子宫，剖宫产后瘢痕子宫妊娠等）有关。手术时突然感到无宫底感觉，或手术器械进入深度超过原来所测得深度。提示子宫穿孔，应立即停止手术 2. 穿孔小，无脏器损伤或内出血，手术已完成可注射子宫收缩剂保守治疗，并给予抗生素预防感染。同时密切观察血压、脉搏等生命体征。若宫内组织未吸净，应由有经验医师避开穿孔部位，也可在超声引导下或腹腔镜下完成手术。破口大、有内出血或怀疑脏器损伤，应剖腹探查或腹腔镜检查，根据情况做相应处理

续　表

并发症	处　理
人工流产综合反应	1. 手术时疼痛或局部刺激，使受术者在术中或术毕出现恶心呕吐、心动过缓、心律不齐、面色苍白、头晕、胸闷、大汗淋漓，严重者甚至出现血压下降、昏厥抽搐等迷走神经兴奋症状。这与受术者的情绪、身体状况及手术操作有关 2. 发现症状应立即停止手术，给予吸氧，一般能自行恢复。严重者可加用阿托品 0.5 ~ 1.0mg 静脉注射。术前重视精神安慰，术中动作轻柔，吸宫时掌握适当负压，减少不必要的反复吸刮，均能降低人工流产综合反应的发生率
漏吸或空吸	1. 施行人工流产术未吸出胚胎及绒毛而导致继续妊娠或胚胎停止发育，称为漏吸。漏吸常见于子宫畸形、位置异常或操作不熟练引起。一旦发现漏吸，应再次行负压吸引术 2. 误诊宫内妊娠行人工流产术，称为空吸。术毕吸刮出物肉眼未见绒毛，要重复妊娠试验及超声检查，宫内未见妊娠囊。诊断为空吸必须将吸刮的组织全部送病理检查，警惕异位妊娠
吸宫不全	1. 人工流产术后部分妊娠组织物的残留。与操作者技术不熟练或子宫位置异常有关，是人工流产术常见的并发症。手术后阴道出血时间长，血量多或出血停止后再现多量出血，应考虑为吸宫不全，血或尿 hCG 检测和超声检查有助于诊断 2. 无明显感染征象，即行刮宫术，刮出物送病理检查。术后给予抗生素预防感染。若同时伴有感染，应控制感染后再行刮宫术
感染	可发生急性子宫内膜炎、盆腔炎等，予抗生素治疗，口服或静脉给药
羊水栓塞	少见，往往由于宫颈损伤、胎盘剥离使血窦开放，为羊水进入创造条件，即使并发羊水栓塞，其症状及严重性不如晚期妊娠发病凶猛。治疗包括抗过敏、抗休克等
远期并发症	有宫颈粘连、宫腔粘连、慢性盆腔炎、月经失调、继发性不孕等

第四节　避孕节育措施的选择

一、新婚期

1. 原则　新婚夫妇年轻，尚未生育，应选择使用方便、不影响生育的避孕方法。

2. 选用方法　复方短效口服避孕药使用方便，避孕效果好，不影响性生活，列为首选。男用阴茎套也是较理想的避孕方法，性生活适应后可选用阴茎套。还可选用外用避孕栓、薄膜等。尚未生育或未曾有人工流产手术者，宫内节育器不作为首选。不适宜用安全期、体外排精及长效避孕药。

二、哺乳期

1. 原则　不影响乳汁质量及婴儿健康。

2. 选用方法　阴茎套是哺乳期选用的最佳避孕方式。也可选用单孕激素制剂长效避孕针或皮下埋植剂，使用方便，不影响乳汁质量。哺乳期放置宫内节育器，操作要轻柔，防止子宫损伤。由于哺乳期阴道较干燥，不适用避孕药膜。哺乳期不宜使用雌、孕激素复合避孕药或避孕针以及安全期避孕。

三、生育后期

1. 原则　选择长效、可逆、安全、可靠的避孕方法，减少非意愿妊娠进行手术带来的痛苦及并发症。

2. 选用方法　各种避孕方法（宫内节育器、皮下埋植剂、复方口服避孕药、避孕针、阴茎套等）均适用，根据个人身体状况进行选择。对某种避孕方法有禁忌证者，则不宜使用此种方法。已生育两孩或以上妇女，可采用绝育术。

四、绝经过渡期

1. 原则　此期仍有排卵可能，应坚持避孕，选择以外用避孕为主的避孕方法。

2. 选用方法　可采用阴茎套。原来使用宫内节育器无不良反应可继续使用，至绝经后半年内取出。绝经过渡期阴道分泌物较少，不宜选择避孕药膜避孕，可选用避孕栓、凝胶剂。不宜选用复方避孕。

 历年真题

1. 短效避孕药开始服药时间正确的是
   A. 月经期
   B. 月经第 1 天
   C. 排卵期
   D. 月经第 5 天
   E. 月经干净第 3~7 天

2. 口服避孕药后不规则出血，正确的处理方法是
   A. 加服少量雌激素
   B. 需立即停药
   C. 加服少量孕激素
   D. 加服少量雄性激素
   E. 加倍服药

3. 患者在吸宫流产手术中，突然感觉胸闷，头晕，大汗淋漓，测血压 70/50mmHg，脉搏 50 次/分。此时应首先给予
   A. 加快手术速度，立即排空内容物
   B. 阿托品静脉注射
   C. 输血补液
   D. 肌内注射镇静药
   E. 静脉滴注间羟胺

4. 患者，女，27 岁。妊娠 7 周行人工流产负压吸引术，术者突觉"无底"感，患者随即感觉下腹部剧烈疼痛，伴恶心。心率 75 次/分。首先应考虑的诊断是
   A. 失血性休克
   B. 流产不全
   C. 羊水栓塞
   D. 子宫穿孔
   E. 人工流产综合反应

（5~6 题共用题干）

患者，女，24 岁。因停经 6 周诊断为早孕，行人工流产术。术中出

现心动过缓、血压下降、面色苍
白、出汗、胸闷等症状。

5. 最可能的诊断是

A. 子宫穿孔

B. 羊水栓塞

C. 人工流产综合反应

D. 吸宫不全

E. 宫腔感染

6. 正确的处理方法是

A. 静脉注射地西泮

B. 静脉注射阿托品

C. 肌内注射肾上腺素

D. 静脉滴注多巴胺

E. 终止手术，待病情好转后再
进行

参考答案：1. D 2. A 3. B
4. D 5. C 6. B

第三十一章　性及女性性功能障碍

核心问题

1. 女性性功能障碍的类型。
2. 女性性功能障碍的治疗。

内容精要

性科学是研究人类性、性欲及性行为的综合学科，其研究范围涵盖医学、心理学和社会学，其中以性医学为基础和核心。女性性功能障碍是妇产科临床经常遇见的问题。

一、性欲、性行为及其影响因素

1. 性欲是人类最原始的本能之一，是在各种生理和心理条件刺激下产生的去实施性行为的欲望。

2. 人类性行为目的是繁殖，愉悦和感情，与动物的最大区别是没有动情周期。

3. 性取向大多为异性，但也可为同性。

4. 影响性欲和性行为因素包括生理因素、心理因素、遗传因素和社会因素。

二、女性性反应和性反应周期

1. 人类性行为的过程呈现行为、生理及心理的阶段性变化模式。

2. 女性性反应周期包括性欲期、性兴奋期、性持续期、性高潮期、性消退期。

三、女性性反应的神经内分泌调节

1. 性反应的神经调控是反射性调控，初级中枢位于腰骶部脊髓，第二级中枢位于下丘脑和间脑，第三级最高中枢位于大脑皮质。

2. 性激素也参与性反应的调节，雄激素促进女性性欲、性唤起及性高潮，雌激素在促进女性生殖器分化成熟和性兴奋方面发挥作用。

四、女性性功能障碍

1. 分类　性兴趣或性唤起障碍、性高潮障碍、生殖道盆腔痛或插入障碍。

2. 相关因素　社会心理因素、年龄和绝经因素、手术因素、放疗因素、神经性因素、血管性因素、妊娠和产后因素、妇科和泌尿系统疾病、药物性因素、性知识与性技巧缺乏。

3. 诊断　目前主要依靠病史、性功能评估及体格检查等。还需注意，症状是否已导致本人的心理痛苦和影响与性伙伴的人际关系。

（1）病史采集：主要通过自我评定问卷形式。

（2）性功能评估：常采用女性性功能积分表。

（3）情感及相关问题评价。

（4）心理检查：包括与性有关的各种心理社会状态的评定。

（5）盆腔及全身检查。

（6）实验室检查：目前用于测定女性性反应的方法主要包括生殖器血流测定、阴道容积、压力和顺应性测定、阴道湿润度测定、盆底肌张力测定、功能磁共振脑部成像等。妇女更多地依据主观感受来评价自身的性生活满意度，各种物理测定的临床意义有限。

4. 治疗

（1）心理治疗。

（2）一般治疗。

（3）行为疗法：性感集中训练、自我刺激训练、盆底肌肉训练、脱敏疗法。

（4）药物治疗：外周作用药物（磷酸二酯酶-5 抑制药、前列腺素 E_1 激动药、L-精氨酸）；中枢作用药物（黑皮质素受体激动药、多巴胺受体激动药）；性激素；抗抑郁药（丁胺苯丙酮、曲唑酮、氟西汀）；原发病治疗。

五、女性性卫生和性健康教育

1. 女性性卫生

（1）性心理卫生：健康的性心理是健康性生活的基础和前提。

（2）性生理卫生：良好的生活习惯、性器官卫生、性生活卫生、避孕、预防性传播疾病。

2. 性健康教育　要对不同年龄段的女性进行性教育，对青春期少女尤其重要。

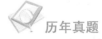 历年真题

1. 女性性生活的基础和前提是
　A. 健康的性心理

　B. 良好的生活习惯

　C. 性器官卫生

D. 生理需要

E. 性生活卫生

2. 持续或反复的性幻想或性欲望低下或缺如，并引起心理痛苦是

A. 性欲低下

B. 性厌恶

C. 性唤起障碍

D. 性高潮障碍

E. 性交疼痛障碍

参考答案：1. A　2. A

第三十二章 妇女保健

> **核心问题**
>
> 妇女一生中有效的保健措施。

内容精要

妇女保健学是一门综合性交叉性学科，是以妇女为对象，运用现代医学和社会科学研究妇女身体健康、心理行为及生理发育特征的变化及其规律，分析其影响因素，制订有效的保健措施。该学科涉及女性一生各阶段，综合运用临床医学、保健医学、预防医学、心理学社会学、卫生管理学等多学科的知识和技术，保护和促进妇女身心健康提高人口素质。

一、妇女保健的意义与组织机构

（一）意义

以维护和促进妇女健康为目的，以"保健为中心，临床为基础，保健与临床相结合，以生殖健康为核心，面向基层，面向群体"为工作方针，开展以群体为服务对象，做好妇女保健工作，保护妇女健康，提高人口素质，是国富民强的基础工程。

（二）组织机构

1. 行政机构

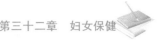

（1）国家卫生健康委员会设置妇幼健康服务司（简称妇幼司），负责拟订妇幼卫生和计划生育技术服务政策、规划、技术标准和规范，推进妇幼卫生和计划生育技术服务体系建设，指导妇幼卫生、出生缺陷防治、人类辅助生殖技术管理和计划生育技术服务工作，依法规范计划生育药具管理工作。

妇幼司下设综合处、妇女卫生处、儿童卫生处、计划生育技术服务处、出生缺陷防治处。

（2）省级（直辖市、自治区）卫生和计划生育委员会下设妇幼健康服务处（简称妇幼处）。

（3）市（地）级卫生和计划生育委员会内设妇幼健康科或预防保健科。

（4）县（区）级卫生和计划生育委员会主要设妇幼健康科或预防保健科负责妇幼健康服务工作。

2. 专业机构 妇幼健康服务专业机构包括各级妇幼保健机构、各级妇产科医院、儿童医院（妇女儿童医院）、综合医院妇产科、儿科、新生儿科、计划生育科、预防保健科，中医医疗机构中的妇产科、儿科，不论其所有制关系（全民、集体、个体）均属妇幼健康服务专业机构。各级妇幼健康服务机构情况如下。

（1）国家级，目前由国家疾病预防控制中心妇幼保健中心负责管理。

（2）省级（直辖市、自治区）妇女健康服务机构由省级（直辖市、自治区）妇幼保健院及高等院校妇幼卫生系、附属医院妇产科等组成。

（3）市（地）级设立市（地）级妇幼保健院。

（4）县（区）级设立县（区）妇幼保健院（所）。

各级妇幼健康服务机构受同级卫生计生行政部门领导，受上一级妇幼保健机构的业务指导。

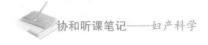

二、妇女保健工作的任务

（一）妇女各期保健

1. 青春期保健　青春期保健应重视健康与行为方面的问题，以加强一级预防为重点。

（1）自我保健：加强健康教育，使青少年了解自己生理、心理上的特点，懂得自爱，学会保护自己，培养良好的个人生活习惯，合理安排生活和学习，有适当的运动与正常的娱乐，注意劳逸结合。

（2）营养指导：注意营养成分的搭配，提供足够的热量，定时定量，三餐有度。

（3）体育锻炼：对身体健康成长十分重要。

（4）健康教育：青春期是形成良好行为习惯和心理健康的时期，如正确保护皮肤，防止痤疮，保护大脑，开发智力，远离烟酒。

（5）性知识教育：通过性教育使少女了解基本性生理和性心理卫生知识，注意经期卫生，正确对待和处理性发育过程中的各种问题，以减少非意愿妊娠率，预防性传播疾病。

二级预防包括小儿妇科常见病的筛查和防治。通过学校保健等普及对青少年的体格检查，及早筛查出健康和行为问题；三级预防包括对青年女性疾病的治疗与康复。

2. 生育期保健　主要是维护生殖功能的正常，保证母婴安全，降低孕产妇死亡率和围产儿死亡率。

（1）以加强一级预防为重点：普及孕产期保健和计划生育技术指导。

（2）二级预防：使妇女在生育期因孕育或节育导致的各种疾病，能做到早发现、早防治，提高防治质量。

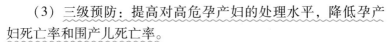

（3）三级预防：提高对高危孕产妇的处理水平，降低孕产妇死亡率和围产儿死亡率。

我国提供孕前保健的检查措施有结婚前和受孕前两个时间窗。婚前检查为即将婚配的男女双方在结婚登记前所提供的保健服务，包括婚前医学检查、婚前卫生指导和婚前卫生咨询。

婚前医学检查是通过医学检查手段发现有影响结婚和生育的疾病，给予及时治疗，并提出有利于健康和出生子代素质的医学意见。一是暂缓结婚，如精神病在发病期间，指定传染病在传染期期间，重要脏器疾病伴功能不全，患有生殖器发育障碍或畸形；二是不宜结婚，双方为直系血亲或三代以内旁系血亲；三是不宜生育，严重遗传性疾病患者。

3. 围产期保健 一次妊娠从妊娠前、妊娠期、分娩期、产褥期、哺乳期为孕产妇和胎儿及新生儿的健康所进行的一系列保健措施，从而保障母婴安全，降低孕产妇死亡率和围产儿死亡率。见表32-1。

表 32-1 围产期保健

阶 段	内 容
孕前	1. 选择最佳受孕时机，提倡有计划妊娠，以减少许多危险因素和高危妊娠
	2. 建议在受孕前3~6个月进行孕前健康检查，在受孕前进入最佳的健康状态，包括生殖相关的健康保健（健康教育、健康检查和健康咨询），孕前仔细评估既往慢性病史，家族和遗传病史，积极治疗对妊娠有影响的疾病，如病毒性肝炎、心脏病等，选择适宜时间受孕，告知两次妊娠间隔时间最好在2~5年，不宜妊娠者应及时告知
	3. 妊娠前健康的心理和社会环境也很重要，戒烟酒，避免接触有毒物质和放射线
	4. 孕前3个月补充叶酸或含叶酸的复合维生素可明显降低胎儿神经管畸形、先天性心脏病等风险，若前次有不良孕产史者，此次受孕应向医师咨询，做好孕前准备，以减少高危妊娠和高危儿的发生

续　表

阶　段	内　容
妊娠早期	此期是胚胎、胎儿分化发育阶段，易受外界因素及孕妇疾病的影响，导致胎儿畸形或发生流产，应注意防病致畸。早孕期保健主要有以下目的： 1. 尽早确定妊娠和妊娠胎数，排除异位妊娠，根据孕早期胚胎发育确定准确的孕龄，对于多胎妊娠确定绒毛膜性 2. 预防出生缺陷。妊娠早期是胚胎器官形成的关键时期。评估孕前保健情况，避免接触有害化学制剂和放射线，避免密切接触某些宠物，避免病毒感染等有害物质 3. 做好预防流产相关知识宣教，指导妊娠早期营养和生活方式，保证充足睡眠适当活动，避免高强度工作、高噪声环境和家庭暴力，保持精神和心理健康，预防孕期及产后心理问题的发生 4. 进行高危妊娠初筛，了解有无不良孕产史、家族成员有无遗传病史；了解有无慢性高血压、心脏病、糖尿病、系统性红斑狼疮等慢性病史，对于不宜继续妊娠者应告知并及时终止妊娠；高危妊娠继续妊娠者，严密观察，严格执行转诊制度 5. 出生缺陷的妊娠早期筛查，在妊娠 10～14 周可以进行早孕期唐氏综合征血清学筛查和胎儿严重畸形的早孕期筛查（如无脑儿、严重心脏病胎儿严重水肿等）。无创产前检测（NIPT）技术在妊娠 $12～22^{+6}$ 周进行
妊娠中期	此期胎儿生长发育较快。胎盘已形成，不易流产，妊娠晚期并发症尚未出现。保健内容： 1. 出生缺陷的筛查，中孕期唐氏综合征血清学筛查、无创产前检测技术（NIPT）、胎儿结构异常的超声筛查等方法筛查出生缺陷 2. 妊娠并发症的筛查，妊娠期糖尿病、早产、前置胎盘等妊娠常见的并发症均可以在此阶段进行 3. 胎儿生长监测和评估，早期发现胎儿生长受限 4. 加强营养，补充铁、钙等矿物质；改变生活习惯，监测胎动、宫缩 5. 孕产妇心理评估，做好母亲的角色定位，早期发现孕产妇抑郁症并及时处理

续 表

阶 段	内 容
妊娠晚期	1. 此期胎儿生长发育最快，体重明显增加。加强妊娠晚期营养及生活方式、孕妇自我监护、分娩及产褥期相关知识、母乳喂养新生儿筛查及预防接种等宣教 2. 定期行产前检查，监测胎儿生长发育的各项指标，防治妊娠并发症，及早发现且及时纠正胎儿宫内缺氧，做好分娩前的心理准备，选择合适的分娩方式 3. 指导孕妇做好乳房准备，提供母乳喂养等方面的知识，有利于产后哺乳
分娩期	分娩期是整个妊娠安全的关键，提倡住院分娩，高危孕妇应提前入院。近年我国卫生行政部门针对分娩期保健提出"五防、一加强"，内容如下： 1. 五防 防产后出血，防产褥期感染，防产程停滞，防产道损伤，防新生儿窒息 2. 一加强 是加强产时监护和产程处理
产褥期	产褥期保健均在初级保健单位进行，产后访视应在产后 3 天内、产后 14 天、产后 28 天进行
哺乳期	通常为 1 年。为保护母婴健康降低婴幼儿死亡率，保护、促进和支持母乳喂养是哺乳期保健的中心任务。我国目前三级医疗保健网较健全，将出院的母亲转给街道妇幼保健组织，对母婴进行家庭访视。许多药物能通过乳汁进入婴儿体内，哺乳产妇用药需慎重。哺乳期最好采用工具避孕

4. 围绝经期保健 妇女在 40 岁左右开始进入围绝经期，随着生活条件的改善，绝经相关的生理变化可以延缓到 50 岁以后。有部分妇女在此期前后出现因性激素减少所引发的一系列躯体和精神心理症状。围绝经期保健内容如下。

（1）合理安排生活，重视蛋白质维生素及微量元素的摄入，保持心情舒畅，注意锻炼身体。

（2）保持外阴部清洁，预防萎缩的生殖器发生感染；防治

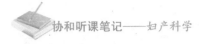

绝经过渡期月经失调，重视绝经后阴道出血。

（3）体内支持组织及韧带松弛，容易发生子宫脱垂及压力性尿失禁，应行肛提肌锻炼，加强盆底组织的支持力。

（4）此期是妇科肿瘤的好发年龄，应每年定期体检。

（5）在医师指导下，采用激素补充治疗、补充钙剂等方法防治绝经综合征、骨质疏松、心血管疾病等发生。

（6）虽然此期生育能力下降，仍应避孕至月经停止 12 个月以后。

5. 老年期保健　国际老年学会规定 65 岁以上为老年期。由于生理方面的明显变化所带来心理及生活的巨大变化，使处于老年期的妇女较易患各种身心疾病。应定期体格检查，加强身体锻炼，合理应用激素类药物，以利于健康长寿。

（二）定期进行妇女常见疾病和恶性肿瘤的普查普治

倡导接种 HPV 疫苗，预防宫颈癌。当普查发现异常时，应进行检查确诊，以做到早发现、早诊断、早治疗，以降低发病率，提高治愈率。

（三）做好妇女劳动保护

1. 妊娠 7 个月以上的女职工　用人单位不得延长劳动时间或者安排夜班劳动，并应当在劳动时间内安排一定的休息时间。妊娠女职工在劳动时间内进行产前检查，所需时间计入劳动时间。不得在女职工妊娠期、分娩期、哺乳期降低其基本工资或解除劳动合同；对有两次以上自然流产史，现又无子女的女职工，应暂时调离有可能导致流产的工作岗位。

2. 围产期女职工　顺产假为 98 天，其中产前休息 15 天，难产增加产假 15 天。生育多胞胎的多生育 1 个婴儿，增加产假 15 天。女职工妊娠未满 4 个月流产的，享受 15 天产假；妊娠满

4 个月流产的，享受 42 天产假。

3. 哺乳期女职工　调近不调远，哺乳时间为 1 年，不得安排夜班及加班。用人单位应当在每天的劳动时间内为哺乳期女职工安排 1 小时哺乳时间；女职工生育多胞胎的，每多哺乳 1 个婴儿每天多增加 1 小时哺乳时间。

三、妇女保健统计指标

（一）妇女常见病筛查的常用统计指标

1. 妇女常见病筛查率＝该年该地区妇女常见病实查人数/某年某地区妇女常见病应查人数×100%。

2. 妇女常见病患病率＝该年该地区妇女常见病患病总人数/某年某地区妇女常见病实查人数×10 万/10 万。

3. 妇女病治愈率＝治愈例数/患妇女病总例数×100%。

（二）孕产期保健指标

1. 孕产期保健工作指标

（1）早孕建册率＝辖区内孕 13 周之前建册并进行第一次产前检查的产妇人数/该地该时间段内活产数总数×100%。

（2）产前检查率＝期内产妇产前检查总人数/期内活产总数×100%。

（3）产后访视率＝期内接受产后访视的产妇数/期内活产总数×100%。

（4）住院分娩数＝期内住院分娩活产数/期内活产总数×100%。

2. 孕产期保健质量指标

（1）高危孕产妇比例＝期内高危孕产妇数/期内孕产妇总数×100%。

（2）剖宫产率＝期内剖宫产活产数/期内活产总数×100%。

（3）产后出血率＝期内发生产后出血的产妇人数/期内产妇总数×100%。

（4）产褥感染率＝期内产褥感染产妇人数/期内产妇总数×100%。

（5）会阴侧切率＝期内会阴侧切产妇人数/期内阴道分娩产妇总数×100%。

3．孕产期保健效果指标

（1）围产儿死亡率＝（孕 28 周以上死胎死产数+生后 7 天内新生儿死亡数）/（孕 28 足周以上死胎死产数 + 活产数）×1000%。

（2）孕产妇死亡率＝年内孕产妇死亡数/年内活产总数×10 万/10 万。

（3）新生儿死亡率＝期内生后 28 天内新生儿死亡数/期内活产数×1000‰。

（4）早期新生儿死亡率＝期内生后 7 天内新生儿死亡数/期内活产数×1000‰。

（三）人口和计划生育统计指标

1．人口出生率＝某年出生人数/该年平均人口数×1000‰。

2．人口死亡率＝某年死亡人数/该年平均人口数×1000‰。

3．人口自然增长率＝年内人口自然增长数/同年平均人口数×1000‰。

4．出生人口性别比＝出生男婴数/出生女婴数×100。

5．出生人流比＝期内人工流产总例数/同期活产总数。

6．计划生育手术并发症发生率＝期内该项计划生育手术并发症发生例数/同期某项计划生育手术总例数×100%。

四、孕产妇死亡评审制度及危重症评审制度

孕产妇死亡指在妊娠期或妊娠终止后 42 天之内妇女的死

亡，但不包括意外或偶然因素所致的死亡。我国孕产妇死亡评审制度是各级妇幼保健机构在相应卫生计生行政部门领导下，成立各级孕产妇死亡评审专家组，通过对病例进行系统回顾和分析，及时发现在孕产妇死亡过程中各个环节存在的问题，有针对性地提出干预措施，以提高孕产妇系统管理和产科质量、降低孕产妇死亡率。

孕产妇危重症是指在妊娠至产后 42 天内，孕产妇因患疾病濒临死亡经抢救后存活下来者。国际资料显示鉴别孕产妇危重症的标准主要有 3 种。

1. 基于某种特殊的严重疾病的临床标准如子痫、重度子痫前期、肺水肿等。

2. 基于干预措施应用的标准如进入 ICU 治疗、需要立即切除子宫、需要输血等。

3. 基于器官功能障碍或衰竭的标准如心功能不全、肾衰竭等。

 历年真题

1. 母婴保健技术服务不包括
   A. 婚前医学检查
   B. 产前诊断
   C. 助产技术
   D. 辅助生育技术
   E. 母婴保健的科普宣传、教育和咨询
2. 下列关于青春期保健一级预防内容的叙述，不正确的是
   A. 青春期心理卫生
   B. 定期体格检查

   C. 经期卫生保健指导
   D. 性知识教育
   E. 体育锻炼
3. 产后访视率的计算方法是
   A. 当年产妇产前检查总数/当年活产总数×100%
   B. 当年产妇数/当年产前检查孕妇总数×100%
   C. 当年接受产后访视的产妇数/当年活产总数×100%
   D. 当年产妇数/当年新生儿总

数×100%

  E. 当年产前检查孕妇总数/当
    年产妇数×100%

4. 婚前保健的重要意义不包括

  A. 有利于男女双方和子代的
    健康

  B. 有利于提高人口素质

  C. 有利于有效地实现调节生育

的计划

  D. 有利于夫妻生活的和谐

  E. 选择适当的受孕时机，使夫
    妻在身心健康、社会环境良
    好的状态下受孕

参考答案：1. D 2. B 3. C
          4. E

第三十三章 妇产科常用特殊检查

核心问题

各种检查对妇产科疾病的诊断的意义。

内容精要

妇产科疾病的诊断除需要了解病史和进行体格检查外，还涉及各种特殊检查，包括实验室检查、病理学检查及影像学检查。

第一节 产前筛查和产前诊断常用的检查方法

一、产前筛查常用方法

1. 血清生化筛查 早孕期血清生化筛查在孕 $11 \sim 13^{+6}$ 周进行。中孕期血清生化筛查在孕 $15 \sim 20$ 周进行。不建议单独使用妊娠中期生化血清学方法对双胎妊娠进行唐氏综合征的筛查。通过血清 AFP 可以筛查神经管缺陷，尤其是开放性神经管缺陷。

2. 无创产前筛查 孕 10 周起即可 NIPT 检测，最佳孕周为 $12 \sim 22^{+6}$ 周。存在一定假阳性。以下情况不建议做此检查。

（1）染色体异常胎儿分娩史，夫妇一方有明确染色体异常的孕妇。

（2）孕妇1年内接受过异体输血、移植、细胞治疗或接受过免疫治疗等对高通量基因测序产前筛查与诊断结果将造成干扰的。

（3）胎儿影像学检查怀疑胎儿有微缺失微重复综合征或其他染色体异常可能的；各种基病的高风险人群。

3. 产前筛查超声　是目前筛查胎儿结构异常的主要方法。

（1）我国分为早孕期超声检查和中晚孕期超声检查：早孕期超声检查又分为早孕期普通超声检查和孕 $11 \sim 13^{+6}$ 周 NT 超声检查，早孕期 NT 检查时期，尤其是阴道超声检查，可显著提高胎儿结构图像分辨率，对发现早孕期胎儿结构异常有很大帮助，可发现如无脑儿、严重脑膨出、严重开放性脊柱裂、严重胸腹壁缺损伴内脏外翻、单腔心、巨膀胱、脐膨出等胎儿结构异常，让孕妇在孕早期做出选择，降低中期引产对母体的伤害。

（2）目前中晚孕期超声检查采取分级检查。

1）Ⅰ级：为一般产前超声检查，主要进行胎儿主要生长参数的检查，不进行胎儿解剖结构和胎儿异常的筛查。

2）Ⅱ级：常规产前超声检查按原卫生部规定，初步筛查六大类畸形。无脑儿、严重脑膨出、严重开放性脊柱裂、严重胸腹壁缺损伴内脏外翻、单腔心、致死性软骨发育不良。

3）Ⅲ级：为系统产前超声检查，通过对胎儿解剖结构的详细检查，提高胎儿异常检出率。以上是根据不同医院级别、不同医师水平、不同检查孕周而选择不同胎儿产前超声筛查级别，属于产前超声筛查。

4）Ⅳ级：即针对性产前超声检查，属于产前超声诊断。需要强调，产前超声筛查有其局限性，不能检出所有胎儿结构异常，亦不能检测胎儿智力和评价胎儿生理功能。不同胎儿结构异常，检出率也不同，有一定的漏诊率，且有些胎儿异常是一个动态形成的过程，随着孕周增加才逐渐表现出来。

二、产前诊断常用方法

1. 产前诊断超声　有局限性，针对不同疾病，有不同误诊率。

2. 磁共振成像　对于羊水过少、孕妇肠道气体过多或过于肥胖者，超声检查显示胎儿解剖结构较差，应用磁共振成像较理想。

3. 羊膜腔穿刺术　孕 16 周后进行。禁忌证：①孕妇有流产征兆。②孕妇有感染征象。③孕妇凝血功能异常。

4. 绒毛穿刺取样　孕 10 周后进行。禁忌证：①孕妇有流产征兆。②孕妇有感染征象。③孕妇凝血功能异常。

5. 经皮脐血穿刺取样　妊娠 18 周后进行。

禁忌证：①孕妇有流产征兆。②孕妇有感染征象。③孕妇凝血功能异常。

第二节　羊水检查

一、适应证

1. 遗传病的产前诊断和遗传代谢病的产前筛查。
2. 宫内病原体感染的产前诊断。
3. 胎儿肺成熟度的判断。

二、临床应用

1. 遗传病的产前诊断和遗传代谢病的产前筛查

（1）染色体疾病及基因组疾病：通过羊水细胞培养进行传统的染色体核型分析，可用于诊断染色体的数目异常和结构异常。

（2）基因疾病：从羊水细胞提取胎儿 DNA。Sanger 测序是目前基因突变检测的"金标准"。

（3）遗传代谢病的产前筛查：通过羊水酶学分析，可诊断因遗传基因突变引起的某种蛋白质或酶的异常或缺陷。

2. 宫内感染的产前诊断　当怀疑孕妇有弓形虫、巨细胞病毒等感染时，可行羊水中病毒 DNA 或 RNA 的定量分析以帮助诊断是否存在胎儿宫内感染。

羊水培养是诊断宫内细菌感染的可靠依据，羊水涂片革兰染色检查、葡萄糖水平测定、白细胞计数、白介素-6 检测等可用于绒毛膜羊膜炎的产前诊断。

3. 胎儿肺成熟度检查　用于高危妊娠在引产前胎儿肺成熟度的评估，以帮助决定分娩时机。

（1）卵磷脂/鞘磷脂比值测定：胎儿肺泡 Ⅱ 型上皮细胞分泌的表面活性物质，能使胎肺表面张力减低，有助于预防新生儿呼吸窘迫综合征（NRDS）的发生。肺泡表面活性物质的主要成分为磷脂，羊水 L/S 比值可用于判断胎肺的成熟度。L/S>2 提示胎儿肺成熟。

（2）磷脂酰甘油（PG）测定：占肺泡表面活性物质中总磷脂的 10%，其测定判断胎儿肺成熟度优于 L/S 比值法。妊娠 35 周后羊水中出现 PG，代表胎儿肺已成熟以后继续增长并妊娠时，即使 L/S 比值>2，而未出现 PG，则提示胎儿肺仍不成熟。

第三节　生殖道脱落细胞学检查

一、涂片种类及标本采集

采集标本前 24 小时内禁止性生活、阴道检查、阴道灌洗及用药，取标本的用具必须无菌干燥。

1. 阴道涂片　主要目的是了解卵巢或胎盘功能。对已婚妇女，一般在阴道侧壁上 1/3 处轻轻刮取黏液及细胞做涂片，避免将深层细胞混入而影响诊断，薄而均匀地涂于玻片上，置 95%乙醇中固定。对无性生活的女性，阴道分泌物极少，可将消毒棉签先浸湿，然后伸入阴道在其侧壁上 1/3 处轻卷后取出棉签，在玻片上涂片并固定。

2. 宫颈刮片　是子宫颈癌筛查的重要方法。该法获取细胞数目不全面，制片也较粗劣，故多推荐涂片法。

3. 子宫颈刷片　先将子宫颈表面分泌物拭净，将细胞刷置于子宫颈管内，达子宫颈外口上方 10mm 左右，在子宫颈管内旋转数圈后取出，旋转细胞刷将附着于小刷子上的标本均匀地涂布于玻片上或洗脱于保存液中。

涂片液基细胞学特别是用薄层液基细胞学检查所制备单层细胞涂片效果清晰阅片容易，与常规制片方法比较，改善了样本收集率并使细胞均匀分布在玻片上。此外，该技术一次取样可多次重复制片并可用作高危型 HPV 检测和自动阅片。

4. 宫腔吸片　疑宫腔内有恶性病变时，可采用宫腔吸片，较阴道涂片及诊刮阳性率高。选择直径 1~5mm 不同型号塑料管，一端连于干燥消毒的注射器，用大镊子将塑料管另一端送入子宫腔内达宫底部，上、下、左、右转动方向轻轻抽吸注射器，将吸出物涂片、固定、染色。取出吸管时停止抽吸，以免将子宫颈管内容物吸入。宫腔吸片标本中可能含有输卵管、卵巢或盆腹腔上皮细胞成分。

亦可用宫腔灌洗法，用注射器将 10ml 无菌 0.9%氯化钠注射液注入宫腔，轻轻抽吸洗涤内膜面，然后收集洗涤液，离心后取沉渣涂片。此法简单，取材效果好，特别适合于绝经后出血妇女，与诊刮效果相比，患者痛苦小，易于接受，但取材不够全面。

二、生殖道脱落细胞涂片用于妇科疾病诊断

生殖道脱落细胞涂片用于妇科内分泌疾病诊断及流产目前已逐渐减少，并被其他方法取代，但在诊断生殖道感染性疾病仍具重要意义。

（一）闭经

阴道涂片检查见有正常周期性变化，提示闭经原因在子宫及其以下部位，如子宫内膜结核、子宫颈宫腔粘连等。涂片见中层和底层细胞多，表层细胞极少或无，无周期性变化，提示病变在卵巢，如卵巢早衰。涂片表现不同程度雌激素低落，或持续雌激素轻度影响，提示垂体或下丘脑或其他全身性疾病引起的闭经。

（二）异常子宫出血

1. 无排卵性异常子宫出血　涂片显示中至高度雌激素影响，但也有较长期处于低至中度雌激素影响。雌激素水平高时成熟指数（MI）右移显著，雌激素水平下降时出现阴道出血。

2. 排卵性月经失调　涂片显示有周期性变化，MI 明显右移，排卵期出现高度雌激素影响，EI 可达 90%。但排卵后细胞堆积和皱褶较差或持续时间短，嗜伊红细胞指数（EI）虽有下降但仍偏高。

（三）流产

1. 先兆流产　由于黄体功能不足引起的先兆流产表现为 EI 于早孕期增高，经治疗后 EI 稍下降提示好转。若再度 EI 增高，细胞开始分散，流产可能性大。若先兆流产而涂片正常，表明流产并非黄体功能不足引起，用孕激素治疗无效。

2. 稽留流产 EI 升高，出现圆形致密核细胞，细胞分散，舟形细胞少，较大的多边形细胞增多。

（四）生殖道感染性炎症

1. 细菌性阴道病 镜检加入 0.9% 氯化钠溶液的阴道分泌物涂片，可见线索细胞，表现为阴道脱落的表层细胞边缘附着颗粒状物，即加德纳菌等各种厌氧菌，细胞边缘不清。

2. 衣原体性子宫颈炎 在子宫颈涂片上可见化生的细胞质内有球菌样物及嗜碱性包涵体，感染细胞肥大多核。

3. 病毒感染 常见的有人乳头瘤病毒（HPV）和单纯疱疹病毒（HSV）Ⅱ型。

（1）HPV 感染：鳞状上皮细胞被 HPV 感染后具有典型的细胞学改变。在涂片标本中见挖空细胞、不典型角化不全细胞及反应性外底层细胞即提示有 HPV 感染。典型的挖空细胞表现为上皮细胞内有 1~2 个增大的核，核周有透亮空晕环或致密的透亮区。

（2）HSV 感染：早期表现为感染细胞的核增大，染色质结构呈"水肿样"退变，染色质很细，散布整个胞核中，呈淡的嗜碱性染色，均匀，犹如毛玻璃状，细胞多呈集结状，有许多胞核。晚期可见嗜伊红染色的核内包涵体，周围可见一清亮晕环。

三、生殖道脱落细胞用于妇科肿瘤诊断

1. 子宫颈道细胞学巴氏分类法 诊断标准如下。

（1）巴氏Ⅰ级：正常。为正常宫颈细胞涂片。

（2）巴氏Ⅱ级：炎症。细胞核增大，核染色质较粗，但染色质分布尚均匀。一般属良性改变或炎症。临床分为ⅡA 及ⅡB。ⅡB 是指个别细胞核异质明显，但又不支持恶性；其余为ⅡA。

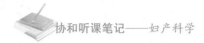

（3）巴氏Ⅲ级：可疑癌。主要是核异质，表现为核大深染，核形不规则或双核。对不典型细胞，性质尚难肯定。

（4）巴氏Ⅳ级：高度可疑癌。细胞有恶性特征，但在涂片中恶性细胞较少。

（5）巴氏Ⅴ级：癌。具有典型的多量癌细胞。

每个级别之间没有严格的区别。

2．TBS 分类法

（1）未见上皮内病变细胞和恶性细胞：见表 33-1。

表 33-1　未见上皮内病变细胞和恶性细胞

项　目	内　容
病原体	1. 滴虫，呈梨形、卵圆形或圆形，直径 $15 \sim 30\mu m$，一般见不到鞭毛
	2. 假丝酵母菌，多数由白色假丝酵母菌引起，其余是由其他真菌引起。涂片中可见假菌丝和孢子及上皮细胞被菌丝穿捆
	3. 细菌，正常情况下乳酸杆菌是阴道的主要菌群，在细菌性阴道病，菌群发生转变涂片中有明显的球杆菌。此外还可见放线菌，多见于使用宫内节育器的妇女
	4. 单纯疱疹病毒，感染生殖道的主要是疱疹Ⅱ型病毒。被感染细胞核增大，可以是单核或镶嵌的多核，核膜增厚，核呈毛玻璃样改变。核内可出现嗜酸性包涵体，包涵体周围常有空晕或透明带环绕
	5. 衣原体，细胞学对衣原体诊断的敏感性和可重复性有争议，有更特异的检查方法如培养，酶联免疫和 PCR
非瘤样发现	1. 反应性细胞改变，与炎症有关的反应性细胞改变（包括典型的修复）；与放疗有关的反应性细胞改变；与宫内节育器相关的反应性细胞改变
	2. 子宫切除术后的腺细胞
	3. 萎缩（有或无炎症），常见于儿童、绝经期和产后
其他	子宫内膜细胞出现在 40 岁以上妇女的涂片中，未见上皮细胞不正常

（2）上皮细胞异常

1）鳞状上皮细胞异常：①不典型鳞状细胞，包括无明确诊断意义的不典型鳞状细胞和不能排除高级别鳞状上皮内病变不典型鳞状细胞。②低级别鳞状上皮内病变，与 CIN1 术语符合。③高级别鳞状上皮内病变，包括 CIN2、CIN3 和原位癌。④鳞状细胞癌，若能明确组织类型，应按下述报告：角化型鳞癌；非角化型鳞癌；小细胞型鳞癌。

2）腺上皮细胞改变：①不典型腺上皮细胞（AGC），包括子宫颈管细胞 AGC 和子宫内膜细胞 AGC。②腺原位癌（AIS）。③腺癌，若可能，则判断来源，子宫颈管、子宫内膜或子宫外。

3）其他恶性肿瘤：原发于子宫颈和子宫体的不常见肿瘤及转移癌。

子宫颈细胞学检查是子宫颈癌筛查的基本方法，也是诊断的常用步骤，相对于高危 HPV 检测，细胞学检查特异性高，但敏感性较低。建议 21 岁以上有性生活的妇女开始定期子宫颈细胞学检查，并结合 HPV 检测定期复查。

第四节 宫颈脱落细胞 HPV 检测

HPV 检测的临床应用

1. 与细胞学检查联合用于子宫颈癌初筛，有效减少细胞学检查的假阴性结果。

2. 单独用于子宫颈癌初筛，HPV 检测阳性妇女进一步用细胞学分流。不推荐 25 岁以下妇女采用 HPV 初筛。各型别 HPV 对子宫颈上皮的致病力并不相同，如 HPV16 或 HPV18 阳性妇女发生高级别病变的风险显著高于其他型别，所以若 HPV16 或 HPV18 阳性，可直接转诊阴道镜。

3. 用于细胞学初筛为 ASC-US 的分流，以避免因过度诊断和治疗给患者及医师造成的负担。

4. 用于子宫颈高度病变手术治疗后的患者的疗效判断和随访监测，若术后 HPV 检测持续阳性提示有残余病灶或复发可能，需严密随访。

第五节 妇科肿瘤标志物检查与相关基因检测

1. 癌抗原 125　　是应用最广泛的卵巢上皮性肿瘤标志物。常用血清检测参考范围为<35U/ml。

2. NB/70K　　对卵巢癌患者早期诊断有益。

3. 糖链抗原 199　　血清正常参考范围为<37U/ml。直肠癌细胞系相关抗原的单克隆抗体。

4. 甲胎蛋白　　血清正常参考范围为<20μg/L。对卵巢恶性生殖细胞肿瘤尤其是内胚窦瘤的诊断有较高价值。

5. 癌胚抗原　　检测方法多采用 RIA 和 ELISA。血浆正常阈值因测定方法不同而有出入，一般不超过 2.5μg/L。在测定时应设定正常曲线，一般认为，当 CEA>5μg/L 可视为异常。肿瘤类别无特异性标记功能。

6. 鳞状细胞癌抗原　　血 SCCA 正常参考范围为<1.5μg/L。对肿瘤患者有判断预后检测病情发展的作用。

7. 人附睾丸蛋白 4　　正常参考范围为<150pmol/L。是上皮卵巢癌肿瘤标志物。

第六节 女性生殖器活组织检查

一、各项活组织检查的区别

1. 外阴及阴道活组织检查　　见表 33-2。

表 33-2　外阴及阴道活组织检查

	外阴活组织检查	阴道活组织检查
适应证	1. 确定外阴色素减退疾病的类型及排除恶变者 2. 外阴部赘生物或久治不愈的溃疡 3. 外阴特异性感染，如结核、尖锐湿疣、阿米巴等	阴道赘生物、阴道溃疡灶
禁忌证	1. 外阴急性化脓性感染 2. 月经期 3. 疑恶性黑色素瘤	急性外阴炎、阴道炎、宫颈炎、盆腔炎
方法	1. 患者取膀胱截石位，常规外阴消毒，铺盖无菌孔巾，取材部位以 0.5% 利多卡因行局部浸润麻醉 2. 小赘生物可自蒂部剪下或用活检钳钳取，局部压迫止血，病灶面积大者行部分切除。标本置 10% 甲醛溶液中固定后送病检	1. 患者取膀胱截石位，阴道窥器暴露活检部位并消毒。活检钳咬取可疑部位组织，对表面有坏死的肿物，要取至深层新鲜组织 2. 无菌纱布压迫止血，必要时阴道内放置无菌带尾棉球压迫止血，嘱其 24 小时后自行取出

2. 宫颈活组织检查

（1）适应证　①阴道镜诊断宫颈癌或可疑癌者。②阴道镜诊断宫颈癌，但细胞学为 ASC-H 及以上或 AGC 及以上，或阴道镜检查不充分，或检查者经验不足等。③肉眼检查可疑癌。

（2）方法

1）患者取膀胱截石位，阴道窥器暴露宫颈，用干棉球揩净宫颈黏液及分泌物，局部消毒。

2）用活检钳在宫颈外口鳞柱交接处或肉眼糜烂较深或特殊病变处取材。可疑宫颈癌者在 3 点、6 点、9 点、12 点处取材。临床已明确为宫颈癌，只为明确病理类型或浸润程度时可做单点取材。为提高取材准确性，可在阴道镜检指引下行定位活检，

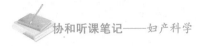

或在宫颈阴道部涂以碘溶液，选择不着色区取材。

3）宫颈局部填带尾棉球压迫止血，嘱患者24小时后自行取出。

（3）注意事项

1）患有阴道炎症（阴道滴虫及真菌感染等）应治愈后再取活检。

2）妊娠期原则上不做活检，以免流产、早产，但临床高度怀疑宫颈恶性病变者仍应检查。月经前期不宜做活检，以免与活检处出血相混淆，且月经来潮时创口不易愈合，有增加内膜在切口种植的机会。

3. 子宫内膜活组织检查　间接反映卵巢功能，直接反映子宫内膜病变。判断子宫发育程度及有无宫颈管及宫腔粘连，为妇科临床常用的辅助诊断方法。

（1）适应证：①确定月经失调类型。②检查不孕症病因。③异常阴道流血或绝经后阴道流血，需排除子宫内膜器质性病变者。

（2）禁忌证：①急性、亚急性生殖道炎症。②可疑妊娠。③急性严重全身性疾病。④体温>37.5℃者。

（3）采取时间及部位

1）了解卵巢功能通常可在月经期前1~2天取，一般在月经来潮6小时内取，自宫腔前、后壁各取一条内膜。闭经如能排除妊娠则随时可取。

2）功能失调性子宫出血者，如疑为子宫内膜增生症，应于月经前1~2天或月经来潮6小时内取材。疑为子宫内膜不规则脱落时，则应于月经第5~7天取材。

3）原发性不孕者，应在月经来潮前1~2天取材。如为分泌相内膜，提示有排卵。内膜仍呈增生期改变则提示无排卵。

4）疑有子宫内膜结核，应于经前1周或月经来潮6小时内诊刮。诊刮前 3 天及术后 4 天每天肌内注射链霉素 0.75g 及口服异烟肼 0.3g，以防诊刮引起结核病灶扩散。

5）疑有子宫内膜癌者随时可取。

（4）方法

1）排尿后取膀胱截石位，查明子宫大小及位置。

2）常规消毒外阴，铺孔巾。阴道窥器暴露宫颈，碘酒、酒精消毒宫颈及宫颈外口。

3）以宫颈钳夹持宫颈前唇或后唇，用探针测量宫颈管及宫腔深度。

4）使用专用活检钳，以取到适量子宫内膜组织为标准。若无专用活检钳可用小刮匙代替，将刮匙送达宫底部，自上而下沿宫壁刮取（避免来回刮），夹出组织，置于无菌纱布上，再取另一条。术毕取下宫颈钳，收集全部组织固定于 4% 甲醛溶液中送检。检查申请单要注明末次月经时间。

二、诊断性子宫颈锥切术（表 33-3）

表 33-3　诊断性子宫颈锥切术

项　目	内　容
适应证	1. 子宫颈活检为 LSIL 及以下，为排除 HSIL，如细胞学检查为 HSIL 及以上、HPV16 和/或 HPV18 阳性等
	2. 宫颈活检为 HSIL，而临床可疑为浸润癌，为明确病变累及程度及决定手术范围者
	3. 宫颈活检证实为原位腺癌
禁忌证	1. 阴道、宫颈、子宫及盆腔有急性或亚急性炎症
	2. 有血液病等出血倾向

续 表

项 目	内 容
方法	1. 受检者在麻醉下取膀胱截石位，外阴、阴道消毒，铺无菌巾
	2. 导尿后，用阴道窥器暴露宫颈并消毒阴道、宫颈及宫颈外口
	3. 以宫颈钳钳夹宫颈前唇向外牵引。扩张宫颈管并做宫颈管搔刮术。宫颈涂碘液，在病灶外或碘不着色区外 0.5cm 处，以尖刀在宫颈表面做 0.2cm 环形切口，包括宫颈上皮及少许皮下组织。按 30°~50° 向内做宫颈锥形切除。根据不同的手术指征，可深入宫颈管 1~2.5cm，呈锥形切除
	4. 于切除标本 12 点处做标志。以 4% 甲醛溶液固定，送病理检查
	5. 创面止血用无菌纱布压迫多可奏效。若有动脉出血，可用肠线缝扎止血，也可加用止血粉、明胶海绵、凝血酶等止血
	6. 将要行子宫切除者，子宫切除手术最好在锥切术后 48 小时内进行，可行宫颈前后唇相对缝合封闭创面止血。若不能在短期内行子宫切除或无须做进一步手术者，则应行宫颈成形缝合术或荷包缝合术，术毕探查宫颈管
注意事项	不宜用电刀、激光刀，以免破坏边缘组织而影响诊断
	应在月经净后 3~7 天内施行。术后用抗生素预防感染。术后 6 周探查宫颈管有无狭窄。2 个月内禁性生活及盆浴

三、诊断性刮宫

简称诊刮，是诊断宫腔疾病采用的重要方法之一。目的是刮取宫腔内容物（子宫内膜和其他组织）做病理检查协助诊断。若同时疑有宫颈管病变时，需对宫颈管及宫腔分步进行诊断性刮宫，简称分段诊刮。

1. 一般诊断性刮宫

（1）适应证：①子宫异常出血或阴道排液，需证实或排除子宫内膜癌、宫颈管癌，或其他病变如流产、子宫内膜炎等。②月经失调，如功能失调性子宫出血或闭经，需了解子宫内膜变化及其对性激素的反应。③不孕症，需了解有无排卵或疑有子宫内膜结核者。④因宫腔内有组织残留或功能失调性子宫出血长期多量出血时，刮宫不仅有助于诊断，还有止血效果。

（2）禁忌证：急性、亚急性生殖器炎症或盆腔炎性疾病。

（3）方法：与子宫内膜活组织检查基本相同，一般不需麻醉。对宫颈内口较紧者，酌情给予镇痛剂、局部麻醉或静脉麻醉。

2. 分段诊断性刮宫

（1）适应证：①区分子宫内膜癌及宫颈管癌。②异常子宫出血可疑为子宫内膜癌者。

（2）方法：先不探查宫腔深度，以免将宫颈管组织带入宫腔混淆诊断。用小刮匙自宫颈内口至外口顺序刮宫颈管一周，将所刮取组织置纱布上，然后刮匙进入宫腔刮取子宫内膜。刮出宫颈管黏膜及宫腔内膜组织分别装瓶、固定，送病理检查。若刮出物肉眼观察高度怀疑为癌组织时，不应继续刮宫，以防出血及癌扩散。若肉眼观察未见明显癌组织应全面刮宫，以防漏诊。

3. 诊刮时注意事项

（1）不孕症或功能失调性子宫出血患者，应选在月经前或月经来潮 6 小时内刮宫，以判断有无排卵或黄体功能不良。

（2）出血、子宫穿孔、感染是刮宫的主要并发症。有些疾病可能导致刮宫时大出血。应术前输液、配血并做好开腹准备。哺乳期、绝经后及患有子宫恶性肿瘤者，均应查清子宫位置并仔细操作，以防子宫穿孔。长期有阴道流血者，宫腔内常有感染。刮宫能促使感染扩散，术前术后应给予抗生素。术中严格无菌操作。刮宫患者术后 2 周内禁止性生活及盆浴，以防感染。

（3）疑子宫内膜结核者，刮宫时要特别注意刮子宫两角部，因该部位阳性率较高。

（4）术者在操作时唯恐不彻底，反复刮宫，不但伤及子宫内膜基底层，甚至刮出肌纤维组织，造成子宫内膜炎或宫腔粘

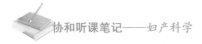

连，导致闭经，应注意避免。

第七节　女性内分泌激素测定

一、下丘脑促性腺激素释放激素测定

1. GnRH 刺激试验

（1）方法：上午 8 时静脉注射 LHRH 100μg（溶于 5ml 0.9%氯化钠溶液中），于注射前和注射后 15 分钟、30 分钟、60 分钟和 90 分钟分别取静脉血 2ml，测定 LH。

（2）结果分析：见表 33-4。

表 33-4　GnRH 刺激试验的结果分析

结　果	分　　析
正常反应	静脉注射 LHRH 后，LH 值比基值升高 2~3 倍，高峰出现在 15~30 分钟
活跃反应	高峰值比基值升高 5 倍
延迟反应	高峰出现时间迟于正常反应出现的时间
无反应或低弱反应	注入 GnRH 后 LH 值无变化，一直处于低水平或稍有上升但不足基值的 2 倍

（3）临床意义

1）青春期延迟：GnRH 兴奋试验呈正常反应。

2）垂体功能减退：如希恩综合征、垂体肿瘤、空蝶鞍综合征等引起垂体组织遭到破坏的疾病，GnRH 兴奋试验呈无反应或低弱反应。

3）下丘脑功能减退：可能出现延迟反应或正常反应，多见于下丘脑性闭经。

4）卵巢功能不全：FSH 和 LH 基值均 > 30U/L，GnRH 兴

奋试验呈活跃反应。

5）多囊卵巢综合征：LH/FSH 为 2~3，GnRH 兴奋试验呈现活跃反应。

2. 氯米芬试验

（1）方法：月经来潮第 5 天开始每天口服氯米芬 50~100mg，连服 5 天，服药后 LH 可增加 85%，FSH 增加 50%。停药后 LH 和 FSH 即下降。若以后再出现 LH 上升达排卵期水平，诱发排卵为排卵型反应，排卵一般出现在停药后第 5~9 天。若停药后 20 天不再出现 LH 上升为无反应。分别在服药第 1 天、第 3 天、第 5 天测 LH 和 FSH，第 3 周或经前抽血测孕酮。

（2）临床意义

1）下丘脑病变：患病时，对氯米芬试验无反应，而对 GnRH 刺激试验有反应。

2）青春期延迟：可通过 GnRH 兴奋试验判断青春期延迟是否为下丘脑或垂体病变所致。

二、垂体促性腺激素测定

1. FSH 和 LH 的正常值　见表 33-5、表 33-6。

表 33-5　血 FSH 参考范围（U/L）

测定时期	参考范围
卵泡期、黄体期	1~9
排卵期	6~26
绝经期	30~118

表 33-6　血 LH 参考范围（U/L）

测定时期	参考范围
卵泡期、黄体期	1~12

续 表

测定时期	参考范围
排卵期	16~104
绝经期	16~66

2. 临床应用

（1）鉴别闭经原因：FSH 及 LH 水平低于正常值，提示闭经原因在腺垂体或下丘脑。FSH 及 LH 水平均高于正常，提示病变在卵巢

（2）排卵监测：测定 LH 峰值可以估计排卵时间及了解排卵情况，有助于不孕症的诊断及研究避孕药物的作用机制。

（3）协助诊断多囊卵巢综合征：测定 LH/FSH，如 LH/FSH≥2~3，有助于诊断多囊卵巢综合征。

（4）诊断性早熟：有助于区分真性和假性性早熟。真性性早熟由促性腺激素分泌增多引起，FSH 及 LH 呈周期性变化。假性性早熟的 FSH 及 LH 水平均较低，且无周期性变化。

（5）卵巢早衰：FSH>40U/L，间隔 1 个月内至少升高 2 次，可确诊。

三、垂体催乳素测定

1. 正常值　不同时期血 PRL 正常范围为：非妊娠期<1.14mmol/L；妊娠早期<3.64mmol/L；妊娠中期<7.28mmol/L；妊娠晚期<18.20mmol/L。

2. 临床应用

（1）闭经、不孕及月经失调者，无论有无溢乳均应测 PRL，以除外高催乳素血症。

（2）垂体肿瘤患者伴 PRL 异常增高时，应考虑有垂体催乳素瘤。

（3）PRL 水平升高还见于性早熟、原发性甲状腺功能低下、卵巢早衰、黄体功能欠佳、长期哺乳、神经精神刺激、药物作用（如氯丙嗪、避孕药、大量雌激素、利血平）因素等；PRL 水平降低多见于垂体功能减退、单纯性催乳素分泌缺乏症等。

（4）10%~15% 的多囊卵巢综合征患者表现为轻度的高催乳素血症，其可能为雌激素持续刺激所致。

四、雌激素测定

1. 雌激素的正常值　见表 33-7、表 33-8。

表 33-7　血 E_2、E_1 参考值（pmol/L）

测定时期	E_2 参考范围	E_1 参考范围
青春前期	18.35~110.1	62.90~162.8
卵泡期	92.0~275.0	125.0~377.4
排卵期	734.0~2200.0	125.0~377.4
黄体期	367.0~1101.0	125.0~377.4
绝经后	<100.0	—

表 33-8　血 E_3 参考值（nmol/L）

测定时期	参考范围
成年人（女，非妊娠状态）	<7
妊娠 24~28 周	104~594
妊娠 29~32 周	139~763
妊娠 32~36 周	208~972
妊娠 37~40 周	278~1215

2. 监测卵巢功能　测定血 E_2 或 24 小时尿总雌激素水平。

（1）鉴别闭经原因：①激素水平符合正常的周期变化，表明卵泡发育正常，应考虑为子宫性闭经。②雌激素水平偏低，

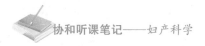

闭经原因可能为原发或继发性卵巢功能低下，或药物影响而致的卵巢功能抑制，也可见于下丘脑垂体功能失调、高催乳素血症等。

（2）监测卵泡发育：应用药物诱导排卵时，测定血中 E_2 作为监测卵泡发育成熟的指标之一，用以指导 hCG 用药及确定取卵时间。

（3）诊断有无排卵：无排卵时雌激素无周期性变化，常见于无排卵性异常子宫出血、多囊卵巢综合征、某些绝经后子宫出血。

（4）诊断女性性早熟：临床多以 8 岁以前出现第二性征发育诊断性早熟，血 E_2 水平升高>275pmo/L 为诊断性早熟的激素指标之一。

（5）协助诊断多囊卵巢综合征：E_1 升高，E_2 正常或轻度升高，并恒定于早卵泡期水平，$E_1/E_2>1$。

3. 监测胎儿-胎盘单位功能　妊娠期 E_3 主要由胎儿-胎盘单位产生，测定孕妇尿 E_3 含量反映胎儿胎盘功能状态。正常妊娠 29 周 E_3 迅速增加，正常足月妊娠 E_3 排出量平均为 88.7nmol/24h 尿。妊娠 36 周后尿中 E_3 排出量连续多次均<37nmol/24h 尿或骤减>30%~40%，提示胎盘功能减退。$E_3<22.2nmol/24h$ 尿或骤减>50%，提示胎盘功能显著减退。

五、孕激素测定

1. 正常值　见表33-9。

表 33-9　血孕酮正常范围（nmol/L）

时　　期	参考范围
卵泡期	<3.2
黄体期	9.5~89

时　　期	参考范围
妊娠早期	63.6~95.4
妊娠中期	159~318
妊娠晚期	318~1272
绝经后	<2.2

2. 临床应用

（1）排卵监测：血孕酮水平>15.9nmol/L，提示有排卵。使用促排卵药物时，可用血孕酮水平观促排卵效果。若孕酮水平符合有排卵，而无其他原因的不孕患者，需配合超声检查观察卵泡发育及排卵过程，以除外未破裂卵泡黄素化综合征。

其他因素如原发性或继发性闭经、无排卵性月经或无排卵性异常子宫出血、多囊卵巢综合征、口服避孕药或长期使用GnRH 激动剂等，均可使孕酮水平下降。

（2）评价黄体功能：黄体期血孕酮水平低于生理值，提示黄体功能不足；月经来潮 4~5 日血孕酮仍高于生理水平，提示黄体萎缩不全。

（3）辅助诊断异位妊娠：异位妊娠时，孕酮水平较低，如孕酮水平>78.0nmol/L（25ng/ml），基本可除外异位妊娠。

（4）辅助诊断先兆流产：孕 12 周内，孕酮水平低，早期流产风险高。先兆流产时，孕酮值若有下降趋势有可能流产。

（5）观察胎盘功能：妊娠期胎盘功能减退时，血中孕酮水平下降。单次血清孕酮水平 ≤15.6nmol/L（5ng/ml），提示为死胎。

（6）孕酮替代疗法的监测：孕早期切除黄体侧卵巢后，应用天然孕酮替代疗法时应监测血清孕酮。

六、雄激素测定

1. 血总睾酮参考范围　见表33-10。

表 33-10　血总睾酮参考范围（nmol/L）

测定时间	参考范围
卵泡期	<1.4
排卵期	<2.1
黄体期	<1.7
绝经后	<1.2

2. 临床应用

（1）卵巢男性化肿瘤：女性短期内出现进行性加重的雄激素过多症状及血清雄激素升高往往提示卵巢男性化肿瘤。

（2）多囊卵巢综合征：睾酮水平通常不超过正常范围上限2倍，雄烯二酮常升高，脱氢表雄酮正常或轻度升高。若治疗前雄激素水平升高，治疗后应下降，故血清雄激素水平可作为评价疗效的指标。

（3）肾上腺皮质增生或肿瘤：血清雄激素异常升高。

（4）两性畸形：男性假两性畸形及真两性畸形，睾酮水平在男性正常范围内；女性假两性畸形则在女性正常范围内。

（5）应用雄激素制剂或具有雄激素作用的内分泌药物：如达那唑等，用药期间有时需监测雄激素。

（6）女性多毛症：测血清睾酮水平正常时，多系毛囊对雄激素敏感所致。

（7）高催乳素血症：女性有雄激素过多症状和体征，但雄激素水平在正常范围者，应测定血清催乳素水平。

七、人绒毛膜促性腺激素测定

1. 血 hCG 参考范围　见表 33-11。

表 33-11　不同时期血 hCG 浓度（U/L）

期　　别	参考范围
非妊娠妇女	<3. 1
妊娠 7~10 天	>5. 0
妊娠 30 天	>100
妊娠 40 天	>2000
滋养细胞疾病	>100 000

2. 临床应用

（1）妊娠诊断：血 hCG 定量免疫测定<3. 1μg/L 时为妊娠阴性，血浓度>25U/L 为妊娠阳性。可用早早孕诊断迅速、简便、价廉。

1）目前应用广泛的早早孕诊断试纸方便、快捷。①具体操作步骤：留被检妇女尿（晨尿更佳），将带有试剂的早早孕诊断试纸条标有 MAX 的一端插入尿液中，尿的液面不得越过 MAX 线。1~5 分钟即可观察结果，10 分钟后结果无效。②结果判断：仅在白色显示区上端呈现一条红色线为阴性；在白色显示区上下呈现两条红色线为阳性，提示妊娠。

2）也有利用斑点免疫层析法的原理制成的反应卡进行检测。通常，反应卡为一扁形塑料小盒，其内固定有一张预先用抗 hCG 抗体包被的硝酸纤维素膜。①操作法如下：将待检尿液滴加于加样窗，3~5 分钟后可观察结果。②结果判断：仅在对照窗口出现蓝色线或红色斑点为阴性；在结果窗口出现蓝色线条或红色斑点为阳性，提示妊娠。

（2）异位妊娠：血 hCG 维持在低水平，间隔 2~3 天测定无

成倍上升，应怀疑异位妊娠

（3）妊娠滋养细胞疾病的诊断和监测

1）葡萄胎：血 hCG 浓度经常 >100kU/L，且子宫 ≥ 妊娠 12 周大，hCG 维持高水平不降，提示葡萄胎。

2）妊娠滋养细胞肿瘤：葡萄胎清宫后 hCG 应大幅度下降，若 hCG 下降缓慢或下降后又上升；或足月产、流产和异位妊娠后，hCG 仍持续高水平，结合临床表现，在排除妊娠物残留和再次妊娠后，可诊断妊娠滋养细胞肿瘤。hCG 下降也与妊娠滋养细胞肿瘤治疗有效性一致，因此在化疗过程中，应每周检测 hCG 一次，直至阴性，以此为标志再追加若干疗程的巩固化疗。

（4）性早熟和肿瘤：最常见的是下丘脑或松果体胚细胞的绒毛膜瘤或肝胚细胞瘤以及卵巢无性细胞瘤、未成熟畸胎瘤分泌 hCG 导致性早熟，血清甲胎蛋白升高是肝胚细胞瘤的标志。

分泌 hCG 的肿瘤尚见于肠癌、肝癌、肺癌、卵巢腺癌、胰腺癌、胃癌，在成年妇女引起月经紊乱；因此成年妇女突然发生月经紊乱伴 hCG 升高时，应考虑到上述肿瘤的异位分泌。

八、人胎盘生乳素（hPL）测定

1. 血 hPL 参考范围　见表 33-12。

表 33-12　不同时期血 hPL 参考范围（mg/L）

时　期	参考范围
非孕期	<0.5
妊娠 22 周	1.0~3.8
妊娠 30 周	2.8~5.8
妊娠 40 周	4.8~12.0

2. 临床应用

（1）监测胎盘功能：妊娠晚期连续动态检测 hPL 可以监测

胎盘功能。<u>于妊娠 35 周后多次测定血清 hPL 值均<4mg/L 或突然下降 50%以上，提示胎盘功能减退。</u>

（2）糖尿病合并妊娠：hPL 水平与胎盘大小成正比，如糖尿病合并妊娠时胎盘较大，hPL 值可能偏高。但临床应用时还应配合其他监测指标综合分析，以提高判断的准确性。

（3）胎盘部位滋养细胞肿瘤：血清 hPL 轻度升高。

九、口服葡萄糖耐量试验（OGTT）–胰岛素释放试验

1. 参考范围 见表 33-13。

表 33-13 OGTT-胰岛素释放试验结果参考范围

75g 口服葡萄糖耐量 试验（OGTT）	血糖水平 （mmol/L）	胰岛素释放试验 （口服 75g 葡萄糖）	胰岛素水平 （mU/L）
空腹	<5.1	空腹	4.2~16.2
1 小时	<10.0	1 小时	41.8~109.8
2 小时	<8.5	2 小时	26.2~89.0
		3 小时	5.2~43.0

2. 结果分析

（1）正常反应：正常人基础血浆胰岛素为 5~20mU/L。口服葡萄糖 30~60 分钟上升至峰值（可为基础值的 5~10 倍，多数为 50~100mU/L），然后逐渐下降，3 小时后胰岛素降至基础。

（2）胰岛素分泌不足：空腹胰岛素及口服葡萄糖后胰岛素分泌绝对不足，提示胰岛 B 细胞功能衰竭或遭到严重破坏。

（3）胰岛素抵抗：空腹血糖及胰岛素高于正常值，口服葡萄糖后血糖及胰岛素分泌明显高于正常值，提示胰岛素

抵抗。

（4）胰岛素分泌延迟：空腹胰岛素水平正常或高于正常，口服葡萄糖后呈迟缓反应，胰岛素分泌高峰延迟，是 2 型糖尿病的特征之一。

3. 临床意义

（1）糖尿病分型：胰岛素释放试验结合病史及临床特点有助于糖尿病的诊断分型。胰岛素分泌不足提示胰岛功能严重受损，可能为 1 型糖尿病；胰岛素分泌高峰延迟为 2 型糖尿病的特点。

（2）协助诊断某些妇科疾病：高胰岛素血症及胰岛素抵抗有助于诊断多囊卵巢综合征、子宫内膜癌等。

第八节 输卵管通畅检查

一、输卵管通液术（表 33-14）

表 33-14 输卵管通液术

项　目	内　容
适应证	1. 不孕症，男方精液正常，疑有输卵管阻塞者
	2. 检验和评价输卵管绝育术、输卵管再通术或输卵管成形术的效果
	3. 对输卵管黏膜轻度粘连有疏通作用
禁忌证	1. 急性、亚急性生殖器炎症或盆腔炎性疾病
	2. 月经期或有不规则阴道出血
	3. 可疑妊娠
	4. 严重的全身性疾病，如心、肺功能异常等，不能耐受手术
	5. 体温高于 37.5℃
术前准备	1. 月经干净 3~7 天，术前 3 天禁性生活
	2. 术前半小时肌内注射阿托品 0.5mg 解痉
	3. 患者排空膀胱

项 目	内 容
方法	1. 常用器械　阴道窥器、宫颈钳、妇科钳、宫颈导管、Y 形管、压力表、注射器等 2. 常用液体　生理盐水或抗生素溶液（庆大霉素 8 万 U、地塞米松 5mg、透明质酸酶 1500U、注射用水 20ml），可加用 0.5% 的利多卡因 2ml 以减少输卵管痉挛 3. 操作步骤　患者取膀胱截石位，常规消毒外阴、阴道，铺无菌巾，双合诊检查子宫位置及大小；放置阴道窥器，充分暴露宫颈，再次消毒阴道穹隆及宫颈，以宫颈钳钳夹宫颈前唇。沿宫腔方向置入宫颈导管，并使其与宫颈外口紧密相贴；用 Y 形管将宫颈导管与压力表、注射器相连，压力表应高于 Y 形管水平，以免液体进入压力表；将注射器与宫颈导管相连，并使宫颈导管内充满生理盐水或抗生素溶液。排出空气后沿宫腔方向将其置入宫颈管内，缓慢推注液体，压力不超过 160mmHg。观察推注时压力大小、经宫颈注入是否回流、患者下腹部是否疼痛等；术毕取出宫颈导管，再次消毒宫颈、阴道，取出阴道窥器
结果评定	1. 输卵管通畅　顺利推注 20ml 生理盐水无阻力，压力维持在 60~80mmHg 以下，或开始稍有阻力随后阻力消失，无液体回流，患者也无不适感，提示输卵管通畅 2. 输卵管阻塞　勉强注入 5ml 生理盐水即感有阻力，压力表见压力持续上升而无下降，患者感下腹胀痛，停止推注后液体又回流至注射器内，表明输卵管阻塞 3. 输卵管通而不畅　注射液体有阻力，再经加压注入又能推进，说明有轻度粘连已被分离，患者感轻微腹痛
注意事项	1. 无菌生理盐水或抗生素溶液温度以接近体温为宜，以免液体过冷引起输卵管痉挛 2. 注入液体时必须使宫颈导管紧贴宫颈外口，以防止液体外漏，导致注入液体压力不足 3. 术后 2 周禁盆浴及性生活，酌情给予抗生素预防感染

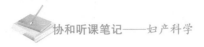

二、子宫输卵管造影（表33-15）

表33-15　子宫输卵管造影

项　目	内　容
适应证	1. 了解输卵管是否通畅及其形态、阻塞部位 2. 了解宫腔形态，确定有无子宫畸形及类型，有无宫腔粘连、子宫黏膜下肌瘤、子宫内膜息肉及异物等 3. 内生殖器结核非活动期 4. 不明原因的复发性流产，了解宫颈内口是否松弛，宫颈及子宫有无畸形
禁忌证	1. 急性、亚急性生殖器炎症或盆腔炎性疾病 2. 严重的全身性疾病，不能耐受手术 3. 妊娠期、月经期 4. 产后、流产、刮宫术后6周内 5. 碘过敏者禁用子宫输卵管碘油造影
术前准备	1. 造影时间以月经干净3~7天为宜，术前3天禁性生活 2. 做碘过敏试验，试验阴性者方可进行子宫输卵管碘油造影 3. 术前半小时肌内注射阿托品0.5mg解痉 4. 术前排空膀胱，便秘者术前清洁灌肠，以使子宫保持正常位置，避免出现外压假象
方法	1. 患者取膀胱截石位，常规消毒外阴及阴道，铺无菌巾，双合诊明确子宫位置及大小 2. 阴道窥器扩张阴道，充分暴露宫颈，再次消毒阴道穹隆及宫颈，用宫颈钳钳夹宫颈前唇，探查宫腔 3. 若进行子宫输卵管碘油造影，将40%碘化油造影剂充满宫颈导管，排出空气，沿宫腔方向将其置入宫颈管内，徐徐注入碘化油，在X线透视下观察碘化油流经输卵管及宫腔情况并摄片；24小时后再摄盆腔平片，以观察腹腔内有无游离碘化油。若用泛影葡胺液造影，应在注射后立即摄片10~20分钟后第二次摄片，观察泛影葡胺液流入盆腔情况；若进行超声下子宫输卵管造影，则于宫腔内安置14号Foley尿管，并在水囊内注入1~2ml生理盐水。注意置管后适当往外牵拉，使水囊堵住宫颈内口。徐徐注入超声微泡造影剂，同时应用超声机（以三维超声机为宜）实时观察并记录超声造影图像，及患者反应、有无造影剂反流等

项　目	内　　容
	4. 若注入造影剂后子宫角圆钝而输卵管不显影，考虑输卵管痉挛，可保持原位，肌内注射阿托品 0.5mg，20 分钟后再透视、摄片；或停止操作，下次摄片前先使用解痉药物
结果评定	1. 正常子宫、输卵管　传统的子宫输卵管造影时可见宫腔呈倒三角形，双侧输卵管显影，形态柔软，24 小时后摄片见盆腔内散在造影剂分布。超声下子宫输卵管造影时可实时监控，见造影剂充盈宫腔，并从双侧输卵管流出并包绕同侧卵巢 2. 宫腔异常　患子宫内膜结核时子宫失去原有的倒三角形态，内膜呈锯齿状不平；患子宫黏膜下肌瘤时可见宫腔充盈缺损；子宫畸形时有相应显示 3. 输卵管异常　输卵管结核显示输卵管形态不规则、僵直或呈串珠状，有时可见钙化点；输卵管积水见输卵管远端呈气囊状扩张；输卵管发育异常显示输卵管过长或过短、缺失、异常扩张、憩室等 传统的子宫输卵管造影时 24 小时后盆腔 X 线摄片未见盆腔内散在造影剂，说明输卵管不通；超声下子宫输卵管造影时未见造影剂从双侧输卵管流出，盆腔内未见造影剂，提示输卵管不通
注意事项	1. 碘化油充盈宫颈导管时或超声造影剂充盈尿管时必须排尽空气，以免空气进入宫腔造成充盈缺损，引起误诊 2. 宫颈导管或尿管与宫颈外口必须紧贴，以防造影剂流入阴道内 3. 宫颈导管不要插入太深，以免损伤子宫或引起子宫穿孔 4. 注入造影剂时用力不可过大，推注不可过快，防止损伤输卵管 5. 透视下发现造影剂进入异常通道，同时患者出现咳嗽，应警惕发生油栓，立即停止操作，取头低脚高位，严密观察 6. 造影后 2 周禁盆浴及性生活，可酌情给予抗生素预防感染 7. 有时因输卵管痉挛造成输卵管不通的假象，必要时再次进行造影检查

三、妇科内镜输卵管通畅检查

为输卵管通畅检查的新方法，包括腹腔镜直视下输卵管通液检查（加用亚甲蓝染液）、宫腔镜下经输卵管口插管通液检查、宫腔镜和腹腔镜联合检查等方法，其中腹腔镜直视下输卵管通液检查准确率达 90%～95%，是输卵管通畅检查的金标准。

由于腹腔镜是创伤性手术，且需要全身麻醉，对器械要求高，故不推荐作为常规检查方法，通常建议高度怀疑输卵管病变，因其他原因（如子宫肌瘤、卵巢包块等）需行妇科内镜手术，或子宫输卵管造影检查提示输卵管不通畅，或炎症、不孕年限长且经详细检查暂未发现导致不孕的其他原因的患者，进行腹腔镜直视下输卵管通液检查。

第九节 常用穿刺检查

一、腹腔穿刺检查

（一）经腹壁腹腔穿刺术（表 33-16）

表 33-16 经腹壁腹腔穿刺术

项 目	内 容
适应证	1. 用于协助诊断，明确腹水的性质
	2. 确定靠近腹壁的盆腔及下腹部肿块性质
	3. 穿刺放出部分腹水，降低腹压、减轻腹胀、暂时缓解呼吸困难等症状，使腹壁松软易于做腹部及盆腔检查
	4. 腹腔穿刺同时注入化学药物行腹腔化疗
	5. 腹腔穿刺注入 CO_2，做气腹 X 线造影，使盆腔器官清晰显影
禁忌证	1. 疑有腹腔内严重粘连、肠梗阻者
	2. 疑为巨大卵巢囊肿者
	3. 大量腹水伴有严重电解质紊乱者禁止大量放腹水
	4. 精神异常或不能配合者
	5. 中、晚期妊娠
	6. DIC

项 目	内 容
方法	1. 经腹超声引导下穿刺，常先充盈膀胱，确定肿块部位，然后排空膀胱，再进行穿刺。经阴道超声指引下穿刺，则在术前排空膀胱
	2. 腹水量较多及囊内穿刺时，患者取仰卧位；液量较少时，取半卧位或侧斜卧位
	3. 穿刺点一般选择在脐与左髂前上棘连线中外 1/3 交界处；囊内穿刺点宜在囊性感明显部位
	4. 常规消毒穿刺区皮肤，铺无菌孔巾，术者须戴无菌手套
	5. 穿刺一般无须麻醉，对于精神过于紧张者，0.5%利多卡因行局部麻醉，深达腹膜
	6. 将 7 号穿刺针从选定点垂直刺入腹腔，穿透腹膜时针头阻力消失。助手用消毒止血钳协助固定针头，术者拔除针芯，见有液体流出，用注射器抽出适量液体送检。细胞学检验需 100~200ml 腹水，其他检查仅需 10~20ml 液体。若需释放腹水，则将导管连接穿刺针，导管另一端连接器皿。根据患者病情和诊治需要确定放液量及导管放置时间。若为查明盆腔内有无肿瘤存在，可将液体放至腹壁变松软易于检查为止
	7. 细针穿刺活检，常用特制的穿刺针，在超声引导下穿入肿块组织，抽取少量组织，送组织学检查
	8. 操作结束，拔出穿刺针。局部再次消毒，覆盖无菌纱布，固定。若针眼有腹水溢出可稍加压迫
穿刺液性质和结果判断	1. 血液　新鲜血液，放置后迅速凝固，为血管刺伤，应改变穿刺针方向，或重新穿刺；陈旧性暗红色血液，放置 10 分钟以上不凝固，表明有腹腔内出血。多见于异位妊娠、卵巢黄体破裂或其他脏器破裂如脾破裂等；小血块或不凝固陈旧性血液，多见于陈旧性宫外孕；巧克力色黏稠液体，镜下见不成形碎片，多为卵巢子宫内膜异位囊肿破裂
	2. 脓液　呈黄色、黄绿色、淡巧克力色，质稀薄或浓稠，有臭味，提示盆腔或腹腔内有化脓性病变或脓肿破裂。脓液应行细胞学涂片、细菌培养、药物敏感试验
	3. 炎性　渗出物呈粉红色、淡黄色混浊液体，提示盆腔及腹腔内有炎症。应行细胞学涂片、细菌培养、药物敏感试验

续　表

项　目	内　　容
	4. 腹水　有血性、浆液性、黏液性等。应送常规化验，包括比重、总细胞数、红细胞数、白细胞数、蛋白定量、浆膜黏蛋白试验及细胞学检查。必要时检查抗酸杆菌、结核杆菌培养及动物接种。肉眼血性腹水，多疑为恶性肿瘤，应行脱落细胞检查
注意事项	1. 术前注意患者生命体征，测量腹围、检查腹部体征
	2. 严格无菌操作，以免腹腔感染
	3. 控制针头进入深度，以免刺伤血管及肠管
	4. 大量放液时，针头必须固定好，以免针头移动损伤肠管。放液速度不宜过快，每小时放液量不超过 1000ml，一次放液量不应超过 4000ml；并严密观察患者血压、脉搏、呼吸等生命体征，随时控制放液量及放液速度。若出现休克征象，立即停止放腹水。放液过程中需腹带束腹，并逐渐缩紧腹带，以防腹压骤降，内脏血管扩张而引起休克
	5. 向腹腔内注入药物应慎重，很多药物不宜腹腔内注入。当行腹腔化疗时，应注意过敏反应等毒副反应
	6. 术后卧床休息 8~12 小时，必要时给予抗生素预防感染

（二）经阴道后穹隆穿刺术　见表 33-17。

表 33-17　经阴道后穹隆穿刺术

项　目	内　　容
适应证	1. 疑有腹腔内出血，如异位妊娠、卵巢黄体破裂等
	2. 疑盆腔内有积液、积脓，穿刺抽液检查了解积液性质、盆腔脓肿穿刺引流及局部注射药物
	3. 盆腔肿块位于直肠子宫陷凹内，经后穹隆穿刺直接抽吸肿块内容物做涂片或细胞学检查以协助诊断。若怀疑恶性肿瘤需明确诊断时，可行细针穿刺活检，送组织学检查
	4. 超声引导下行卵巢子宫内膜异位囊肿或输卵管妊娠部位注药治疗
	5. 在超声引导下经阴道后穹隆穿刺取卵，用于各种助孕技术

续　表

项　目	内　容
禁忌证	1. 盆腔严重粘连，直肠子宫陷凹被粘连块状组织完全占据，并已凸向直肠 2. 疑有肠管与子宫后壁粘连，穿刺易损伤肠管或子宫 3. 异位妊娠准备采用非手术治疗时应避免穿刺，以免引起感染
方法	1. 患者排空膀胱后取膀胱截石位，外阴、阴道常规消毒，铺巾。双合诊检查了解子宫、附件情况和阴道后穹隆是否膨隆 2. 阴道窥器充分暴露宫颈及阴道后穹隆并消毒。宫颈钳钳夹宫颈后唇并向前提拉，充分暴露阴道后穹隆，再次消毒 3. 用腰椎穿刺针或 22 号长针头接 5~10ml 注射器，于后穹隆中央或稍偏病侧（最膨隆处），即阴道后壁与宫颈后唇交界处稍下方，平行宫颈管快速进针刺入 2~3cm。当针穿过阴道壁有落空感后开始抽吸，若无液体抽出，边抽吸边缓慢退针，必要时适当改变方向。见注射器内有液体抽出时，停止退针，继续抽吸至满足化验检查需要停止。行细针穿刺活检时采用特制的穿刺针，方法相同 4. 穿刺检查完毕针头拔出后，穿刺点若有活动性出血，可用棉球压迫片刻。血止后取出阴道
注意事项	1. 穿刺点在阴道后穹隆中点，进针方向应与宫颈管平行，深入至直肠子宫陷凹，不可过分向前或向后，以免针头刺入宫体或进入直肠 2. 穿刺深度要适当，一般 2~3cm，过深可刺入盆腔器官或穿入血管。若积液量较少时，过深的针头可超过液平面，抽不出液体而延误诊断 3. 抽吸物若为血液，应放置 5 分钟，若凝固则为血管内血液；或滴在纱布上出现红晕，为血管内血液。放置 6 分钟后仍不凝固，可判定为腹腔内出血 4. 有条件或病情允许时，先行超声检查，协助诊断直肠子宫陷凹有无液体及液体 5. 阴道后穹隆穿刺未抽出血液，不能完全除外异位妊娠和腹腔内出血；内出血量少、血肿位置高或与周围组织粘连时，均可造成假阴性 6. 抽出的液体应根据初步诊断，分别进行涂片、常规检查、药敏试验、细胞学检查等；抽取的组织送组织学检查

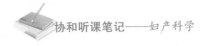

二、经腹壁羊膜腔穿刺术

（一）适应证

1. 治疗

（1）胎儿异常或死胎需做羊膜腔内注药（依沙吖啶等）引产终止妊娠。

（2）胎儿未成熟，但必须在短时间内终止妊娠，需行羊膜腔内注入地塞米松 10mg 以促进胎儿肺成熟。

（3）胎儿无畸形而羊水过多，需放出适量羊水以改善症状及延长孕期，提高胎儿存活率。

（4）胎儿无畸形而羊水过少，可间断向羊膜腔内注入适量 0.9%氯化钠注射液以预防胎盘和脐受压，减少胎儿肺发育不良或胎儿窘迫。

（5）胎儿生长受限者，可向羊膜腔内注入氨基酸等促进胎儿发育。

（6）母儿血型不合需给胎儿输血。

2. 产前诊断　羊水细胞染色体核型分析、基因及基因产物检测。对经产前筛查怀疑孕有异常胎儿的高危孕妇进行羊膜腔穿刺抽取羊水细胞，通过检查以明确胎儿性别、确诊胎儿染色体病及遗传病等。

（二）禁忌证（表33-18）

表 33-18　经腹壁羊膜穿刺术的禁忌证

应　用	禁忌证
用于羊膜腔内注射药物引产时	1. 心、肝、肺、肾疾病在活动期或功能严重异常
	2. 各种疾病的急性阶段
	3. 有急性生殖道炎症
	4. 术前 24 小时内 2 次体温在 37.5℃以上

应 用	禁忌证
用于产前诊断时	1. 孕妇曾有流产征兆
	2. 术前 24 小时内 2 次体温在 37.5℃ 以上

（三）孕周选择

1. 胎儿异常引产者，宜在妊娠 16~26 周之内。

2. 产前诊断者，宜在妊娠 16~22 周内进行。此时子宫轮廓清楚，羊水量相对较多，易于抽取，不易伤及胎儿，且羊水细胞易存活，培养成功率高。

（四）穿刺部位

1. 手法定位 助手固定子宫，于宫底下方 2~3 横指处的中线或两侧选择囊性感明显部位作为穿刺点。

2. 超声定位 穿刺前可先行胎盘及羊水暗区定位标记后操作，穿刺时尽量避开胎盘，在羊水量相对较多的暗区进行；也可在超声引导下直接穿刺。

（五）中期妊娠引产术前准备

1. 测血压、脉搏、体温，进行全身检查及妇科检查，注意有无盆腔肿瘤与子宫畸形及宫颈发育情况。

2. 测血常规、尿常规，检查凝血功能、血小板计数和肝功能。

3. 会阴部备皮。

（六）方法

孕妇排尿后取仰卧位，做好穿刺点标记，腹部皮肤常规消毒，铺无菌孔巾。在选择好的穿刺点用 0.5% 利多卡因行局部浸润麻醉。用22号或20号腰穿针垂直刺入腹壁，穿刺阻力第一次消失表示进入腹腔。继续进针又有阻力表示进入宫壁，阻力再次消失表示已达羊膜腔。拔出针芯即有羊水溢出。抽取所需羊水量或直接注药。将针芯插入穿刺针内，迅速拔针，敷以无菌干纱布，加压5分钟后胶布固定。

（七）注意事项

1. 严格无菌操作，以防感染。

2. 穿刺针应细。进针不可过深过猛，尽可能一次成功，避免多次操作。最多不得超过2次。

3. 穿刺前应查明胎盘位置，勿伤及胎盘。穿刺针穿经胎盘，羊水可能经穿刺孔进入母体血液循环而发生羊水栓塞。穿刺与拔针前后应注意孕妇有无呼吸困难、发绀等异常。警惕发生羊水栓塞可能。

4. 穿刺针常因羊水中的有形物质阻塞而抽不出羊水，有时稍加调整穿刺方向、深度即可抽出羊水。用有针芯的穿刺针可避免此现象。

5. 若抽出血液，出血可来自腹壁、子宫壁、胎盘或刺伤胎儿血管，应立即拔出穿刺针并压迫穿刺点，加压包扎。若胎心无明显改变，1周后再行穿刺。

6. 医护人员应严密观察受术者穿刺后有无副作用。

第十节　产科影像检查

一、超声检查

（一）超声检查途径

产科超声检查是应用超声的物理特性，了解胚胎、胎儿主要解剖结构、胎儿生长发育，胎儿附属物及羊水情况，是产科最常用、无创、可重复的影像学检查方法。检查途径主要为经腹壁及经阴道。

1. 经腹壁超声检查　超声探头常用频率为 3.0～6.0MHz，检查时孕妇取仰卧位，检查者手持探头，根据需要做纵断、横断或斜断等多断层面扫描。

2. 经阴道超声检查　超声探头常用频率为 7.0～10.0MHz，检查前患者排空膀胱，取膀胱截石位，将探头轻柔地放入患者阴道内，调整角度以获得满意切面。

（二）彩色多普勒超声检查

多普勒超声是应用超声波由运动物体反射或散射所产生的多普勒效应的一种技术，用于运动目标的检测，常用于血流动力学的评价。

彩超最重要的观察内容是血流的起始点、流经路径和血流分布。多普勒频谱提供用于评估血流状态的各种参数，其中在产科领域常用的 3 个参数为阻力指数（RI）、搏动指数（PI）和收缩期/舒张期（S/D）。

（三）三维超声成像

三维超声成像是通过灰阶和/或彩色多普勒超声诊断仪从人体某一部位（脏器）的几个不同位置获取若干数量的灰阶图像和彩色多普勒血流显像，经过计算机的快速组合和处理，在屏幕上显示出该部位的立体图像。三维超声可能有助于诊断胎儿面部异常、神经管缺陷、胎儿肿瘤和骨骼畸形，但不能替代二维超声检查。

（四）超声检查在产科领域中的应用

1. 妊娠早期

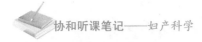

（1）妊娠 10^{+6} 周前

1）明确是否为宫内妊娠，评估宫颈、宫体和附件的病理情况。

2）确定胚胎是否存活，观察妊娠囊、卵黄囊、胚芽、羊膜囊。

3）测量头臀长度确定胎龄。

4）明确胚胎数，判断多胎妊娠绒毛膜性及羊膜性。

（2）妊娠 $11\sim13^{+6}$ 周

1）再次评估胎龄：因此时确定胎龄最为精确，在 95% 的病例中相差不超过 5 天。

2）评价胎儿解剖结构：早期妊娠筛查对严重畸形的敏感性高达 70% 以上。

3）评估胎儿遗传标记物。

4）评估双侧子宫动脉血流。

2. 妊娠中期（20~24 周）

（1）生物学测量：常用指标为双顶径、头围、腹围和股骨长度，以评估胎儿生长情况。

（2）胎儿大结构畸形筛查：见表 33-19。

表 33-19　妊娠中期胎儿大结构畸形筛查

部　位	筛查内容
胎头	颅骨完整、透明隔腔、大脑镰、丘脑、双侧脑室、小脑及枕大池
颜面部	双侧眼眶及上唇连续性
颈部	有无包块
胸部/心脏	胸廓/肺形态大小正常、胎心搏动、四腔心位置、主动脉及肺动脉流出道和有无膈疝
腹部	胃泡位置、肠管有无扩张、双肾及脐带入口部位
骨骼	有无脊柱缺损或包块、双臂和双手及双腿和双足的连接关系

部 位	筛查内容
胎盘	位置、有无占位性病变、副胎盘
羊水	测量最大深度
脐带	三根血管
其他	当有医学指征时判定性别

（3）胎儿遗传标记物：又称超声遗传标记物，或非整倍体标记物、软性标记物。这些遗传标记物有可能增加胎儿患有非整倍体染色体异常的风险。妊娠中期超声筛查中常见遗传标记物包括：脉络膜囊肿、侧脑室增宽、肠管回声增强、单脐动脉、肾盂增宽、心室内强回声点及 NT 增厚。

（4）宫颈测量：宫颈长度测量是预测早产的方法之一，妊娠中期宫颈长度<25mm 是最常用的截断值。推荐经阴道超声测量。

3. 妊娠中、晚期（24 周后）

（1）生物学测量：常用指标为 BPD、HC、AC 和 FL。HC 比 BPD 更能反映胎头的增长情况，AC 是晚期妊娠评估胎儿生长发育、估计体重、观察有无胎儿生长受限的最佳指标。

（2）胎盘定位：胎盘位置判定对临床有指导意义，协助判断是否存在前置胎盘。如行羊膜腔穿刺术时可超声监护以避免损伤胎盘和脐带。

（3）羊水量：羊水呈无回声暗区、清亮。妊娠晚期，羊水中有胎脂，表现为稀疏点状回声漂浮。最大羊水池深度（AFV）≥8cm 为羊水过多，AFV≤2cm 为羊水过少。以脐水平线为标志将子宫分为 4 个象限，测量各象限 AFV，四者之和为羊水指数（AFI）。若用 AFI 法，AFI≥25cm 诊断为羊水过多，AFI≤5cm 诊断为羊水过少。

（4）生物物理评分：包括胎儿呼吸样运动、胎动、胎儿肌张力及羊水量，是评价胎儿宫内健康状况的手段之一。

4. 产科彩色多普勒超声检查　用彩色多普勒超声可获取母体和胎儿血管血流超声参数，如孕妇双侧子宫动脉（R-L AU）、胎儿脐动脉（UA）、脐静脉（UV）、静脉导管（DV）和大脑中动脉（MCA）。

（1）母体血流：子宫动脉血流是重要超声检查指标，此外还可测定卵巢和子宫胎盘床血流。

（2）胎儿血流：对胎儿的脐动脉（UA）、脐静脉（UV）、静脉导管（DV）、大脑中动脉（MCA）等进行监测。其中，脐血流的测定是母胎血流监测的常规内容。脐动脉血流阻力升高与胎儿窘迫、胎儿生长受限、子痫前期等相关。若舒张末期脐动脉血流消失进而出现反流，提示胎儿处于濒危状态。

5. 先天性心脏病的诊断　通常在妊娠20～24周进行超声心动图检查。主要针对有心脏病家族史、心脏畸形胎儿生育史、环境化学物接触史、胎儿心律异常或常规超声检查怀疑胎儿心脏畸形的高危孕妇。

6. 双胎及多胎妊娠的诊断　超声检查可确定胎儿数量、评估孕龄、绒毛膜性和羊膜性。妊娠早期评估绒毛膜性最准确。确定绒毛膜性对于多胎妊娠的孕妇非常重要，绒毛膜性与围产儿结局密切相关。通过确定的绒毛膜性来指导妊娠管理。单绒毛膜双胎妊娠，需每2周随访一次超声。

二、磁共振检查

磁共振检查用作产前超声诊断的辅助和补充，适宜在妊娠18周以后进行。主要应用于胎儿中枢神经系统异常，孕妇肥胖或羊水过少及胎盘植入的诊断中。

第十一节　妇科影像检查

一、超声检查

超声是诊断妇科疾病常用的影像学检查。新一代超声仪将 B型、M 型和 D 型超声检查技术结合计算机 3D 软件构成诊断平台，通过模式转换键进行二维超声成像、三维超声成像、彩色多普勒超声成像及超声造影等用于妇科疾病诊断的超声波频率在 1~9MHz，其中腹部超声成像所用频率常在 3.0~3.5MHz，阴道超声在 5~9MHz。

1. 检查途径

（1）经腹壁超声检查：常选用弧阵探头和线阵探头。为清晰观察盆腔内脏器和病变，检查前充盈膀胱至膀胱底略高于子宫底（有尿意感），以形成良好的透声窗。

检查时受检者取仰卧位，暴露下腹部，检查区皮肤涂耦合剂。探头上有前后方向标志。检查者以均匀适度压力滑行探头可进行纵断（矢状切面）、横断（水平切面）或斜断等多断面扫描探查。

（2）经阴道（或直肠）超声检查：检查前将高频探头常规消毒，涂耦合剂，套上一次性使用的橡胶套（常用避孕套），套外涂耦合剂。检查前受检者排空膀胱取膀胱截石位。将探头轻柔放入受检者阴道（或直肠）内，旋转探头调整角度以获得满意切面。

经阴道（或直肠）超声检查分辨率高，可获得高分辨率声像图，尤其适合肥胖者或盆腔深部器官的观察。但对超出盆腔肿物，无法获得完整图像。无性生活史者则应选用经直肠超声检查。

（3）经会阴超声检查：可将凸阵超声探头置会阴部扫查阴道下段肿瘤和子宫内膜异位病灶等阴道下段病变以及盆底其他

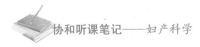

疾患。

2. 超声检查在妇科疾病诊疗中的应用　见表 33-20。

表 33-20　超声检查在妇科疾病诊疗中的应用

项　目	内　容
子宫肌瘤	1. 声像图显示为子宫体积增大，形态不规则；未变性肌瘤呈大小不一、边界清晰的圆形或椭圆形中低回声区；肌瘤变性表现为肌瘤内部回声不均，随变性发展可呈低回声、高回声或等回声 2. 肌瘤内血管呈星状分布，假包膜内血管呈环状或半环状分布。超声对诊断肌瘤的准确性较高，并能精确定位，准确区分肌壁间肌瘤、黏膜下肌瘤及浆膜下肌瘤
子宫腺肌病和腺肌瘤	子宫腺肌病的声像特点是子宫均匀性增大，子宫断面回声不均；子宫腺肌瘤时子宫呈不均匀增大，其内散在小蜂窝状无回声区
盆腔子宫内膜异位症	1. 声像图显示大小不等的囊性肿物，多为中等大小，囊壁厚薄不一，或光滑或毛糙；囊内可见颗粒状细小回声或因血块机化呈较密集粗光点影像，无血流信号 2. 与周围组织较少粘连的异位症囊性肿块，边界清晰；而与周围粘连的囊性肿块，边界不清
盆腔炎性疾病	盆腔炎性包块与周围组织粘连，境界不清；积液或积脓时为无回声或回声不均
盆底功能障碍性疾病	使用凸阵探头或腔内探头可对盆腔脏器脱垂等进行检查
葡萄胎	典型的完全性葡萄胎声像特点： 1. 子宫大于相应孕周 2. 宫腔内无胎儿及其附属物 3. 宫腔内充满弥漫分布的蜂窝状大小不等的无回声区 4. 当伴有卵巢黄素囊肿时，可在子宫一侧或两侧探到大小不等的单房或多房的无回声区
子宫内膜癌	声像图表现子宫增大或正常。早期癌，内膜不规则增厚，内部回声不均。癌组织侵袭肌层内，肌层回声不均。彩色多普勒显示血管扩张，分布紊乱。超声检查对判断病灶大小、部位和肌层浸润深度有帮助

项　目	内　容
子宫肉瘤	1. 声像图显示子宫增大，形态不规则；子宫内膜回声消失或降低，肿瘤与肌层分界不清，肿瘤回声紊乱 2. 彩色多普勒显示肉瘤周边与内部可见丰富血流，形态不规则、血流方向紊乱，病灶内部的血流指数 RI 较低。超声检查诊断子宫肉瘤的准确性较低
子宫颈癌	典型声像图显示宫颈增大，形态失常，回声减低，内部血流丰富。超声检查对判断病灶大小和间质侵犯深度有帮助
卵巢肿瘤	超声声像图可显示肿瘤囊实性、大小、边界，囊内容物回声特点；多普勒彩色血流图显示肿瘤内部及周边的血流分布。通过声像图特征，判断卵巢肿瘤的性质、解剖部位、与周围组织的关系。良性肿瘤多为单房或多房液性无回声区、常无乳头、边界清楚。恶性肿瘤为肿瘤边缘不整齐、囊实相间、囊壁有乳头、肿瘤内部回声不均、常伴有腹水。超声对判断卵巢肿瘤的性质准确性较高
卵泡发育监测	通常自月经周期第 10 天开始监测卵泡大小，正常卵泡每天增长1.6mm，排卵前卵泡约达 20mm
宫内节育器探测	扫查子宫体和/或经三维重建，能准确显示宫内节育器形状和在宫腔内位置。可诊断节育器位置下移、嵌顿、穿孔或子宫外游走。嵌顿的节育器可在超声引导下取出
介入超声的应用	阴道超声引导下对成熟卵泡进行取卵；对盆腔肿块进行穿刺，确定肿块性质，并可注入药物进行治疗

3. 超声造影　将含有惰性气体或空气的微气泡造影剂注入血管内，借血液循环达靶器官或靶组织。微泡造影剂可清晰显示组织微循环状况，提高声像图的对比分辨率。

超声造影可用于妇科肿瘤的早期诊断，卵巢良恶性肿瘤、子宫肌瘤与子宫腺肌病的鉴别诊断等。宫腔超声造影通过向宫腔内注入对比剂（生理盐水或过氧化氢）将宫腔扩张，超声下可清晰观察到子宫内膜息肉、黏膜下肌瘤、子宫内膜癌和子宫

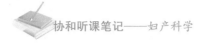

畸形等病变，以及观察输卵管腔是否通畅。

二、X 线检查

诊断先天性子宫畸形和输卵管通畅程度常用的检查方法。胸部 X 线平片是诊断妇科恶性肿瘤肺转移的手段之一。利用 DR 还可对妇科恶性肿瘤、子宫出血等进行介入性血管造影和/或治疗。

（一）诊断先天性子宫畸形

1. 单角子宫造影　仅见一个梭形宫腔；只有一个子宫角和一条输卵管，偏于盆腔一侧。

2. 双子宫造影　见两个子宫腔，每个子宫有一个子宫角和一条输卵管相通。两个子宫颈可共有个阴道，或有纵隔将阴道分隔为二。

3. 双角子宫造影　见一个子宫颈和一个阴道，两个宫腔。

4. 鞍状子宫造影　见子宫底凹陷，犹如鞍状。

5. 纵隔子宫　可分为完全性和部分性纵隔子宫。完全性纵隔子宫造影见宫腔形态呈两个梭形单角子宫，但位置很靠近；部分性纵隔子宫造影见宫腔大部分被分隔成二，呈分叉状，宫体部仍为个腔。

（二）胸部 X 线平片

主要用于妇科恶性肿瘤肺转移的诊断。妊娠滋养细胞肿瘤肺转移的 X 线征象多种多样，最初为肺纹理增粗，随即发展为串珠样、粟粒样和片状阴影，片状阴影继续发展融合成结节状或棉球状阴影，边缘模糊或清楚，为典型表现；至肿瘤晚期，结节状或棉球状阴影可逐渐融合成团块状，有时可伴有单侧或双侧气胸、胸腔积液。胸部 X 线平片检查是诊断妊娠滋养细胞肿瘤癌肺转移的首选方法和计数肺转移灶的依据。

（三）盆腔动脉造影和介入治疗

1. 女性生殖器良、恶性肿瘤的鉴别诊断 在 X 线监视下，通过股动脉向髂内动脉或子宫动脉插管，推入造影剂显示血管移位、狭窄、扩张、变形、扭曲、侵蚀、新生血管、动静脉瘘，造影剂潴留、充盈缺损以及血管空白区等，辅助判断盆腔包块的性质及肿瘤病灶侵蚀情况。

2. 止血 对于子宫大出血的患者通过动脉介导向血管内推注栓塞剂达到止血目的。

3. 恶性肿瘤的介入治疗 对妇科恶性肿瘤的耐药病灶，可经动脉插管，在 X 线的监视下向癌灶局部灌注化疗药物，通过提高肿瘤局部药物浓度，达到减缩病灶体积的目的。

4. 其他疾病的介入治疗 如子宫肌瘤、子宫腺肌病。

三、计算机体层扫描检查（CT）

特点是分辨率高，能显示肿瘤的结构特点、肿瘤定位、囊实性、周围侵犯及远处转移情况，对妇科肿瘤诊断准确性可达90%以上，可用于各种妇科肿瘤治疗方案的制订、预后估计、疗效观察及术后复发的诊断。但对卵巢肿瘤定位诊断特异性不如磁共振成像。

四、磁共振成像检查

磁共振检查无放射性损伤，无骨性伪影，对软组织分辨率高，尤其适合盆腔病灶定位及病灶与相邻结构关系的确定。磁共振成像能清晰地显示肿瘤信号与正常组织的差异，故能准确判断肿瘤大小、性质及浸润和转移情况，被广泛应用于妇科肿瘤和子宫内膜异位症的诊断和手术前的评估。

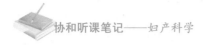

五、正电子发射体层显像（PET）

目前，PET 最为常用的示踪剂为¹⁸F 标记的脱氧葡萄糖（¹⁸F-FDG），其在细胞内的浓聚程度与细胞内糖代谢水平高低呈正相关。PET 被用于妇科恶性肿瘤的诊断、鉴别诊断、预后评价及复发诊断等。PET 可发现直径 10mm 以下的肿瘤，诊断各种实体瘤的准确率达 90%以上，高于传统的结构成像技术。

PET 假阳性主要见于子宫内膜异位症、盆腔急性炎症以及生育期妇女月经末期卵巢的高浓聚等。PET-CT 是将 PET 与 CT 两种不同成像原理的扫描设备同机组合，用同一个图像处理工作站对 PET 图像和 CT 图像进行融合。融合后的图像既显示病灶的精细解剖结构，又显示病灶的功能变化，明显提高诊断的准确性。

 历年真题

1. 阴道涂片细胞学检查时，取材部位正确的是
   A. 阴道穹隆部
   B. 阴道侧壁上 1/3
   C. 阴道前壁上 1/3
   D. 阴道侧壁下 1/3
   E. 阴道侧壁中 1/3

2. 孕激素测定在临床应用中描述不正确的是

   A. 可了解黄体功能
   B. 可监测排卵功能
   C. 可协助诊断多囊卵巢综合征
   D. 可探讨避孕及抗早孕药物的作用机制
   E. 妊娠期胎盘功能减退时血中孕酮水平下降

参考答案：1. B 2. C

第三十四章　妇产科内镜

核心问题

内镜在妇科疾病与诊断的应用。

内容精要

内镜检查是用冷光源探视镜头经人体自然孔道或人造孔道探视人体管腔或组织内部窥视体内结构或病变的一种检查方法。可利用内镜在直视下对管腔或体腔内组织、器官进行检查和手术。单纯用于检查病变称为诊断内镜，同时对病变进行治疗则称为手术内镜。妇产科内镜包括胎儿镜、阴道镜、宫腔镜、腹腔镜和输卵管镜等。

一、胎儿镜

胎儿镜是用直径 2mm 左右的光纤内镜，以套管针从孕妇腹壁穿刺，经过子宫壁进入羊膜腔，观察胎儿形态或行胎儿活组织检查以及对胎儿进行宫内治疗的方法。为有创性操作，临床上未普及使用，目前主要用于以下疾病的治疗。

（一）双胎输血综合征

双胎输血综合征（TTTS）是单绒毛膜双羊膜囊双胎妊娠的严重并发症之一。胎盘之间存在血管吻合包括动脉间（A-A）、静脉间（V-V）及动静脉吻合（A-V）三种。有 10%～15% 的单绒毛膜双胎妊娠发生 TTTS。如果不适时进行干预，严重 TTTS 的病死率高达 90%～100%。

目前胎儿镜激光凝固胎盘吻合血管治疗双胎输血综合征是胎儿镜技术使用最广泛的适应证，见表 34-1，也是针对 TTTS 的首选治疗方式。术后至少一胎存活率可达 80% 以上。

表 34-1　胎儿镜激光凝固胎盘吻合血管

项　目	内　容
适应证	Quintero 分期 Ⅱ～Ⅳ 期及部分 Quintero Ⅰ 期的病例
禁忌证	1. 一胎结构异常
	2. 先兆流产者
	3. 孕妇存在各器官系统感染特别是怀疑宫内感染者
	4. 完全前壁胎盘无穿刺途径
	5. 母体有严重内外科合并症或产科并发症不适合手术
手术方法	最佳手术时机是孕 16～26 周
	1. 向患者及家属解释手术方法和过程、手术的必要性及其风险以及可能的并发症，并签署知情同意书。术前进行血、尿常规、肝肾功能、凝血功能、心电图、孕妇宫颈长度等检查
	2. 术前预防性使用抗生素，必要时预防性使用宫缩抑制药
	3. 多采用局部麻醉，如手术时间长可采用椎管内麻醉，必要时使用镇静药
	4. 避开胎盘，采用直径 2mm 或 3mm 胎儿镜经孕妇腹壁进入受血儿羊膜腔，必要时抽取受血儿羊水行相关遗传学检查。根据羊水量决定是否需要羊水灌注
	5. 胎儿镜下观察羊膜隔膜附近胎盘血管，根据血管的颜色及走向确定胎盘血管交通支及吻合点
	6. 采用激光行选择性血管吻合支序贯凝固术或 Solomon 术。前者按照 A-V、V-A、A-A、V-V 的顺序对吻合支血管进行激光凝固。后者在选择性血管凝固的基础上，在胎盘表面将凝固点用激光连接成线，以减少细小吻合支的残留

项　目	内　容
术后并发症	1. 母体并发症　如出血，术中术后需加强生命体征监测，必要时需要输血甚至以腹腔镜或开腹止血。此外还有羊水渗漏、感染、胎膜早破、流产和早产等。术后应注意母体血浆白蛋白水平，及时补充以防止严重低蛋白血症诱发肺水肿
	2. 胎儿并发症　一胎或两胎的宫内死亡。假性羊膜束带综合征、胎儿躯（肢）体灼伤。远期并发症包括新生儿神经系统受损、心肾功能损伤，其与手术并无相关，而是 TTTS 疾病自身病理生理机制

（二）其他胎儿疾病

1. 部分单基因疾病　对部分单基因疾病利用胎儿镜检查或活检进行产前诊断，如进行性退行性肌营养不良或白化病。随着分子诊断技术的发展，许多单基因疾病不再需要进行胎儿镜下诊断。

2. 下尿路梗阻　后尿道瓣膜可导致进行性羊水过少、肺发育不全和囊性肾发育不良。可在胎儿镜下通过膀胱镜使用激光消融后尿道瓣膜，同时放置尿路支架。

3. 严重的先天性膈疝　严重膈疝的患儿可能因为严重肺发育不全而导致出生后无法存活。生理学研究发现闭塞胎儿气管有利于胎儿肺发育。目前的治疗方法是在胎儿镜下行腔内球囊气管闭塞术，其手术效果有待于进一步评估。

4. 羊膜束带综合征（ABS）　是一组散在的先天性畸形（包括肢体、颜面部和躯干），表现为束带征、并指/趾乃至宫内截肢，也会有颜面部、内脏和体壁复合缺失。束带常影响四肢，但也能缠绕脐带以致胎死宫内。在胎儿损失不可逆前，采用胎儿镜羊膜束带松解术可以挽救肢体和生命。

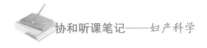

二、阴道镜

阴道镜是双目体外放大镜式光学窥镜。阴道镜检查是将充分暴露的阴道和子宫颈光学放大 5~40 倍，直接观察这些部位的血管形态和上皮结构，以发现与癌相关的病变对可疑部位行定点活检。阴道镜检查也用于外阴、会阴体及肛周皮肤相应病变的观察。

（一）适应证

1. 子宫颈细胞学检查 LSIL 及以上，或 ASCUS 伴高危型 HPV 阳性或 AGC 者。

2. HPV 检测 16 型或 18 型阳性者，或其他高危型 HPV 阳性持续 1 年以上者。

3. 子宫颈锥切术前确定切除范围。

4. 可疑外阴皮肤病变；可疑阴道鳞状上皮内病变、阴道恶性肿瘤。

5. 子宫颈、阴道及外阴病变治疗后复查和评估。

（二）检查方法

阴道镜检查前应排除急性、亚急性生殖器炎症或盆腔炎性疾病，若有不宜进行检查，应先治疗。检查前 24 小时内应避免性生活、阴道冲洗或上药、子宫颈刷片和妇科双合诊。

1. 患者取膀胱截石位，阴道窥器暴露子宫颈阴道部，用生理盐水棉球擦净子宫颈分泌物，肉眼观察子宫颈形态。

2. 移动阴道镜物镜距阴道口 15~20cm（镜头距子宫颈 25~30cm）处，对准子宫颈或病变部位，打开光源，调整阴道镜物镜焦距使物像清晰。

3. 醋酸试验。用 3%~5% 醋酸棉球浸湿子宫颈表面 1 分钟，正常及异常组织中核质比增加的细胞会出现暂时的白色（醋酸白），周围的正常鳞状上皮则保留其原有的粉红色。醋酸效果出现或消失的速度随病变类型的不同而不同。通常情况下，病变级别越高，醋酸白出现得越快，持续时间也越长。

4. 必要时用绿色滤光镜片并放大 20 倍观察，可使血管图像更清晰，进行更精确的血管检查。

5. 碘试验。用复方碘溶液（ Lugol's 碘溶液）棉球浸湿子宫颈，富含糖原的成熟鳞状上皮细胞被碘染成棕褐色。柱状上皮、未成熟化生上皮、角化上皮及不典型增生上皮不含糖原，涂碘后往往不着色。

6. 在醋酸试验及碘试验异常图像部位或可疑病变部位取活检送病理检查。

三、宫腔镜

（一）检查适应证

1. 异常子宫出血。
2. 可疑宫腔粘连及畸形。
3. 可疑妊娠物残留。
4. 影像学检查提示宫腔内占位病变。
5. 原因不明的不孕或反复流产。
6. 宫内节育器异常。
7. 宫腔内异物。
8. 宫腔镜术后相关评估。

（二）手术适应证

1. 子宫内膜息肉。
2. 子宫黏膜下肌瘤及部分影响宫腔形态的肌壁间肌瘤。

3. 宫腔粘连。

4. 纵隔子宫。

5. 子宫内膜切除。

6. 宫腔内异物取出，如嵌顿节育器及流产残留物等。

7. 宫腔镜引导下输卵管插管通液、注药及绝育术。

（三）禁忌证

1. 绝对禁忌证　①急、亚急性生殖道感染。②心、肝、肾衰竭急性期及其他不能耐受手术者。

2. 相对禁忌证　①体温 > 37.5℃。②子宫颈瘢痕，不能充分扩张者。③近期（3 个月内）有子宫穿孔史或子宫手术史者。④浸润性子宫颈癌、生殖道结核未经系统抗结核治疗者。

（四）术前准备

1. 检查时间　以月经干净后 1 周内为宜，此时子宫内膜处于增殖期早期，薄且不易出血，黏液分泌少，宫腔病变易见。

2. 体检及阴道准备　仔细询问病史，进行全身检查、妇科检查、子宫颈脱落细胞学及阴道分泌物检查。

3. 术前禁食　接受宫腔镜手术患者，术前禁食6~8小时。

4. 麻醉　宫腔镜检查无须麻醉或行子宫颈局部麻醉；宫腔镜手术多采用硬膜腔外麻醉或静脉麻醉。

（五）并发症及处理（表 34-2）

表 34-2　宫腔镜的并发症及处理

并发症	原因及处理
出血	1. 高危因素包括子宫穿孔、动静脉瘘、子宫颈妊娠、剖宫产瘢痕部位妊娠、凝血功能障碍等。切割病灶过深，达到黏膜下 5～6mm 的子宫肌壁血管层易导致出血
	2. 出血的处理方案应依据出血量、出血部位、范围和手术种类确定，如使用缩宫素、米索前列醇等宫缩剂，留置球囊压迫宫腔，子宫动脉栓塞等
子宫穿孔	1. 高危因素包括子宫颈狭窄、子宫颈手术史、子宫过度屈曲、宫腔过小，扩宫力量过强、哺乳期子宫等
	2. 一旦发生子宫穿孔，立即查找穿孔部位，确定邻近脏器有无损伤决定处理方案。如患者生命体征平稳，穿孔范围小，无活动性出血及脏器损伤时，可使用缩宫素及抗生素保守观察治疗；如穿孔范围大、可能伤及血管或有脏器损伤时，应立即手术处理
过度水化综合征	1. 灌流介质大量吸收引起体液超负荷和/或稀释性低钠血症所致，如诊治不及时，将迅速出现急性肺水肿、脑水肿、心肺功能衰竭甚至死亡
	2. 相应的处理措施包括吸氧、纠正电解质紊乱和水中毒（利尿、限制入液量、治疗低钠血症）、处理急性左心衰、防治肺和脑水肿
其他	如气体栓塞、感染、宫腔和/或子宫颈管粘连等。若有发生，做相应处理

四、腹腔镜

　　腹腔镜也是内镜的一种。腹腔镜手术指在密闭的盆、腹腔内进行检查或治疗的内镜手术操作。通过注入 CO_2 气体使盆腹腔形成操作空间，经脐部切开置入穿刺器，将接有冷光源照明的腹腔镜置入腹腔，连接摄像系统将盆、腹腔内脏器显示于监视屏幕上。

　　通过屏幕检查诊断疾病称为诊断腹腔镜；在体外操纵经穿

刺器进入盆、腹腔的手术器械，直视屏幕对疾病进行手术治疗称为手术腹腔镜。绝大多数疾病在腹腔镜探查后，随即进行手术治疗，很少有诊断腹腔镜单独使用。

（一）适应证

1. 急腹症（如异位妊娠、卵巢囊肿破裂、卵巢囊肿蒂扭转等）。

2. 盆腔包块。

3. 子宫内膜异位症。

4. 确定不明原因急、慢性腹痛和盆腔痛的原因。

5. 不孕症。

6. 计划生育并发症（如寻找和取出异位宫内节育器、子宫穿孔等）。

7. 有手术指征的各种妇科良性疾病。

8. 子宫内膜癌分期手术和早期子宫颈癌根治术。

（二）禁忌证

1. 绝对禁忌证　①严重的心脑血管疾病及肺功能不全。②严重的凝血功能障碍。③绞窄性肠梗阻。④大的腹壁疝或膈疝。⑤腹腔内大出血。

2. 相对禁忌证　①盆腔肿块过大。②妊娠>16周。③腹腔内广泛粘连。④晚期或广泛转移的妇科恶性肿瘤。

（三）术前准备

1. 详细采集病史，准确掌握诊断或手术腹腔镜指征。

2. 术前检查同一般妇科腹部手术。

3. 肠道、阴道准备同妇科腹部手术。

4. 腹部皮肤准备注意脐孔的清洁。

5. **体位**　在手术时需头低臀高并倾斜 $15° \sim 25°$，使肠管滑向上腹部，以暴露盆腔手术野。

6. **全身麻醉。**

（四）并发症及预防处理（表34-3）

表 34-3　腹腔镜的并发症及预防处理

并发症	特　点	预防处理
血管损伤	如穿刺器所致的腹主动脉、下腔静脉损伤；淋巴结切除过程引起的下腔静脉、髂静脉损伤；第2或第3穿刺部位穿刺过程中发生的腹壁血管损伤等	大血管损伤可危及患者生命，一旦发生，应立即镜下或开腹止血，修补血管。丰富的开腹手术经验、娴熟的腹腔镜手术技巧和熟悉腹膜后血管解剖结构可使损伤概率减少
手术野出血	是腹腔镜手术中最常见的并发症，特别是在子宫切除或重度子宫内膜异位症手术中易发生	术者应熟悉手术操作和解剖，熟练掌握各种腹腔镜手术的能源设备及器械的使用方法
脏器损伤	主要是与内生殖器邻近的脏器损伤，如膀胱损伤，多为周围组织粘连导致解剖结构异常、电器械使用不当或手术操作不熟练等所致	发现损伤应及时修补，以免发生并发症
与气腹相关的并发症	包括皮下气肿、气胸等	皮下气肿多可自行吸收。术中一旦发生气胸，应立即停止充气，穿刺套管停在原处排出胸腔内气体，症状严重者需行胸腔闭式引流。部分患者术后出现上腹部不适及肩痛，术后数日内可自然消失
其他	如切口疝、腹壁穿刺部位种植子宫内膜异位症或卵巢癌、术后感染等	—

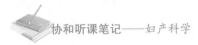

历年真题

下列哪项不是腹腔镜检查的禁忌证

  A. 凝血功能障碍

  B. 膈疝

  C. 高血压、冠心病

  D. 急性盆腔炎

  E. 结核性腹膜炎盆腹腔粘连严重者

参考答案：D